外科住院医师规范化培训教材

复旦大学附属中山医院外科住院医师临床手册

主　编　吴国豪

上海科学技术出版社

图书在版编目（CIP）数据

复旦大学附属中山医院外科住院医师临床手册 / 吴国豪主编. -- 上海 : 上海科学技术出版社, 2024.1
ISBN 978-7-5478-6334-3

Ⅰ. ①复… Ⅱ. ①吴… Ⅲ. ①外科—疾病—诊疗—手册 Ⅳ. ①R6-62

中国国家版本馆CIP数据核字(2023)第185604号

责任编辑　单广军
文字编辑　李伟伟
整体设计　陈　曦

复旦大学附属中山医院外科住院医师临床手册
主　编　吴国豪

上海世纪出版(集团)有限公司
上海科学技术出版社　出版、发行
(上海市闵行区号景路159弄A座9F-10F)
邮政编码 201101　www.sstp.cn
徐州绪权印刷有限公司　印刷
开本 787×1092　1/40　印张 15.5
字数：420千字
2024年1月第1版　2024年1月第1次印刷
ISBN 978-7-5478-6334-3/R·2845
定价：98.00元

内容提要

本书是一本外科住院医师的口袋书，内容包括总论、麻醉科、普通外科、肝脏外科、血管外科、胸外科、心外科、泌尿外科、骨科、神经外科、整形外科等。针对外科住院医师规范化培训中重点关注的问题，本书着重介绍外科临床常见疾病的诊断、鉴别诊断、治疗原则及具体措施，注重实用性，便于实习阶段的医学生、规范化培训的外科住院医师及基层医院的全科医师迅速领会、掌握外科常见疾病的诊断和治疗要点，同时对其他学科的住院医师也有参考和借鉴价值，是临床实习医师、外科规范化培训住院医师必备的参考书。

编写人员名单

主　编

吴国豪

副主编

锁　涛　王单松

秘　书

奚秋磊　沈　雷　程　健

编　者

（按姓氏汉语拼音排序）

敖永强　毕国澍　卞赟艺　曹　露　曹渊武　车　武
陈　凌　陈　伟　陈及非　陈珺珺　陈实玉　陈一苇
陈增淦　程　涛　丁建勇　董瑞朝　董天庚　杜　芳
范　虹　范　羽　方　圆　费　敏　冯明祥　冯振洲
高　斌　高　洋　葛　棣　葛怡宁　顾宇彤　郭宝磊
郭卫刚　过一凡　韩　序　贺黉裕　胡骁轶　胡正阳
华秉譞　黄　旭　黄俊锋　江立波　姜　畅　姜　帅
姜允琦　蒋　淳　蒋　伟　金　星　李　宸　李　鹤
李　娟　李　军　李　胤　李泽阳　梁嘉琪　梁　运
林长泼　林光一　林宗武　刘　栋　刘　欢　刘　凯
刘　立　刘　彧　刘腾飞　刘宇军　龙启来　卢春来
鲁继东　陆树洋　吕　洋　罗忆泓　马　韬　马易群
毛　乐　毛翌皓　孟德华　闵令强　潘天岳　强敏菲
任昌皓　单光耀　邵云潮　石　赟　石昊春　司　逸
宋洁琼　苏　锋　隋启海　孙霖懿　孙晓宁　锁　涛
谭黎杰　唐　骁　田　波　万盛成　王　群　王单松
王会仁　王吉文　王晓峰　魏咏琪　文昊宇　吴国豪
肖　剑　谢　强　徐沁同　杨　轶　杨瀚涛　杨辉强
杨蕙沁　杨镓汶　杨亮亮　杨念钦　杨燕文　杨兆华

叶青海　易　勇　易嘉勇　易彦均　殷　昊　尹　俊
岳嘉宁　曾德军　张　恒　张　欢　张　亮　张绍元
张诗敏　张宇琛　张之远　赵普远　周　健　周晓岗
朱　铠

前言

住院医师规范化培训是毕业后医学教育的重要阶段，是医学生成长为合格医生的必由阶段，这一阶段培训水平的高低直接决定了医生今后行医执业的水平，因此其重要性不言而喻，它肩负着为我国医疗卫生事业培养大批临床一线、具有良好职业素养的医务人员的历史重任。复旦大学附属中山医院是三级甲等综合性教学医院，是国家卫生健康委员会公立医院高质量发展试点单位，是国家发展改革委员会首批"辅导类"国家医学中心。医院自 1988 年成为上海市卫生系统的住院医师规范化培养试点单位以来，一贯秉承严格的住院医师培养制度和传统，是全国知名的住院医师培养医院，也是首批国家临床教学培训示范中心、首批国家住院医师规范化培训示范基地。

复旦大学附属中山医院外科教研室自 2007 年开始承担国家卫生部外科住院医师培训工作，2009 年成为首批上海市住院医师规范化培训的外科基地，是国家住院医师规范化培训重点专业基地。为高质量培养住院医师，外科基地严格按照国家卫生健康委员会、上海市卫生健康委员会的要求，并根据自己的特色和传承，制定个性化培训方案及住院医师轮转计划，以及相关临床技能培训考核制度，培养住院医师临床思维、自我学习和团队协作能力，加强外科基地学员的外科基本操作技能。为了更好地指导临床实习医学生及规范化培训医师的临床工作，外科教研室组织编写了本手册。本书分总论、麻醉科、普通外科、肝脏外科、血管外科、胸外科、心外科、泌尿外科、骨科、神经外科、整形外科和重症监护，将外科住院医师规范化培训中的常见问题进行系统梳理，参考国家住院医师培养大纲中的理论与技能要求，从外科临床常见疾病的诊断、鉴别诊断及治疗等外科知识与各种手术操作技术，到如何做好实习医师和住院医师，如何与患者交流、签署知情同意书，以及上级医师如何进行病历修改等相关人文内容,都做了详细的阐述。本书由一大批长期从事临床住院医师培训工作的各级带教医师参与编写,所有编者在外科临床繁忙工作之余,认真查阅文献和经典教科书,精心编撰,因此本书凝集了所有作者的经验、智慧和临床教学理念。希望本书能成为实用的实习医师及住院医师临床实践用书,有助于年轻医师的成长和发展。

衷心感谢本书全体编写人员的辛勤付出,也感谢所有为本书编写、出版提供帮助的人士。限于我们的学识和能力,本书还存在个别疏漏,期待读者的批评指正。

吴国豪

2023 年 8 月 28 日

目录

第一章　总论

第二章　麻醉科

第三章　普通外科

第五章　血管外科

第六章　胸外科

第九章　骨科

第一章 总论

第一节 概述

一、各级外科医师职责

（一）住院医师职责

（1）爱岗敬业，具有良好的职业道德，遵守医院职工基本素质要求。

（2）根据培养计划在规定期限内完成相应科室的轮转。

（3）在科主任领导和上级医师指导下，根据工作能力、年限，负责一定数量患者的医疗工作。

（4）对患者进行检查、诊断、治疗、开具医嘱并检查其执行情况。新毕业医师必须书写完整病历。

（5）住院病历或入院记录应于患者入院后24小时内完成。检查和修改实习医师的住院病历及病程记录、上级医师查房记录、交接班记录、特殊操作和手术记录，以及转院（科）记录、出院小结等。在无实习医师时，由住院医师执行记录。

（6）住院医师对所管患者应全面负责，参加科内查房和病房值班，对所管患者每日至少上午、下午各巡诊1次。上级医师查房或巡诊时，住院医师应详细汇报患者的病情和诊疗意见，请他科会诊时应陪同诊视。

（7）向主治医师及其他上级医师及时报告患者病情变化，诊断、治疗上的困难和问题，提出处理意见，下班前做好交接班工作，对需要特殊观察的重症患者，做好床旁交班。

（8）认真做好实习医师的带教工作。完成科室安排的教学任务，积极参加本科复杂疑难病例讨论。全面负责实习医师的病史质量和操作常规，帮助进修医师搞好临床工作。

（9）科主任、主任医师和主治医师查房时，事先充分准备好查房资料，详细汇报病情和诊疗意见，及时认真执行查房和会诊意见。

（10）认真执行各项规章制度和技术操作常规，亲自操作或指导实习医师、进修医师进行各种重要的检查和治疗，严防差错事故。一旦发生差错事故，除进行应急处理外，要及时向主治医师、科主任汇报。患者接受特殊诊疗操作时负责监护，包括陪同护送。

（11）及时了解患者的思想状况、生活情况，征求患者对医疗护理工作的意见，做好患者的思想工作。热情接待患者家属，耐心解释病情。

（12）每年完成120日门诊、急诊工作量。其中：普通门诊2个月，急诊2个月。低年资住院医师完成普通门诊4个月。

（13）在科主任的领导下，团结同事，齐心协力搞好科室工作。

（二）实习医师职责

（1）在上级医师指导下，每个实习医师分管5张以上病床，完成所管床位患者的各项医疗工作，包括病史采集及书写、观察并记录病情变化、换药和拆线等。参加查房、讨论、手术等工作。

（2）在上级医师指导下接待所管床位新入院患者，完成病史询问及体格检查，根据患者的情况完成必要的检查申请，开具简单医嘱，并在次日主治医师查房前完成完整病史。每个轮转科室每周至少完成一份完整病史，记录于专用病史纸上并交由带教医师修改评分，上级医师签名后才有效。

（3）遵守医院各项规章制度，每天早晨7:00前进入病房，完成巡视检查患者、换药、拆线等工作，7:30参加病房医护交接班，然后参加病区主治医师或主任、教授查房，查房时应报告病史、病情变化、检查结果并提出诊断及处理意见，及时记录、完成上级医师的意见或嘱咐。每日下午在上级医师带领下进行晚查房，查看各种检查报告并及时按规定贴在病历上，发现异常情况时应及时汇报并予以相应处理。

(4) 深入病房了解患者病情变化、饮食、思想状况及护理工作的执行情况,做好病情解释工作,发现异常情况及时向上级医师汇报并采取相应措施。按照医院要求及时做好病程记录,危、急重症患者应随时记录病程。住院时间较长的患者每月做一次病程小结。患者出院前应写好出院记录,需要时还应及时写好转科记录、申请会诊记录、抢救记录等,各种记录均需上级医师复核、修改并签字。

(5) 在上级医师的指导下完成换药、拆线、拔除引流管等各项操作,患者行特殊检查时应陪同前往。经管床位患者手术时实习医师应参与手术。

(6) 实习期间必须按照排班要求参加病房值班(包括夜间值班及假日值班),值班时应深入病房了解患者病情,遇到问题应及时请示上级值班医师共同处理。休假日不值班者应于上午查房完毕并做好相关处理后方能离开医院。

(7) 参加科室相关病例分析、病例讨论、学术报告及必要的会议。

(8) 在上级医师指导下参加门诊、急诊工作,认真询问病史,仔细进行体格检查,并做好病史记录、开具处方及必要的检查申请单等,上述各项均需上级医师复核并签名、盖章。

(9) 外科各专科实习结束后均要写一份完整外科实习小结,包括外科实习收获体会、临床工作能力、组织纪律及医德医风的自我鉴定。每轮实习结束前参加该科室组织的出科考试,包括理论及临床诊疗操作与技能考试,并认真书写毕业实习小结,然后由各科教学干事、带教医师对其进行综合评议和评分。

(10) 外科实习综合成绩由各专科轮转成绩与外科出科考试成绩综合而成。专科轮转成绩不合格者需进行相关专科补实习,外科实习综合成绩不合格者需进行全部外科补实习。

(吴国豪)

二、外科临床工作规范

（一）日常工作规范

1. 按时查房 工作日每日早、晚各1次查房，周末、节假日每日1次早查房。早、晚查房前管床医师应仔细查看每一位患者，包括在重症监护病房（ICU）的患者。ICU转回的患者须由主管医师负责同ICU医生接班、开具医嘱，如不能到场，要交待好同级别的医师负责，以防出现值班医师或实习医师不熟悉患者情况的现象。

2. 交接班制度 下班前应当同值班医师交代所管理的严重患者的情况和注意事项，并记录在交班本上，值班医师在下班前按时完成交接班本的记录，并签字。

3. 病历管理 管床医师完成电子签名、每日病历按时完成、下班前将病历夹整理好。出院病历需当日整理交上级医师审核修改。

4. 术前常规准备 患者入院后，管床医师按疾病诊治流程完成相应医嘱、检验和检查，并注意充分和患者沟通病情及手术前要做的准备工作。在术前1日要完成患者的医嘱、术前准备、安排手术、用血申请、病程记录等准备工作，并仔细浏览病历，查看相关实验室检查及影像学检查结果，查漏并及时补缺，如有异常值及时向上级医师请示，如有可疑手术禁忌证及时请相应科室会诊。

5. 会诊制度 如患者存在心、肺等重要脏器合并症，入院后及时请会诊，包括相应科室、麻醉科、ICU等科。疑难病例或危重病例要根据讨论及时记录在讨论本上，并按前面格式参考写多科讨论，签字。

6. 签字 完成术前谈话签字后，手术同意书要及时请主刀医师签字（具体要求见下节）。病理单按冷冻和石蜡病理数量准备好并签字。

7. 手术后常规管理 术后要注意有目的地观察患者恢复情况，如术后早期应密切观察患者的生命体征、血压、出入量情况。严密观察患者恢复情况并根据患者具体情况开具相应医嘱，及时发现新情况，并将发现的异常值、检测及检查结果、查房意见、分析及处理结果，有序地记录在病程上。

（二）外科病历书写规范

病历是患者疾病情况和医师对治疗过程的真实记录，它不仅客观反映患者的疾病状况和临床诊断，体现医师的诊治思路、鉴别诊断及对下一步处理的考虑，也是未来进行临床研究的宝贵素材。在出现医疗纠纷时，病历更是非常重要的证据。因此，病历书写要求客观、科学，能真实、准确地反映患者病情、疾病诊断、治疗经过及临床治疗结果。

临床工作中，病历书写应遵守以下规范。

（1）患者入院后 8 小时内完成首次病程记录，24 小时内完成入院记录，48 小时内完成上级医师首次查房记录。手术前 1 日应完成主刀医师查房、术前讨论、手术治疗计划及备选的替代方案等记录，必须完成术前谈话及家属签字等相关文件记录。手术后前 3 日每天必须至少书写 1 次病程记录。出院总结和死亡记录应在当日完成。

（2）入院的第一诊断应和患者本次住院所想解决的主要问题相关。在既往史中记录患者的合并症、既往手术情况及并发症。

（3）病历书写语言要求通顺、完整、简练、准确，字迹清楚、整洁。可以使用模板，但要对相应模版非常熟悉，知道哪些地方需要核对和修改。切不可简单地复制、粘贴。

（4）科内或全院性会诊及疑难病症的讨论，均应做详细记录。交接班、转科、转院时书写较为详细的交接班、转科或转院记录。接收交班或转入患者，不能简单地复制病历记录，应自主整理既往诊疗情况。

（5）医院感染、非计划二次手术、住院超过 30 日应及时上报。

（6）出院的第一诊断应和患者本次住院解决的主要问题相关（通常为手术治疗的指征）；诊治过程中新发现/出现的合并症及并发症，均应在出院诊断中体现。

（7）在病程记录、出院记录、首页中，均应详细记录病理结果，方便统计和门诊随诊。

（8）所有病历中，主管医师应签全名。手术同意书中，主刀医师应签全名。使用签字笔或钢笔书写（不要用圆珠笔）。

（三）外科伦理及知情同意规范

知情同意书是病案中最为重要的法律文书之一，也是临床医学领域体现出的自然科学和人文科学最重要的结合点。在整个临床医学的实践中，医务工作者对患者所采取的一切医疗诊治行为，包括手术及其他操作，或多或少都会给患者带来一定的创伤或风险，有些是可预知的，有些是不可预知的。在实施诊疗行为前，主管医师有责任和义务将罹患疾病详细如实地告知患者或其法定委托人，其中包括疾病发展方向、可能的结局，并对所要实施的医疗行为的目的、方法及预定结果加以说明，更重要的是要将该医疗行为可能出现的意外、失败或因此可能出现的并发症详细加以说明。

术前的知情同意包括书面的知情同意书和术前谈话两个部分。

1. 知情同意书内容　知情同意书力求客观、科学。语句力求专业、严谨。内容包括主要疾病诊断、合并症名称、疾病进展程度、手术适应证、手术预定方案，以及根据术中情况可能进行变更的备选方案。

（1）各种意外情况，包括围手术期出现无法预知的心、脑血管问题，麻醉过程中出现的突发情况等。

（2）手术过程中，经过探查发现跟术前临床判断不一致情况，需要更改手术方案，或者无法达到手术预期目标的情况。

（3）术前虽有预估，但手术中出现更为严重的状况，需要紧急抢救，甚至术中危及患者生命的情况（如大量出血等）。

(4) 术前虽有预案，但术中需要扩大手术范围，需要联合脏器切除；术前预想保留患者重要脏器功能而术中无法达成的情况，如直肠手术无法保留肛门等。

(5) 术后出现较为严重的并发症，如术后大出血，需再次手术干预的情况；或虽然成功实施了手术，但是疾病的发展进一步恶化，导致跟预期结果不一致或相反的结局。

(6) 手术后出现跟手术创伤相关或不相关的意外事件，如应急性出血、穿孔等。手术后出现手术区域或非手术区域甚至全身性感染等。

(7) 手术时发现原发疾病无法获得控制或治愈，如恶性肿瘤无法切除或广泛转移等。

(8) 手术后中长期可能出现的与该次手术相关联的并发症，如肠粘连、营养不良等。

2. 外科术前谈话 术前谈话是对上述知情同意书内容的解释说明，语言力求内容科学真实，通俗易懂，让对方能够充分理解谈话内容，避免照本宣科、言过其实。谈话时应将手术的必要性、可能性、有效性及手术风险详细告诉谈话对象，同时应该将理论上的手术以外的替代治疗方案进行说明，介绍替代方案的利弊。

(1) 谈话医师：一般为患者的主治医师、主刀医师或第一手术助手，危重患者及复杂手术应由上级医师主持，必要时请医务处、律师共同参加。

(2) 谈话对象：告知对象应是患者本人，不宜向患者本人说明的，应当向患者的近亲属说明。近亲属包括配偶、父母、子女、兄弟姐妹、祖父母、外祖父母、孙子女、外孙子女。医师需要提前告知其谈话的时间和地点。

(3) 谈话前准备：选择安静、可保护隐私的地点，如有条件最好在单独的谈话间进行。谈话前准备好知情同意书作为重要法律文件，在谈话时签署，需要进行补充或改动时必须再次取得谈话对象书面同意。

(4) 谈话注意事项:谈话开始时谈话医师首先应进行自我介绍,说明自己在患者诊治中担任的角色,与患者或家属建立信任关系,介绍谈话目的。同时需要了解谈话对象对疾病和此次手术的认识,以及手术相关的社会心理信息,如社会支持、心态、情绪等。要认同谈话对象的合理担忧,察觉他们的顾虑,表达对患者的关心、鼓励,帮助其建立对手术的信心,要始终保持尊重的语气,避免使用诱导或命令式言语。

(5) 谈话内容:告知诊断,解释为何需要做手术。介绍手术方案及手术预想目标,告知手术风险及并发症,说明术后治疗方案和注意事项。尽量少用医学术语,多采用图画、数字概率等方式辅助,根据患者或家属能够理解的言语描述相关内容。鼓励对方提问,核实其是否理解,询问是否还有其他问题。术前谈话时必须严肃、认真地说明的情况:①手术时发现肿瘤无法切除或可能无法完全切除、存在复发风险;②手术中难以判定肿瘤性质;③切除脏器的可能与决定;④造瘘的可能与必要性;⑤涉及病情危重、抢救风险、无法估计成功把握等情况。告知多种风险、强调严重性并不是为了推脱责任,而是为了让患者及家属感受到医院对于病情有充分的理解,并做好了周密计划与应急准备。

(吴国豪)

三、如何成长为一名合格的外科医师

(一) 良好的素质养成

年轻外科医师首要的成长要素就是素质培养。敬业精神、严谨学风和自律态度是必备的三大基本素质。救死扶伤是医护人员的神圣天职,只有具备良好的医德、医风,才能发挥医术的作用。医学道德主要体现在对医学科学的追求以及对患者的同情心和责任感。既然已经选择了这个专业,就应该全身心地投入,尽最大努力认真做好一切工作。

医师对患者要有耐心、诚心和爱心，与患者建立良好的关系，互相信任，无论对人或对事，都应严谨求实，一丝不苟。对于各种医疗行为，都应自律遵守。在执行各项日常工作时要耐心，同时还要不断修正自我。重复的实践将会得到理性认识的提高，逐步走向成熟。

（二）培养正确的学习方法

外科学是一门实践性很强的学科，手术是外科工作中一个重要手段，也是治疗成败的关键。但片面地强调手术，认为外科就是手术，手术就能解决一切问题是不正确的。学习外科学首先要严格掌握外科疾病的手术适应证，如果在疾病的诊断尚未肯定或手术方案未确定之前，即贸然进行手术，不仅有可能治不好疾病，反而给患者带来不可弥补的手术损害。此外，即使是一个成功的手术，也可能由于术前准备或术后处理的不恰当而失败。因此，任何手术前都要充分做好手术前准备，要有详细的手术计划，对术中可能发生的意外也要有所准备。手术中要正确执行每一个操作步骤，要特别注意如何保护健康组织。手术后的处理要细致，防止发生任何疏忽或差错，坚决反对为手术而手术和为练习技术而手术的错误行为。通过无数次的临床实践，才可能获得各种外科技能。

（三）打好坚实的外科基础

外科医师职业生涯初始，掌握基础理论、基本知识及基本技能十分重要。基本知识包括基础医学知识和其他临床各学科的知识，如解剖、病理和病理生理、临床诊断学等，对基本知识的学习要很认真，达到准确、无误。基础理论学习能帮助外科医师在临床实践中加深理解，加深认识。如果一个外科医师只会手术操作，而不知道为什么要施行这样的手术，也就是“知其然而不知其所以然”，很难正确地把握手术适应证，也容易造成医疗工作中的差错。具有扎实的基础理论，才能使外科医师在临床工作中做到原则性与灵活性相结合，乃至开拓思路，有所创新。

在基本技能方面，要会问病史，写好病史记录，学会体格检查，这样才能较全面地了解和判断病情。要培养严格的无菌观念，熟悉各种消毒方法。要重视外科基本操作的训练，如切开、分离、止血、结扎、缝合，以及引流、换药等，都要按照一定的外科准则，认真学习，掌握使用。

（四）多方位全面发展

外科学所涉及的范围非常广，包括解剖学、生理学、病理学、诊断学、麻醉学、无菌术、临床药学等多个领域。随着各学科相互交叉融合的趋势增加，一位外科医师只会看病、做手术已远远不够，还应更加善于思考，博学多才，具备驾驭多学科联合的能力。要想满足以上要求，成为一名优秀的外科医师，就必须严格要求自己，强化知识积累，在繁忙的工作中挤出时间，静心地阅读经典著作及国内外学者的研究成果和临床经验，及时了解国内外的进展，不断丰富自我。同时要注意自身独立思考能力的培养，从繁杂的病情表象中准确识别疾病的本质，从而做出正确的判断及处理，及时整理个人的临床经验及体会，作为进一步提高的阶梯。

外科工作是一项集体工作，一定要有团队精神。在这个团队里，所有人都要有一个相同的目标，为团队整体着想，把集体荣誉放在第一位，讲奉献，讲纪律，形成一个和谐、开放和讲民主的工作环境。要客观地认识自己，对自己的学术水平、手术技能有一个客观的评价，知道自己所能与所不能，虚心学习，刻苦钻研，不断开拓进取。积极参加学术会议和临床研究工作，学习和尊重别人的学术思想、科研及劳动成果。只有这样严格要求，才有可能把自己培养成一名真正的德才兼备的外科医师。

（吴国豪）

四、外科临床思维训练

（一）基本定义

临床思维是指运用医学理论知识，通过病史采集、体格检查及辅助检查等临床实践，对患者开展诊断、治疗、康复等医疗活动所进行的思维过程。临床外科聚焦外科疾病的实际问题，而临床实践依赖正确的临床思维分析问题、解决问题。因此，临床思维训练是外科医师成长历程中的必经之路。

（二）临床思维三要素

基础理论、临床实践和科学思维是培养临床思维的基本要素。临床思维以理论知识为支撑，在实践活动中接受检验，并借由科学的思考、反思而不断优化。

1. 基础理论　扎实的理论基础是养成良好临床思维的前提条件。

（1）掌握外科疾病发生发展的生物学基础：组织胚胎学、解剖学、病理学、病理生理学等诸多基础学科是理解外科疾病发生、解释临床现象变化的基石。例如，了解组织胚胎学中“前肠”“中肠”“后肠”的概念有助于腹痛的定位诊断；理解“内脏痛”和“躯体痛”的生理学机制对急腹症的鉴别及病程判断等有重要意义；熟悉脏器的位置形态、毗邻关系及常见变异是保障手术安全的先决条件。因此，外科医师不仅要在求学期间努力学好医学基础课程，更要在临床工作中反复温习，做到融会贯通。

（2）掌握外科疾病的演进规律：疾病的演进有共性也有个体差异。例如，大多数急性阑尾炎患者有典型的转移性右下腹痛，而部分患者则直接以持续性右下腹痛起病，更有甚者表现为转移性右上腹痛、左下腹痛或腰痛，这些都与疾病的病理基础不同、解剖结构变异等相关。因此，外科医师要熟练掌握疾病的典型表现并对不典型病例有一定积累，才能提高诊断的准确性和处置的合理性。

（3）掌握外科疾病的转归：疾病转归是影响外科医师决策的重要因素。例如，大多数轻症急性胰腺炎患者预后较好，临床以支持治疗为主，而重症急性胰腺炎存在一定死亡率，需要监测更加积极、干预措施和时机的选择更加谨慎。

2. 临床实践　临床思维来源于临床实践，亲力亲为、细致全面是临床工作最基本的要求。

（1）病史采集：病史是影响诊断思维的首要环节。一定要全方位获得资料，强调病史的真实性、完整性和系统性。如无特殊情况，病史须由患者本人陈述，家属代述往往可靠性不高。

（2）体格检查：核心在于应根据病史问询结果进行重点突出、系统全面的查体，尤其不能忽视对诊断及治疗等具有重要指导意义的项目，如肠梗阻患者不听诊肠鸣音、不检查腹股沟，胃癌患者遗漏直肠指诊等。

（3）辅助检查：其意义在于进一步明确诊断，同样应具备目的性和系统性，如急腹症患者除常规的血清学和腹部影像学检查外，还应完善心电图排查心源性疾病，完善尿常规排查泌尿系统疾病，以及育龄期女性须完善人绒毛膜促性腺激素（HCG）检测排查异位妊娠等。当然，外科医师不能过度依赖“化验单”，临床诊疗思维的建立必然是基于对病史、体格检查和辅助检查的整合思考。

（4）临床观察：外科医师是临床实践的主体，所有脱离临床的“实践”都是不可取的，更是有风险的，如值班时只听护士汇报病情、不去床旁查看患者和口头医嘱。此外，临床观察需要持续性和完整性，只有不断动态观察患者病情的演变才能对已有临床思维进行反馈和补充。

3. 科学思维　对临床实践获得的资料进行整理加工、分析、综合、判断和鉴别诊断，需要科学思维。

（1）科学思维的建立源于信息整合和充分思考：在学习过程中，我们要培养符合认识规律的思维，遵循逻辑规则的思维，能够达到正确认识结果的思维。临床思维活动的起点是对患者资料的初步分析所形成的各种设想，并对临床具体问题进行比较、推理、判断，在此基础上建立疾病的诊断、治疗策略。临床实践中只有通过全面思考，才能及时、正确地应对各种情况，在众多表象中找出问题的根本所在。

（2）科学思维的完善基于临床实际和科学进展：以前外科手术后要促凝防止出血，随着术中止血技术的进步，术后出血发生率已明显下降。而深静脉血栓形成逐渐成为外科术后的重要并发症，如今术后管理注重于抗凝防止血栓形成。因此，科学思维的完善要求外科医师从临床实际出发，关注科学研究进展，与时俱进地更新认知。

（3）科学思维的精进在于突破常规：实际工作中往往会遇到错综复杂的情况，如术中肠吻合口血供的判断需以循环稳定为前提，即首先评估血压、尿量及脏器灌注；而休克失代偿患者在麻醉时应用大剂量升压药，肠管因血管收缩而表现为缺血状态，此时吻合口血供的判断更加棘手。书本知识无法涵盖所有临床事件，面对特殊情况只能通过合理思考和既往经验作出判断，科学思维的精进就在于对非常规事件的探索和积累。

（三）临床思维训练

1. 理论运用于实践　外科临床思维是外科医师在已经具备一定理论基础上开展的，但拥有理论知识并不等于能自然而然地运用于临床实际。因此，临床工作中一定要善于发现问题、总结不足，在书本或文献中寻求答案，学会灵活运用，在实践中不断丰富感性认识，提高临床思维。

2. 辩证与推理　学会辩证看待问题，不断拓展思维，对疾病进行横向和纵向分析。如接诊急性阑尾炎患者时要思考还有什么疾病可以引起右下腹疼痛，什么疾病可以引起转移性腹痛，这些疾病引起疼痛的共同病理生理机制是什么，这些疾病之间又该如何鉴别。当然，我们也要对急性阑尾炎进行纵向分析，是什么病理类型的阑尾炎，阑尾头端可能的解剖位置，是否存在并发症等。通过这些思考有助于制定出清晰的诊疗策略。另外，要善用推理方法增强自身思维的逻辑性。外科医师经常面对纷繁复杂的临床症状，通过关联疾病的临床特征变化与潜在病理生理机制来进行推理，最后作出正确的诊断。例如，膀胱癌患者行膀胱部分切除术后3日，出现高度腹胀、恶心、呕吐、胸闷、呼吸急促、心动过速及少尿等症状，则需要考虑是否存在腹内压增高的危险因素，遵循这一思路发现膀胱术后并发尿漏入腹腔。

3. 善于沟通 沟通交流是获取信息的重要渠道，要勤于向上级医师请教，尤其是在遇到困惑而又无法从书本或文献中得到答案时。医学是一门实践性科学，经验积累尤为重要，经常向经验丰富的医师咨询和讨教有助于临床思维的修正与完善。另外，要提高医患沟通技巧，认真倾听患者主诉，仔细观察疾病演变，从医疗活动的主体目标上获得直接反馈。

（王单松）

第二节 外科基本操作技能的培训

从外科医师这一项职业诞生开始，培训便是其得以维持和发展的内在需求。外科医师的培训模式从早期分散、无序的学徒制，发展到如今集中、规范的住院医师培训模式。随着外科学和手术技术的不断发展，外科医师对手术技能培训的需求也日益增加。

一、外科基本操作技术

外科手术不论大小或复杂程度如何，均需通过各种基本操作技术来完成。常用的手术基本操作技术包括切开、缝合、打结、解剖、止血等。只有熟练掌握这些基本操作技术，才能为做好手术打下坚实的基础。

1. 切开 切开是进行外科手术的必需步骤，也是解剖人体内部组织的常用方法，包括皮肤及其他组织的切开。应正确使用手术刀，切开不同部位组织应选择适当型号刀柄和刀片的组合。同时，应根据切开部位、切口长短、手术刀大小，采用正确的执刀方法。皮肤切开时，一般采用抓持式或持弓式执刀。切入皮肤时应垂直下刀，切割组织时使用刀腹切割，与组织平面呈45°；切割过程要保持刀刃与腹壁垂直，这样才能使切口的两边缘对称；切割过程应水平走行、垂直出刀，中途用力均匀，不可偏斜，皮肤和皮下组织一次性切开，不宜多次切割和斜切。切开时，术者可以左手示指、拇指固定切口部位；或由助手协助，与术者反向牵拉切口皮肤。术者和助手牵拉组织时用力要对称，否则切口走行会偏向过度牵拉的一侧；垂直切开腹壁各层，确保各层切口均在同一平面。切开时还应注意保护切口，术者及助手可各以一块无菌巾或纱布垫覆盖切口两侧，在保护切口组织的同时，也可起到减少污染、压迫止血、协助显露等作用。针对体形较瘦患者应避免切入时用力过大，以防损伤深部组织器官，重要部位更应仔细切割。切开腹膜时采取妥善保护措施以防损伤内脏。颈部血管、神经分布密集，解剖复杂，手术切开时尤其应注意。

2. 缝合　缝合是将切开或断裂的组织对合靠拢，再用缝线贯穿并结扎，以利于组织修复和愈合。近年来，外科吻合器械和黏合剂的出现，部分代替了传统的缝合，但缝合仍是最基本的外科操作技术。无论对什么组织和器官进行缝合，除了需要掌握正确的缝合技巧，选择恰当的缝合材料和缝合方法，还应遵循一些基本的要求，才能达到理想的缝合目的。

（1）组织分层对合：良好的组织分层对合是达到最佳愈合的前提，尤其是皮肤缝合，愈合后皮肤表面才能最平整，粘连最轻，瘢痕最少。

（2）针距边距适当：不同组织和不同伤口，缝合针距、边距大小也不相同，必须根据具体情况决定边距和针距的大小，并做到基本均匀一致。缝合过密、过稀均不利于组织愈合，在保证伤口良好对合的前提下，缝线愈少愈好，以减少组织异物反应。

（3）缝合松紧适度：缝合只是将组织机械性对合，为伤口愈合创造空间条件，机体自身的再生和修复机制才是伤口愈合的关键。缝线结扎过紧，可能造成组织切割或缺血，不利于伤口愈合，还会在皮肤上留下缝线瘢痕，影响美观。而结扎过松，组织间隙不能闭拢，残留无效腔，容易形成血肿或血清肿，继发感染，影响愈合。

（4）不论采取何种缝合方法，被缝线结扎的组织都会发生一定程度的缺血，加以缝线的异物刺激，局部都会存在炎症反应。因此，缝线骑跨的组织应尽量少，残留在组织内的线头应尽量短。

缝合方法分类多种多样。按缝合后组织的对合效果，可分为平面缝合、内翻缝合和外翻缝合三类；而根据缝线连续与否，又可分为间断缝合与连续缝合。缝合方法的选择，主要是根据治疗的目的和组织结构的特点，见表 1－1。

表 1－1 常见的缝合方法

项目	间断缝合	连续缝合
平面缝合	单纯间断缝合 “8”字缝合 皮下（内）间断缝合	单纯连续缝合 连续锁边缝合 皮下（内）连续缝合
内翻缝合		
垂直	间断 Lembert 缝合	连续 Lembert 缝合
水平	间断 Halsted 缝合	Cushing 缝合 Connell 缝合 连续 Halsted 缝合 荷包缝合
外翻缝合		
垂直	间断垂直褥式缝合	
水平	间断水平褥式缝合	连续水平褥式缝合

3. 打结 打结是将缝线绑在特定组织上或结扎血管的方法，是手术中最常用的基本操作技术之一，完成缝合、止血等操作都需要打结。打结操作不熟练可能延长手术时间。低质量的线结容易松脱，可能引起出血或缝合组织裂开等严重并发症。结扎是指用缝线绑住管腔或束状结构，而缝线的固定一般需要通过打结完成。因此，从技术层面上讲，缝线打结与结扎可视为同一操作。打结为实施该操作的过程，而结扎是完成该操作的效果。近年来，随着新的

手术器械和手术形式的出现，实现结扎效果的操作更加多样化。不论打结采用何种方法和类型，都需遵循以下的基本原则：打结应迅速，但不能追求打结的速度影响成结的质量；拉线时应尽量避免或减少线股之间的摩擦；打结操作尽量简洁，线结尽量小。额外的线结不会增加强度，反而可能削弱缝合材料的强度，降低安全性；线结应牢固，但不能过紧，否则容易造成缝线断裂、组织切割或缺血。

临床上常见的线结有单结、滑结、方结和外科结等，其中以方结最为牢靠，安全性最高，故应用最为广泛。滑结缺乏稳定性，有自行松脱的可能。但另一方面，滑结可通过滑移的方式调整线结的张力，在某些情况下具有特殊的优势。例如，当第一个结是滑结时，即便有松脱，也可通过打第二个结把线结收紧，并调整到合适的松紧度，再打第三个方结，将整个结节固定。可用单纯手法打结，也可使用器械配合打结。单纯手法打结可用双手完成，也可以用单手完成。器械打结法更适用于某些特殊环境，如结扎的线股较短、操作部位深在或操作空间狭小等情况。

4. 解剖　手术解剖，因操作目的不同，又称为剥离、分离或游离，是显露手术区域和切除病变组织的基本操作。任何手术解剖都要求层次清晰，只有解剖层次清晰才能保证手术安全进行，并使手术损伤降低到最小程度。清晰的解剖有助于手术野良好的显露，而良好的显露也是确保解剖质量的重要条件。手术解剖分离的方法大致可分为锐性分离和钝性分离两类，临床上常将两者结合使用。在任何手术中，使用何种解剖方法都需考虑解剖平面与周围邻近的重要解剖结构。因此，熟悉手术区域的局部解剖和组织结构特点是选择解剖方法的首要因素。锐性分离是用手术刀或剪直接将组织切开或剪开，多用于分离重要神经、血管，切除肿瘤或解剖致密组织，如腱鞘、粘连组织和瘢痕等。钝性分离多用于疏松结缔组织的解剖，可借助血管钳、刀柄、手指或钳夹小纱布团沿组织间隙进行，包括分裂、指撕、剥离等方法。除了传统的手术刀、剪、血管钳，电刀、超声刀等能量器械也常被用来完成解剖分离的操作。外科能量器械的应用使手术更为便捷和高效，但并不能取代细致的解剖和对解剖标志的理解。事实上，当使用先进的能量设备时，外科医师寻找自然的组织解剖层面可能会更加困难，更容易偏离正确方向，甚至产生异常的解剖层面，反而带来潜在的手术风险。

手术解剖操作中，可遵循以下基本原则和技巧：①解剖分离时应防止重要组织器官的损伤，分离解剖神经、血管时，应使用无齿镊或无损伤血管钳。避免使用暴力或粗鲁的动作牵拉压迫，导致组织挫伤失活。②重要组织器官的解剖分离应在直视下进行，每做一步操作前都要考虑被分离组织的下面及其周围有何重要的组织器官。③尽量在组织间隙或疏松结缔组织层内进行分离，进入正确的解剖层面，尽量避免打开不必要的解剖层面。④解剖分离时应合理选择手术器械和分离方法，通常需交替使用锐性和钝性两种方法。⑤解剖分离时遵循由简到繁、由易到难、由近及远、由浅入深、由周围到中央的原则。先寻找容易分离的部位，再以此为突破口，向周围逐步扩大分离。

5. 止血　术中组织的切开、解剖，以及组织器官的切除都会有不同程度的出血。因此，止血也是一项重要的外科基本操作。妥善止血可防止严重失血，保证手术安全进行，有利于显露手术野，减少术后感染，促进伤口愈合。常用的止血方法有以下四种。

(1) 压迫止血：常用于创面渗血，一般用纱布直接压迫创面数分钟，可使血管破口缩小、闭合，血小板、纤维蛋白和红细胞迅速形成血栓而止血。多数情况下，压迫止血只要等待一定时间基本都能奏效，但术者需具有一定的耐心。长时间压迫止血无效者，估计可能为较大血管出血，则需考虑钳夹或结扎止血。

(2) 钳夹止血：常用于明显的活动性血管出血，血管钳尽可能准确钳夹出血点，一般小血管出血钳夹数分钟后即可止血。钳夹时注意应使血管钳尖端朝下，不要夹住周围过多组织。钳夹止血省时省力，尤其适用于皮下组织内小血管的活动性出血。

(3) 结扎止血：钳夹止血效果不可靠或较大血管出血时，可在钳夹基础上进行结扎止血。单纯的结扎止血适用于一般小血管的出血，先用血管钳钳夹出血点，注意此时应将血管钳的尖端朝上以便于结扎，将丝线绕过血管钳下的血管和少许周围组织，然后轻柔结扎。结扎时注意勿提紧丝线，以防撕裂组织。对于较大血管或重要部位血管的出血可使用缝扎止血。先用血管钳钳夹血管及其周围少许组织，然后用缝针穿过血管钳下的组织并结扎。

(4) 电凝止血：利用高频电流凝固小血管止血，实际上是利用电热作用使血管凝结、炭化，多用于小血管止血。可先用血管钳将出血点钳夹，然后通过电凝止血。另有双极电凝止血镊，可直接夹住出血点止血。

6. 显露　手术野良好的显露，是提高手术效率、确保手术质量、保障手术安全的基本要求。手术野的显露，必须以协助术者安全完成手术操作为指导，由手术组成员共同配合完成，包括手术环境的设置、患者体位的摆放、术中解剖止血等操作、合理使用手术器械、及时清理手术野等诸多环节。

二、腹腔镜手术基本操作技术

腹腔镜手术与传统开放手术在操作技术上存在巨大差异。外科医师不再用手直接接触手术部位，而是在患者体外操作器械。手术器械需通过穿刺套管插入患者体内，由此产生了支点效应，由于缺乏触觉反馈，操作效果远不及人手灵活。外科医师不能直接观察手术区域，而是通过观看监视器来掌控手术进程，必须随时调整视觉信息和本体感受信息之间的差异。而且，监视器显示的多为二维图像，造成手术器械的空间定位更加困难。为了适应腹腔镜手术操作的特点,腹腔镜的手术器械也与传统的开放手术器械存在显著差异,但同样能够完成切开、止血、分离、结扎缝合等基本操作。腹腔镜手术也有一些特殊的技术要求,如如何建立手术操作通道、如何取出标本、如何扶镜等,开放手术条件下一般无需考虑这些问题。外科医师只有通过反复的学习和训练,才能熟练掌握基本的技术要领,为优质、高效、安全地完成腹腔镜手术打下坚实的基础。

1. 建立手术操作通道 腹腔镜手术必须建立进入体内的操作通道,包括观察通道和手术操作通道。观察通道是供插入腹腔镜、实时观察手术视野的通道。手术操作通道供插入各种手术器械以进行手术操作。其中,主操作孔是插入电刀、超声刀、吻合器、持针器等器械,供术者进行切割、分离、结扎、止血等重要操作的通道;辅助操作孔是插入分离钳、抓钳、拉钩、吸引器等器械,进行辅助牵引暴露等操作的通道。手术开始,摆好患者体位后,根据术式和患者病情选择建立操作通道的合适部位。用于建立气腹时,置入第一个穿刺套管(Trocar)的通道一般用作观察孔。随后,在腹腔镜监视下依次置入其他穿刺套管,用作主操作孔和辅助操作孔。

目前临床上常用闭合式入路或开放式入路建立气腹。闭合式入路一般采用 Veress 穿刺针,开放式入路一般采用 Hasson 套管。选择穿刺点需考虑以下几个因素:要求插入腹腔镜后便于观察腹腔内手术部位和需要探查的其他部位;穿刺点血管少,一般避开皮损或瘢痕处;充分了解既往手术史,防止穿刺点下方有粘连肠管等器官;观察孔一般多取脐的上缘或下缘为穿刺点,并可通过调整患者体位,尽量使脏器通过重力作用移开,降低其他穿刺点损伤的概率;兼顾美观等因素。

2. 基本操作技术 由于腹腔镜手术是非直视操作、手不直接接触手术部位、器械操作空间有限且受穿刺入路限制，而且腹腔镜视角下具有不同的视野和解剖认知，都使腹腔镜手术基本操作技术与开放手术存在差异。

（1）分离：腹腔镜手术中，高质量地完成分离操作，除需要选择合适的器械、熟悉解剖和术式流程外，术者双手及助手的配合尤其重要，即始终要保证操作区域有良好的显露，保持目标组织有合适的张力。与开放手术类似，腹腔镜手术器械同样能实现锐性分离和钝性分离。充分了解腹腔镜手术器械的不同性能特点，灵活运用锐性分离和钝性分离，才能获得事半功倍的效果。

（2）止血：腹腔镜手术中，针对不同原因和不同程度的出血，多使用能量器械凝闭或机械夹闭止血，或两者联合使用。能量器械止血，根本原理是通过热效应达到凝闭效果。机械夹闭方式包括腔镜夹夹闭、套线结扎或缝扎、腔镜切割缝合器切割闭合等。面对汹涌的动脉出血，切忌着急盲目乱夹，以免进一步撕裂创面或引起副损伤。可先尝试以纱布压迫填塞，再慢慢移开纱布，明确出血点后再决定止血策略。如为静脉出血，因存在气腹压力，出血多不太汹涌，此时应尽量避免吸引器空吸导致腹腔压力降低，加重出血。找到出血点后，先用分离钳控制出血点，再用能量器械或腔镜夹夹闭止血，还可使用钛夹连续夹闭血管。大量出血难以控制时，无论动脉性还是静脉性，均应及时中转开放手术止血。

（3）结扎：腹腔镜手术和开放手术一样，对于管状结构需采用结扎的办法起到封闭残端或止血的作用。特制器械包括腔镜夹、缝合线（或圈套器）或切割缝合器等。在应用这些器械前，应该熟悉其基本性能，掌握正确的使用方法。结扎时应充分显露、确保横过、避免夹入其他组织、避免贴近血管根部，切断时应尽量远离近心端的结扎夹（线）。腔镜夹由于型号种类多、使用方便、结扎效果可靠、性价比高，在腹腔镜手术中广泛应用。腹腔镜切割缝合器由于闭合直径大，切割闭合一次完成，多用于大器官或大血管的结扎。

用传统缝合线结扎或圈套器上套扎线，多用于结扎较细的器官管腔残端，如阑尾根部、胆囊管。

（4）缝合：腹腔镜手术中，可使用腹腔镜切割缝合器等器械进行机械切割缝合，也可使用针线进行结扎缝合。腹腔镜机械缝合多用于大器官或大血管的切断缝合、恢复空腔脏器连续性的重建吻合，以及植入物或移位组织的固定缝合。采用的器械有腔镜线形切割吻合器、圆形吻合器及疝修补钉合器等。腹腔镜下的缝合打结是腹腔镜手术的基本操作，在方法、过程上接近于传统开放手术的缝合打结，但技术难度更高，需通过反复训练才能熟练掌握。近年来，免打结线（倒刺线）在临床上的应用日益广泛。其基本原理是：缝线上带有与针尖反方向的“倒刺”，穿过组织后可以向进针方向收紧且不能退回，故不用打结也能实现收紧缝线、结扎闭合的目的。

（5）冲洗和吸引：腹腔镜手术冲洗的主要目的是清除积液、出血，保持良好手术野。相比开放手术，腹腔镜手术中进行冲洗吸引具有显著优势。腹腔镜手术所用的冲洗吸引头细长，且在放大监视下冲洗，冲洗吸引效果确切，可到达体内深部或隐藏角落（如盆底、膈顶等）。气腹状态下腹腔内液体会流向盆腔等低位间隙，肠管之间一般不会积聚液体，故腹腔积液比较容易吸引干净。同时，腹腔镜冲洗吸引操作比较精细，对其他器官干扰小，冲洗液体不会污染腹壁切口。但腹腔镜下冲洗吸引也有其局限性：空吸会造成气腹压力下降；肠管、网膜等脏器组织会随体位和压力移动；吸引器头的移动也受穿刺套管及患者体位限制。

（6）取出标本：腹腔镜手术切除的标本一般应装入标本袋后取出，尤其是肿瘤标本必须常规使用标本袋取出，以免肿瘤种植于切口。手助式腹腔镜手术和腹腔镜辅助式手术的标本装袋后一般可经手助切口和辅助切口直接取出，全腹腔镜手术的标本装袋后一般经脐部戳口拉出或送出。因为脐部切口便于延长且缝合后切口瘢痕对美观影响最小。

（7）关闭穿刺孔：一般认为，关闭大于 8 mm 的穿刺孔时，都需要缝合筋膜。因存在发生穿刺孔疝，甚至肠管嵌顿、坏死的风险，关闭穿刺孔时也应注意保护腹腔内肠管、网膜等结构，以免卡压、损伤肠管，导致迟发性肠漏等严重并发症。

3. 扶镜　大部分外科医师最初参加腹腔镜手术，可能都会从扶镜手的位置开始。腹腔镜手术中腹腔镜头相当于术者的眼睛，是确保腹腔镜手术顺利、安全的重要保障。担任扶镜手，也有利于培养手眼协调、空间定位等技能。扶镜手首先要了解手术步骤，领悟术者意图。手术中如何操控好镜头，则需要扶镜手在实践中不断体会，不断思考，不断总结经验。

（1）了解镜头性能：镜头在置入术区前须做好图像参数校准。可将镜头对准纱布，校正白平衡（对白），同时调节焦距至看清纱布纹理。然后调整合适的视野，以镜头拍摄的图像占满监视器屏幕为准。还可用温盐水预热镜头，减少置入后起雾现象。

（2）方向保持“基线”：应始终保持镜头视野画面处于“正位”，即手术区域的图像应符合开放手术时术者所看到的场景，避免左右倾斜甚至头尾倒置。目前常用的 30°镜本身就有一个类似人俯视的视角，故使用时尤其要注意镜头“正位”方向。往往需在视野里寻找一个合适的“基线”，作为调整镜头方向的参照物。例如，直肠手术中，可选择膀胱作为视野的“基线”。胃手术中，可选择胰腺作为视野的“基线”。调整导光束时应注意将镜头保持在“基线”位置。

（3）距离远近适宜：镜头与手术区域的距离远近决定了图像放大倍数，应尽量避免在观察范围内出现近景。此时腹腔镜对焦和光线无法集中于操作区域，可能影响手术操作。如需置入、更换器械时，一般将镜头回拉看到全景，指导器械进入操作区域。如做目标部位的精细操作，如缝合打结时，可将镜头拉近，放大图像。还要考虑出血、能量器械激发造成的组织碎屑和烟雾可能污染镜头。因此，当术者触及目标组织、开始操作时，要有意识地将镜头提前稍作拉回，减少镜头污染。

（4）聚焦手术野中心：原则上始终将手术操作区域和术者的主要操作器械置于监视器画面的中心，并调节聚焦达到最佳清晰度。如进行游离操作时，镜头应始终对准超声刀头。缝合时，应将持针器和缝针始终放在视野中心。手术进行中，应保持镜头的清洁和清晰，如果镜头被污染模糊，应在获得术者指示后进行调整，甚至拉出体外进行擦拭。

（5）保持稳定不晃：保持镜头的稳定也是扶镜手的一个基本要求，因为腹腔镜手术图像显示在监视器上具有放大效应，所以镜头的轻微晃动也会被放大呈现在监视器上，造成术者眩晕不适，从而影响手术操作。镜头需在保持“基线”稳定的前提下，随着术者的操作匀速移动。即便镜头被污染模糊，也应在获得术者指示后再进行调整。切忌当术者正在进行操作时，镜头突然移动。

4. 腹腔镜手术的训练平台　目前，有多种不同的训练平台用于训练腹腔镜手术的基本技能，其中应用最广泛的是台式模拟器。台式模拟器通常价格低廉、易于使用，通常无需要特殊设置，可重复训练。台式模拟器由训练箱、腹腔镜器械、照相机和光源组成。在训练箱放入各种合成的训练模块或仿真的人造器官模块，称为“干箱”。如果使用离体动物组织进行训练，则称为“湿箱”。活体动物的操作训练可以让学员感受真实的止血效果和组织弹性，以及真实的手术室体验。但使用活体动物训练的费用昂贵，需要专门设施、人员和麻醉，并且动物的解剖结构与人类存在差异，所以可以进行教学的课程有限。此外，活体动物训练还因存在伦理等问题，在一些国家被禁止使用。虚拟现实训练器近年来在腹腔镜手术技能培训中日益受到重视。虚拟现实训练器可以适应学员的技能水平，并自动记录和跟踪学员的表现，并可与其他人进行比较。然而，虚拟现实训练器价格昂贵，使用前需接受专门训练，并且需要专门的维护人员，限制了其大规模推广应用。大量研究证明，这些腹腔镜训练平台有助于提高学员的手术技能，而学员通过培训获得的这些信心和能力，也能转移到手术室内，最终提高手术质量，确保手术安全。

（陈　凌　锁　涛）

第三节　水、电解质代谢紊乱

一、低渗性脱水

1. 定义　低渗性脱水是指细胞外液减少合并低血钠，特点是失钠多于失水，血清钠浓度＜130 mmol/L，血浆渗透压＜280 mmol/L，伴有细胞外液量减少。

2. 病因　①大量消化液丢失而只补充水，如大量呕吐、长期胃肠减压引流而只补充水或葡萄糖溶液。②液体在第三间隙集聚，如腹膜炎、胰腺炎形成大量腹水、肠梗阻导致大量肠液在肠腔内集聚、胸膜炎形成大量胸腔积液等。③长期连续应用排钠利尿剂、肾上腺功能不全、肾实质性疾病或肾小管中毒等引起钠排出增加。④经皮肤丢失，如大量出汗、大面积烧伤导致体液和钠大量丢失，若只补充水则可造成低渗性脱水。

3. 临床表现　常见症状有恶心、呕吐、头晕、视觉模糊、软弱无力、起立时容易晕倒等。严重时可出现神志淡漠、肌痉挛性疼痛、腱反射减弱、呼吸困难和昏迷等。

4. 诊断　有上述体液丢失病史和临床表现，实验室检查异常包括：尿比重常＜1.010，尿钠和氯减少，血清钠浓度＜135 mmol/L，红细胞计数、血红蛋白、血细胞比容及血尿素氮值均增高。

5. 治疗　首先应积极处理致病原因。静脉输注含盐溶液或高渗盐水，以纠正细胞外液低渗状态和补充血容量。低渗性脱水补钠量可按下列公式计算：补钠量（mmol）＝［血钠正常值(mmol/L)－血钠测得值(mmol/L)]×体重(kg)×0.6(女性为0.5)。总输入量应分次完成，一般先补充补钠量的一部分，以解除急性症状；然后再根据临床表现、血清钠和血清氯浓度、动脉血气分析等指标完成剩余量。

二、高渗性脱水

1. 定义　高渗性脱水是指细胞外液减少合并高血钠，其特点是失水多于失钠，血清钠浓度＞150 mmol/L，血浆渗透压＞310 mmol/L，细胞外液量和细胞内液量都减少，又称低容量性高钠血症。

2. 病因　①摄入水分不足。②水丧失过多，如高热、大量出汗、甲状腺功能亢进及大面积烧伤等。③呕吐、腹泻及胃肠减压引流等可导致等渗或含钠低的消化液丢失。④中枢性或肾性尿崩症均可经肾排出大量低渗性尿液，使用大量脱水剂如甘露醇、葡萄糖等高渗溶液，以及昏迷患者鼻饲浓缩的高蛋白质饮食等。⑤任何原因引起的过度通气，可经呼吸道黏膜不显性蒸发水分。

3. 临床表现　轻度缺水者除口渴外，无其他症状，缺水量为体重的2%～4%。中度缺水者有极度口渴、乏力、尿少、唇舌干燥、皮肤失去弹性、眼窝下陷、烦躁不安、肌张力增高、腱反射亢进等，缺水量为体重的4%～6%。重度缺水者可出现躁狂、幻觉、错乱、谵妄、抽搐、昏迷，甚至死亡。

4. 诊断　病史和临床表现有助于诊断高渗性脱水。实验室检查异常包括：尿比重和尿渗透压高，血清钠浓度＞150 mmol/L或血浆渗透压＞310 mmol/L，红细胞计数、血红蛋白、血细胞比容轻度升高。

5. 治疗　治疗原则是积极治疗原发病，控制钠摄入，纠正细胞外液容量异常，若有液体持续丢失应予以持续性补充。所需补充液体量应根据临床表现，估计丧失水量占体重百分比，然后按每丧失体重1%补液400～500 mL计算，总补水量应包括不显性失水、尿液和胃肠道失水量。能进食者可以口服，无法口服患者，可静脉输注5%葡萄糖溶液。纠正高渗性脱水速度不宜过快，一般为0.5～1.0 mmol/(L·h)或更慢，以避免快速扩容导致脑水肿。治疗期间应监测全身情况及血清钠浓度，酌情调整后续补给量。高渗性脱水者体内总体钠是减少的，只不过是由于失水多于失钠，故在纠正脱水过程中，应适当补充钠。

三、等渗性脱水

1. 定义　等渗性脱水是指细胞外液减少而血钠正常，特点是水钠成比例丢失，血容量减少但血清钠浓度和血浆渗透压仍在正常范围内。

2. 病因　任何等渗性液体大量丢失所造成的血容量减少，短时间内均属等渗性脱水。常见病因：①消化液急性丧失，如大量呕吐、腹泻、肠外瘘等。②体液丧失在感染区或组织内，如腹腔内或腹膜后感染、肠梗阻等。③大量抽放胸腔积液、腹水，大面积烧伤等。

3. 临床表现　临床症状有恶心、厌食、乏力、少尿等，但不口渴。体征：舌干燥，眼窝凹陷，皮肤干燥、松弛等。重症患者则出现脉搏细速、肢端湿冷、血压不稳定或下降等血容量不足症状。

4. 诊断　多数患者有消化液或其他体液大量丧失病史，依据病史和临床表现常可确定诊断。实验室检查异常包括：红细胞计数、血红蛋白量和血细胞比容均明显增高，血清钠、氯等一般无明显降低，尿比重增高。

5. 治疗　消除病因则脱水将很容易纠正。等渗性脱水治疗可静脉输注平衡盐溶液或等渗盐水，使血容量得到尽快补充。在纠正缺水后，血清钾浓度降低，故应注意预防低钾血症的发生。

四、低钾血症

1. 定义　血清钾浓度低于3.5 mmol/L称为低钾血症。

2. 病因 ①消化道梗阻、长期禁食、昏迷等导致钾摄入不足。②严重呕吐、腹泻、持续胃肠减压、肠瘘等丧失大量钾。③长期应用呋塞米或噻嗪类利尿剂、肾小管性酸中毒、急性肾衰竭多尿期，以及盐皮质激素过多使肾排出钾过多。④长期输注不含钾盐的液体，或肠外营养液中钾补充不足。⑤钾向组织内转移，见于大量输注葡萄糖和胰岛素，或代谢性、呼吸性碱中毒者。

3. 临床表现 最初表现是肌无力，先是四肢软弱无力，以后可延及躯干和呼吸肌，可有软瘫、腱反射减退或消失。患者有厌食、恶心、呕吐和腹胀、肠蠕动消失等肠麻痹表现。心脏受累表现为窦性心动过速、传导阻滞和节律异常。典型心电图改变为早期出现 ST 段压低、T 波降低、增宽或倒置，随后出现 QT 间期延长和 U 波，严重者出现 P 波幅度增高、QRS 波群增宽、室上性或室性心动过速、心房颤动。

4. 诊断 根据病史、临床表现及实验室检查即可作出低钾血症的诊断，血清钾浓度低于 3.5 mmol/L 有诊断意义，心电图检查可作为辅助性诊断手段。

5. 治疗 积极处理造成低钾血症的病因，较易纠正低钾血症。轻度低钾血症者可进食含钾丰富的食物（如橘子、香蕉）或口服氯化钾。静脉补钾有浓度及速度限制，通常浓度为每升输液中含钾量不宜超过 40 mmol（相当于氯化钾 3 g），溶液应缓慢滴注，输注速度控制在 20 mmol/h 以下。对于少数出现危及生命的心律失常或瘫痪的低钾血压患者，可在持续性心电监护下通过中心静脉、应用输注泵给予更高浓度和速度补钾，必须严密监测血钾和肌张力。对于伴有休克患者，应先尽快恢复血容量，待尿量超过 40 mL/h 后再静脉补钾。

五、高钾血症

1. 定义 血清钾浓度高于 5.5 mmol/L 称为高钾血症。

2. 病因 ①进入体内钾太多，如口服含钾药物或静脉输入过多钾，以及大量输库血等。②肾排钾功能减退，如急、慢性肾衰竭，应用保钾利尿剂如螺内酯、氨苯蝶啶等，以及盐皮质激素不足等。③细胞内钾的移出，如溶血、组织损伤（如挤压综合征），以及酸中毒等。

3. 临床表现　肌肉轻度震颤，手足感觉异常，肢体软弱无力，腱反射减退或消失，甚至出现延缓性麻痹。窦性心动过缓、房室传导阻滞或快速性心律失常，甚至心室颤动或心搏骤停。心电图变化为T波高尖，QT间期缩短，QRS波群增宽伴幅度下降，P波波幅下降并逐渐消失。

4. 诊断　有引起高钾血症原因患者，当出现无法用原发病解释的上述临床表现时，应考虑到有高钾血症可能。血清钾浓度超过5.5 mmol/L即可确诊，心电图有辅助诊断价值。

5. 治疗　首先应立即停用一切含钾药物或溶液，同时可采取下列措施降低血钾。

（1）促使钾转入细胞内：①10%葡萄糖酸钙溶液10～20 mL稀释后缓慢静脉注射，该方法起效快但持续时间短。②5% $NaHCO_3$溶液250 mL静脉滴注，既可增加血容量而稀释血清钾，又能促使钾移入细胞内或由尿液排出，同时还有助于酸中毒的治疗。③10 U胰岛素加入10%葡萄糖溶液300～500 mL中静脉滴注，持续1小时通常可以降低血钾0.5～1.2 mmol/L。

（2）利尿剂：常用襻利尿剂如呋塞米40～100 mg或噻嗪类利尿剂，可促使钾从肾排出，但对肾功能不全者效差。

（3）阳离子交换树脂：可用降钾树脂15 g口服，每日2～3次，无法口服患者可灌肠，可从消化道排钾。

（4）透析疗法：血液透析可快速、有效地降低血钾，常用于严重高钾血症患者。

六、低镁血症

1. 定义　血清镁浓度低于0.75 mmol/L称为低镁血症。

2. 病因 ①长期禁食、厌食或长时间肠外营养而没有补充镁。②严重腹泻、长期胃肠减压引流、肠瘘及短肠综合征等导致镁经胃肠道丢失。③大量应用利尿剂及某些肾脏疾病，导致经肾排出镁增多而重吸收减少。④高钙血症可使肾小管对镁及磷酸盐重吸收减少。⑤糖尿病酮症酸中毒、甲状腺功能亢进症及严重甲状旁腺功能减退症均使肾小管对镁重吸收减少。

3. 临床表现 主要症状有肌震颤、手足搐搦及 Chvostek 征阳性等，严重者表现为癫痫大发作。此外，低镁血症常有眩晕、共济失调、手足徐动症、肌无力和肌萎缩。心电图表现包括 PR 间期和 QT 间期延长。

4. 治疗 轻度无症状低镁血症可以通过口服补充镁剂加以纠正，严重低镁血症患者可用 25％硫酸镁 5～10 mL 加入 5％葡萄糖溶液中缓慢滴注。由于镁从细胞外液向细胞内分布相对较慢，因此即使血清镁浓度正常仍应谨慎继续补充镁 1～2 日。

七、高镁血症

1. 定义 血清镁浓度高于 1.25 mmol/L 称为高镁血症。

2. 病因 ①肾衰竭是高镁血症最常见的病因，多见于急、慢性肾衰竭少尿或无尿时。②严重脱水伴少尿时，镁随尿排出减少。③肾上腺皮质功能减退、甲状腺功能减退时，肾脏排镁障碍。④静脉内补镁过多、过快。⑤分解代谢亢进疾病，如糖尿病酮症酸中毒，使细胞内镁移至细胞外。

3. 临床表现 有嗳气、呕吐、便秘和尿潴留等消化道症状。高镁性传递，出现乏力、疲倦、腱反射减退等神经肌兴奋抑制症状，严重时出现肌肉迟缓性麻痹、嗜睡或昏迷。心血管的影响表现为抑制房室和心室内传导，降低心肌兴奋性，心电图检查表现为传导性阻滞和心动过缓，严重时出现血压下降甚至心搏骤停。

4. 治疗 有明显心血管症状患者应立即静脉注射钙

剂，可用 10%葡萄糖酸钙溶液 10～20 mL 缓慢注射，可以对抗镁对心脏和肌肉的抑制；也可在充分扩容时应用利尿剂以利于镁排出。血液透析是治疗肾衰竭伴高镁血症的有效方法。

八、低钙血症

1. 定义　血清钙浓度低于 2.25 mmol/L 称为低钙血症。

2. 病因　①维生素 D 缺乏：食物中维生素 D 摄入少或光照不足；梗阻性黄疸、慢性腹泻、脂肪泻等影响肠道吸收，肝硬化或肾衰竭等导致维生素 D 羟化障碍。②甲状旁腺功能减退症：破骨减少、成骨增加，造成低血钙。③慢性肾衰竭：肠道钙吸收减少，同时血磷升高。④急性胰腺炎：释放出的脂肪酶与钙结合成钙皂影响肠吸收。

3. 临床表现　低钙血症时神经肌肉兴奋性升高，出现口周和指（趾）尖麻木，以及针刺感、手足抽搐、腱反射亢进、Chvostek 征阳性，严重时可导致喉、气管痉挛、癫痫发作，甚至呼吸暂停。精神症状表现为烦躁不安、抑郁及认知能力减退。低钙对心血管的影响主要为传导阻滞等心律失常，严重时可出现心室颤动、心力衰竭。心电图典型表现为 QT 间期和 ST 段明显延长。低钙血症时可出现骨骼疼痛、病理性骨折、骨骼畸形。

4. 诊断　根据病史、体格检查及实验室检查常可明确诊断，血清钙浓度低于 2.25 mmol/L 有诊断价值。

5. 治疗　用 10%葡萄糖酸钙 10～20 mL 稀释后缓慢静脉注射，通常用药后立即起作用。然后将 10%葡萄糖酸钙稀释于 5%葡萄糖溶液中滴注，调整滴注速度直至血清钙浓度达到正常值下限。慢性低钙血症首先要治疗原发病，如维生素 D 缺乏、甲状旁腺功能减退，通常推荐联合应用钙和维生素 D 制剂，临床上应用最多的是骨化三醇加碳酸钙或葡萄糖酸钙等钙剂，治疗目标是维持血清钙浓度于正常值低限。

九、高钙血症

1. 定义 血清钙浓度高于2.75 mmol/L称为高钙血症。

2. 病因 ①甲状旁腺功能亢进症：常见于甲状旁腺腺瘤或增生。②白血病、多发性骨髓瘤等恶性肿瘤或恶性肿瘤骨转移。③维生素D中毒：长期大量服用维生素D可造成维生素D中毒，导致高钙高磷血症。

3. 临床表现 可出现疲乏无力、精神不集中、失眠、抑郁、腱反射迟钝、肌力下降等，严重者可出现神志不清，甚至昏迷。恶心、呕吐、便秘常见，少数患者合并溃疡及胰腺炎。可有尿路结石、骨骼疼痛、畸形或病理性骨折。高钙血症可使心肌兴奋性增加，容易出现心律失常及洋地黄中毒，心电图表现为QT间期缩短。

4. 诊断 血清蛋白浓度正常时，血清钙高于2.75 mmol/L可确诊为高钙血症，根据病史、体格检查及实验室检查即可诊断。

5. 治疗 包括病因治疗和降低血钙治疗，甲状旁腺功能亢进症手术切除腺瘤或增生的腺组织可彻底治愈。常用的降低血钙方法有：①增加尿钙排出，高钙血症常有低血容量，补充血容量可增加尿钙排出；襻利尿剂可抑制钙重吸收而增加尿钙排泄。②抑制骨吸收，降钙素可抑制骨吸收、增加尿钙排泄；唑来膦酸盐是目前治疗恶性肿瘤骨转移的标准治疗。③减少肠道钙吸收，糖皮质激素通过抑制维生素D减少肠道对钙的吸收，增加肾脏排出钙；口服磷制剂可以降低肠道对钙的吸收。④透析，可有效降低血钙浓度，对肾功能不全或心功能不全者尤为适用。

十、低磷血症

1. 定义 血清无机磷低于0.8 mmol/L称为低磷血症。

2. 病因 ①饥饿、长期禁食，反复呕吐、腹泻等导致肠道吸收磷减少。②急性酒精中毒、甲状旁腺功能亢进、长期应用糖皮质激素或利尿剂、代谢性酸中毒、糖尿病等可使得尿磷排泄增加。③应用胰岛素、雄激素、大量静脉输注葡萄糖等可促使磷进入细胞内。④长期肠外营养未补充磷制剂。

3. 临床表现　低磷血症可引起代谢性脑病，表现为易激动、神志障碍、重症者可有木僵、昏迷。神经肌肉症状表现为肌无力，甚至可因呼吸肌无力出现呼吸困难，呼吸衰竭。胃肠道症状为食欲下降、恶心、呕吐、腹泻、便秘等。重度低磷血症临床上还可出现心律失常、急性心力衰竭、心搏骤停、低血压、休克等表现。

4. 诊断　根据病史、临床症状及实验室检查常可明确诊断，测定尿磷和血磷有助于诊断，血清无机磷低于 0.8 mmol/L 时诊断成立。

5. 治疗　低磷血症主要是针对病因治疗，轻度无症状的低磷血症可每日口服补充磷 1～2 g，分次给予。血清磷＜0.3 mmol/L 每日静脉补充磷酸盐量为 0.3 mmol/kg，在 24 小时内给予。血清磷在 0.3～0.6 mmol/L 时一般每日静脉补充 50～60 mmol 磷酸盐安全且有效。补充磷制剂时应注意低钙血症、抽搐、低血压、腹泻等，应及时纠正存在的低钾血症和低镁血症，以及水代谢紊乱、酸碱平衡失调，维护心、肺等重要器官功能。

十一、高磷血症

1. 定义　成人血清无机磷高于 1.6 mmol/L 称为高磷血症。

2. 病因　①急、慢性肾功能不全，肾排磷减少。②甲状旁腺功能减退，尿磷排出减少。③维生素 D 中毒时可促进肠道及肾脏对磷的重吸收。④甲状腺功能亢进可促进溶骨发生。⑤急性酸中毒、骨骼肌破坏、高热、恶性肿瘤等可促使磷向细胞外移出。

3. 临床表现　高磷血症并不产生特殊临床症状，急性高磷血症增加钙、磷沉淀风险，从而导致软组织及肾脏钙化，引起肾衰竭。高磷常继发性低钙血症，患者可因为低钙引起抽搐、心律失常、低血压等临床症状。

4. 治疗　除对原发病进行防治外，无症状或肾功能正常的高磷血症无需特殊治疗，过量的磷可以通过肾脏排出。急性肾衰竭或伴明显高磷血症者，可通过血液透析治疗清除过高的血磷。慢性高磷血症的治疗包括限制食物中磷的摄入，口服钙盐、氢氧化铝等。

（吴国豪）

第四节　酸碱平衡失调

一、代谢性酸中毒

1. 定义　代谢性酸中毒是指细胞外液氢离子（H^+）增加和（或）碳酸氢离子（HCO_3^-）丢失引起的 pH 下降，以血浆原发性 HCO_3^- 减少为特征。

2. 病因　①碱性物质丢失过多：严重腹泻、肠瘘、胰瘘、胆道引流等引起碳酸氢钠（$NaHCO_3$）大量丢失。②肾脏排酸保碱功能障碍：肾衰竭、肾小管中毒时体内固定酸由尿液中排出障碍，HCO_3^- 在近曲小管重吸收下降。③酸性物质产生过多：任何原因引起的缺氧和组织低灌注时，细胞无氧糖酵解增强而产生乳酸性酸中毒；糖尿病、严重饥饿或酒精中毒时，体内脂肪分解加速，产生大量酮体，引起酮症酸中毒。④外源性固定酸摄入过多，消耗 HCO_3^- 缓冲，如大量摄入阿司匹林、长期服用氯化铵、盐酸精氨酸或盐酸赖氨酸等药物。⑤高钾血症：各种原因引起细胞外液钾增高，钾与细胞内 H^+ 交换，引起细胞外 H^+ 增加，导致代谢性酸中毒。

3. 临床表现　疲乏、眩晕、嗜睡，感觉迟钝或烦躁，最明显的表现是呼吸加快、加深，典型者称为 Kussmsul 呼吸。酮症酸中毒者呼出气带有酮味，患者面颊潮红，心率加快，血压常偏低。可出现腱反射减弱或消失、神志不清或昏迷。患者常有轻微腹痛、腹泻、恶心、呕吐、胃纳下降等胃肠道症状。代谢性酸中毒患者容易发生心律不齐、急性肾功能不全和休克。

4. 诊断　根据严重腹泻、肠瘘或休克等病史，又有深而快的呼吸，即应怀疑有代谢性酸中毒。血液 pH＜7.35、HCO_3^- 明显下降可以明确诊断。代谢性酸中毒代偿期，血 pH 可在正常范围，但 HCO_3^-、碱剩余（BE）和动脉血二氧化碳分压（$PaCO_2$）均有一定程度降低。

5. 治疗　重要的是针对原发病的治疗，如乳酸性酸中毒应首先纠正循环障碍、改善组织灌注、控制感染；糖尿病酮症酸中毒应及时输液、应用胰岛素控制血糖、纠正电解质紊乱。对血浆 HCO_3^- 低于 10 mmol/L 的重症患者，应立即输液和用碱剂进行治疗。首次可静脉输注 5% $NaHCO_3$ 溶液 100～250 mL，用后 2～4 小时复查动脉血血气分析及血浆电解质浓度，根据测定结果再决定是否需继续给药及用量。

二、代谢性碱中毒

1. 定义　代谢性碱中毒是指细胞外液碱增多和（或）H^+ 丢失引起 pH 升高，以血浆 HCO_3^- 原发性增多为特征。

2. 病因　①酸性物质丢失过多：呕吐剧烈、长时间胃肠减压使得胃液中 H^+、氯离子（Cl^-）及钾离子（K^+）丢失；使用髓袢或噻嗪类利尿剂可抑制 Cl^- 和 Na^+ 的重吸收、H^+ 及 K^+ 分泌增加，以及 HCO_3^- 重吸收增加；肾上腺皮质激素增多可促进 H^+ 经肾排出并通过保 Na^+ 排 K^+ 促进 H^+ 排泄，造成低钾性碱中毒。②碱性物质摄入过多：消化性溃疡患者服用过多 $NaHCO_3$，或静脉输注过量 $NaHCO_3$；摄入乳酸钠、乙酸钠或大量输注含柠檬酸盐抗凝的库血，这些有机酸盐在体内氧化可产生 $NaHCO_3$，造成浓缩性碱中毒。③H^+ 向细胞内移动：低钾血症引起细胞内 K^+ 向细胞外转移，同时细胞外 H^+ 向细胞内移动，可发生代谢性碱中毒。此时，肾小管细胞内缺钾，K^+-Na^+ 交换减少，代之 H^+-Na^+ 交换增加，H^+ 排出及 HCO_3^- 重吸收增加，尿液呈酸性，称为反常性酸性尿。

3. 临床表现　轻度代谢性碱中毒一般无明显症状，神经肌肉系统的影响表现为烦躁不安、精神错乱或谵妄等中枢神经兴奋的表现，面部及肢体肌肉抽动、腱反射亢进及手足抽搐。碱中毒抑制呼吸中枢可导致呼吸变浅、变慢，换气量减少。碱中毒可引起各种心律失常、心脏传导阻滞、血压下降，甚至心搏骤停。

4. 诊断 代偿期血液 pH 可基本正常，但 HCO_3^- 和 BE 均有一定程度的增高。失代偿时血液 pH 和 HCO_3^- 明显增高，$PaCO_2$ 正常。

5. 治疗 首先应积极治疗原发疾病，对丧失胃液所致的代谢性碱中毒，输注等渗盐溶液或葡萄糖盐溶液，既恢复了细胞外液量，又补充 Cl^-，血液稀释后 HCO_3^- 很快下降并随尿液排出，即可纠正轻症低氯性碱中毒。另外，代谢性碱中毒时常伴有低钾血症，可同时补给氯化钾，补充后 K^+ 进入细胞内将其中的 H^+ 交换出来。另外，通过补钾可促进肾脏排泄 HCO_3^- 增加，将利于加速碱中毒的纠正。治疗严重碱中毒时可应用 0.1～0.2 mol/L 稀盐酸溶液，可将 1 mol/L 盐酸 100 mL 溶入 0.9%氯化钠溶液或 5%葡萄糖溶液 1 000 mL 中，经中心静脉导管缓慢滴入（25～50 mL/h）。每 4～6 小时监测血气分析及血电解质，必要时第 2 日可重复治疗。

三、呼吸性酸中毒

1. 定义 呼吸性酸中毒是指二氧化碳（CO_2）排出障碍或吸入过多引起的 pH 下降，以血浆碳酸（H_2CO_3）浓度原发性升高为特征。

2. 病因 ①颅脑损伤、脑血管意外、呼吸中枢抑制剂或麻醉药物用量过大，呼吸机使用不当使得 CO_2 排出障碍。②喉头痉挛或水肿、异物堵塞气管、溺水等可以引起急性呼吸性酸中毒；慢性阻塞性肺疾病、支气管哮喘、严重胸廓畸形、呼吸肌麻痹、气胸或胸腔积液等均可引起慢性呼吸性酸中毒。③心源性急性肺水肿、重度肺气肿、严重肺炎、肺广泛纤维化等均可引起通气障碍。④环境中 CO_2 浓度过高，

吸入 CO_2 过多。

3. 临床表现　急性呼吸性酸中毒患者常表现为呼吸急促、呼吸困难及明显的神经系统症状，起初患者可有头痛、视野模糊、烦躁不安，进一步发展可出现震颤、神志不清，甚至谵妄、昏迷等。pH 下降及高 CO_2 血症可引起外周血管扩张，导致心律失常、血压下降等症。慢性呼吸性酸中毒患者大多数是因为慢性阻塞性肺疾病等引起，因此临床上常以这些疾病相关表现为主，包括咳嗽、气促、呼吸困难、发绀等缺氧症状。

4. 诊断　患者多有呼吸功能受影响病史，又出现上述症状，即应怀疑有呼吸性酸中毒。呼吸性酸中毒的血气分析参数变化规律：$PaCO_2$ 增高，pH 降低，通过肾代偿后，代谢性指标继发性升高，实际碳酸氢盐（AB）、标准碳酸氢盐（SB）及缓冲碱（BB）值均升高，AB＞SB，BE 正值加大。

5. 治疗　急性呼吸性酸中毒时应迅速去除引起通气障碍的原因，改善通气功能，使蓄积的 CO_2 尽快排出。如呼吸停止、气道阻塞引起者应尽快插管，机械通气，可有效地改善机体通气及换气功能；由吗啡导致的呼吸中枢抑制者可用纳洛酮静脉注射。慢性呼吸性酸中毒患者应积极治疗原发病，针对性地采取控制感染、扩张小支气管、促进排痰等措施，以改善换气功能和减轻酸中毒程度。

四、呼吸性碱中毒

1. 定义　呼吸性碱中毒是指肺泡通气过度引起的 $PaCO_2$ 降低、pH 升高，以血浆 H_2CO_3 浓度原发性降低为特征。

2. 病因　①中枢神经系统疾病如脑血管障碍、脑炎、脑外伤或脑肿瘤等刺激呼吸中枢引起通气过度；癔症发作时可引起精神性通气过度；某些药物如水杨酸、铵盐等可以直接兴奋呼吸中枢使得通气增强；机械通气使用不当，潮气量设置过大可引起严重呼吸性碱中毒。②高热、甲状腺功能亢进、疼痛、创伤、革兰阴性杆菌败血症等机体代谢亢进可刺激引起呼吸中枢兴奋，导致通气过度。③环境氧分压低、各种原因引起的低氧血症均可因为缺氧刺激引起呼吸运动增强，CO_2 排出增多。

3. 临床表现 多数患者有呼吸急促、心率加快表现。碱中毒可促进神经肌肉兴奋性增高，表现为手、足和口周麻木和针刺感，以及肌震颤、手足搐搦等症状。此外，呼吸性碱中毒患者可有眩晕、神志淡漠、意识障碍等神经系统功能障碍表现，除碱中毒对脑功能损伤外这还与低碳酸血症引起脑血管收缩所致的脑血流量减少有关。

4. 诊断 结合病史和临床表现常可作出诊断。呼吸性碱中毒的血气分析：$PaCO_2$ 降低，pH 升高，AB＜SB。

5. 治疗 首先应防治原发病和去除引起通气过度的原因。急性呼吸性碱中毒患者可吸入含 5% CO_2 的混合气体或嘱患者反复屏气，或用纸袋罩住口鼻使其反复吸回呼出的 CO_2 以维持血浆 H_2CO_3 浓度，症状即可迅速得到控制。对精神性通气过度患者可酌情使用镇静剂。对因呼吸机使用不当所造成的通气过度，应调整呼吸频率及潮气量。危重患者或中枢神经系统病变所致的呼吸急促，可用药物阻断其自主呼吸，由呼吸机进行适当的辅助呼吸。有手足抽搐的患者可静脉注射葡萄糖酸钙进行治疗。

（吴国豪）

第五节 外科感染

一、定义

外科感染是指需要通过外科手段进行干预和治疗的感染或在创伤、烧伤、器械检查、插管、手术后发生的感染。外科感染根据致病菌的来源可分为非特异性感染与特异性感染。①非特异性感染，又称化脓性感染或一般性感染，常见如疖、痈、急性淋巴结炎、急性阑尾炎等。②特异性感染，如结核、破伤风、气性坏疽、念珠菌病等。按病程长短外科感染又可分为急性感染、亚急性感染与慢性感染三种。病程在3周之内为急性感染，超过2个月为慢性感染，介于两者之间为亚急性感染。

二、基本概念

1. 全身炎症反应综合征(SIRS) 是各种严重打击造成体内炎症介质大量释放而引起的全身性炎症反应。临床上出现下述所列两项或两项以上表现时即为SIRS:①体温＞38℃或＜36℃;②心率＞90次/分;③呼吸＞20次/分或$PaCO_2$＜32 mmHg;④白细胞计数＞12×10^9/L或＜4×10^9/L，或未成熟粒细胞＞10%。

2. 菌血症 细菌侵入血液循环、血培养阳性称为菌血症。

3. 脓毒症 机体对感染的失控性反应所导致的危及生命的器官功能障碍称为脓毒症。当脓毒症发生了严重的循环、细胞和代谢异常，如经充分复苏后低血压难以纠正，且出现低灌注或器官功能不全，称为脓毒性休克或感染性休克。

三、外科感染常见致病菌

1. 革兰阳性菌 金黄色葡萄球菌、化脓性链球菌、表皮葡萄球菌、肠球菌(粪链球菌、屎肠球菌)等。

2. 革兰阴性菌 大肠埃希菌、铜绿假单胞菌、肠杆菌、变形杆菌、克雷伯杆菌等。

3. 厌氧菌 脆弱拟杆菌、梭状杆菌、厌氧葡萄球菌和厌氧链球菌等。

4. 真菌 念珠菌、曲霉、毛霉等。

各种细菌均可产生或含有毒性物质，可激活宿主免疫细胞释放炎症介质。革兰阳性菌的肽聚糖、磷壁酸、外毒素，革兰阴性菌产生的脂多糖(LPS)内毒素，真菌的葡聚糖、抗原等，均可激发炎症反应与SIRS，大量炎症介质生成造成广泛的内皮炎症改变、凝血及纤溶系统、血管张力调节的改变，以及心脏抑制，导致微循环障碍及组织低灌注，对微血管内皮及血管周围组织造成损伤，导致全身或局部血流异常同样可引起器官功能障碍。

四、常见外科特异性感染疾病

（一）破伤风

破伤风是破伤风杆菌经由皮肤或黏膜伤口侵入人体，产生外毒素而引起阵发性肌肉痉挛的一种特异性感染。

1. 病原菌 破伤风杆菌是革兰阳性厌氧性梭状芽孢杆菌，广泛存在于土壤及粪便中。破伤风感染都发生在伤后，特别是污染严重伤口、组织血运差且引流不畅伤口，破伤风杆菌容易滋生、繁殖。破伤风杆菌停留在伤口局部繁殖，生成痉挛毒素及溶血毒素，痉挛毒素吸收后经由运动神经干或经由淋巴系统和血液循环，到达脊髓前角灰质或脑干的运动神经核，与突触结合，抑制神经递质释放。通过抑制中枢神经对外周运动神经元的控制，外周运动神经元对传入的刺激反射强化，引起全身横纹肌强直性收缩与阵发性痉挛。溶血毒素可引起心肌损害与局部组织坏死。

2. 临床表现 潜伏期通常为 10 日，约 90％的患者在受伤后 2 周内发病。发病初期可有头晕、乏力、烦躁、出汗、反射亢进、咬肌酸痛、张口不便等前驱症状，一般持续 1～2 日。随之出现肌肉持续收缩的典型表现，由咀嚼肌依次累及面肌、颈项肌、背腹肌、四肢肌群、膈肌与肋间肌群。开始时患者感觉咀嚼不便，出现痛性强直，甚至牙关紧闭。蹙眉与口角缩向外下方，形成“苦笑”面容。颈项强直，头向后仰。由于背部肌群力量较强，躯干部肌肉收缩，使得腰部前凸、头足后屈形如背弓，称为“角弓反张”。四肢肌收缩痉挛，出现弯肘、屈膝、半握拳等不同姿态的肢体扭曲。在肌肉强直的基础上，轻微的刺激，如声、光、触碰，或是咳嗽、吞咽等均可诱发强烈的阵发性痉挛。发作时患者呼吸急促、面色发绀、手足搐搦、头频频后仰、全身大汗。发作持续数秒或数分钟不等,间歇期长短不一。在痉挛、抽搐状况下,患者神志仍保持清醒。肌肉痉挛使患者疼痛剧烈,即使在发作间期,肌肉仍不能完全松弛。

3. 预防 ①正确处理伤口,彻底清创,清除坏死组织及异物,用3%过氧化氢液冲洗,敞开伤口以利于引流。注射破伤风类毒素主动免疫,以及在伤后采用被动免疫预防发病。②主动免疫:注射破伤风类毒素抗原,使人体产生抗体以达到免疫目的。采用类毒素基础免疫需注射3次。首次皮下注射0.5 mL,间隔4～6周再注射0.5 mL,第2针后6～12个月再注射0.5 mL。以后每隔5～7年皮下注射类毒素0.5 mL,作为强化注射。③被动免疫:适用于未接受或未完成全程主动免疫注射,而伤口为咬伤或污染、清创不当及严重的开放性损伤患者。破伤风抗毒素(TAT,破伤风抗毒血清)1 500 U肌内注射,伤口污染重或受伤超过12小时者,剂量加倍,有效作用维持10日左右。TAT注射前必须做过敏试验,皮内试验过敏者,可采用脱敏注射法。将1 mL共1 500 U抗毒素分成0.1 mL、0.2 mL、0.3 mL、0.4 mL以生理盐水分别稀释至1 mL,剂量自小到大按序分次肌内注射,每次间隔半小时,直至全量注完。

4. 治疗 对于发病患者应采取积极的综合措施,包括清创消除毒素来源,给予免疫制剂中和游离毒素,控制与解除痉挛,确保呼吸道通畅,防治并发症等。①尽早使用破伤风免疫球蛋白(TIG)或TAT,可缩短病程,缓解病情。首选TIG,剂量为3000～6000 U,只需一次肌内注射。如用TAT一般以2万～5万U加入5%葡萄糖500～1 000 mL中,静脉缓慢滴注,不需连续应用。②抗生素治疗:甲硝唑、青霉素对破伤风杆菌最为有效,甲硝唑1 g静脉滴注,每日2次,疗程5～7日。青霉素钠剂量是120万U,每6～8小时1次,肌内注射或静脉滴注。③控制与解除痉挛:使用镇痛药,可减少抽搐发作频度与严重程度,解除因持续肌肉收缩导致的剧痛。抽搐严重者可静脉注射硫喷妥钠,应在具备气管插管及控制呼吸的条件下使用。④保持呼吸道通畅：根据疾病的严重程度予以气管插管或行气管切开术，清除呼吸道分泌物，吸氧，施行机械辅助呼吸，维持良好的通气。⑤支持治疗：重症者需监测生命指征，维持水、电解质平衡，加强营养支持。保持安静，避免声光刺激。注意口腔护理、防止舌咬伤、防止压疮及坠床等。

（二）气性坏疽

气性坏疽是由梭状芽孢杆菌引起的特异性感染，致病菌产生的外毒素可引起严重毒血症及肌肉组织的广泛坏死。

1. 病因　梭状芽孢杆菌是革兰阳性厌氧菌，导致气性坏疽的以产气荚膜杆菌为主，发病过程中可有其他需氧或厌氧菌参与，形成混合感染。梭状杆菌普遍存在于泥土、粪便或肠道中的产气荚膜杆菌容易污染伤口，当有局部血供障碍、组织肌肉损伤广泛、异物存在，或是因耗氧微生物作用造成组织缺氧时，梭状杆菌繁殖并分泌多种毒素与酶，引起局部水肿、气肿，局部血循环障碍、组织缺血坏死。大量毒素进入循环，引起严重的毒血症状，影响心血管系统及细胞外液的丢失，可引起休克、肾功能不全等。气性坏疽多见于战伤、严重损伤、结直肠手术或结直肠穿孔。

2. 临床表现　潜伏期 1～4 日，故常在伤后 3 日发病。早期局部症状有患肢沉重感，伤口剧痛、呈胀裂感。伤口有棕色、稀薄、浆液样渗出液，可有腐臭味，伤口周围肿胀、皮肤苍白、紧张发亮。随病变进展，局部肿胀加剧，肤色转为暗红色、紫黑色，出现大理石样斑纹或含有暗红色液体的水疱。皮肤改变的范围常较肌肉侵及的范围为小。按压伤口周围可有捻发音，伤口有气体与渗液溢出，严重者整个肢体水肿、变色、厥冷、坏死。全身症状包括神志淡漠、不安、恐惧、发热、心率增速、呼吸急促。晚期有严重中毒症状，可出现溶血性黄疸、外周循环衰竭、多器官功能衰竭。

3. 诊断　诊断气性坏疽的三个主要依据是：①伤口周围皮肤有捻发音。②X 线摄片、CT、MRI 显示伤部肌群中有气体存在。③伤口分泌物涂片检查少见白细胞而有大量革兰阳性粗短杆菌。

4. 治疗 对疑有梭状芽孢杆菌性肌坏死，应敞开伤口，以3%过氧化氢或1∶1 000高锰酸钾液冲洗。严密观察病情变化。一旦确诊应在抢救休克或严重并发症同时紧急手术。手术时在病变区域行广泛、多处切开，确认侵及组织的范围与性质，对伤周水肿及皮下气肿区亦应切开探查，并行筋膜切开术减压。切除不出血的坏死组织，直达色泽红润、能流出鲜血的正常肌肉组织，清除异物、碎骨片等。伤口敞开，用氧化剂冲洗或湿敷。如感染严重、发展迅速，多个筋膜间隙或整个肢体受累；伤肢毁损严重；合并粉碎性骨折或大血管损伤，经处理感染未能控制且毒血症状严重者，截肢可能是挽救生命的措施。会阴直肠外伤合并梭状杆菌感染时宜行结肠造口转流粪便，直肠腔以甲硝唑冲洗，行会阴、臀部、股部多处切开引流，敞开伤口，局部氧化剂冲洗。

对疑诊患者应在进行血培养的同时积极进行经验性抗生素治疗。大剂量青霉素钠静脉滴注，1 000万～2 000万U/d，控制梭状芽孢杆菌感染。青霉素过敏者可用克林霉素。甲硝唑500 mg，6～8小时1次，静脉滴注，对厌氧菌有效。输血、纠正水与电解质代谢紊乱、营养支持及对症处置，可改善患者状况。高压氧治疗可抑制气性坏疽杆菌生长。每日2～3次，每次2小时，持续3日。

（三）脓毒症

1. 临床表现

（1）革兰阳性球菌脓毒症：多见于严重的痈、蜂窝织炎、骨关节化脓性感染。多数为金黄色葡萄球菌所致，发热呈稽留热或弛张热，寒战少见，常有皮疹及转移性脓肿，休克出现晚，以高血流动力学类型的暖休克为多见。肠球菌可引发医院内感染与细菌血症，通常在免疫力低下与慢性病患者中可见。

（2）革兰阴性杆菌脓毒症：多见于腹膜炎、腹腔感染、胆道、尿路、肠道和大面积烧伤感染等，致病菌以大肠埃希菌、铜绿假单胞菌、肠杆菌、变形杆菌、克雷伯菌等多见。临床表现为突发寒战、发热，呈间歇热，可有体温不升。休克出现早且持续时间长，表现为四肢厥冷、发绀、少尿或无尿，以外周血管阻力显著增加的冷休克多见。

（3）厌氧菌脓毒症：多见于腹腔脓肿、阑尾脓肿、盆腔、会阴部严重感染；脓胸、口腔颌面部坏死性感染多含有厌氧菌。临床表现为发热、寒战、大汗等，可出现高胆红素血症，可引起休克。感染病灶组织坏死较明显，有特殊腐臭味，可引起血栓性静脉炎及转移性脓肿。

（4）真菌所致的脓毒症：常在基础病重、免疫功能明显下降、使用广谱抗生素治疗原有细菌感染基础上发生，临床较常见者为白念珠菌感染。表现为神志淡漠、昏睡、休克或骤起寒战、高热等。

2. 诊断　脓毒症的诊断强调因机体对感染反应失控而导致了危及生命的器官功能障碍。目前推荐序贯器官衰竭评估（SOFA）来判断患者是否出现器官功能障碍。如感染后SOFA 评分增加≥2 分，则认为存在器官功能障碍，可诊断为脓毒症。对于已诊断脓毒症的患者，如经过充分的液体复苏仍存在持续性低血压，需要血管活性药物维持平均动脉压（MAP）≥65 mmHg，且血清乳酸水平＞2 mmol/L 者，考虑存在感染性休克。

实验室检查中可发现白细胞计数增加，中性粒细胞比例增高，核左移、幼稚型细胞增多，出现毒性颗粒。脓毒症患者可有血小板减少、高胆红素血症、血乳酸水平升高、血肌酐升高等改变。C 反应蛋白（CRP）在全身炎症反应时水平升高，降钙素原检测作为判断细菌感染引起脓毒症有一定特异性和灵敏度，当血 CRP、降钙素原超过正常值 2 个标准差时，对于判断全身感染有参考价值。

病原菌检查对确诊与治疗关系重大。血培养应在使用抗生素前，有寒战、高热时采血送检。以脓液、穿刺液、瘀点标本做涂片行革兰染色或培养，可初步判断或检出病原菌。分离出的病原菌应进行抗生素药物敏感试验（简称药敏试验）测定，供临床用药时参考。

3. 脓毒症治疗

（1）明确病因并进行相应处理：感染源控制措施对于改善外科脓毒症患者预后至关重要，接诊后应尽早确定感染原因，并采取相应的处理措施。静脉导管感染引起的脓毒症应拔除导管；体表或深部脓肿应及时切开或穿刺/手术引流；急性梗阻性化脓性胆管炎应及时行经皮肝穿刺胆管/胆囊引流或手术；绞窄性肠梗阻、消化道穿孔等引起的急性化脓性腹膜炎应及时手术。

（2）早期复苏：脓毒症诊断明确特别是出现器官功能障碍、存在感染性休克的患者，应立即开始复苏，采用晶体液、胶体液行液体复苏治疗，目标是维持平均动脉压在 65 mmHg 以上，混合静脉血氧饱和度超过 65%，尿量达 0.5 mL/(kg・h) 以上，必要时应用去甲肾上腺素、垂体后叶素、多巴胺等血管活性药物。

（3）抗菌药物应用：根据原发病性质，早期、足量、静脉应用抗菌药物，通常经验性选择广谱抗生素或联合两种抗生素。随后根据治疗效果、病情演变、细菌培养及药敏试验结果调整治疗方案。

（4）其他辅助治疗：吸氧或保护性小潮气量肺辅助通气，有助于维持氧供与组织灌流，改善呼吸功能，减少脏器功能障碍的发生、发展。严重贫血患者给予输血可改善重要脏器、组织氧供。严重应激性高血糖症患者静脉给予胰岛素控制血糖值。给予质子泵抑制剂预防应激性溃疡。

（吴国豪）

第六节　外科休克

一、定义

休克是机体有效循环血量减少和组织灌注不足，导致细胞缺氧和功能受损的综合征，组织供氧不足是休克的本质。

分类：休克通常分为低血容量性休克、感染性休克、心源性休克、神经性休克和过敏性休克5类。外科领域常见的类型为低血容量性休克（失血性休克、创伤性休克）和感染性休克。

二、临床表现

1. 休克代偿期　表现为精神紧张、兴奋或烦躁不安，皮肤苍白、四肢发凉，并伴有心率加速、呼吸变快和尿量减少等，此时血压正常或稍高。

2. 休克失代偿期　出现神情淡漠、反应迟钝，甚至昏迷等意识障碍表现。此时血压进行性下降、脉搏细速，可伴口唇、肢端发绀，四肢厥冷，严重时全身皮肤和黏膜出现瘀斑，提示病情已发展至弥散性血管内凝血（DIC）阶段。

三、诊断

首先应重视病史，凡遇到严重损伤、大量出血、重度感染、过敏患者和有心功能不全病史者，应警惕并发休克的可能。根据临床表现、血流动力学改变和血乳酸水平常可作出休克的诊断。①低血压：收缩压（SBP）＜90 mmHg 或平均动脉压（MAP）＜70 mmHg 或收缩压较基础值下降 40 mmHg 应怀疑休克的存在。②组织灌注不足的症状和体征：尿量、皮肤改变和精神状态是常见的反映组织灌注的三个指标。出现兴奋、少尿、出冷汗、皮肤苍白等症状，应认为已存在休克。若患者出现神志淡漠、反应迟钝、呼吸浅快及少尿，则提示已进入休克抑制期。③乳酸：乳酸＞1.5 mmol/L 提示休克存在。临床上应结合病情及其变化综合判断。

四、治疗

1. 治疗原则　首先应根据引起休克的原因采取积极的

治疗措施是抗休克治疗成功的关键，如创伤的制动、活动性大出血的控制。同时保证呼吸道通畅，及早建立静脉通路以便液体复苏和药物使用，给予鼻导管或面罩吸氧，必要时气管插管。采取头和躯干抬高 20°～30°、下肢抬高 15°～20°的体位，以增加回心血量，注意保温，酌情给予镇痛剂。外科疾病引起的休克，大多存在需手术处理的原发病灶，如内脏大出血、坏死肠袢、消化道穿孔、腹腔脓肿、急性化脓性胆管炎、张力性气胸等。应在尽快恢复有效循环血量后，及时对原发病灶做手术处理，或在积极抗休克的同时行手术治疗，休克才能纠正。

2. 补充血容量　积极补充血容量是纠正组织低灌注和缺氧的关键，也是纠正休克的基础。可在连续监测动脉血压、尿量和中心静脉压（CVP）的基础上，结合患者皮肤温度、末梢循环、脉率及毛细血管充盈时间等情况，判断所需补充的液体量。容量复苏首选平衡盐溶液，对于出血性休克患者，可以联用胶体快速补充循环血量以维持血浆渗透压，在急性失血超过总量的 30%或者血红蛋白低于 70 g/L 时，可输入血制品，血浆与红细胞的比例为 1∶1。对于脓毒性休克患者，液体复苏应先输注平衡晶体溶液，后期适当使用白蛋白作为胶体补充血容量可取得较好效果。液体复苏目标应根据不同的休克原因而定，一般早期需补液速度较快以改善有效循环血量，随后应根据收缩压、MAP、尿量、精神状态和皮肤表现调整补液速度和量，过度补充血容量会增加心脏负担，导致肺水肿，影响复苏效果。

3. 纠正酸碱平衡失调　休克状态下由于组织灌注不足和细胞缺氧，可出现不同种类的酸碱平衡失调，其中以代谢性酸中毒最常见。轻度酸中毒常可缓解，不主张早期使用碱性药物。严重代谢性酸中毒时可应用 5%碳酸氢钠加以纠正。

4. 血管活性药物　血管活性药物的使用应建立在充分液体复苏的前提下，以维持有效组织灌注和改善微循环。

血管活性药物可分为血管收缩剂和血管扩张剂两大类。常见的用于抗休克治疗的血管活性药物有肾上腺能受体激动剂，由于起效快、作用强、半衰期短的特点，在使用中易于调整剂量，常作为血管收缩剂的首选。①去甲肾上腺素：目前推荐其作为大多数类型休克治疗的首选，能兴奋心肌、收缩血管、升高血压及增加冠状动脉血流量，但作用时间短。常用量为 0.1～2.0 μg/(kg・min)。②垂体后叶素：联合使用垂体后叶素可减少去甲肾上腺素的量和维持 MAP，常用剂量是 0.02～0.04 U/min。③多巴胺：多巴胺具有多种作用，包括兴奋 α、β_1 受体和多巴胺受体等作用。抗休克时主要取其强心和扩张内脏血管的作用，采取小剂量[＜10 μg/(kg・min)]，可作为部分休克患者治疗的药物之一。④多巴酚丁胺：多巴酚丁胺对心肌的正性肌力作用较多巴胺强，能增加心排出量，降低肺毛细血管楔压，改善心泵功能。起始剂量为 2.5～3 μg/(kg・min)。

5. 强心药物　如去乙酰毛花苷(西地兰)，有增强心肌收缩力、减慢心率的作用。若充分扩容后动脉压仍低，且中心静脉压已超过 15 cmH_2O 时，提示存在心功能不全，此时可经静脉注射去乙酰毛花苷。首次剂量为 0.4 mg，有效时可再给予维持量，使达到快速洋地黄化(0.8 mg/d)。

6. 糖皮质激素　糖皮质激素在顽固性休克，即经充分补液复苏及使用 2～3 种血管活性药物仍不能维持循环功能时可以使用。通常使用氢化可的松 200 mg 持续泵注 6 小时或 50 mg 静脉注射，每 6 小时 1 次。主张早期使用，一般只用 1～2 日，在血流动力学稳定后即应停止。

(吴国豪)

第七节 外科营养

一、营养风险筛查

1. 营养风险　是指现存或潜在的与营养因素相关的导致患者出现不利临床结局的风险。营养风险与生存率、病死率、并发症发生率、住院时间、住院费用、成本效益及生活质量等临床结局密切相关。

2. 常用的营养风险筛查工具

(1) 营养风险筛查 2002(NRS－2002):是目前住院患者营养风险筛查首选工具,能够较好地预测住院患者临床结局和营养支持效果,已广泛应用于临床实践中。NRS－2002 包括三方面内容:①营养状况受损评分(0～3 分);②疾病严重程度评分(0～3 分);③年龄评分(年龄≥70 岁者加 1 分)。总分为 0～7 分。NRS 评分≥3 分存在营养风险,＜3 分则无营养风险。

(2) 营养不良通用筛查工具(MUST):包括三方面内容:①体质指数(BMI)测定(0～2 分);②体重变化情况(0～2 分);③急性疾病影响情况(如果已经存在或将会无法进食＞5 日者加 2 分);总评分为上述三个部分评分之和,0 分为低风险;1 分为中等风险;2 分为高风险。MUST 对于预测住院时间、死亡率或并发症发生率具有良好的预测精度。

二、营养不良的诊断

1. 定义　营养不良是指能量、蛋白质和(或)其他营养素缺乏或过剩(或失衡)状况,包括营养不足和营养过剩。营养不足是临床上最常见的营养不良形式,是指由于能量、蛋白质等营养物质摄入不足或吸收障碍,导致特异性的营养物质缺乏或失衡;或者是由于疾病、创伤、感染等应激反应,导致营养物质消耗增加,从而产生营养不足或营养素缺乏。营养过剩就是营养素摄入量超过需要量而在体内蓄积,导致肥胖或其他不良后果。长期营养过剩时机体会积蓄脂肪导致肥胖,可引起代谢综合征和许多其他并发症。营养不良损害机体器官、组织生理功能和结构,对临床结局造成不良影响。

2. 诊断　营养不良的诊断须结合病史、临床检查及相关实验室检查结果,经过分析后综合判断。由于各种营养评估方法均存在一定的局限性，故尚无一个或一组评估方法能对营养不良作出既敏感又特异的诊断，不同的营养评估指标得出的营养不良程度也存在一定差异。目前国际上推荐的营养不良诊断标准为：①BMI＜18.5（kg/m^2）；②非自主性体重丢失合并 BMI 或机体瘦组织群指数（FFMI）降低。非自主性体重丢失是指非有意控制体重、无时间限定情况下体重丢失＞10％或 3 个月内丢失＞5％。BMI 降低指＜70 岁者 BMI＜20 kg/m^2 或≥70 岁者 BMI＜22 kg/m^2。FFMI 降低指女性＜15 kg/m^2，男性＜17 kg/m^2。凡符合上述两条中任何一条，均可诊断为营养不良。

近年来，为了统一营养不良的定义及诊断标准建立了全球营养不良评定工作组，确定了统一的营养不良评定标准，简称 GLIM 标准，其内容是将营养不良评定明确分为“营养筛查”和“诊断评定”两个步骤。第一步是营养筛查，第二步是在筛查阳性的基础上，进行营养不良评定及严重程度分级。营养不良评定内容包含表现型指标（非自主性体重丢失、BMI 降低、FFMI 降低）和病因型指标（食物摄入或吸收降低、疾病负担、炎症），营养不良诊断至少需要符合 1 项表现型指标和 1 项病因型指标。

三、肠外营养

1. 定义及适应证　肠外营养（PN）是指通过胃肠道以外途径（即静脉途径）提供营养的方式。肠外营养是肠道功能衰竭患者必不可少的治疗措施，疗效确切。凡是需要营养治疗，但无法通过胃肠道途径供给或通过胃肠道无法满足机体对营养素需要量的患者均为肠外营养的适应证。

2. 肠外营养制剂　肠外营养由碳水化合物（糖类）、脂肪乳剂、氨基酸、水、维生素、电解质及微量元素等基本营养素组成，以提供患者每日所需的能量及各种营养物质，维持机体正常代谢。

（1）碳水化合物制剂：葡萄糖是肠外营养中最主要的能

源物质，供给量一般为 3～3.5 g/(kg・d)，供能占总能量的 50%～60%。

(2) 氨基酸制剂：氨基酸是肠外营养氮源物质，是机体合成蛋白质所需的底物。氨基酸摄入量为 1.2～1.5 g/(kg・d)，严重分解代谢状态下需要量增加。

(3) 脂肪乳剂制剂：脂肪乳剂是肠外营养中理想的能源物质，可提供能量、生物合成碳原子及必需脂肪酸。一般情况下肠外营养中脂肪乳剂占总能量的 30%～40%，剂量为 0.7～1.3 g 甘油三酯/(kg・d)。脂肪乳剂的输注速度为 1.2～1.7 mg/(kg・min)。临床上常用的脂肪乳剂有长链脂肪乳剂、中/长链脂肪乳剂、含橄榄油脂肪乳剂及含鱼油脂肪乳剂，不同脂肪乳剂各有其特点。

(4) 电解质制剂：电解质对维持机体水、电解质和酸碱平衡，保持人体内环境稳定，维护各种酶的活性和神经、肌肉的应激性均有重要作用，肠外营养时需予以添加。

(5) 维生素及微量元素制剂：维生素及微量元素是维持人体正常代谢和生理功能所不可缺少的营养素。肠外营养时需要添加水溶性和脂溶性维生素，以及微量元素制剂，以避免维生素及微量元素缺乏症。

3. 肠外营养液的配制　为使输入的营养物质在体内获得更好的代谢、利用，减少污染等并发症的机会，主张采用全营养液混合方法将各种营养制剂混合配制后输注。肠外营养液配制所需的环境、无菌操作技术、配制流程、配制顺序均有严格的要求。为确保混合营养液的安全性和有效性，不允许在肠外营养液中添加其他药物。近年来出现了标准化、工业化生产的肠外营养产品，临床使用便利。

4. 输注途径　肠外营养输注途径主要有中心静脉和周围静脉途径。

(1) 中心静脉途径：适用于需要长期肠外营养，需要高渗透压营养液的患者。常用的有：①颈内静脉途径；②锁骨下静脉途径；③经外周静脉穿刺中心静脉置管(PICC)途径。

（2）周围静脉途径：是指浅表静脉，大多数是上肢末梢静脉。周围静脉途径具有应用方便、安全性高、并发症少而轻等优点，适用于只需短期（<2周）肠外营养者。

5. 输注方式 肠外营养输注有持续输注法和循环输注法两种。持续输注是指营养液在24小时内持续均匀输入体内。循环输注法是在持续输注营养液基础上缩短输注时间，方便患者日常活动。

6. 并发症及防治 肠外营养并发症主要有导管相关并发症、代谢性并发症、脏器功能损害及代谢性骨病等。

（1）导管相关并发症：包括非感染性并发症及感染性并发症两大类，前者大多数发生在中心静脉导管放置过程中，可出现气胸、空气栓塞、血管、神经损伤、导管脱出、导管折断、导管堵塞等。感染性并发症主要指静脉导管相关感染（CRI）。CRI包括导管局部皮肤或周围组织的感染和全身相关血流感染。全身相关血流感染临床上常表现为寒战、高热、呼吸急促、低血压，严重者可出现意识模糊，应及时处理。周围静脉相关并发症主要是血栓性静脉炎。

（2）代谢性并发症：营养底物过量或不足容易引起机体代谢紊乱和器官功能异常，产生代谢性并发症，如高血糖、低血糖、氨基酸代谢紊乱、高血脂、电解质及酸碱平衡失调、必需脂肪酸缺乏、再喂养综合征、维生素及微量元素缺乏症等。

（3）脏器功能损害：长期肠外营养可引起肝脏损害，主要病理改变为肝脏脂肪浸润和胆汁淤积。长期禁食可导致肠黏膜上皮绒毛萎缩，肠黏膜上皮通透性增加，肠道免疫功能障碍，导致肠道菌群异常、肠道细菌易位和肠源性感染。

（4）代谢性骨病：长期肠外营养患者可出现骨钙丢失、骨质疏松、血碱性磷酸酶增高、高钙血症、尿钙排出增加、四肢关节疼痛，甚至出现骨折等表现，称为代谢性骨病。

四、肠内营养

1. 定义及适应证 肠内营养（EN）是指通过胃肠道途径

提供营养的方式。肠内营养适应证取决于患者胃肠道是否具有吸收和利用所提供的各种营养素的能力，以及胃肠道是否能耐受肠内营养制剂，只要具备上述两个条件，当患者因疾病或治疗等原因无法正常经口摄食，或摄食量不足以满足机体合成代谢需要时，均可采用肠内营养。

2. 肠内营养制剂 肠内营养制剂根据其组成可分为非要素型、要素型、组件型及疾病专用型制剂四类。

(1) 非要素型制剂：也称整蛋白型制剂，该类制剂以整蛋白或蛋白质游离物为氮源，适于胃肠道功能良好患者，是应用最广泛的肠内营养制剂。

(2) 要素型制剂：是氨基酸或多肽类、葡萄糖、脂肪、矿物质和维生素的混合物，适合于胃肠道消化、吸收功能部分受损患者。

(3) 组件型制剂：是仅以某种或某类营养素为主的肠内营养制剂，可对完全型肠内营养制剂进行补充或强化，以适合某些患者的特殊需要。它主要有蛋白质组件、脂肪组件、糖类组件、维生素组件和矿物质组件等。

(4) 疾病专用型制剂：是根据不同疾病特征设计的针对特殊患者的专用制剂。它主要有糖尿病、肝病、肿瘤、婴幼儿、肺病、肾病、创伤等专用制剂。

肠内营养制剂有粉剂及溶液两种，临床上应根据各种制剂的特点、患者的病情进行选择，以达到最佳的营养效果。

3. 输注途径 肠内营养方式有口服营养补充(ONS)和管饲两种方式。ONS 是以增加口服营养摄入为目的，将能够提供多种宏量营养素和微量营养素的营养液体、半固体或粉剂等制剂加入饮品和食物中经口使用。一般来说，对于消化道功能正常或具有部分消化道功能患者，如果普通饮食无法满足能量需求时应优先选择 ONS。对于 ONS 无法达到能量及蛋白质目标量，或无法经口进食患者，应选择通过管饲进行肠内营养。

肠内营养的输入途径有口服、鼻胃/十二指肠置管、鼻空肠置管、胃造口、空肠造口等，具体投给途径取决于疾病情况、喂养时间长短、患者精神状态及胃肠道功能。

(1) 鼻胃/十二指肠置管、鼻空肠置管：通过鼻胃或鼻肠置管进行肠内营养简单易行，是临床上使用最多的管饲喂养方法。鼻胃置管喂养优点在于胃容量大，对营养液的渗透压不敏感，适合于各种完全性营养配方，缺点是有反流与吸入气管的风险。鼻十二指肠置管和鼻空肠置管喂养是将喂养管分别放置入十二指肠和空肠内，减少了反流风险。鼻胃或鼻肠置管喂养适合于需短时间(＜2 周)营养患者，长期置管可出现咽部黏膜红肿、不适，呼吸系统并发症增加。

(2) 胃或空肠造口：常用于需要较长时间进行肠内喂养患者，具体可采用手术造口或经皮内镜辅助胃/空肠造口，后者无需麻醉与手术、操作简便、创伤小等优点。

4. 输注方式　肠内营养输注方式有一次性投给、间歇性重力滴注和连续性经泵输注三种。

(1) 一次性投给：将配好的营养液或商品型肠内营养液用注射器缓慢注入喂养管内，每次 200 mL 左右，每日 6～8 次。该方法常用于需长期家庭肠内营养的胃造口患者，因为胃容量大，对容量及渗透压的耐受性较好，使用简便。

(2) 间歇性重力输注:将配制好的营养液经输液管与肠道喂养管连接，借重力将营养液缓慢滴入胃肠道内，每次 250～400 mL，每日 4～6 次。此法优点是患者有较多自由活动时间，类似正常饮食。

(3) 连续性经泵输注：应用输液泵 12～24 小时均匀持续输注，该方式胃肠道不良反应相对较少，营养效果好。

肠内营养液输注应循序渐进，开始时采用低浓度、低剂量、低速度，随后再逐渐增加营养液浓度、滴注速度及投给剂量。一般第 1 日用 1/4 总需要量，营养液浓度可稀释 1 倍。如能耐受第 2 日可增加至 1/2 总需要量，第 3、4 日增加至全量，使胃肠道有逐步适应、耐受肠内营养液过程。开始输注时速度一般为25～50 mL/h，以后每12～24小时增加25 mL/h，最大速率为125～150 mL/h。输入体内的营养液的温度应保持在37℃左右，过凉易引起胃肠道并发症。

5. 并发症及防治　常见有机械性并发症、胃肠道并发症、代谢性并发症及感染性并发症。

(1) 机械性并发症：主要有鼻、咽及食管黏膜损伤，以及喂养管堵塞、喂养管拔出困难、造口并发症等。

(2) 胃肠道并发症：恶心、呕吐、腹泻、腹胀、肠痉挛等症状是常见的消化道并发症，这些症状大多数能够通过合理的操作来预防和及时纠正、处理。

(3) 代谢性并发症：主要有水、电解质代谢紊乱及酸碱平衡失调异常，糖代谢异常，微量元素、维生素及脂肪酸缺乏，各脏器功能异常。

(4) 感染性并发症：主要与营养液误吸和营养液污染有关。吸入性肺炎是肠内营养最严重的并发症，常见于幼儿、老年患者及意识障碍患者。防止胃内容物潴留及反流是预防吸入性肺炎的重要措施，一旦发现误吸应积极治疗。

五、围手术期营养治疗

外科患者营养不良发生率高，营养不良不仅损害机体组织、器官的生理功能，而且可增加手术危险性、手术后并发症及死亡率。合理的营养治疗可改善患者的营养状况，帮助营养不良患者安全度过手术创伤所致的应激反应，维持机体有效的代谢和机体器官、组织功能，改善患者预后。

1. 术前代谢及营养治疗　对有严重营养风险或存在中、重度营养不良患者，进行术前营养治疗能有效降低手术并发症发生率和病死率，缩短住院时间，提高患者生活质量。术前营养治疗方式包括ONS、肠内营养和肠外营养等方式，对能经口进食的营养不良或存在营养不良风险患者，除增加经口饮食外可提供ONS。对ONS无法达到目标量或无法经口进食患者，可通过管饲进行肠内营养。当肠内营养无法满足机体的能量及蛋白质目标需要量时可行肠外营养补充。如果无法实施肠内营养或营养需要量较高，以及希望在短时间内改善患者营养状况时，则应选用肠外营养。术前营养治疗持续时间一般为7～14日，可使患者获益。

2. 术后处理及营养治疗　手术后早期经口进食包括清流质饮食、半流质饮食及ONS。对于无法经口进食患者，可选择肠内营养。大多数手术后患者经胃或空肠置管喂养具有很好的耐受性，安全、有效。当单独使用口服和肠内营养不能满足摄入营养和能量(＜50％的能量需求)的需求＞7日时，应联合应用肠外营养。

(吴国豪)

第八节 围手术期处理

一、定义

围手术期处理是指以手术为中心而进行的各项处理措施，包括患者体质与精神准备、手术方案选择、特殊情况处理、术中监护、术后并发症的预防与处理等，即术前准备、术中保障(具体内容需麻醉医师实施和执行，相关内容见本书第二章)和术后处理三大部分。

二、术前准备

术前准备是指针对患者的术前全面检查结果及预期施行的手术方式，采取相应的措施，尽可能使患者具有良好的心理准备和机体条件，以便更安全地耐受手术。①急症手术：如急性胃肠穿孔、外伤性肝脾破裂，为抢救生命，需短时间内进行必要准备，紧急实施手术。②限期手术：如各种恶性肿瘤根治术、甲状腺功能亢进症已行碘剂术前准备拟行甲状腺大部切除术等，为手术做好充分准备，适当延长手术时间，但不宜延迟过久，以防病情进展，错过最佳手术时机。③择期手术：如一般的良性肿瘤切除术及腹股沟疝修补术等，手术应在充分的术前准备后选择合适的时机进行。

（一）一般准备

1. 心理准备　医务人员应以恰当的言语和安慰的口气向家属详细介绍病情、施行手术的必要性、预期取得的效果、手术的危险性、可能发生的并发症、术后恢复过程和预后，以及术中输血的可能并发症和不良反应等，缓解其焦虑、恐惧及紧张情绪，使患者能以积极的心态接受手术，使家属能配合整个治疗过程，并签署手术同意书、输血同意书和麻醉同意书等医疗文书。

2. 生理准备　主要指针对患者生理状态及拟实施手术对患者生理状态可能造成的影响，采取相应的措施，使患者能够在较好的状态下，安全渡过手术和术后恢复过程。

（1）适应性锻炼：对术后可能不便下床的患者，术前要练习床上大小便；对术后因切口疼痛不愿咳嗽，可能会影响呼吸道分泌物及时排出的患者，术前应教会患者正确的咳嗽、咳痰方法；有吸烟习惯的患者，术前2周应停止吸烟。

（2）输血和补液：贫血及水、电解质代谢紊乱和酸碱平衡失调者术前应积极加以纠正。对大、中手术，术中可能有较多失血，术前应做血型和交叉配血试验，配好一定数量的血制品以备术中使用。

（3）预防感染：以下情况需要预防性应用抗生素：①涉及感染病灶或接近感染区域的手术；②胃肠道手术；③操作时间长、创面大的手术；④开放性创伤，创面已污染或有广泛软组织损伤，创伤至实施清创的间隔时间较长，或清创所需时间较长及难以彻底清创者；⑤涉及大血管的手术；⑥需要植入人工制品的手术；⑦器官移植术。

预防性应用抗生素的原则：①预防用药应同时包括针对需氧菌及厌氧菌；②应于切开皮肤前30分钟至1小时输注完毕；③如果手术时间＞3小时或术中出血量＞1 000 mL，可在术中追加使用1次。

（4）胃肠道准备：对无胃肠道梗阻和运动障碍及急诊手术患者，术前2小时禁饮，6小时禁食，禁饮前可口服少量

(300～500 mL)含碳水化合物的清饮料。幽门梗阻的患者，术前应洗胃并胃肠减压。结直肠手术应根据情况术前行机械性肠道清理，如清洁灌肠或口服泻药等。

(5) 其他：手术前清洗术区皮肤，如有毛发影响手术操作应予以剃除。手术前夜保证良好的睡眠，必要时可给予镇静剂。如发现患者出现与疾病无关的体温升高或妇女月经来潮等情况，应延期手术。如果患者有活动性义齿(假牙)，应取下，以免麻醉或手术过程中脱落或造成误咽或误吸。

(二) 特殊准备

根据患者的具体情况(特别是重要脏器功能不全)做好以下特殊准备。

1. 心脏病　不同的心脏病类型，患者的手术耐受力也不同。①耐受力良好的心脏病，包括非发绀型先天性心脏病、风湿性和高血压心脏病。②耐受力较差的心脏病，包括冠状动脉硬化性心脏病、房室传导阻滞。③耐受力很差的心脏病，包括新近发生的心肌梗死、不稳定或进展型的心绞痛、心力衰竭、急性心肌炎、严重的主动脉瓣或二尖瓣狭窄及严重的高血压心脏病等，除急症抢救手术外，均应推迟手术。针对合并各种不同类型的心脏病患者，应根据具体情况请专科医师会诊并在其指导下进行相应的术前准备。

2. 肺功能障碍　长期吸烟史、慢性阻塞性肺疾病、支气管扩张症、肥胖、年龄>60 岁、胸部或上腹部大手术，以及既往有肺功能不全的患者，术前都应该做血气分析、肺功能检查、胸部影像学检查等。血气分析术及前肺功能检查具有重要意义，若用力呼吸量(FEV1)<2 L、第一秒率(FEV1/FVC)<50%，提示肺重度功能不全，术后并发症明显增多，可能需要术后机械通气和特殊监护。

术前准备包括：①停止吸烟 2 周，练习深呼吸和咳嗽以增加肺通气量和排出呼吸道分泌物。②对阻塞性肺功能不全患者应用麻黄碱、氨茶碱等支气管扩张剂及异丙肾上腺素等雾化吸入剂。③经常发作哮喘的患者可口服地塞米松等药物，以减轻支气管黏膜水肿。④痰液稠厚的患者，可采用雾化吸入或使用药物使痰液稀薄，易于咳出。⑤重度肺功能不全及并发感染者，必须采用积极措施，改善肺功能、控制感染后才施行手术。⑥急性呼吸道感染者，择期手术应推迟至治愈后1～2周，如为急症手术，需用抗生素并避免吸入麻醉。

3. 肝疾病　手术患者术前都应做肝炎病毒标志物检测及肝功能检查。临床常用的评估肝功能的方法包括肝功能Child-Pugh分级、终末期肝病评分模型（MELD）、吲哚菁绿（ICG）排泄试验等。肝功能Child-Pugh C级，吲哚菁绿15分钟血浆滞留率（$ICGR_{15}$）＞40%者，手术耐受力显著降低，必须经过较长时间保肝治疗，肝功能改善后方可施行择期手术。

4. 肾疾病　手术患者术前应常规检测肾功能状况。有肾功损害者，手术前应最大限度地改善肾功能，尽量避免使用对肾有毒性的药物，如氨基糖苷类抗生素、非甾体抗炎药等。轻、中度肾功能损害者，经过适当处理一般能较好地耐受手术；重度损害在有效的透析疗法保护下，也可以安全地耐受手术，透析应在计划手术24小时内进行。

5. 合并慢性疾病

（1）糖尿病：糖尿病患者手术耐受力差，术后感染等并发症发生率增高，术前应了解患者的糖尿病类型及持续时间、接受糖尿病治疗、糖尿病相关并发症等情况。根据手术类型和患者具体情况制定个体化血糖控制目标及治疗方案，对既往有明确糖尿病病史且血糖控制不佳或随机血糖值＞10 mmol/L患者，应启动基础-餐时胰岛素皮下注射方法。

（2）营养不良：术前重度营养不良或严重低蛋白血症导致患者伤口愈合能力下降、降低免疫反应，影响手术治疗效果。因此，对有严重营养风险或存在中、重度营养不良患者进行术前营养治疗具有诸多益处。术前营养治疗方式包括口服营养补充、肠内营养和肠外营养等方式，对能经口进食的营养不良或存在营养不良风险患者，除增加经口饮食外可提供口服营养补充。对口服营养补充无法达到目标量或无法经口进食患者，可通过管饲进行肠内营养。当肠内营养无法满足机体的能量及蛋白质目标需要量时可行肠外营养。如果无法实施肠内营养或营养需要量较高，以及希望在短时间内改善患者营养状况时，则应选用肠外营养。术前营养治疗持续时间一般为 7～14 日，可使患者获益。

(3) 贫血：术前输血指征：一般来说，Hb＞100 g/L 可以不输血；Hb＜70 g/L 应考虑输血；Hb 在 70～100 g/L，应根据患者的年龄、心肺代偿功能和术后是否有继续出血可能等情况，决定是否输血。

(4) 肾上腺皮质功能不全：除慢性肾上腺皮质功能不全的患者外，凡是正在用激素治疗或近期内曾用激素治疗 1～2 周者，肾上腺皮质功能可能有不同程度的抑制。应在术前 2 日开始用氢化可的松，每日 100 mg；第 3 日即手术当日，给 300 mg。

(5) 老年人：老年人由于其各种脏器的生理功能减退，对手术的承受能力明显减弱，因而术前准备应更加广泛、充分，应对心、肺、肝、肾等主要脏器功能进行测定，并对合并疾病给予适当治疗，对患者作全面分析，最后判断能否耐受手术并预测手术的危险性，对存在的各种问题进行相应的术前准备及处理。

(6) 妊娠妇女：妊娠妇女患外科疾病需行手术治疗时，围手术期处理除外科医师外，应该有产科医师、新生儿科医师共同参与，同时应加强与家属及患者的沟通。一方面，妊娠对全身各脏器都有一定的影响，术前如时间允许，应尽可能全面检查各系统、器官的功能，特别是心脏、肾、肺和肝功能等。如果发现明显异常，术前尽量纠正并在手术方式、时机的选择上予以全面综合考虑。另一方面，外科疾病本身对孕妇、胎儿会产生影响，患者可能会发生流产或早产，应予以密切注意并采取积极的防治措施。因确有必要时，允许行放射性诊断，但必须加强必要的保护性措施，尽量使辐射剂量在 0.05～0.1 Gy 及以下。为了治疗外科疾病而必须使用药物时，应该尽量避免对孕妇、胎儿影响较大的药物。

三、术后处理

术后处理是指针对麻醉的残余作用及手术创伤造成的影响，采取综合措施，尽快地恢复生理功能，防止可能发生的并发症，促使患者早日康复。手术后数小时内，患者对手术的急性反应和麻醉残留效应尚在，应在复苏室内，按特定的程序进行系统监护，严密观察。当心血管、肺、神经系统功能恢复至正常水平时（一般需 1～3 小时），患者可离开复苏室。对于需要进行持续监护、心肺支持的危重患者，须转入重症监护病房。

1. 一般处理　包括监护、引流管理、活动、输液及饮食管理、切口处理等监护：术后应密切监测呼吸、心率、血压、氧饱和度、体温等指标，直至病情平稳，随后的监护频率取决于手术情况和患者术后的恢复情况。术后早期应同时经面罩或鼻导管给氧。应注意手术后患者每日的体温状况，中等以上的手术患者术后可有不同程度的发热，如体温升高幅度过大，或恢复接近正常后再度发热，或发热持续不退，要密切注意是否有感染性并发症发生，应及时查找原因并加以处理。根据麻醉及患者全身状况、术式、疾病性质等选择术后合适的体位，有利于患者呼吸和循环等功能的恢复。

2. 体液治疗　根据患者实际的液体丢失情况实现液体出入平衡可维持组织良好的灌注、细胞供氧及水、电解质平衡，改善患者预后。因此，术后要继续详细记录出入量，包括失血量、尿量、胃肠减压量、各种引流的丢失量及液体的入量等，用来评估体液平衡和指导补液，同时应鼓励患者尽量通过饮水满足自身的液体需求。通常情况下对中、大型手术患者，手术当日及术后1～2日往往需要静脉补液，当患者能够口服足够的液体时，应停用静脉补液。如果有体液丢失（如呕吐或经肠造口大量丢失体液），则在维持量的基础上再补充丢失量，补充液的成分和量应与丢失体液相近。

3. 活动　患者手术后原则上应该早期下床活动。术后清醒即可在床上适量活动，术后第1日即可开始下床活动，建立每日活动目标，逐日增加活动量。若有休克、心力衰竭、严重感染、出血、极度衰弱等情况，以及有特殊制动要求的手术患者，则不宜早期下床活动，需要医护人员给予指导和帮助，如鼓励患者在床上深呼吸、咳痰、四肢主动活动及协助间歇性翻身。

4. 饮食　手术后早期经口进食、饮水可降低机体高分解代谢反应和胰岛素抵抗，减少炎性介质释放，促进合成代谢和肠道动力恢复，维护肠黏膜屏障及免疫功能，防止肠道细菌易位，降低术后感染发生率及缩短术后住院时间。因此，在麻醉反应消失，若无胃动力障碍，根据患者手术情况尽早恢复饮食。早期经口进食包括清流质饮食、半流质饮食及口服肠内营养补充。口服肠内营养制剂补充可以提供均衡的营养素以满足机体对各种营养物质需求。早期进食遵循由稀到稠、少量多次的原则，摄入量根据胃肠耐受量逐渐增加。当饮食和肠内营养不能满足摄入营养和能量（＜50%的能量需求）的需求＞7日时，应联合应用肠外营养。

5. 引流物处理　常用的引流物有烟卷式引流管、乳胶片、乳胶管、双套管及T管、胃肠减压管、导尿管等，具体选择应根据手术部位、病情及放置引流物的目的而定。手术后要经常检查引流物有无阻塞、扭曲和脱出等情况，及时换药、观察记录引流量和颜色的变化。置于皮下等较表浅部位的乳胶片，一般在术后1～2日拔除。烟卷式引流大都在术后3日左右拔除。乳胶管或双套管引流应根据具体情况处理，明确无消化道瘘、无体腔积液后拔除，长时间留置容易感染。胸腔引流管接水封引流瓶，24 小时内引流量在 50～60 mL 及以下，经物理诊断及胸部透视证实肺膨胀良好者，可于术后 36～48 小时拔除；如为肺部手术，则需延至术后 2～4 日拔管。导尿管一般术后 24 小时后拔除，行经腹低位直肠前切除术的患者可留置导尿管 2～3 天，连续中胸段硬膜外镇痛患者在解除镇痛后拔除。

6. 切口疼痛　主要发生在换药和拆线时，麻醉作用消失后的切口疼痛，与手术部位、损伤程度、切口类型、患者对疼痛耐受程度等因素有关。指导患者在咳嗽、翻身、活动肢体时用手按抚切口部位，以减轻切口张力增加所致的疼痛。目前多数患者采用连续中胸段硬膜外镇痛，如果患者仍感觉疼痛剧烈，应检查镇痛装置并根据情况加以处理。硬膜外镇痛结束疼痛患者，可使用非甾体抗炎药镇痛。

手术后每日常规检查手术切口愈合状况，观察是否有红肿、渗血、分泌物等情况，并根据情况及时换药和处理。缝线的拆除时间，可根据切口部位、局部血液供应情况及患者年龄、营养状况来决定。一般头、面、颈部术后 4～5 日拆线，下腹部、会阴部 6～7 日拆线，胸部、上腹部、背部、臀部 7～9 日拆线，四肢 10～12 日拆线（近关节处可适当延长），减张缝线 14 日拆线。

四、术后并发症的处理

术后并发症可分为两类：一类是各种手术后都可能发生的并发症；另一类是与手术方式相关的特殊并发症，将在相应章节予以介绍。

1. 出血　术后出血可以发生在手术切口、空腔脏器及体腔内。覆盖切口的敷料反复被血渗湿，胸腔、腹腔等引流管持续引流出较多血性液体，就提示有出血。有时出血位置隐蔽或引流不通畅，早期临床往往难以发现。若在术后早期出现失血性休克的各种临床表现（烦躁、心率增快、血压下降、少尿等),都提示有术后出血可能。应密切、细致观察,必要时进行腹腔穿刺、超声、CT 等检查,明确诊断。如发生术后出血,首先应根据患者具体情况、出血量和速度,以及有无凝血功能障碍。少量出血可通过输血、输液,输注凝血因子、止血药物等措施进行非手术治疗。如上述措施无效,且确诊有内出血者,应紧急手术止血。

2. 切口并发症

(1) 切口感染:切口感染的临床表现通常为术后 3～4 日切口疼痛加重,并伴有体温升高、脉搏加速和白细胞计数增高。切口局部有红、肿、热和压痛,或有波动感等典型体征。必要时行局部穿刺,或拆除部分缝线撑开切口观察是否有分泌物。分泌液应做细菌学检查,为选择有效抗生素提供依据。已形成脓肿的切口应及时撑开引流并及时换药,待创面清洁时,可考虑行二期缝合,以缩短愈合时间。

(2) 切口裂开:腹壁切口裂开常发生于术后 1 周左右。患者在一次突然用力时,自觉切口剧痛,随即肠或网膜脱出,大量淡红色液体自切口流出。切口裂开可分为完全性的全层裂开和深层裂开而皮肤缝线完整的部分裂开。切口部分裂开的处理,视具体情况而定。全层裂开切口应立刻用无菌敷料覆盖,送手术室重新予以缝合,同时加用减张缝线。

3. 肺不张 肺不张常发生在胸、腹部大手术后,多见于老年人、长期吸烟和患有急、慢性呼吸道感染者。临床表现为术后早期发热、呼吸和心率增快,气管可向患侧偏移,胸部叩诊在肺底部有浊音或实音区,听诊有局限性湿啰音,呼吸音减弱、消失或管状呼吸音。继发感染时,体温明显升高,白细胞和中性粒细胞计数增加。严重患者出现动脉血氧分压(PaO_2)下降和 $PaCO_2$ 升高,胸部 X 线或 CT 检查有典型的肺不张征象。肺不张的处理包括:鼓励患者深吸气、多翻身,帮助及教会患者咳痰。若痰液黏稠不易咳出,可使用蒸气吸入、超声雾化器或口服氯化铵等。痰量过多而不易咳出者，可经支气管镜吸痰，同时给予抗生素治疗。

4. 尿路感染 尿路感染多先发生于膀胱，若为上行感染可引起肾盂炎和肾盂肾炎。急性膀胱炎的主要临床表现为尿频、尿急、尿痛，有时伴有排尿困难。尿液检查可见较多的红细胞和脓细胞。急性肾盂肾炎主要表现为怕冷、发热，肾区疼痛，白细胞计数升高，中段尿镜检可见大量白细胞和细菌。尿路感染处理措施：尽量避免不必要的留置导尿，术后尿管尽早拔除，应预防和及时处理尿潴留。明确尿路感染的患者需应用有效抗生素，维持充分的尿量，以及保持排尿通畅。

5. 下肢深静脉血栓形成 下肢深静脉血栓形成临床上较常见，可能与静脉壁损伤、血流缓慢和血液凝固性增高等因素有关。高龄、肥胖、吸烟、长期卧床、有血栓形成病史、大手术、恶性肿瘤及静脉曲张等均为高危因素。由于其可引起急性肺栓塞，甚至猝死，应高度重视。早期临床表现仅为患侧腓肠肌部位疼痛及压痛，血栓如继续向上蔓延累及髂股静脉，可出现下肢肿胀、皮肤发白，伴有浅静脉曲张、腘窝或股管部位有压痛。下肢深静脉血栓形成重在预防，围手术期补充足够的水分以减轻血液浓缩，降低血液黏度，抬高下肢，积极进行下肢运动，穿弹力袜促进下肢静脉回流，对高危人群可进行预防性抗凝治疗。术中用电流刺激腓肠肌收缩、用充气袖带、弹力绷带或气靴外部挤压腓肠肌，注意保暖等可减少下肢深静脉血栓形成的发生。确诊患者应卧床休息，避免用力排便、咳嗽等以防血栓脱落，可放置下腔静脉滤器防止肺栓塞。治疗主要是应用溶栓剂及抗凝剂。

（吴国豪）

第二章　麻醉科

第一节　术前评估与术前准备

术前评估包括了解和掌握患者的外科疾病、手术方式及其他并存病，建立良好的医患关系，进而拟定围手术期麻醉管理方案，获取患者知情同意并签字。术前评估的主要目的在于评估患者身体状况及其耐受拟行手术麻醉的能力，以降低围手术期并发症发生率和死亡率。

术前评估的可能内容包括：①临床评估，以明确共存疾病、过敏和既往麻醉并发症。②处理并优化可影响围手术期风险的疾病。③围手术期风险评估，以指导其他疗法的共同决策。④制定麻醉和术后监护计划。⑤对患者和家属进行术前宣教，并获得知情同意。⑥提供术前药物管理及禁食的指导。⑦鼓励患者戒烟、减重或接受其他预防保健。美国麻醉学医师协会（American Society of Anesthesiologists，ASA）的麻醉前评估实践建议，麻醉前评估应至少包括以下内容：患者访视，重点检查气道、肺和心脏，回顾相关病史，按需开展术前检查，必要时请专科医师会诊。

一、麻醉风险评估

麻醉风险评估的重点在于麻醉及拟行手术的风险。

1. 增加围手术期风险的情况

（1）高龄：老年人并存疾病多，发生围手术期并发症风险高，高龄患者术前评估要明确患者手术风险、恢复至基线功能状态的可能性等，降低高龄患者围手术期风险。①衰弱：衰弱会增加围手术期并发症发生率和死亡率。衰弱的定义为生理储备减少程度超过单纯高龄所致的预期减少水平。FRIED 量表可用于诊断衰弱。对所有拟接受大手术的 65 岁以上患者都应筛查有无衰弱，可采用 FRAIL 量表进行筛查。②认知功能障碍：术前存在认知功能障碍可有力地预测术后谵妄、神经认知障碍等。③跌倒史。④日常生活能力。⑤长期口服药物。

(2) 心血管疾病:①高血压,高血压会增加围手术期心血管并发症风险,如舒张功能障碍、脑血管疾病及冠状动脉疾病。未控制的高血压患者出现低血压,可导致终末器官损害。治疗时,收缩压下降幅值一般不应超过基础值20%。多数降压药可以持续使用至手术当日,但血管紧张素转化酶抑制剂(ACEI)和血管紧张素Ⅱ受体阻滞剂(ARB)除外。ACEI和ARB可增加麻醉期间低血压发生率,以及大手术期间并发症发生率和死亡率。②心力衰竭,心力衰竭患者术后死亡风险显著增加。失代偿性心力衰竭患者的手术应尽量延迟。心电图、经胸壁超声心动图、胸部X线片、利尿钠肽水平和运动试验可用于术前心功能的检查评估,脑利尿钠肽(BNP)或N端前BNP(NT-proBNP)的测量适用于识别疑似心力衰竭患者并指导优化管理。③心脏瓣膜疾病,狭窄性心脏瓣膜病,即主动脉瓣狭窄和二尖瓣狭窄,会增加围手术期并发症风险。准确诊断疾病的类型和严重程度、计划合适的麻醉方案、启动更高水平监测等措施有助于降低围手术期并发症的风险。反流性瓣膜病变,即主动脉瓣反流或二尖瓣反流,患者在围手术期对它们的耐受程度通常优于狭窄性瓣膜病变。有机械心脏瓣膜的患者通常继续使用抗凝药。应根据手术出血及血栓形成风险大小管理围手术期抗凝治疗。④心律失常,一些心律失常会增加围手术期风险,包括症状性心动过缓、症状性室性心律失常、二度Ⅱ型房室传导阻滞(莫氏Ⅱ型房室传导阻滞)和三度房室传导阻滞,并且可能与基础心脏病有关。对于高度传导阻滞患者,术前应注意评估起搏器放置的指征及必要性。如果术前心电图或查体新发现心房颤动,或患者心房颤动伴有快速心室率,通常需推迟非急诊手术以行评估。围手术期注意控制好患者的心室率(<100次/分),维持血压稳定及抗凝药物管理。⑤冠状动脉粥样硬化性心脏病(简称冠心病),轻微且稳定的冠心病几乎不会影响围手术期结局,但

重度冠心病可在麻醉期间引起严重并发症。控制冠心病症状的药物（如硝酸酯类、β受体阻滞剂、他汀类等药物）通常可以口服至手术日。围手术期应注意抗血小板药物的管理，尤其是对于既往行冠状动脉介入治疗或搭桥手术的患者。⑥心内植入式电子装置，装有起搏器和埋藏式心脏转复除颤器的患者常常年龄较大，可能存在心力衰竭、缺血性或瓣膜性疾病、心肌病，甚至是可能致命的心律失常，这些情况会增加围手术期风险。

（3）脑血管疾病：脑血管病患者在围手术期发生心脑血管事件的风险增加。对于脑卒中近期发作患者，应在充分评估后，选择合适的手术时机，必要时推迟择期或限期手术。

（4）肺部疾病：术后肺部并发症会显著增加围手术期总体并发症发生率和死亡率。肺部风险术前评估，包括肺功能测定和肺高压相关风险。COPD 或哮喘急性发作期的患者建议推迟择期或限期手术。预防术后并发症的措施包括戒烟、术前呼吸功能锻炼、营养支持等。

（5）糖尿病：糖尿病会增加围手术期感染风险，以及术后心血管疾病发生率和死亡率。糖尿病可导致多系统并发症。术前或术中可能出现高血糖或低血糖。高血糖可使患者处于高渗状态，甚至发生糖尿病酮症酸中毒或糖尿病非酮症高渗性昏迷。术前使用胰岛素或降糖药物患者，低血糖的症状和体征可被全身麻醉所掩盖，应监测血糖水平，必要时给予葡萄糖或胰岛素治疗。

（6）肾病：慢性肾脏病与心血管疾病有关，会增加术后并发症和死亡的风险。肾功能不全患者围手术期应注意监测患者尿量、肾功能和电解质水平，对于透析患者建议术前进行一次透析治疗。

（7）贫血：5％～7％的择期手术患者存在贫血，具体取决于相关共存疾病和年龄。术前轻微贫血也会增加大型非心脏手术后 30 日死亡率，还会增加围手术期输血需求。血红蛋白检测应及早完成，以便有时间诊断和治疗贫血或止血异常的病因。

(8) 营养不良：营养不良是围手术期死亡和并发症发病、术后住院时间延长、再入院率升高和治疗费用增加的预测因素之一。对于 BMI＜18 kg/m²，65 岁以上患者 BMI＜20 kg/m²，过去 6 个月中体重非计划性下降＞10%，患者上一周进食不足平时 50%的患者推荐在术前接受评估和营养干预治疗。

2. ASA 患者健康状况(ASA-PS)分级系统 麻醉医师评估整体评估围手术期风险最常用的方法是 ASA-PS 分级系统(表 2-1)。ASA-PS 分级高与术后并发症的发生率及死亡率等不良事件相关。但 ASA-PS 分级较为主观，不同医师得出的评分结果迥异，尤其是由非麻醉医师评定时。

表 2-1 ASA-PS 分级

级别	定义
ASA-PS 1	正常健康患者
ASA-PS 2	合并轻度系统疾病患者(功能不受限)
ASA-PS 3	合并严重系统疾病患者(功能部分受限)
ASA-PS 4	合并严重系统疾病，威胁生命(功能受限)
ASA-PS 5	濒危，不做手术无法存活
ASA-PS 6	脑死亡，器官捐献者
E	若为急诊手术，则分级加标“E”

3. 心肺功能评估 反映了心、肺等系统的综合功能状态。如果患者的运动耐量无法达到 4～5 个代谢当量，提示患者围手术期并发症风险高。评估内容包括患者自述日常生活活动能力，也可以是 6 分钟步行测试、运动心肺功能测试(CPET)客观检测的摄氧量等。杜克活动状态指数(DASI)自评包括 12 个测量功能能力的项目，可为手术风险提供预后信息。

4. 手术风险及风险评估工具 围手术期风险较高的手术通常包括：腹膜内、腹腔内、胸腔内和大血管手术，长时间手术，失血较多和术中液体转移量较大的手术，以及急诊手术。腹腔镜手术、血管内手术、骨科、外周和乳房手术的围手术期风险通常较低。

多种整合患者及手术因素的工具，旨在提高预测围手术期风险的准确性。

（1）ACS NSQIP 计算器：是免费的总体风险在线评估工具，整合了手术特异性手术风险与 20 种患者因素。该工具可以计算 15 种不同结局的风险，ACS NSQIP 计算器是基于参与 NSQIP 的医院数据，尚未经过外部验证。

（2）心血管并发症专用风险计算器包括 Gupta 围手术期心肌梗死或心搏骤停风险（MICA）计算器及改良心脏风险指数评分（RCRI），见表 2－2。

表 2－2 改良心脏风险指数评分

高风险手术（腹腔手术、胸腔手术、腹股沟以上的血管手术）
缺血性心脏病病史
心力衰竭病史
脑血管疾病
需要胰岛素治疗的糖尿病
血肌酐≥2.0 mg/dL（176.8 μmol/L）

（3）基于 ACS NSQIP 数据库，已制定了简明风险评分系统来预测非心脏手术后 30 日死亡率。其评分分级的三大要素是 ASA－PS 分级、手术风险及是否为急诊手术。评分系统和相关死亡率见表 2－3。

表 2－3 非心脏手术术后 30 日死亡率预测模型

危险因素	评分
ASA 分级	
1	0
2	2
3	4
4	5
5	6

（续表）

危险因素	评分	
手术风险		
低风险	0	
中风险	1	
高风险	2	
急诊手术		
非急诊手术	0	
急诊手术	1	
分级	**总分**	**死亡率**
Ⅰ	0～4	＜0.5%
Ⅱ	5～6	1.5%～4.0%
Ⅲ	7～9	＞10%

（4）广义肺部并发症的确切危险因素包括：烟草使用史（当前使用或吸烟＞40包/年）；ASA－PS≥2级；年龄≥70岁；慢性阻塞性肺疾病；颈部、胸部、上腹部、主动脉或神经系统手术；手术时间≥2小时；拟行全身麻醉（尤其是使用气管插管）；白蛋白浓度＜3 g/dL（30 g/L）；无法行走2个街区或爬一段楼梯；或者 BMI≥30 kg/m^2。

二、术前评估

1. 病史和系统回顾

（1）现病史：详细了解患者本次疾病发生过程。

（2）既往合并疾病：合并疾病可使麻醉和手术复杂化。需注意近期的症状、体征与治疗后改变。内科合并疾病的严重程度、稳定性、有无加重（现在或最近）、既往治疗或计划治疗方案。特殊情况下，应邀请相关科室进行专科会诊，对了解某些特殊检查的临床意义、不熟悉的药物治疗、患者基础情况的特殊变化犹有价值。

（3）过敏史：应认真了解患者药物或其他物质过敏史，既往某些药物或其他药物使用后的症状，如荨麻疹、发红伴有瘙痒等，面部或口腔黏膜肿胀、呼吸急促、窒息、哮喘甚至过敏性休克等病史，包括但不限于抗生素、食物、局部麻醉药、碘制剂等。

（4）麻醉史：了解患者既往麻醉史，对麻醉前所使用的镇静药、麻醉性镇痛药及麻醉药的反应。开放静脉通路有创监测类型及难易程度。围手术期不良事件和并发症，如药物不良反应、牙齿损伤、术中知晓、术后头痛、恶心、呕吐、心肌梗死或充血性心力衰竭等。

（5）家族史：应注意家族成员中是否有不良麻醉后果的患者。

（6）个人史：①吸烟史，择期手术前 6～8 周应减少或停止吸烟，能明显降低气道高反应性，降低围手术期肺部并发症的发生率。②饮酒史，急性酒精中毒者麻醉药需求量明显减少，有发生低体温和低血糖倾向。而酒精戒断则可诱发严重高血压、震颤、谵妄和抽搐，并明显增加麻醉药需求量。③药物使用史，明确患者所用药物种类、用药途径、用药频率和近期用药情况，尤其是精神类药物的使用或滥用史。

（7）系统回顾：急性或慢性肺疾病、缺血性心脏病、高血压、胃食管反流等并存疾病都可增加麻醉期间并发症发生率和死亡率。简单的系统回顾应了解以下病史：近期急性上呼吸道感染病史（尤其是小儿），高血压、冠心病、COPD、哮喘（可增加围手术期风险的病史、治疗及疾病控制现状），食管裂孔疝伴食管反流症状者，对育龄妇女都应详细询问末次月经时间和目前妊娠的可能性。

2. 体格检查

（1）一般要求：体检要求仔细、全面、重点突出。注意患者气道、心、肺和神经系统功能检查。实施区域麻醉时，应仔细检查脊柱和四肢肌力和运动情况，注意背部和脊柱局部有否感染等情况。

（2）主要内容：①生命体征，血压、心率、呼吸频率和血氧饱和度。血压：应分别测量并记录双上肢血压，注意两者间差异。心律和心率：应注意静息状态的脉率、节律。呼吸：应注意观察静息状态下的呼吸频率、呼吸幅度和呼吸方式。②身高、体重及 BMI：是评估用药剂量、确定液体需要量、维持手术期间适宜尿量的重要参考指标。③头颈部及气道评估，应评估患者有无牙齿松动、牙冠、牙齿损伤、缺牙和义齿。④心前区心脏听诊，可显示杂音、节律异常、奔马律和心包摩擦音等。⑤胸部检查，观察胸廓是否对称、肋间隙有否增宽、桶状胸、呼吸是否顺畅、有否呼吸困难等。听诊可发现喘鸣音、干湿啰音、呼吸音减弱等。⑥腹部检查，注意腹围情况，有否腹胀、包块、腹水，因腹压升高易发生反流、误吸和限制性通气障碍等。⑦四肢检查，注意有无肌肉萎缩、肌无力，以及全身末梢灌注情况、杵状指、发绀等。⑧背部检查，应注意脊柱有无畸形、局部感染灶或皮下瘀斑，特别是穿刺部位或邻近部位感染。⑨神经系统检查，应记录意识状态、脑神经功能、认知能力、语言表达能力，以及周围神经的感觉、运动功能状态等。

3. 实验室检查及辅助检查　常规实验室检查和辅助检查不可或缺，应依据患者所患疾病和拟行外科手术种类等，合理选择检查项目。

三、术前用药

1. 合并疾病的治疗　与外科疾病并存的其他疾病，术前应得到控制或病情应处于稳定状态。合并疾病伴有的并发症必须经过规范化治疗。围手术期治疗合并症的药物应在对患者进行充分评估后给予调整。

2. 预防反流误吸　美国麻醉医师协会对误吸性肺炎高度重视，预防误吸是避免其发生的最佳办法。临产妇、食管裂孔疝、胃食管反流、困难气道肠梗阻、肥胖症、中枢神经系统抑制等患者具有反流误吸的高危风险。以下药物可有效减少胃酸分泌，但是否可降低吸入性肺炎发生率、降低吸入胃内容物患者死亡率尚无明确结论。

（1）H_1 受体拮抗剂：呈剂量依赖型减少胃酸分泌，如西咪替丁、雷尼替丁等。少量分次给予效果较好，胃肠外途径给药起效迅速。

（2）质子泵抑制剂：如奥美拉唑等，可抑制胃酸分泌，但这类药物起效缓慢，术前1日服用。

（3）非颗粒性抗酸药：能有效中和胃酸。但其本身也可误吸，而引起严重肺炎。

（4）甲氧氯普胺：通过增强食管下段括约肌张力，同时松弛幽门，促进胃排空，可在麻醉前1～2小时口服，静脉给药应在麻醉诱导室内进行。

3. 镇静药和镇痛药　术前给予镇静药和镇痛药的目的是减轻患者焦虑，减轻血管穿刺、区域麻醉操作、安置体位引起的疼痛与不适，使麻醉诱导更趋平稳。高龄、恶病质、急性中毒、上呼吸道阻塞或外伤者、严重肺疾病、心脏瓣膜病患者，镇静药和镇痛药应适当减量或不用。

（1）对麻醉性镇痛药如阿片类和巴比妥类药物成瘾或（和）慢性疼痛治疗患者，应给予充分的麻醉前用药，防止术中或术后立即出现戒断症状。

（2）苯二氮䓬类药物可产生强效抗焦虑作用。

（3）巴比妥类很少用于术前镇静。

（4）阿片类一般不作为常规术前用药。除非患者严重疼痛，住院患者可予以治疗量吗啡、氢吗啡酮或哌替啶。非住院患者可口服羟考酮来提供完善镇痛。

（5）抗胆碱能类药物不常作为术前用药。

四、术前禁食水指南

1. 术前禁食水推荐　见表2-4。

表 2-4 术前禁食水推荐

推荐机构	麻醉诱导前禁食水时间	备注
美国麻醉医师协会	• 2 小时：清流质（除酒外） • 4 小时：母乳 • 6 小时：非母乳、配方奶、轻饮食 • 8 小时及以上：肉类、富含脂肪的饮食、油炸食物	• 健康患者，非妊娠，择期手术 • 轻饮食，如烤面包片等
欧洲麻醉和重症协会	成人 • 2 小时：清流质 • 6 小时：牛奶、固体食物 • 可以咀嚼口香糖或硬糖直至麻醉诱导前 儿童 • 1 小时：清流质 • 3 小时：母乳 • 4 小时：非母乳、配方奶、少量饮食 • 6 小时：其他固体食物	鼓励术前 2 小时口服清流质 鼓励禁食期间口服清流质

2. 其他注意事项

（1）肥胖患者和妊娠晚期患者适合采用标准的术前禁食。

（2）胃排空延迟或有胃轻瘫的糖尿病患者可能需要延长禁食时间。

（3）对于接受肠道管饲的患者，需权衡患者对最大营养支持的需求与误吸的风险。

（4）术前 2 小时前口服补液不会增加胃残余量或改变胃 pH。

五、术后计划

高危患者最好在术后立即送入 ICU，给予程序化治疗，密切关注疼痛管理、血流动力学、清除呼吸道黏液和分泌物，以及早期干预。通常在术前评估期间开始安排术后重症监护。

（杜 芳）

第二节　常见的麻醉方法

临床麻醉常见的方法包括全身麻醉、局部麻醉、监测麻醉及程序镇静。其中，局部麻醉又称区域麻醉，包括椎管内麻醉、外周神经阻滞、局部浸润等类型。全身麻醉（简称全麻）是指使用麻醉药物建立起可逆的外科麻醉状态，其目的包括意识丧失、遗忘、镇痛、达到适宜的肌肉松弛或制动状态，以及阻断自主神经和感觉神经对伤害性刺激的反应。全身麻醉适用于大多数大手术。局部麻醉（简称局麻）是指将麻醉药物作用于脊髓的某一节段或某些外周神经，使机体的某部位暂时失去疼痛感觉。局部麻醉可单独用于下腹部、四肢及某些浅表部位的手术。监测麻醉（MAC）是指麻醉医师持续监测和支持患者的重要功能，诊断和治疗出现的临床问题，在需要时给予镇静剂、抗焦虑药或镇痛药，并在必要时转为全身麻醉。监测麻醉多见于手术室外或日间手术的麻醉。程序镇静是指给予一种或多种药物以协助诊断性或治疗性操作，并在这一过程中维持气道通畅、自主呼吸、保护性气道反射及血流动力学稳定，同时减轻患者的疼痛和焦虑。程序镇静常用于胃肠镜检查、心脏电复律、关节闭合复位等操作。

一、全身麻醉

全身麻醉包括 3 个不同阶段，即诱导、维持及苏醒。

1. 诱导

（1）诱导方式：成人患者首选静脉诱导；对于较年幼的儿科患者或发育迟缓的患者，通常会选择吸入诱导。成人患者如果在诱导期间需要维持自主通气或难以建立静脉通路时，可能也会选择吸入诱导。

（2）静脉诱导常规：根据 STOPMAID 助记表进行诱导前的准备（表 2－5）。

表 2-5 STOPMAID 助记表

S	suction(吸引器),stethoscope(听诊器)
T	tools(插管工具,即喉镜)
O	oxygen source(氧源,即麻醉机)
P	positioning(体位摆放:平卧位或嗅物位)
M	monitors(监护,包括心电图、脉搏氧饱和度、血压及呼气末 CO_2 监测)
A	airway(气道管理装置,包括鼻咽/口咽通气道、面罩、喉罩/气管内导管、导芯及注射器),airway assessment(气道评估)
I	intravenous access(可靠的静脉通路)
D	drugs(药物,包括镇静催眠药、阿片类药物、神经肌肉阻断药、血管活性药物及其他辅助用药等)

1) 预给氧:100% O_2、8 L/min、3 分钟,待患者自主呼吸消失后改为面罩辅助通气。

2) 给予诱导药物:通常联合给予镇静催眠药(如丙泊酚 1～2.5 mg/kg 或依托咪酯 0.15～0.3 mg/kg)、阿片类药物(如芬太尼 0.5～1 μg/kg 或舒芬太尼 0.05～0.1 μg/kg)及神经肌肉阻断药(如琥珀胆碱 0.6～1.5 mg/kg 或罗库溴铵 0.6～1.2 mg/kg)。

3) 待药物作用达到高峰后置入气道管理装置。

4) 确认气道装置的位置,呼气末 CO_2 监测($EtCO_2$)与胸部听诊,调整呼吸参数与麻醉深度。

(3) 注意事项:①气道评估,反流误吸与困难插管是诱导时的危急事件,须在诱导前加以识别与评估;对于具有反流误吸或困难插管高危因素的患者,通常需要改变常规的诱导方式,如采用快速序贯诱导或清醒插管等。②气道装置的选择:对于手术时间较短(<3 小时)、误吸风险较低及不需要长时间肌肉松弛的手术,可以选择声门上气道(如喉罩);对于误吸风险较高、需要高吸气压力进行通气及需要长时间肌肉松弛的手术,首选气管内导管。③诱导前具体准备哪些药物须与上级医师进行沟通;抽取药品时必须反

复核对药物名称；药品空安瓿在本例手术结束前应予以保留以备核对。④诱导期间使用镇静催眠药可能会引发心血管抑制，需要使用血管加压药（如去氧肾上腺素或麻黄碱）来治疗低血压。

2. 维持

（1）总体目标：在安全的麻醉深度下维持外科麻醉状态，同时保持呼吸和血流动力学稳定。

（2）维持方法：通常联合使用吸入与静脉麻醉药来维持全身麻醉，也可使用全凭静脉技术。术中应根据患者的应激情况与手术进展按需追加阿片类药物、神经肌肉阻断药及其他辅助药物（如右美托咪定与非甾体抗炎药等）。

（3）术中监测：标准监测（所有患者均须实施），包括脉搏氧饱和度（SpO_2）、$EtCO_2$、心电图、血压（有创或无创等）及体温等；高级监测（按需实施），包括肌松监测、中心静脉压、经食管超声心动图、脑电双频指数（BIS）、血气分析及尿量等；监测设备不能代替医师的临床观察，麻醉过程中麻醉医师应全程在场。

（4）机械通气：肺保护性通气策略；初始设置：容量/压力控制通气、吸入气氧浓度（FiO_2）50%、V_T 6～8 mL/kg 理想体重、吸呼频率（f）8～12 次/分、吸呼气时间比（I∶E）1∶2、呼气末正压（PEEP）5 cmH_2O；术中须根据患者情况与手术要求进行调节。

（5）血流动力学管理：积极处理术中低血压，避免收缩压＜100 mmHg、MAP＜65 mmHg 或低于基线值的 20%。

（6）液体管理：维持血容量正常以保证充足的组织灌注；对于大型侵入性手术，应采用目标导向的液体管理策略；术中补液首选平衡盐溶液（乳酸或醋酸林格液），如需使用胶体溶液扩充血容量，首选 5%人血白蛋白。

（7）血液管理：对于大多数手术患者，当 Hb＜70 g/L 时应予以输血；对于有症状、血流动力学不稳定或持续缺血的患者，当 Hb＜100 g/L 时应考虑输血；对于某些特定病例，可使用术中血液回收、急性等容性血液稀释及止血药物来减少术中输血。

3. 苏醒

(1) 苏醒准备：停用麻醉药物与辅助药、评估并逆转神经肌肉阻断药的作用、给予止吐药物、评估镇痛是否充分。在苏醒过程中，有时会发生体动或其他意料之外的情况，此时需要暂时加深麻醉。

(2) 拔管指征：意识已经恢复；循环功能和机体内环境稳定；咳嗽和吞咽反射活跃；神经肌肉阻断药的残余作用已经被逆转；麻醉性镇痛药的呼吸抑制作用已经消失；自主呼吸气体交换量已经基本恢复正常。低年资医师必须在上级医师在场时才能拔管。

(3) 拔管后：将患者转运至麻醉后监测治疗室(PACU)进行监护，转运前务必与 PACU 取得联系，转运至 PACU 后须与 PACU 管理人员进行交接。

二、椎管内麻醉

椎管内麻醉包括脊椎麻醉(又称蛛网膜下腔麻醉，俗称腰麻)、硬膜外麻醉及腰硬联合麻醉。腰麻通常是单次给药，硬膜外麻醉一般是经导管给药，腰硬联合麻醉是两者的结合。

1. 适应证　椎管内麻醉常用于下肢或下腹部手术，硬膜外置管常用于胸外科或腹部开放手术的术后镇痛。

2. 禁忌证　凝血功能异常、全身或局部感染、前负荷依赖性心脏病、低血容量、脊柱异常、进行性神经系统疾病及颅内占位性病变伴颅内压增高。

3. 操作方法　将穿刺针置入预先定位的椎间隙，当穿刺针到达蛛网膜下腔或硬膜外隙时，将麻醉药物直接注入脑脊液或通过导管将药物注入硬膜外隙。

4. 各种椎管内麻醉方法的比较　见表 2-6。

表 2-6 各种椎管内麻醉方法的比较

方法	优势	劣势
腰麻	起效迅速 阻滞可靠,包括骶神经支配区域 局部麻醉药与阿片类药物的用量较低 技术简单	单次注射持续时间有限 阻滞的扩展能力受限 需要穿破硬脊膜
硬膜外麻醉	能够延长阻滞时间并扩展阻滞平面 对交感神经的抑制较为平缓 可用于提供术后镇痛	麻醉起效相对较慢 局部麻醉药与阿片类药物的用量高于腰麻 意外穿破硬脊膜后发生头痛的风险较高 可能出现斑片状或不对称阻滞 骶神经支配区域阻滞效果较差
腰硬联合麻醉	起效迅速 阻滞可靠,包括骶神经支配区域 能够延长阻滞时间并扩展阻滞平面 能够滴定阻滞平面 可用于提供术后镇痛	操作时间更长 无法早期确认硬膜外导管的位置

5. 监测 同全身麻醉,需密切关注血压和心率。切皮前应先测定感觉阻滞平面。

6. 并发症 麻醉不充分或失败、高位腰麻或全脊椎麻醉、神经损伤、背痛、硬膜穿破后头痛、尿潴留、硬膜外血肿及感染等。

三、局部浸润麻醉

1. 适应证 开放性伤口修复、皮肤手术、脓肿引流、清除皮肤异物、血管通路操作及腰椎穿刺等。

2. 禁忌证 充分镇痛所需的麻醉药量超过最大安全总剂量;患者使用局部麻醉药出现过全身性荨麻疹或全身性过敏反应,并且未经专科医师评估。

3. 局部麻醉药的选择与最大安全剂量 见表 2-7。

表 2-7 局部麻醉药的选择与最大安全剂量

局部麻醉药	临床应用最大剂量(含肾上腺素溶液)	
	mg	mg/kg
利多卡因	300(500)	4～5(5～7)
布比卡因	175(225)	2～2.5(3)
罗哌卡因	200(250)	3(3.5)

下列情况不应使用含肾上腺素的局部麻醉药：患者有较大伤口，且伴有甲状腺功能亢进症、嗜铬细胞瘤、严重高血压及冠状动脉疾病；指(趾)循环受损患者行指(趾)麻醉；狭角性青光眼患者行眶周浸润；患者对儿茶酚胺敏感；患者正在使用鲁拉西酮或麦角生物碱类药物。

4. 操作技术 适用于完整皮肤或清洁伤口。①对于撕裂伤，应确保伤口远侧区域无神经及血管损伤。②向患者及儿童患者的照料者解释操作。③使用聚维酮碘、氯己定溶液或其他类似的抗菌制剂清洁浸润部位，然后自然晾干或用无菌纱布拭干。④对于开放性伤口，先向创面滴入数滴麻醉药，然后迅速将针头穿过创缘而非完整皮肤，以插入皮下层；对于完整皮肤，快速进针穿过皮肤到达皮下层。⑤缓慢注入少量麻醉药，可缓慢进针也可一边退针一边给药，无需每次推药前回抽，除非麻醉处与重要血管相邻。⑥通过前次注射的皮肤或创伤再次进针，对毗邻部位进行麻醉，直至浸润需要麻醉的全部区域。⑦使用注射器针头或其他锐器测试皮肤或创缘的麻醉是否充分。

5. 并发症 局部麻醉药中毒、肾上腺素相关并发症、血管迷走性晕厥及局部麻醉药引起的变态反应(罕见)。

6. 局部麻醉药中毒的识别与处理

(1) 识别：在使用了大量局部麻醉药或有可能发生局部麻醉药意外入血的情况下，出现下列临床表现应高度怀疑局部麻醉药全身毒性反应：①意识突然丧失，伴或不伴强直阵挛发作；②循环系统，可能发生窦性心动过缓、传导阻滞、心脏停搏或室性心动过速。

(2) 处理：①停止注射局部麻醉药。②保护气道，给纯氧，必要时进行气管内插管控制气道，避免低氧血症和高碳酸血症。③抑制抽搐，可选用咪达唑仑或异丙酚，小剂量逐渐增加至有效控制抽搐。④对循环衰竭患者使用容量复苏以及正性肌力药和血管活性药维持血流动力学稳定。⑤治疗心律失常，使用胺碘酮治疗室性心律失常，药物治疗无效的室性心动过速考虑电复律。⑥如发生心搏骤停立刻启动心肺复苏流程。⑦尽快开始使用 20%脂肪乳：1.5 mL/kg 或 100 mL(成人)负荷剂量静脉推注，之后 0.25 mL/(kg · min)静脉持续输注，总量不超过 8 mL/kg。

(范　羽)

第三节　麻醉的常见操作

一、气管插管术

1. 适应证

(1) 因严重低氧血症和(或)高 CO_2 血症，或其他原因需要较长期机械通气，而又不考虑进行气管切开的患者。

(2) 不能自行清除上呼吸道分泌物、胃内反流物和出血，随时有误吸危险者。

(3) 下呼吸道分泌物过多或出血需要反复吸引者。

(4) 上呼吸道损伤、狭窄、阻塞、气管食管瘘等影响正常通气者。

(5) 因诊断和治疗需要，在短时间内要反复插入支气管镜者，为了减少患者的痛苦和操作方便，也可以事先行气管插管。

(6) 患者自主呼吸突然停止，紧急建立人工气道行机械通气者。

(7) 外科手术和麻醉，如需要长时间麻醉的手术、低温麻醉及控制性低血压手术、部分口腔内手术预防血性分泌物阻塞气道、特殊手术的体位等。

2. 禁忌证

(1) 无绝对禁忌证。

(2) 喉头急性炎症，由于插管可以使炎症扩散，故应谨慎。

(3) 喉头严重水肿者，不宜行经喉人工气道术。

(4) 严重凝血功能障碍，宜待凝血功能纠正后进行。

(5) 巨大动脉瘤，尤其位于主动脉弓部位的主动脉瘤，插管有可能使动脉瘤破裂，宜慎重，如需插管，须操作轻柔、熟练，患者要安静，避免咳嗽和躁动。

(6) 如果有鼻息肉、鼻咽部血管瘤，不宜行经鼻气管插管。

3. 术前评估及准备

(1) 器械准备：喉镜、气管导管、口咽/鼻咽通气道、牙垫、导管管芯、吸痰管、注射器、胶布、听诊器及供给正压通气的呼吸器与氧气，以及操作者的口罩、帽子及手套。检查插管用具是否齐全可用，特别是喉镜是否明亮，套囊是否漏气。

(2) 药物准备：静脉麻醉药、麻醉性镇痛药、肌肉松弛药、血管活性药物等。

(3) 术前评估：①详细了解病史，进行体格检查和必要的实验室检查，如血常规、血小板计数、出凝血时间、活化部分凝血活酶时间及凝血酶原时间等。②行必要的气道评估，评估应包括病史（包括既往是否存在阻塞性睡眠呼吸暂停低通气综合征、困难气道病史，以及是否存在反流误吸风险等）、体格检查和相关辅助检查综合判断。对于判断患者是否存在困难插管，比较常用的采用 LEMON 法则，见表 2-8。

表 2-8 LEMON 法则

项目	具体内容
Look(L)	检查头部、面部、口腔、颈部和胸部，判断患者是否存在以下情况：小下颌、高腭弓、病态肥胖、大胡子、门齿过长或松动缺失、巨舌症、颈部粗短、颈部外伤、放疗史及巨乳症等
Examination(E)	采用 3-3-2 法则，即门齿间距>3 指，甲颏间距>3 指，舌颏间距>2 指

（续表）

项目	具体内容
Mallampati(M)	即 Mallampati 评分(图 2-1)，Ⅲ、Ⅳ级患者应警惕困难气道可能
Obstruction(O)	注意是否存在口腔、会厌、声门和气管肿瘤，以及异物、会厌炎、假膜性喉炎等
Neck mobility(N)	外伤、颈托、类风湿关节炎、颈部手术史等

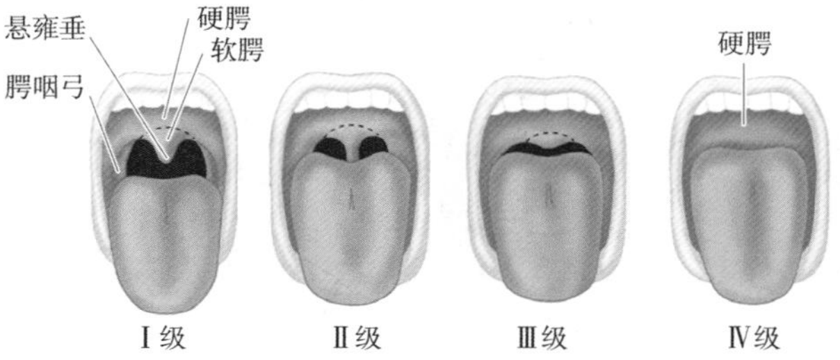

图 2-1　Mallampati 评分

对于评估可能出现困难气道时，除常规准备外，尚需准备其他可选择的建立气道工具，如可视喉镜、纤维支气管镜、喉罩等，并有相应的应急预案。

4. 操作步骤

（1）患者仰卧，头垫高 10 cm，后仰。术者右手拇指、示指、中指拨开上、下唇，提起下颌并启开口腔。左手持喉镜沿右口角置入口腔，将舌体稍向左推开，使喉镜片移至正中位，此时可见悬雍垂。

（2）沿舌背慢慢推进喉镜片使其顶端抵达舌根，稍上提喉镜，可见会厌的边缘。继续推进喉镜片，使其顶端达舌根与会厌交界处，然后上提喉镜，以撬起会厌而显露声门(图 2-2)。

（3）右手以握笔式手势持气管导管，斜口端对准声门裂，轻柔地插过声门而进入气管内(图 2-3)。于上、下齿之间放入牙垫。退出喉镜(图 2-4)。

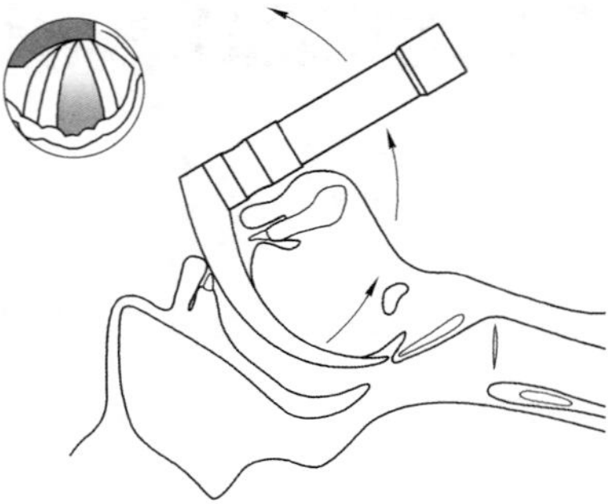

图 2-2 用喉镜暴露声门

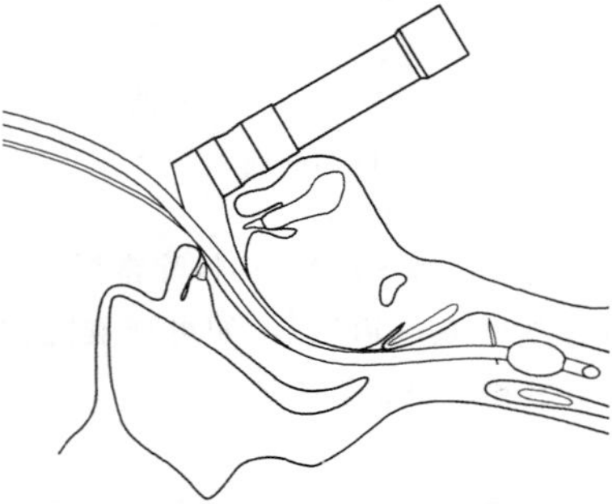

图 2-3 插入气管导管

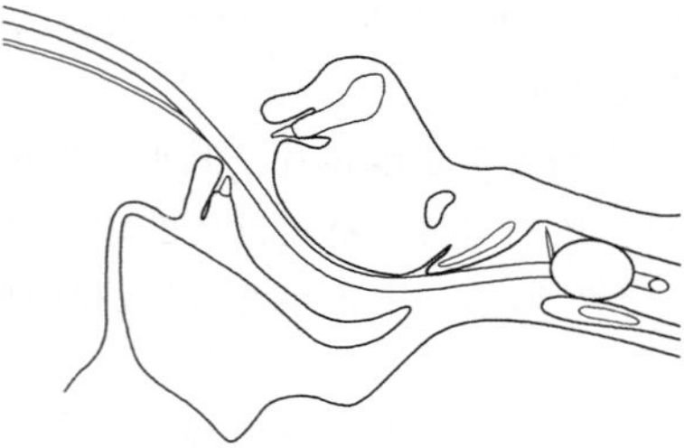

图 2-4 退出喉镜

(4) 气管导管套囊注入适量空气(3～5 mL),使导管与气管壁密闭。

(5) 插管评估:①连接呼吸机或球囊,观察双侧胸廓有无对称起伏,听诊双肺呼吸音均匀一致,听诊上腹部无气过水声。②按压患者双侧胸部,听和看导管开口是否有温热气流呼出。③再次评估导管深度,连接呼吸机,观察呼气末二氧化碳波形和峰值。

(6) 确定气管导管在气管内,且位置适当后,妥善固定导管与牙垫。

5. 注意事项

(1) 动作轻柔,以免损伤牙齿。待声门开启时再插入导管,避免导管与声门相顶,以保护声门、后部黏膜,减少喉头水肿的发生。

(2) 防止牙齿脱落误吸。术前应检查患者有无义齿和已松动的牙齿,将其去除或摘掉,以免在插管时损伤或不小心致其脱落、滑入气道,引起窒息而危及生命。

(3) 防止气囊滑脱。如果气囊固定在导管上,一般不会滑脱。但如果导管与气囊分开,应选择与导管相匹配的气囊,并用丝线捆扎在导管上,防止其滑脱落入气道,造成严重的后果。

(4) 检查导管的位置。一般气管插管后或机械通气后应常规行床边 X 线检查,以确定导管位置。

(5) 防止插管意外。气管插管时,尤其是在挑起会厌时,由于迷走神经反射,有可能造成患者的呼吸、心跳骤停,特别是生命垂危或原有严重缺氧、心功能不全的患者更容易发生。因此,插管前应向患者的家属交代清楚,取得理解和配合。插管时应充分吸氧,并进行监测,备好急救药品和器械。

(6) 插管后吸痰时,必须严格遵守无菌操作,吸痰持续时间一次不应超过 30 秒,必要时于吸氧后再吸引。经导管吸入气体必须注意湿化,防止气管内分泌物稠厚结痂,影响呼吸道通畅。

(7) 目前所用套囊多为高容低压，导管留置时间一般不宜超过 72 小时，72 小时后病情不见改善，可考虑气管切开术。导管留置期间每 2～3 小时放气 1 次。

二、中心静脉穿刺置管术

1. 适应证

(1) 治疗：①全肠外营养治疗。②需要长期、大量、快速输血输液的患者。③药物治疗(化疗、高渗、刺激性)。④血液透析、血浆置换。⑤经导管安置心脏临时起搏器。

(2) 测压：①严重创伤、休克及循环功能衰竭等危重患者抢救或大手术需要行中心静脉压监测。②Swan-Ganz 导管监测。③心导管检查。

2. 禁忌证

(1) 凝血功能障碍。

(2) 穿刺或切开部位感染。

(3) 上腔静脉血栓或压迫患者禁忌行颈内静脉穿刺。

3. 插管途径

(1) 颈内静脉：颈内静脉始于颅底，在颈部颈内静脉全程由胸锁乳突肌覆盖。上部颈内静脉位于胸锁乳突肌前缘内侧，中部位于胸锁乳突肌锁骨头前缘下面、颈总动脉的前外方，在胸锁关节处与锁骨下静脉汇成无名静脉入上腔静脉。依据颈内静脉和胸锁乳突肌之前的关系，可分别在胸锁乳突肌的前、中、后三个方向进针。

(2) 锁骨下静脉：锁骨下静脉是腋静脉的延续，起于第 1 肋骨的外侧缘。静脉的前面为锁骨的内侧缘，下面是第 1 肋骨，后面为前斜角肌。静脉越过第 1 肋表面轻度向上呈弓形，然后向内、向下和轻度向前跨越前斜角肌，然后与颈内静脉汇合。

(3) 其他静脉：颈外静脉、股静脉等。

4. 操作流程　以中路颈内静脉穿刺为例。

(1) 物品准备：中心静脉穿刺包、注射器、生理盐水、利多卡因、消毒用品，操作者的口罩、帽子及无菌手套，必要的监护及抢救设备。

(2) 体位：置患者于头低足高仰卧位（15°～30° Trendelenburg位），使静脉充盈并减少空气栓塞的发生。去除枕头，肩下垫一布卷使头颈后仰，头转向对侧。

(3) 穿刺点：首选右侧颈内静脉，因为右侧肺尖及胸膜顶低于左侧，不会损伤胸导管，且右侧颈内静脉到右心房的距离最短，几乎呈一直线。确定由胸锁乳突肌胸骨头、锁骨头及锁骨构成的三角，先顶角处为穿刺点。

(4) 消毒：含碘消毒液 2～3 遍，消毒范围从耳廓、锁骨以下，胸骨上凹至下颌部，以穿刺点为中心，半径不少于 15 cm。

(5) 试穿：局部麻醉后，用 5 mL 注射器进行定位穿刺，针头与皮肤呈 45°角，针头沿胸锁乳突肌锁骨头内缘，方向指向同侧乳头。边进针，边抽吸，持续保持空针内负压，如针已深入 3～5 cm，仍未见到回血，可带负压回退；如仍然无回血，须将针回拔至皮下，改变穿刺方向。

(6) 试穿成功后，再按此穿刺方向及深度进行正式插管穿刺。一般多用 Seldinger 导丝法，注意插导引钢丝时不能有阻力，有阻力要重新调整位置，无阻力则插入导引钢丝过针头约 5 cm，退出穿刺针。将导管套在导引钢丝外面，钢丝必须伸出导管尾部，用左手拿住，右手将导管与钢丝一起部分插入，待导管进颈内静脉后，边插导管边退出钢丝，一般成人从穿刺点到上腔静脉右心房开口处约 12 cm。用肝素盐水回抽排气，妥善固定导管，并用无菌敷料覆盖穿刺点。

5. 中心静脉压的临床意义　中心静脉压的正常值为 4～12 cmH_2O，中心静脉压与右心房压相近，数值取决于心功能、血容量、静脉血管张力、胸内压、静脉血回流量和肺循环阻力等因素。

作为反映心功能和容量的指标，数值的动态变化比单次绝对值更有指导意义。

6. 并发症

(1) 误穿动脉。严重损伤颈总动脉或锁骨下动脉可造成纵隔血肿、心脏压塞；颈内静脉或颈总动脉损伤出血，形成颈部血肿；如两侧穿刺均形成血肿，可压迫气管造成上呼吸道梗阻。

(2) 气胸、血胸：锁骨下静脉穿刺发生率高于颈内静脉。

(3) 气栓。

(4) 导管置于静脉外，输入液体进入纵隔或胸膜腔。

(5) 损伤左侧胸导管，造成乳糜胸。

(6) 血栓形成，上肢静脉回流受阻。

(7) 导管置入过深，进入右心房或右心室，引起心律失常。

(8) 全身及局部感染，特别是经导管输入营养液更易发生，严重者可发展为败血症。

三、动脉穿刺

1. 适应证

(1) 各种危重患者、循环功能不全、体外循环下心内直视手术及复杂手术的患者，术中需连续监测周围动脉压力。

(2) 术中血流动力学波动大，需要通过连续监测动脉压指导血管收缩药或扩张药治疗。

(3) 严重低血压、休克或其他无创测压困难患者。

(4) 需采用血液稀释、控制性降压技术患者。

(5) 需要反复抽吸动脉血行血气分析的患者。

(6) 采血困难患者。

(7) 需要动脉压力波形获得诊断信息患者。

(8) 需要根据收缩压变异度评估容量治疗反应的患者。

2. 禁忌证

(1) 改良 Allen 试验异常。

(2) 穿刺部位感染或外伤。

（3）凝血功能异常或机体高凝状态。

（4）有出血倾向或正在进行抗凝治疗。

（5）合并血管疾病，如脉管炎等。

（6）手术操作涉及同一部位。

3. 插管途径

（1）桡动脉：由于动脉位置表浅且相对固定，桡动脉是最常用的穿刺点。桡动脉和尺动脉在掌部组成掌深、浅血管弓，形成平行的血流灌注，桡动脉插管后发生的阻塞或栓塞，只要尺动脉平行循环良好，手部血流灌注不会引起障碍。清醒患者可行改良 Allen 试验，操作步骤如下：抬高被检查患者的手，紧握 30 秒。同时压迫桡动脉和尺动脉，终止其血流，张开手掌，正常情况下手掌发白。继续压迫桡动脉的同时，松开尺动脉，观察手掌颜色恢复情况。手掌在 5 秒内充血变红，提示尺动脉供血良好；6～15 秒变红为可疑；超过 15 秒手掌仍未变红提示尺动脉侧支代偿不良，不宜行桡动脉穿刺。

（2）其他穿刺点：腋动脉、足背动脉、股动脉等。

4. 操作流程　以桡动脉为例。

（1）物品准备：20G 静脉穿刺针、固定前臂用的托手架及垫高手腕部的专用纱布卷、消毒液、2%利多卡因、无菌肝素冲洗液、测压装置。

（2）具体操作：患者常采用仰卧位，左上肢外展于托手架上，穿刺者位于穿刺侧，患者手臂平伸外展 20°～30°，手掌朝上，手指指向穿刺者，将纱布卷放置患者腕部下方，使腕关节抬高 5～8 cm，并且保持腕关节处于轻度过伸状态。穿刺时将穿刺者左手的示指、中指、环指（无名指）自穿刺部位由远心端至近心端依次轻放于患者桡动脉搏动最强处，指示患者桡动脉的走行方向，示指所指部位即为穿刺的“靶点”。穿刺点一般选择在桡骨茎突近端 0.5 cm，即第二腕横纹处。三指所指线路即为进针方向。①直接穿刺法：确定动脉的搏动部位和走向，选好进针点，在动脉旁皮内与皮下注射局部麻醉药或全身麻醉诱导后用 20G 留置针进行桡动脉穿刺。针尖指向与血流方向相反，针体与皮肤夹角依据患者胖瘦程度而异，一般为 30°～45°，缓慢进针，当发现针芯有回血时，压低穿刺针并再向前推进 2～3 mm，针芯仍有回血，略退针芯，仍见持续回血，可向前推送外套管，随后撤出针芯，此时套管尾部应向外搏动性喷血，说明穿刺置管成功。②穿透法：进针点、进针方向和角度同上。当见有回血时再向前推进 1～2 mm（撤出针芯无回血即可），然后撤出针芯，将套管缓慢后退，当出现喷血时停止退针，并立即将套管向前推进，送入时无阻力感且持续喷血，说明穿刺成功。

5. 并发症

（1）血栓：血栓多是由于导管的存在而引起，随着导管留置时间延长，血栓发生率增加。一旦桡动脉血栓形成，只要尺动脉血供良好，一般问题不大，但由于桡动脉分支供应大鱼际区域常是终末动脉，在桡动脉血栓阻塞后容易出现鱼际区供血不足的临床表现。

（2）栓塞：栓子多来自围绕导管尖端的小血块，一般认为连续冲洗法可减少血栓栓塞。

（3）出血。

（4）感染。

（陈珺珺）

第四节　术后镇痛

疼痛是与血压、脉搏、呼吸和体温同等重要的第五大生命体征。术后疼痛是手术后即刻发生的急性伤害性疼痛，尤其在控制不良时，会导致有害的急性影响（即不良生理反应）和慢性影响（即延迟恢复和慢性疼痛）。术后镇痛的目标是有效缓解疼痛，减少药物不良反应，促进功能恢复，全面提高患者的生活质量和满意度。

一、疼痛评估

数字评估法(NRS)范围为0～10，≤3为疼痛控制。评估静态和动态的疼痛强度，只有活动时疼痛减轻才能保证患者术后机体功能的最大康复。

二、镇痛药物

1. 阿片类镇痛药　常用的阿片类镇痛药见表2-9。

表2-9　常用的阿片类镇痛药

项目	吗啡	芬太尼	舒芬太尼	氢吗啡酮	羟考酮
起效/达峰(分钟)	5～10	1～4	1～4	5～10	2～3
持续时间(小时)	4	0.5～1	1～2	4～6	4
代谢产物和消除	吗啡-6-葡萄糖醛酸可蓄积	半衰期长蓄积	无活性可蓄积	活性弱蓄积少	无活性无蓄积

主要不良反应包括呼吸抑制、恶心、呕吐、尿潴留、瘙痒、头晕和低血压等。

2. 非阿片类镇痛药　常用的有非甾体抗炎药(NSAIDs)、对乙酰氨基酚、曲马多和氯胺酮等，可单独用于轻度疼痛，也可与阿片类药物联合应用于中、重度疼痛实施多模式镇痛。

三、镇痛方式

患者自控镇痛(PCA)由患者决定给药时间和给药剂量，比传统的肌内注射或间歇性静脉注射更具优点。临床常用的PCA主要是患者自控静脉镇痛(PCIA)和患者自控硬膜外镇痛(PCEA)。

阿片类药物PCIA可实现患者个体化滴定给予阿片类药物。PCEA常用的药物是局部麻醉药联合阿片类药物。与全身性阿片类药物相比，硬膜外镇痛可促进胃肠道功能的恢复，降低肺部并发症、血栓相关不良事件和心血管事件的发生率，特别是在高风险患者或手术中。PCEA 不良反应包括镇痛相关不良反应和硬膜外穿刺或者导管相关不良反应。术后需要使用抗凝或抗血小板治疗的患者日益增多，对硬膜外导管拔除时机和再次给予抗凝或抗血小板药物的时间也有特殊要求，必须确保安全，最大限度地降低椎管内血肿的风险。

术后镇痛提倡多模式镇痛，通过联合应用作用于疼痛通路中不同靶点及不同作用机制的阿片类和非阿片类镇痛药物或镇痛方法，以获得相加或协同的镇痛效果，减少药物剂量，降低相关不良反应，达到最大效益风险。

术后镇痛应针对可能有不同解剖、生理、药理学或心理社会问题的特殊人群（如阿片类药物耐受、儿童、肥胖患者及阻塞性睡眠呼吸暂停患者）的需求进行个体化定制，并及时调整。

（费 敏）

第五节 术后早期麻醉相关并发症

术后早期可能出现影响多器官系统功能的一些生理紊乱。麻醉相关最常见的并发症是低氧血症、血流动力学不稳、术后恶心呕吐（PONV）、低体温和寒战，以及术后谵妄（POD）。

一、低氧血症

1. 病因 术后早期短暂性低氧血症最常见的原因是肺泡通气不足和肺不张。术后持续低氧血症的原因应与临床相关情况鉴别（表 2－10）。

2. 监护

（1）标准监测：脉搏氧饱和度（SpO_2）、心电图、无创或有创血压、体温、呼吸频率。呼气末二氧化碳监测除了应用于气管内插管的患者，在拔管后的患者中也有广泛应用。

表 2-10　导致低氧血症的因素

低通气	分流 通气-血流不匹配	弥散受限	其他
麻醉药和(或)肌松药残余 喉痉挛 支气管痉挛 气道水肿或血肿压迫 阻塞性睡眠呼吸暂停 术后腹部包扎或腹胀 潜在神经肌肉疾病所致的全身乏力 其他	肺不张 功能残气量下降 充血性心力衰竭 肺水肿(液体负荷过重、气道梗阻后水肿) 脓毒症 输血相关性肺损伤 反流误吸 肺栓塞 肺炎 气胸	肺气肿 肺间质病变 肺纤维化 原发性肺动脉高压 其他	氧源中断 氧耗增加 寒战、疼痛等

（2）脉搏氧饱和度的局限性：不能监测通气情况，反映低氧时间时滞后，不能代替体格检查，受多种因素影响致读数不准确（如低灌注、贫血、运动伪影、异常血红蛋白、存在血管内染料和指甲油）。

3. 对因治疗　药物逆转麻醉药及肌松药残余，或呼吸机支持通气，等待呼吸抑制自然消除。①阿片类药物引起的通气不足可采用 μ 受体拮抗药。②苯二氮䓬类药物引起的通气不足可采用氟马西尼拮抗。③肌松残余可采用新斯的明或舒更葡糖拮抗。④清除呼吸道分泌物、血液和异物。⑤解除上呼吸道梗阻：放置鼻咽或口咽通气道、手法辅助通气或气管插管以恢复气管通畅。⑥补充供氧：鼻导管吸氧，面罩吸氧，持续气道正压通气（CPAP），无创正压通气（NIPPV）。后两者在使用前需谨慎考虑患者和手术两方面的因素，尤其是食管或胃手术患者。⑦解痉、调整体位、自主深呼吸。⑧保温，镇痛，预防反流误吸。

二、血流动力学不稳

术后血流动力学不稳可单独或同时表现为高血压或低

血压、心律失常等。

1. 高血压

（1）病因：原发性高血压患者术后发生严重高血压的风险最大；其他因素包括：低氧血症、容量负荷过多、全身麻醉苏醒期躁动、寒战、药物作用反跳、颅内压增高、高碳酸血症、疼痛、尿潴留等。

（2）症状：通常没有症状。恶性高血压时，可能表现为头痛、视物模糊、呼吸困难、不安，甚至胸痛。

（3）治疗：对因治疗，排除可纠正的原因。静脉给予起效快、短时效降压药物。

2. 低血压

（1）病因：术后低血压常见原因见表2-11。

表2-11 术后低血压的常见病因和鉴别诊断

血容量不足	毛细血管通透性增加	心排血量降低	血管张力下降
持续容量丢失 液体进入第三间隙 肠道准备 胃肠液丢失 出血 椎管内麻醉	脓毒症 输血相关急性肺损伤 烧伤	心肌缺血/心肌梗死 心肌病 瓣膜病 心包疾病 心脏压塞 心律失常 肺栓塞 张力性气胸 药物性低血压	脓毒症 过敏反应 脊髓休克 肾上腺功能不全 医源性交感神经阻断

（2）治疗：①低血容量性（前负荷降低），对静脉输液反应良好。排除活动性出血。②分布性（后负荷降低），继发于区域麻醉技术的医源性交感神经阻滞，常用缩血管药物包括去氧肾上腺素和麻黄碱。肾上腺素是治疗过敏反应所致低血压的首选药物。其他治疗措施包括：立即去除致敏原，给予类固醇、H_1受体与H_2受体阻滞药、液体和缩血管药物。脓毒症低血压时，给予液体复苏、经验性抗生素治疗。去甲肾上腺素是首选升压药，也可给予低剂量血管加压素

（0.01～0.05 U/min）。③心源性（泵衰竭），正性肌力药、利尿、降低后负荷、心律失常采用抗心律失常药或电复律。

3. 心律失常

（1）心动过速：①常见原因，包括疼痛、躁动、通气不足及低氧血症、高碳酸血症、低血容量、PONV 和寒战。少见但严重的原因包括：出血、休克、肺栓塞、甲状腺危象和恶性高热。②治疗，重点在于评估血流动力学是否稳定。药物及电复律选择采取个体化方案。

（2）心动过缓：①常为医源性，药物相关原因包括 β 受体阻滞药、胆碱酯酶抑制剂、阿片类药物或右美托咪定。其他原因包括：蛛网膜下腔阻滞高平面、低氧、低温、肠胀气、颅内压或眼内压增高。②治疗，立即评估生命体征和血流动力学稳定性。纠正潜在原因。无症状性心动过缓可能无需治疗，但若病情不稳定且存在低血压、精神状态改变、缺血性胸部不适或急性心力衰竭的体征，则需紧急干预。

（3）房性心律失常：心房颤动最常见。①危险因素，术前存在心脏风险因素、液体过负荷、电解质紊乱、低氧血症。②治疗，即时目标为控制心室率。药物治疗包括短效 β 受体阻滞药、钙通道阻滞药、胺碘酮。血流动力学不稳定时可能需电复律。

（4）室性心律失常：①室性期前收缩（PVC），危险因素包括低氧、心肌缺血、酸中毒、低钾、低镁和中心静脉导管刺激等。②尖端扭转性室性心动过速，内在因素或药物相关（5 - HT_3 受体拮抗药昂丹司琼、氟哌利多、胺碘酮等）。③治疗，寻找纠治可逆性原因。药物治疗包括 β 受体阻滞药、利多卡因、镁剂。

三、术后恶心呕吐（PONV）

1. 风险因素　女性、非吸烟、有 PONV 史或晕动病史、使用阿片类药物、吸入麻醉药、氧化亚氮；手术相关包括鼓室成形术、腹腔镜手术、妇科手术、斜视手术。

2. 预防和治疗

（1）多模式镇痛，减少阿片类药物应用。

（2）全身麻醉中使用异丙酚诱导和维持，避免吸入麻醉药和氧化亚氮。

（3）充分补液。

（4）使用舒更葡糖代替新斯的明拮抗肌松药。

（5）药物治疗：联合用药比单一治疗更具有优越性。①$5-HT_3$ 受体拮抗剂：昂丹司琼、雷莫司琼、帕洛诺司琼。②NK_1 受体拮抗剂：阿瑞匹坦。③抗多巴胺能药物：氟哌利多、甲氧氯普胺。④抗组胺药：茶苯海明、异丙嗪。⑤抗胆碱能药：东莨菪碱透皮贴。⑥皮质类固醇：地塞米松。

四、低体温和寒战

1. 定义　核心温度低于 36℃，是全身麻醉和椎管内麻醉后的一种有害且不舒服的状态。

2. 临床影响　不舒适，增加氧耗，增加 CO_2 产生及交感神经张力，抑制血小板功能、凝血因子活性，延长药物代谢时间。

3. 准确测量核心体温　位置是鼓膜。

4. 治疗　围手术期主动加温包括液体加温、暖风机、加温毯、覆盖暴露的表面。药物治疗包括哌替啶、曲马多、右美托咪定、氯胺酮等。

五、术后谵妄(POD)

1. 定义　表现为精神状态的急性改变，包括认知功能的改变，注意力和意识水平的波动。在手术室和苏醒室中发生的称为急性谵妄。主要分为活动亢进型 25％、抑制型 50％和混合型 25％。

2. 易感因素　①年龄大于 65 岁。②既往认知损害。③严重疾病或合并症较多。④听力或视力障碍。⑤存在感染。

3. 诱发因素

(1) 手术因素：大型侵入性复杂手术、手术时间长、失血量多。

(2) 药物：抗胆碱药、苯二氮䓬类药物、哌替啶、氯胺酮等。

(3) 麻醉管理：术中血流动力学波动、低氧血症、镇痛不足、低体温、低血糖。

4. 预防和管理　①术前风险筛查。②优化麻醉方案，避免使用导致谵妄的药物。③恢复定向力、听力和视力，减少约束。④疼痛管理。⑤优化营养、液体摄入和电解质水平。⑥改善睡眠质量，减少环境干扰，保持昼夜节律。⑦谨慎使用药物治疗：氟哌啶醇、利培酮、奥氮平等。

（陈实玉）

第三章　普通外科

第一节　急诊外科

疖和疖病、痈

疖和疖病

疖是一个毛囊及其所属皮脂腺的急性化脓性感染，常扩展到皮下组织。多发及反复发作者称为疖病。致病菌多为金黄色葡萄球菌和表皮葡萄球菌，易发于糖尿病、肥胖、不良卫生习惯，以及免疫抑制或缺陷状态的患者。

一、临床表现

疖常见于面部、颈部、腋下、臀部、大腿、会阴部等毛囊和皮脂腺丰富的部位。最初局部出现红、肿、痛的小结节，以后逐渐肿大隆起。数日后，结节中央因组织坏死而变软，出现黄白色小脓栓，红、肿、痛范围扩大。再数日后，脓栓脱落，排出脓液，炎症可逐渐消失而愈合。一般无明显的全身症状。

二、诊断和鉴别诊断

局部皮肤出现红、肿、痛的小结节，以后逐渐肿大隆起。数日后，结节中央因组织坏死而变软，出现黄白色小脓栓，红、肿、痛范围扩大，临床表现典型者，诊断容易。疖和疖病需与痈、皮脂腺囊肿等进行鉴别。

（一）痈

痈是多个相邻毛囊及其周围组织同时发生的急性化脓性炎症，或由多个相邻疖融合而成。炎症常从毛囊底部开始，并向阻力较小的皮下组织蔓延，再沿深筋膜浅层向外周扩散，进入毛囊群而形成多个脓头。痈的炎症范围比疖大，病变累及深层皮下结缔组织，表面皮肤血运障碍甚至坏死；自行破溃常较慢，全身反应较重，甚至发展为脓毒血症。

（二）皮脂腺囊肿合并感染

皮脂腺囊肿多突出于皮肤表面，好发于皮脂腺丰富部位，如头皮、颜面、胸背等处。未合并感染时，一般无明显症状。肿物呈球形，单发或多发，大小不等。中等硬度，有弹性，高出皮肤表面，与皮肤有粘连，不易推动，表面光滑，无波动感，其中心部位有针头大的脐孔凹样开口。若合并感染可出现红、肿、热、痛等炎症反应。

三、治疗原则

（一）局部治疗

外涂外用抗菌药物及碘酊、金黄膏等。热敷、紫外线或超短波等物理疗法有助于缓解症状。

（二）全身治疗

全身症状明显、面部疖或并发急性淋巴管炎和淋巴结炎者，应予以静脉抗生素治疗。应早期、足量、足疗程使用有效抗生素，并根据细菌药敏试验结果调整用药。

（三）手术治疗

脓肿已有波动时，应及时切开引流。疖未成熟时不宜切开引流。

（四）其他

特殊部位如面部，特别是位于所谓“危险三角区”的上唇部和鼻部的疖，易致化脓性海绵状静脉窦炎、脑膜炎和脓毒血症，病情凶险，须积极治疗。

痈

痈是邻近的多个毛囊及其周围组织的急性化脓性感染，也可由多个疖融合而成。致病菌多为金黄色葡萄球菌，常发生于抵抗力低下的患者，如糖尿病、肥胖、不良卫生习惯及免疫缺抑制或免疫陷状态等。

一、临床表现

痈常见于颈部、背部、肩部。初起为小片皮肤硬肿、暗红色，其中可有数个脓点；随后范围增大，脓点增大、增多；中心处可破溃出脓、坏死脱落，皮肤可因组织坏死呈紫褐色；很难自行愈合。引流区域淋巴结肿大。可出现畏寒、发热、食欲减退和全身不适。唇痈易引起颅内化脓性海绵状静脉窦炎，病情凶险。

二、辅助检查

（一）实验室检查

全身炎症反应严重者，血常规检查可见白细胞明显增加和中性粒细胞比例升高，C 反应蛋白等炎症指标增高。

（二）细菌学检查

对多发、反复感染者，以及全身炎症反应严重者，可抽取脓液进行细菌培养。药敏试验可为抗生素治疗提供依据。

三、治疗原则

（一）全身治疗

及时使用抗生素，中药清热解毒。糖尿病患者应控制血糖稳定。

（二）保守治疗

初期仅有红肿时，可表面湿敷，局部外涂抗生素。

（三）手术治疗

已出现多个脓点、表面紫褐色或已破溃流脓时及时切开引流。

（陈　凌）

急性蜂窝织炎和丹毒

急性蜂窝织炎

急性蜂窝织炎是皮下、筋膜下、肌间隙或深部疏松结缔组织的急性、弥漫性、化脓性感染。常见致病菌为金黄葡萄球菌，有时为溶血性链球菌，少数由厌氧菌和大肠埃希菌引起。

一、临床表现

（一）局部症状

病变局部红、肿、热、痛，并向周围迅速扩大。红肿的皮肤与周围正常组织无明显的界限。感染部位较浅、组织较松弛者，肿胀明显且呈弥漫性，疼痛较轻；感染位置较深或组织较致密时，则肿胀不明显，但疼痛剧烈。

（二）全身症状

患者多伴有畏寒、发热、头痛、乏力等全身症状。一般深部蜂窝织炎、厌氧菌和产气菌引起的捻发性蜂窝织炎，全身症状多较明显。口底、颌下和颈部的急性蜂窝织炎，可发生喉头水肿和压迫气管，引起呼吸困难，甚至窒息。

二、体格检查

病变局部红肿，有明显的压痛。病灶较深者局部红肿多不明显，常只有局部水肿和深部压痛。捻发性蜂窝织炎多发生在会阴部、腹部伤口处，查体时可有捻发音；疏松结缔组织和筋膜坏死，水肿严重并伴有进行性皮肤坏死，脓液有恶臭。

三、辅助检查

（一）实验室检查

全身炎症反应严重者，血常规检查可见白细胞明显增加和中性粒细胞比例升高，C反应蛋白等炎症指标增高。

（二）细菌学检查

对多发、反复感染者，以及全身炎症反应严重者，可抽取脓液进行细菌培养。药敏试验可为抗生素治疗提供依据。

（三）影像学检查

有助于了解病灶范围及局部组织破坏程度。超声可见病灶局部组织结构紊乱，中心部呈不均匀中低回声影，周围组织水肿明显，边界不清。CT可见周围组织水肿，中心部液化。捻发性蜂窝织炎可见有不同程度的皮下积气及深部软组织气肿。

四、诊断和鉴别诊断

临床病变局部有红、肿、热、痛病灶，并向周围迅速扩大的典型表现，患者多伴有畏寒、发热、头痛、乏力等全身症状。根据上述典型的局部和全身表现和体征可作出诊断。实验室检查白细胞计数升高，脓液的细胞学检查有助于诊断，影像学检查对感染程度及病原菌判断有帮助。

鉴别诊断包括：①丹毒，局部表现为绛红色斑块，指压后褪色，皮肤轻度水肿，边缘稍隆起，界线清楚。感染蔓延迅速，但不形成脓肿，很少有组织坏死，易反复发作。下肢反复发作者，可有皮下淋巴管阻塞，呈"橡皮腿"改变。②坏死性筋膜炎，常为需氧菌和厌氧菌混合感染。发病急，全身症状重，而局部症状不明显。感染沿筋膜迅速蔓延，筋膜与皮下组织大量坏死。患者常有贫血、中毒性休克。皮肤可见溃疡、脓液稀薄。③气性坏疽，病前创伤较重，常深及肌肉，伴有伤肢或躯体功能障碍；伤口分泌物有腥臭味。

五、治疗原则

（一）局部治疗

①药物涂布，早期局部无波动时，可用50%硫酸镁做局部湿热敷，或用金黄散外敷。②物理治疗，早期应用紫外线、红外线可促进脓肿局限，消炎；脓液排出后可选择透热法，如超短波、微波等，促进局部血液循环，肉芽组织生长，加快创口愈合。③切开引流，一旦脓肿形成，应切开引流。对于口底及颌下的蜂窝织炎，经短期积极抗感染治疗无效时，应及早切开减压，以防喉头水肿压迫气管造成窒息。手指部的蜂窝织炎，亦应早期切开减压，防止指骨坏死。对于捻发性蜂窝织炎，应广泛切开引流，切除坏死组织，用3%过氧化氢溶液冲洗伤口。若有大量皮下组织坏死时，待坏死组织脱落后可植皮以促愈合。

（二）全身治疗

①抗休克治疗，对感染性休克患者应给予积极的补液扩容，抗休克治疗。②全身支持治疗，感染严重者应适当加强营养，补充热量及蛋白质，适量输入新鲜血或血浆。人血丙种球蛋白可增强患者抗感染能力。③应用抗生素，抗生

素是治疗蜂窝织炎的最重要措施。使用原则是根据细菌培养及药敏试验结果选用有针对性、敏感的药物。药敏试验结果出来前,可采用广谱抗生素。对金黄色葡萄球菌、链球菌,首选针对革兰阳性菌的青霉素和磺胺甲噁唑,严重者可选用第一、二代头孢菌素。对革兰阴性菌采用阿米卡星,或第二代以上的头孢菌素;对厌氧菌感染者,甲硝唑为治疗厌氧菌感染的首选药物。

丹毒

丹毒是一种累及真皮浅层淋巴管的感染,主要致病菌为A组β溶血性链球菌。皮肤的任何炎症,尤其是有皲裂或溃疡的炎症为致病菌提供了侵入的途径。轻度擦伤或搔抓、头部以外损伤和慢性小腿溃疡均可能导致此病。致病菌可潜伏于淋巴管内,引起复发。

一、临床表现

丹毒好发于足、腿、颜面部。潜伏期为2～5日。前驱症状有突然发热、寒战、不适和恶心。数小时到1日后出现红斑,并进行性扩大,界限清楚。患处皮温高、紧张,并出现硬结和非凹陷性水肿,受累部位有触痛、灼痛。区域淋巴结肿大,伴或不伴淋巴结炎。可出现脓疱、水疱或小面积的出血性坏死,一般不形成脓肿。反复发作可引起持续性局部淋巴水肿,最后结果是永久性肥厚性纤维化,称为慢性链球菌性淋巴水肿。下肢可呈“橡皮腿”改变。乳腺癌患者腋部淋巴结清扫术后由于淋巴淤滞,也易反复患丹毒。

二、辅助检查

可行伤口或破损处的拭子革兰染色和细菌培养。

三、诊断和鉴别诊断

大多数患者具有典型的局部:病变部位皮温高、紧张,并出现硬结和非凹陷性水肿,受累部位有触痛、灼痛,常见近卫淋巴结肿大,伴或不伴淋巴结炎,以及全身表现,有突然发热、寒战、不适和恶心。

四、治疗原则

(一) 全身治疗

首选青霉素，疗程为 10～14 日。对青霉素过敏者可选用大环内酯类抗菌药物。复发性丹毒患者在淋巴管炎的活动期间，大剂量抗菌药物治疗有效，但需要继续以间歇性小剂量维持较长时间以取得完全效果。

(二) 局部治疗

抬高患肢，促进静脉和淋巴回流，减轻水肿。也可用 50%硫酸镁湿敷，或辅以物理疗法，缓解局部症状。

(陈　凌)

急性淋巴管炎和淋巴结炎

急性淋巴管炎

急性淋巴管炎多因局部创口或溃疡感染，细菌经组织淋巴间隙进入淋巴管，引起淋巴管及周围的急性炎症。急性淋巴管炎如继续蔓延至局部淋巴结，则引起急性淋巴结炎。本病可分为网状淋巴管炎和管状淋巴管炎，前者即丹毒，后者多见于四肢，多由金黄色葡萄球菌和溶血性链球菌引起。

一、临床表现

管状淋巴管炎在感染病灶近侧皮肤可见沿淋巴管走行的红线，并向近心端延伸，局部较硬，有压痛。引流区域的淋巴结可有肿大，疼痛，甚至继发急性淋巴结炎。严重者常伴有发热、头痛、全身不适、食欲不振。

二、辅助检查

可行血常规等检查，有助于判断感染的严重程度。

三、诊断和鉴别诊断

感染病灶近侧皮肤沿淋巴管走行可见一条或数条红

线，并向近心端延伸，局部较硬，有压痛。所属淋巴结可肿大，疼痛，严重者常伴有发热、头痛、全身不适、食欲不振。严重者伴发冷、发热症状。根据临床表现和相关检查，不难得出诊断。

鉴别诊断包括：①急性淋巴结炎，急性淋巴管炎蔓延至引流区域的淋巴结如腘窝、腹股沟、腋窝等处，导致急性淋巴结炎，能够触及肿大、疼痛的淋巴结。②急性蜂窝织炎，多因皮肤、黏膜损伤后，皮下疏松结缔组织受病菌感染所致。也可由局部化脓性感染直接扩散或经淋巴、血液传播而发生。病变局部红、肿、热、痛，并向周围迅速扩大。红肿的皮肤与周围正常组织无明显的界限。患者多伴有程度不同的全身症状。捻发性蜂窝织炎多发生在会阴部、腹部伤口处，查体时可检出捻发音。③血栓性静脉炎，血栓性静脉炎是静脉血管腔内血栓形成，阻碍静脉血液回流，可分为浅静脉血栓和深静脉血栓形成两类。临床症状主要沿血管走行分布，如局部红肿、疼痛及条索样肿块。血管彩色多普勒超声（简称彩超）可以在血管中发现血栓。

四、治疗原则

（一）全身治疗

早期给予敏感抗生素控制感染。

（二）局部治疗

局部热敷，抬高患肢，促进静脉和淋巴回流；为防止淋巴水肿，患肢给予压力包扎阻止淋巴滞留；局部感染形成淋巴结脓肿时，应及时切开引流。

急性淋巴结炎

急性淋巴结炎多数继发于其他化脓性感染病源，由于细菌侵犯淋巴结所引起的局部淋巴结肿大，如处理不及时可形成脓肿。以溶血性链球菌和金黄色葡萄球菌感染最常见。

一、临床表现

以颈、腋窝和腹股沟等部位多见。颈部急性淋巴结炎常见于儿童。多由上呼吸道感染、扁桃体炎、龋齿、咽炎、口腔炎、外耳道炎等炎症引起。早期淋巴结肿大，疼痛和压痛，可活动。后期多个淋巴结粘连成硬块，不易推动。此时皮肤常红、肿、压痛明显，并可有畏寒、发热、头痛、乏力等全身症状。如得不到及时控制，可形成脓肿。

急性肠系膜淋巴结炎多见于7岁以下儿童，多属病毒感染。它好发于冬春季节，常在急性上呼吸道感染病程中并发或继发于肠道炎症之后。典型症状为发热、腹痛、呕吐，有时伴腹泻或便秘。

二、辅助检查

（一）实验室检查

可行血常规等检查，有助于判断感染的严重程度。

（二）影像学检查

胸部X线片、超声、CT等有助于发现原发感染病灶。

（三）穿刺活检

肿大淋巴结需与淋巴结核、淋巴瘤、淋巴结转移癌等鉴别时，可行淋巴结的穿刺活检，进而完善抗酸染色和病理学检查。

三、诊断和鉴别诊断

根据临床表现和相关检查，不难得出诊断。

鉴别诊断包括：①淋巴瘤，淋巴瘤出现的肿大淋巴结一般无疼痛感，且找不到原发的感染灶。而急性非特异性淋巴结炎时，肿大的淋巴结有疼痛感，且可发现原发的感染灶。淋巴结活检是鉴别淋巴瘤和淋巴结炎的金标准。②淋巴结核，常有低热、盗汗，淋巴结压痛较轻，肿大淋巴结的数目多；病程较长，无急性感染病灶；红细胞沉降率（血沉）快、血象不高。穿刺抽吸脓液或取瘘道口处脓液做抗酸染色，可发现抗酸杆菌。抗结核药物试验治疗可使病变缩小。

③淋巴结转移癌，转移癌淋巴结肿大，质地坚硬、无压痛，推之不移动。

四、治疗原则

早期应积极治疗如疖、痈、急性蜂窝织炎等原发感染。局部热敷，理疗或外敷消炎药膏。形成脓肿时，及时切开引流。有全身症状者，可给予抗生素。局部使用外用药物，如酮洛芬凝胶，以减轻疼痛症状。

（陈　凌）

脓肿

急性感染后，组织或器官内病变组织坏死、液化，形成局部脓液积聚，并有一完整脓壁时，称为脓肿。致病菌多为金黄色葡萄球菌。

一、临床表现

浅表脓肿略高出体表，红、肿、热、痛及波动感。小脓肿，位置深，腔壁厚时，波动感可不明显。深部脓肿一般无波动感，但脓肿表面组织常有水肿和明显的局部压痛，伴有全身中毒症状，如发热、头痛、食欲减退和白细胞计数增加。

二、辅助检查

（一）实验室检查

血常规检查可见白细胞明显增加和中性粒细胞比例升高，C 反应蛋白或降钙素原亦可升高。

（二）细菌学检查

对多发、反复感染者，可由脓肿直接抽取脓液进行细菌培养，根据药敏试验结果选择抗生素治疗。

（三）影像学检查

对于浅表性脓肿，超声可见中心部呈不均匀中低回声影，周围组织水肿明显，边界不清；腹腔深部脓肿可能受肠道气体干扰，超声显示不清。CT 可见脓肿周围组织水肿，中心部液化。对于深部脓肿，也可以行CT引导下穿刺引流。

三、诊断和鉴别诊断

根据临床表现和相关检查，不难得出诊断。

鉴别诊断包括：①表皮样囊肿，表皮样囊肿是一种呈肤色的皮肤结节。本病通常为临床诊断，其临床表现为散在的囊肿或结节（常伴中央凹点），触诊时可自由移动。表皮样囊肿可发生继发性感染。②毛囊炎，毛囊炎是指一个或多个毛囊的炎症。一般根据临床表现确诊；罕见情况下，可能需要进行革兰染色和培养或皮肤活检，以区分毛囊炎与其他疾病。③化脓性汗腺炎，化脓性汗腺炎是一种累及皮肤和间擦部位皮下组织的慢性化脓性疾病。一般通过临床表现确诊。④结节性淋巴管炎，结节性淋巴管炎表现为沿淋巴管走行的结节性皮下肿胀。

四、治疗原则

及时切开引流，切口应选在波动明显处并与皮纹平行，切口应够长，并选择低位，以利于引流。深部脓肿，应先行穿刺定位，然后逐层切开。深部脓肿或全身炎症重的患者，可应用抗生素治疗。伤口长期不愈者，应查明原因。

（董天庚）

全身急性化脓性感染

病原菌侵入人体血液系统，并在其内生长繁殖或产生毒素，引起严重的全身感染症状和中毒症状的情况，统称为全身性感染。全身化脓性感染一般分为败血症和脓毒血症，而以败血症最为常见。败血症是病原菌侵入血液，并在其内迅速生长繁殖，并产生大量毒素，引起严重的全身症状，一般发生在患者全身情况差和致病毒力大、数量多的情况下，是一种严重的外科感染。脓毒血症是指局部化脓性病源的细菌栓子或脱落的感染血栓间歇性地进入血液，并在全身其他组织或器官形成转移性脓肿。

一、临床表现

如病情发展，感染未能控制，可出现脓毒症休克及急剧发展为多器官功能不全乃至衰竭。

（一）败血症

起病急，突发寒战、高热，体温高达 40～41 ℃，常呈稽留热型。常伴头痛、头昏、乏力、恶心、呕吐等中毒症状。严重时烦躁不安、谵妄、昏迷及休克。皮肤黏膜可出现出血点或瘀斑。常有肝脾大，甚至出现黄疸。多有原发化脓灶存在，血培养常呈阳性。

（二）脓毒血症

起病多呈亚急性，剧烈寒战、高热，呈弛张热型。常出现体质衰弱、纳差、恶心、呕吐及消瘦等症状。2 周后常在腰背部及四肢软组织内不断出现转移性脓肿，不易被发现。血培养在高热、寒战时可呈阳性。

二、辅助检查

（一）血常规

白细胞明显增加和中性粒细胞比例升高。

（二）血生化及炎症指标

可有不同程度的酸中毒、氮质血症、溶血，C 反应蛋白或降钙素原可升高。

（三）细菌学检查

确定致病菌应做体液和分泌物的细菌培养。但由于在发生脓毒血症前多数患者已经抗菌药物治疗，以致血培养常得不到阳性结果，故应多次、最好在发生寒战、发热时抽血行细菌培养，可提高阳性率。对多次血液细菌培养阴性者，应考虑厌氧菌或真菌性脓毒血症，可抽血做厌氧性培养。

三、诊断和鉴别诊断

根据在原发感染灶的基础上出现典型脓毒血症的临床表现，一般不难作出初步诊断。可根据原发感染灶的性质及其脓液性状，结合一些特征性的临床表现和实验室检查结果综合分析，可大致区分致病菌为革兰染色阳性或阴性杆菌。

四、治疗原则

（一）局部治疗

若脓肿形成，及早切开，保持引流通畅。

（二）抗生素的应用

可根据细菌培养，选用广谱抗生素，用量要大，时间要长，应在临床症状好转，体温下降，局部病源控制 3～5 日后停药。

（三）支持疗法

注意休息，高热量饮食，对于进食困难者可适当给予肠外营养支持，纠正低蛋白血症。

（四）对症处理

降温、镇静，补液纠正电解质紊乱与酸碱平衡失调。

（董天庚）

急腹症

急腹症是指腹腔、盆腔、腹膜后组织和脏器发生了急剧的病理变化，从而产生以腹部疼痛为主的症状和体征，同时伴有全身反应的临床综合征。

一、病因

（一）外科急腹症

①急性感染与炎症，急性阑尾炎、急性胆囊炎、急性胆管炎、急性胰腺炎、急性肠憩室炎等。②空腔器官穿孔，胃、十二指肠溃疡穿孔，以及胃癌穿孔、伤寒肠穿孔、急性胆囊炎坏疽穿孔、腹部外伤致肠破裂等。③腹部出血，创伤所致肝、脾破裂或肠系膜血管破裂，自发性肝癌破裂、腹或腰部创伤致腹膜后血肿等。④梗阻，胃肠道、胆道、泌尿道梗阻等。⑤绞窄，胃肠道梗阻或卵巢肿瘤扭转致血循环障碍，甚

至缺血坏死，常导致腹膜炎、休克等。⑥血管病变，血管栓塞，如心房颤动、亚急性细菌性心内膜炎、心脏附壁血栓脱落致肠系膜动脉栓塞、肾栓塞等。血栓形成，如急性门静脉炎伴肠系膜静脉血栓形成。动脉瘤破裂，如腹主动脉、肝、肾、脾动脉瘤破裂出血等。

（二）内科疾病

①急性胃肠炎、急性肠系膜淋巴结炎、急性病毒性肝炎、原发性腹膜炎、腹型紫癜、镰状细胞贫血危象、铅中毒、糖尿病、尿毒症。②由于神经牵涉致放射性腹痛，常见有急性肺炎、急性胸膜炎、心绞痛、心肌梗死、肺动脉栓塞。③脊椎增生性骨关节炎，脊柱结核、肿瘤、损伤致脊神经受压迫或刺激等。

（三）妇产科疾病

急性附件炎、急性盆腔炎、卵巢黄体破裂、卵巢肿瘤扭转、异位妊娠破裂等。

二、临床表现

（一）腹痛的部位

①最先发生的部位可能是病变的原发部位。如胃、十二指肠溃疡穿孔开始在上腹部痛，当穿孔后消化液流向下腹，此时腹痛扩展至右下腹乃至全腹，易与阑尾炎穿孔相混。②转移性腹痛，最为典型的是急性阑尾炎，开始在脐周或上腹部，为炎症刺激的内脏痛，当炎症累及浆膜或阑尾周围壁层腹膜时，则表现为右下腹痛。③会阴部放射痛常见于前列腺炎、尿路感染或结石等泌尿系统疾病。④腹痛最明显的部位，常是病变最严重的部位，如有腹膜刺激征，则常提示该部位有腹膜炎。

（二）腹痛的性质

①持续性剧烈钝痛，患者为了减轻腹痛采用侧卧屈膝体位，咳嗽、深呼吸和大声说话均加重疼痛，定位准确，提示该部位壁层腹膜炎症刺激——急性腹膜炎。②持续性胀痛常为脏层腹膜受扩张牵拉所致，按压腹部疼痛加重，如麻痹

性肠梗阻、肝脏肿瘤等。③阵发性绞痛，为空腔脏器平滑肌阵发性痉挛所致，常提示消化道、胆道或输尿管存在梗阻因素，如机械性肠梗性，胆道结石、蛔虫、肿瘤，输尿管结石等。④持续性疼痛阵发性加剧，表现梗阻与炎症并存，常见于绞窄性肠梗阻早期、胆道结石合并胆管炎、胆囊结石合并胆囊炎等。

（三）腹痛的程度

分轻度（隐痛）、中度和重度（剧痛），表示病变的轻、中和重，但也因个人耐受程度有所差异。

（四）其他症状

①全身症状，如发热等。②消化道症状，如恶心、呕吐、黑便、便血、肛门停止排气排便等。③其他系统症状，对于创伤、高龄、恶性肿瘤等急腹症患者，往往还会伴有其他系统症状，或基础疾病相关的症状，同样需加以重视。

三、体格检查

①需测查体温、呼吸、脉搏、血压，观察有无脱水、酸碱平衡失调和休克征象。休克失代偿期患者多有神志模糊或谵妄。胆道梗阻患者可见全身皮肤巩膜黄染。②急性腹膜炎患者常采取下肢屈曲、静卧不动的保护性体位。③胆道蛔虫症、肠梗阻、胆石症患者多为内脏器官的痉挛性疼痛，在疼痛发作时，辗转不安，呻吟不止，在疼痛间歇期又比较安静。④腹腔内出血、异位妊娠者可呈典型的失血性休克表现，如面色苍白、表情淡漠、严重者冷汗淋漓、脉搏细数、血压下降。

四、腹部检查

（一）视诊

先让患者完全暴露下胸部、全腹部，包括腹股沟区和会阴部。观察腹壁有无手术瘢痕，整个腹部轮廓是否对称，有无膨隆或凹陷，有无局部膨起，是否存在胃肠型和胃肠蠕动波，腹股沟区有无包块。然后令患者放松腹部做腹式呼吸运动。全腹膨隆多表示有腹水、低位肠梗阻或麻痹性肠梗阻；腹部呈不对称膨隆或局部隆起多表示有肠扭转、腹内肿块或局限性脓肿、卵巢囊肿蒂扭转；肠型、胃型、肠蠕动波、胃蠕动波出现提示肠道和胃机械性梗阻；腹股沟及会阴部视诊在诊断嵌顿性腹外疝时特别重要。

（二）听诊

应注意肠鸣音变化是亢进、减弱抑或消失，听血管杂音。肠鸣音亢进常出现于急性肠炎、机械性肠梗阻，气过水音、金属音为肠梗阻的特殊体征，梗阻越完全，肠鸣音越高亢；如果机械性肠梗阻由单纯性转化为绞窄、坏死，肠鸣音可由高亢转变为减弱或消失。弥漫性腹膜炎、麻痹性肠梗阻时肠鸣音消失。幽门梗阻、急性胃扩张，胃内含大量气体液体可出现震水声。

（三）触诊

急腹症的诊断常在很大程度上依靠腹部触诊来确定。①检查时，让患者取仰卧屈膝体位，使腹壁处于松弛状态。可先请患者自己指出腹痛的确切部位，若为躯体性痛，患者常常可点出疼痛的确切位置，内脏痛患者常无法点出确切的疼痛部位。②腹部触诊时，从无痛区或无病变区开始，由远而近最后接近和检查疼痛区域。一般而言，最先出现的压痛部位是病变部位。需注意腹壁压痛、肌紧张和反跳痛的部位、范围和程度，这三者并存为腹膜刺激征。③肌紧张是由于腹膜受到刺激引起反射性腹肌痉挛所致，属于腹部重要的客观体征。轻度肌紧张或痉挛是早期炎症或腹腔内出血刺激引起的，明显的肌紧张出现于腹膜炎较强的刺激；而高度的肌紧张或“板状腹”则多是腹膜受到胃酸、胆汁、胰液强酸、强碱化学性刺激下的表现，常见于胃、十二指肠溃疡穿孔，以及胆囊穿孔、急性坏死性胰腺炎等。随着腹膜反应性渗出液的稀释和细菌感染，化学性腹膜炎转化为细菌性腹膜炎，肌紧张反而可能有所减轻。④反跳痛是指疼痛部位按压到一定程度后，突然松手的瞬间出现疼痛。出现反跳痛往往提示疼痛部位的炎症浸润。⑤如果腹膜刺激征程度加重、范围在扩展，说明病情在进展恶化；反之，程度减轻，范围缩小，说明病情向好的方面发展。⑥老年、幼儿、经产妇、肥胖、休克或极度衰弱者腹膜刺激征可能不会如实反映腹内病变严重程度。当腹膜受炎症刺激较久时，支配腹膜的神经逐渐麻痹反而使腹肌紧张度减弱或消失，用镇痛剂、麻醉药后常使腹部体征受到掩盖。⑦通过深部触诊注意腹内有无腹块，确定其位置、大小、形态、活动度、质地和有无触痛，由此帮助诊断原发病变来自哪个器官以及与该器官的关系。如在上腹部扪及肿块，表面光滑，随呼吸运动上下移动，局部存在触痛则可能为肿大发炎的胆囊。Murphy 征阳性是急性胆囊炎的一个标志性体征。肿块在腹中部，局部隆起，表面光滑，常有弹性，可能为扭转的肠曲。

（四）叩诊

腹部叩诊有助于鉴别腹内肿块或脏器的性质。胃肠道空腔脏器或气腹叩诊呈鼓音；移动性浊音表示腹腔内存在游离液体；而肝脾实质性脏器或囊肿叩诊呈实音。肾区叩击痛多提示泌尿系统炎症、感染、结石等。全腹呈鼓音，肝浊音界缩小或消失，提示存在消化道穿孔引起的气腹征，但肠腔高度扩张充气有时腹部叩诊也可呈上述表现；腹水、腹腔内炎性渗出物积聚、内出血、空腔脏器穿破内容物外溢等均可致腹腔移动性浊音出现，由此而成为急腹症诊断依据之一。

（五）直肠指诊

急腹症患者应常规行直肠指诊。直肠指诊应注意盆腔内有无肿块，膀胱直肠窝内有无异常隆起、触痛、波动感，直肠腔内有无肿块，指套是否染血。如盆腔阑尾炎可有右侧盆腔外触痛；盆腔脓肿可发现直肠前壁水肿增厚、隆起、波动感，有明显触痛；直肠癌合并低位肠梗阻，直肠指套沾血，并可扪及直肠狭窄或肿瘤。

五、辅助检查

（一）实验室检查

①血常规，血红蛋白和血细胞比容有助于血容量变化的判断，但急性失血后，短期内血红蛋白降低可能并不显著，而短期内的大量扩容则可能导致血红蛋白显著下降。白细胞计数和分类有助于诊断炎症及其严重程度，但对于肝硬化、免疫抑制状态、化疗后患者，白细胞计数正常或降低亦不能除外感染的存在。当三系降低时，如除外血液系统疾病和脾功能亢进，则提示严重感染可能。②血生化，严重水、电解质紊乱提示病情严重；血直接胆红素升高，伴转氨酶升高，提示胆道阻塞性黄疸；尿素氮、肌酐增高可能是原发病合并急性肾功能不全或尿毒症性腹膜炎；血淀粉酶、脂肪酶增高提示急性胰腺炎；血乳酸水平则是反映组织供氧的重要指标。③尿常规，尿中有大量红细胞提示泌尿系统结石或肾损伤。腹、盆腔及腹膜后区域严重感染，累及输尿管或肾，也可能导致尿中有红细胞。④血气分析，主要用于判断患者血液酸碱平衡状态及呼吸功能。严重代谢性酸中毒和高乳酸血症，提示组织严重缺氧、病情危重。而酸中毒与低体温、凝血功能障碍在临床上被称为“死亡三联征”。

（二）诊断性穿刺

①当诊断不明的患者特别是存在腹水时，以及闭合性腹部外伤患者，可行诊断性腹腔穿刺，但不适用于严重腹胀、肠梗阻患者。穿刺部位一般选择脐与髂前上棘连线中外 1/3 交点，也可根据影像学提示，选择其他穿刺部位。对疑有异位妊娠出血或盆腔脓肿的已婚妇女，可行阴道后穹隆穿刺。②穿刺液混浊或为脓液提示腹膜炎或腹腔脓肿；如有胃肠内容物（食物残渣、胆汁、粪汁等），提示消化道穿孔；不凝血多为实质脏器破裂致腹腔内出血，如外伤性肝、脾破裂、肠系膜撕裂，或肝癌自发性破裂，也可能穿刺到腹膜后血肿；淡红色血液，可能是绞窄性肠梗阻、肠坏死、重症急性胰腺炎。如穿刺抽出很快凝固的血液则可能是穿刺到

腹壁或内脏血管。

（三）影像学检查

①腹部 X 线片，发现膈下有游离气体，对诊断胃、十二指肠溃疡穿孔，以及小肠或肠憩室穿孔很有帮助。腹脂线及腰大肌影模糊或消失提示有腹膜炎。急性机械性肠梗阻表现为梗阻以上的肠管扩张、积气及多个气液面；麻痹性肠梗阻为全肠道扩张、积气；发现孤立性肠管扩张伴液气面，应考虑闭襻性肠梗阻。腹部 X 线平片发现高密度钙化灶有助于肾、输尿管结石、胰管结石、胰腺炎及小部分胆囊结石的诊断。②超声检查，方法简单、方便、无损伤性，可反复进行，对肝、胆道、肾、输尿管、子宫、附件疾病，以及腹腔积液、脓肿有较大诊断价值。多普勒超声检查还有助于对腹主动脉瘤、动静脉瘘，动静脉血栓形成或栓塞，以及血管畸形等的诊断。近年来，超声检查设备向便携式、小型化发展，更便于对急腹症患者开展床旁超声检查。但超声检查结果一定程度上受到操作者的经验、技术等主观因素影响。③腹部 CT，在近年来被广泛地应用于急腹症患者的诊断。与腹部 X 线片和超声相比较，CT 诊断的精确度和特异度均有显著提高，并能提供更多诊断信息。CT 血管成像技术对于血管性病变，特别是主动脉夹层、肠系膜血管血栓或栓塞性疾病具有极高的诊断价值。④数字减影血管造影术（DSA），是目前诊断急性出血最为有效的检查方法之一。一般认为，当出血速度≥0.5 mL/min 时 DSA 可有阳性发现。DSA 阳性发现对于消化道（特别是小肠）出血的定位诊断具有独特优势，有助于明确诊断和制定手术方案。DSA 阴性亦无法排除出血的可能，可暂时保留动脉鞘管，择机再行 DSA 检查。而对于肝、脾外伤破裂出血，还可根据病情需要，行血管栓塞止血治疗。消化道出血最佳的检查时机是患者处在持续的活动性出血状态。但此时患者可能已处于休克或早期休克状态，进行 DSA 检查需各方密切配合，争分夺秒。如患者处于休克状态，外周血管收缩，DSA 检查的阳性率不高。只

有当患者的循环相对稳定，血容量相对充足的情况下，才能提高检查的阳性率，并确保患者安全。

（四）内镜检查

①对于消化道出血患者，胃镜、结肠镜检可发现上消化道、结肠出血原因和部位，并可通过内镜治疗疾病。②对于结肠梗阻患者，特别是降结肠、乙状结肠恶性肿瘤所致梗阻，结肠镜检有助于明确梗阻原因和部位，并可通过内镜下放置肠梗阻支架，解除梗阻，缓解症状。③对于急性胆管炎患者，经十二指肠镜检行逆行胰胆管造影（ERCP）可直接观察十二指肠及乳头病理变化，诊断胆管胰腺疾病。还可行内镜下治疗，解除胆道梗阻。

六、诊断和鉴别诊断

正确的治疗依赖于正确的诊断，而正确的诊断又依赖于全面的收集病史资料及进行多方面的检查。对一些非典型患者，可针对性的选用一些特殊检查（如 CT、超声等），以节约时间、提高效率。由于急腹症患者往往起病急骤、病情复杂，而又受到时间、设备条件等因素限制，其诊断更多是采用“排除法”和“一元论”的思路，即多考虑常见病，再分析少见病；尽可能用一种疾病解释所有出现的症状和体征。

鉴别诊断如下。

（一）急性肺炎和胸膜炎

下肺炎症和胸膜炎可刺激膈肌，导致上腹牵涉痛。但患者常有高热、咳嗽、呼吸困难；腹部压痛轻，多不伴有肌紧张及反跳痛，肠鸣正常；肺底叩浊，呼吸音减弱，语颤增强，可闻湿鸣音、管状呼吸音或胸膜摩擦音等。胸部 X 线平片或 CT 有助于诊断。

（二）心肌梗死

少数患者可表现为上腹牵涉痛，也可伴有腹肌紧张。疼痛多位于胸骨后、剑突下或上腹部，痛向左上肢放射。腹部压痛点不固定，无反跳痛。心电图和心肌酶学检查有助于诊断。

（三）急性胃肠炎

多在进不洁食物后2～3小时发病，主要表现为剧烈呕吐、腹痛、腹泻，多无发热。腹痛部位广泛，但腹部无压痛、反跳痛和肌紧张，肠鸣音活跃。腹泻后腹痛可暂时缓解。粪便镜下可查见白细胞、脓细胞。CT检查有时可见肠腔广泛扩张积液，甚至出现气液平面，需注意与肠梗阻鉴别。

（四）急性肠系膜淋巴结炎

多见于儿童及青少年，常有上呼吸道感染史，早期即有发热，因有回肠末段多个淋巴结炎变肿大，常有右下腹疼痛及压痛，但范围不确切，压痛点不恒定，且无肌紧张及反跳痛，白细胞计数升高不明显。

（五）原发性腹膜炎

多见于全身虚弱、有肝硬化或尿毒症性腹腔积液、免疫功能低下的患者。病原菌多经血循环而来，以溶血性链球菌、肺炎双球菌和大肠埃希菌为多见。患者开始即有发热，随之腹痛、腹腔积液增多，腹部压痛或反跳痛，但腹膜刺激征较继发性腹膜炎为轻。腹腔积液穿刺液中有白细胞、脓细胞，细菌培养阳性。

（六）糖尿病

本病合并酮症酸中毒时，可伴有明显腹痛、恶心、呕吐或出现轻度肌紧张和压痛。患者有糖尿病史，出现意识障碍，呼出气体有烂苹果味，实验室检查有血糖升高，尿糖、尿酮体阳性。

（七）尿毒症

部分患者可伴有腹痛，并有压痛、反跳痛和肌紧张，其机制不明，可能是代谢废物经腹膜排出刺激腹膜所致。患者有慢性肾病史，尿常规异常，血尿素及肌酐明显增高。必要时可行腹腔穿刺，发现腹腔积液清澈，常规及细菌学检查阴性。

（八）尿潴留

由于尿道或膀胱颈病变，如结石、肿瘤、前列腺肥大、尿道狭窄、子宫肿瘤压迫等因素可造成阻塞性尿潴留；或由于神经、精神病变，如脊髓结核、脊髓炎、脊髓损伤、神经症、脑膜脑炎等，可造成非阻塞性尿潴留。轻度尿潴留腹部有胀痛，下腹可扪及肿大之膀胱，叩浊；重度膀胱可扩张至上腹部而扪不清膀胱边界，由于膀胱极度扩张牵拉刺激脏层腹膜导致腹痛加重，并伴有全腹压痛、反跳痛、肌紧张，可被误诊为弥漫性腹膜炎，但全腹叩浊，导尿后膀胱缩小、腹痛消失是其特点。

（九）异位妊娠破裂

多有停经或阴道不规则出血史，患者突然发作下腹部持续性剧痛，下腹压痛、肌紧张及反跳痛，肠鸣减少，为血液刺激腹膜所致。患者常有心率加快、血压下降等失血性休克表现，腹腔及后穹隆穿刺可抽到不凝血液，HCG 测试阳性。

（十）卵巢黄体破裂

婚育龄期妇女多见，常在月经后 18～20 日发生剧烈下腹疼痛，伴腹肌紧张、压痛及反跳痛。因失血量少，常无急性失血征象。

（十一）急性附件炎及盆腔炎

患者多有性生活史，腹痛位于下腹部，伴有白带增多及全身感染症状，少有恶心、呕吐、腹泻、便秘等消化道症状。体格检查左侧或右侧下腹部压痛，肛门指检髂窝触痛，但腹膜刺激征较轻，极少向中、上腹扩散。

（十二）卵巢肿瘤

卵巢肿瘤（常为囊腺瘤）破裂或扭转时可致突然急性左或右下腹疼痛，多为持续性，可伴恶心、呕吐。体格检查下腹可扪及触痛包块，并有腹膜刺激征。右侧者易与急性阑尾炎或阑尾炎脓肿混淆。超声或 CT 有助于鉴别诊断。

（十三）腹型过敏性紫癜

为胃肠道过敏引起肠黏膜、肠系膜或腹膜广泛出血所致，常为阵发性绞痛，位置不固定，且常伴恶心、呕吐、腹泻或血便。

（十四）铅中毒

多为阵发性反复发作之右下腹痛，易被误诊为急性阑尾炎，但腹部体征轻，患者有慢性铅接触史。

（十五）其他情况

某些全身性或其他系统的疾病，如血卟啉病、低血钾症、败血症、脊柱外伤或脊髓疾病，也可出现类似急腹症的临床表现。

七、治疗原则

（一）外科治疗原则

对于病情较轻，一般情况好的患者，首先可考虑非手术治疗，治疗过程中仍应密切观察症状和体征变化。凡以下情况者，应在经过必要的术前准备后，及时采用手术或介入治疗等外科干预手段：①全身感染及中毒症状明显者，已有休克或休克前期表现的外科急腹症，如各种原因引起的腹膜炎、肠坏死等，需通过外科手段及时切除（引流）病变，清除感染源。②非外科手段难以治愈者，如各种腹壁嵌顿疝、机械性肠梗阻、胆囊颈部结石嵌顿致坏疽性胆囊炎，以及胆总管下端结石引起的梗阻性黄疸及胆道感染等，需通过外科手段及时解除梗阻，切除（引流）病变。③反复发作者，局部病变虽不严重，但由于反复发作，需经外科手段切除病变以防止复发者，如复发性阑尾炎、反复发作的胆囊结石等。

（二）急诊手术的决策

外科急腹症多需接受急诊手术治疗。急诊手术是病情紧迫，需要在短时间内实施的手术，否则会有生命危险或对机体造成严重损害。但与择期手术相比较，急诊手术风险大、难度高，且需耗费大量医疗资源。因此，急诊手术的决策，与择期手术存在显著差异。

1. “损伤控制”外科理论　即根据患者全身情况、病损范围、术者的技术、后续治疗条件等，为患者设计最佳的手术治疗方案。即应以患者的生存为首要目标，而非追求手术台上“理想和完美的手术操作”。急诊手术（尤其是患者病情危重时）即要求术者在严格掌握指征，符合规范的前提下，通过简单有效的外科操作，及时控制伤（病）情，使患者尽快进入稳定期，从而为后续治疗创造有利条件。

2. “降阶梯”治疗模式　遵循损伤控制性外科理论，急诊手术可通过分解手术风险和难度，提高手术质量和疗效，使患者获益。即对于一部分患者可先通过内镜、介入等综合治疗手段，将急诊手术转化为“亚急诊手术”，甚至成为“择期（限期）手术”。例如，结肠肿瘤急性梗阻患者，通过内镜下放置肠梗阻支架，解除梗阻后，完善术前准备，改善一般状况后，再行肿瘤根治性切除和一期吻合。

3. “有所为”和“有所不为”　肿瘤患者急腹症的外科干预，应遵循“有所为”和“有所不为”原则。即对于初诊初治的肿瘤患者急腹症，可考虑较为积极的外科干预措施，从而为后续的综合治疗创造时机。而对于晚期肿瘤患者，如接受规范的综合治疗后病情依旧进展，预期寿命较短，而严重外科并发症是肿瘤终末状态的一个表现，外科干预则不宜过于积极。

（闵令强　陈　凌）

肠梗阻

任何原因引起的肠内容物通过障碍统称肠梗阻，是常见的外科急腹症。肠梗阻不但可引起肠管本身解剖和功能上的改变，还可导致全身性的生理紊乱，严重时可危及生命，临床表现复杂多变。

一、分类

对肠梗阻的分类是为了便于对病情的认识、指导治疗和对评估预后，通常有下列几种分类方法。需要强调的是，肠梗阻的分类是从不同角度来考虑的，但并不是绝对孤立的。例如,肠扭转可既是机械性、完全性,也是绞窄性、闭襻性。不同类型的肠梗阻在一定条件下可以转化,如单纯性肠梗阻治疗不及时,可发展为绞窄性肠梗阻。机械性肠梗阻近端肠管扩张,最后也可发展为麻痹性肠梗阻。不完全性肠梗阻时,由于炎症、水肿或治疗不及时,也可发展成完全性肠梗阻。

（一）按病因分类

①机械性肠梗阻,临床上最常见,是由各种原因导致的肠腔狭窄,使肠内容物通过发生障碍。常见原因为肠外因素(如粘连带卡压、肿瘤压迫等)、肠壁因素(如肠套叠、炎症性狭窄、肿瘤、先天性畸形等)及肠腔内因素(如蛔虫、异物、粪块或胆石堵塞等)。②动力性肠梗阻,是由于肠壁肌肉运动功能失调所致,并无肠腔狭窄,又可分为麻痹性和痉挛性两种。前者较为多见,是因交感神经反射性兴奋或毒素刺激肠管而失去蠕动能力,以致肠内容物不能运行,多发生在腹部手术、创伤或弥漫性腹膜炎患者;后者系肠管副交感神经过度兴奋,肠壁肌肉过度收缩所致,可发生于急性肠炎、肠道功能紊乱或慢性铅中毒患者。③血运性肠梗阻,是由于肠系膜血管病变,血管栓塞,引起肠管血液循环障碍,导致肠蠕动功能丧失,使肠内容物停止运行。

（二）按肠壁有无血运障碍分类

①单纯性肠梗阻,只是肠内容物通过受阻,而无肠管血运障碍。②绞窄性肠梗阻,有肠梗阻存在同时发生肠壁血运障碍,甚至肠管缺血坏死,可因肠系膜血管受压、血栓形成或栓塞等引起。

（三）其他分类方法

按肠梗阻程度分类,可分为完全性和不完全性或部分性肠梗阻。

（四）按梗阻部位分类

可分为高位小肠(十二指肠或空肠)梗阻、低位小肠(回肠)梗阻和结肠梗阻。

（五）按发病缓急分类

可分为急性肠梗阻和慢性肠梗阻。

（六）闭襻型肠梗阻

是指一段肠襻两端均受压且不通畅者，此类肠梗阻易发生肠壁坏死和穿孔，临床上需加以重视。例如，结肠梗阻时，由于回盲瓣的“单向阀”作用，肠内容物只能由小肠进入结肠，不能反流，从而形成闭襻型梗阻。

二、临床表现

由于肠梗阻的原因、部位、病变程度、发病缓急的不同，可有不同的临床表现，但有一些是共同的症状。肠梗阻的主要症状包括：腹部阵发性绞痛、食欲减退、便秘、呕吐、无法排便或排气、腹胀等。典型症状：可概括为“痛、呕、胀、闭”。

（一）腹痛

机械性肠梗阻发生时，梗阻部位以上强烈肠蠕动，即发生腹痛。之后由于肠管过度疲劳而呈暂时性弛缓状态，腹痛也随之消失，故机械性肠梗阻的腹痛是阵发性绞痛性质。若腹痛的间歇期不断缩短，或疼痛呈持续性加剧，则肠梗阻可能是由单纯性肠梗阻发展至绞窄性肠梗阻。若肠壁已发生缺血坏死则呈持续性剧烈腹痛。

（二）呕吐

在肠梗阻早期，呕吐呈反射性，吐出物为食物、胃及十二指肠内容物，此后呕吐随梗阻位置高低有所不同。高位肠梗阻呕吐出现较早，呕吐较频繁，吐出物主要为胃及十二指肠内容物。低位肠梗阻则呕吐出现较迟而少，初为胃内容物，后期的呕吐物为积蓄在肠内并经发酵、腐败，甚至呈粪样的肠内容物。发生血运障碍时，吐出物可呈棕褐色或血性。麻痹性肠梗阻时，呕吐多呈溢出性。

（三）腹胀

一般在梗阻发生一段时间后出现，与梗阻位置也有关系，高位梗阻腹胀不明显，低位梗阻腹胀明显，遍及全腹，动力性肠梗阻亦腹胀显著。麻痹性肠梗阻的肠壁肌肉呈瘫痪状态，没有收缩蠕动，因此无阵发性腹痛，只有持续性腹胀和不适。

（四）肛门停止排气排便

完全性肠梗阻发生后，患者多不再排气排便。但梗阻早期，可因梗阻以下肠段残留粪便和气体，仍可自行或灌肠后排出。

当肠梗阻引发大量体液丧失、感染和中毒后，可导致全身性的表现。主要包括：①脱水，唇干舌燥、眼窝内陷、皮肤弹性消失、尿少或无尿等。②电解质紊乱，肌无力、心律失常等低钾血症表现。③休克，脉搏细速、血压下降、面色苍白、四肢发凉等。

三、体格检查

（一）观察患者腹部

听诊器听诊腹部肠鸣音情况，叩诊腹部了解有无腹腔积液和肠腔梗阻情况，触诊腹部了解是否存在腹膜炎，以及触摸是否有腹部包块等。

（二）直肠指检

如触及肿块，可能为直肠肿瘤。

（三）绞窄性肠梗阻特征

腹痛一般发作较急骤，病情发展迅速，早期出现休克、腹膜炎，表现为体温升高、脉率增快、腹胀不对称有局部隆起并且触及压痛、呕吐物和肛门排出物、胃肠减压抽出液可为血性等。某些绞窄性肠梗阻，如肠套叠、肠系膜血管栓塞或血栓形成，可排出血性黏液样便。

四、辅助检查

（一）实验室检查

因肠梗阻患者往往丢失大量水、电解质、酸碱物质等，必须完善血常规、血生化、血气分析等检查，以及时了解全身状况，以进行相应的纠正。血红蛋白及血细胞比容可因缺水、血液浓缩而升高；而白细胞计数和中性粒细胞明显增加多见于绞窄性肠梗阻。呕吐物和粪便检查，有助于了解消化道出血的情况，若有大量红细胞或隐血阳性，需考虑肠管血运障碍可能。

（二）影像学检查

①X线，一般在起病4～6小时后可见肠内积气，若见较多胀气肠袢和气液平面，提示可能肠梗阻，若没有相应征象亦不能排除肠梗阻诊断。②CT，有助于明确肠梗阻原因和判断梗阻程度，如肠道肿瘤、肠扭转或肠绞窄。一般情况下，从扩张肠管到正常直径肠管的过渡点即为梗阻部位。

五、诊断和鉴别诊断

根据腹痛、恶心、呕吐、肛门停止排便排气，以及腹部可见胃肠蠕动波或肠型、肠鸣音亢进的临床表现，结合实验室检查及影像学检查，通常可确诊。

鉴别诊断：①胃十二指肠溃疡急性穿孔，剧烈腹痛和急性腹膜炎的表现，与绞窄性肠梗阻常较相似，但一般消化道穿孔患者可有长期消化道溃疡病史。X线或CT检查有助于鉴别。②胆囊结石并发急性胆囊炎，可呈右上腹剧烈腹痛，有时可有腹膜炎，与肠梗阻相似。了解有无胆囊结石病史及查体，以及超声检查可以帮助鉴别。③急性胰腺炎，急性发作的腹痛一般均要考虑该病，有时也有腹胀表现。了解病史并查体，同时查血、尿淀粉酶、脂肪酶水平，CT检查等可以帮助鉴别。④急性阑尾炎，出现急性腹痛的患者症状上有时与肠梗阻类似，体征上主要以右下腹部固定点压痛为标志。CT、超声等检查有助于鉴别诊断。⑤妇科疾病，对于急性腹痛的女性患者，需要额外注意是否有相关妇科疾病，如盆腔炎、异位妊娠、卵巢肿瘤等。通过病史、查体，必要时辅以影像学检查，一般不难鉴别。

六、治疗原则

肠梗阻的治疗目标为解除梗阻，纠正全身生理状况紊乱。治疗方法可大体分为非手术治疗及手术治疗，需根据患者肠梗阻的原因、性质、部位、全身情况和病情严重程度等决定具体治疗方案。

（一）非手术治疗

主要包括胃肠减压，抗生素抗感染，纠正水、电解质紊乱及酸碱平衡失调，抑酸剂及生长抑素减少消化液产生，营养支持治疗等。

（二）手术治疗

各种类型的绞窄性肠梗阻、肿瘤及先天性肠道畸形引起的肠梗阻，以及非手术治疗无效的患者。①单纯解除梗阻：如粘连松解术、肠切开取除肠石等、肠套叠或肠扭转复位术等。②肠切除吻合术：对肠管因肿瘤、炎症性狭窄，或局部肠袢已经坏死，则应行肠切除肠吻合术。③肠短路吻合术：当梗阻的部位切除有困难，为解除梗阻，可分离梗阻部远近端肠管作短路吻合，旷置梗阻部。④肠造口术：主要适用于急性结肠梗阻，如已有肠坏死或结肠肿瘤，或肠管条件差，切除后行一期吻合的风险较大；或肠梗阻部位的病变复杂或患者情况很差，不允许行复杂的手术，可通过造口手术解除梗阻，待一般情况改善后，再择期行二期手术重建肠道的连续性。

（三）内镜治疗

①结肠镜下置入自扩张金属支架（SEMS），多用于降结肠及乙状结肠肿瘤导致的梗阻，可一定程度上缓解梗阻，且可作为手术治疗前的过渡，以降低造口率、死亡率。②小肠梗阻也可经鼻置入肠梗阻导管，通过胃镜置入到十二指肠，依靠肠的蠕动将导管逐渐送达远段小肠，直至梗阻部位。肠梗阻导管将梗阻近端肠腔内容物引出，以减轻症状，可用于炎性小肠梗阻或粘连性小肠梗阻。

（陈 凌 闵令强）

第二节　颈部及甲状腺外科

颈部肿块

颈部肿块是一个宽泛的概念，也是外科门诊的常见病症，按病理性质可分为先天性畸形、急慢性淋巴结炎、淋巴结结核、软组织化脓性感染、原发或转移性肿瘤等。

一、临床表现

颈部肿块由于性质不同，其临床表现差异较大，先天性畸形多发生在小儿，病程长，可多年无明显变化。急性炎性肿块病程很短，常仅数日，伴有发热等全身感染症状。恶性肿瘤病程短，常仅数周或数月，病变呈进行性发展。

二、体格检查

首先要确定肿块的部位、形状、大小、硬度、活动度、表面光滑度，以及触诊时有无压痛、搏动或震颤等。炎性肿块多有不同程度的压痛。囊肿质软，加压后体积可缩小。动脉瘤有膨胀性搏动，听诊时有与心脏收缩同时期的杂音。甲状腺肿块多可随吞咽上下移动。此外，颈部肿块有不少是全身疾病在颈部的表现。怀疑为转移性肿瘤时，要详细检查甲状腺、鼻咽部、口腔、胸部及腹部，特别在锁骨上三角有硬的肿块时，应考虑是否为肺、胃肠道、胰腺或乳房恶性肿瘤的转移。

三、辅助检查

（一）实验室检验

血象或骨髓象的检查对炎症、恶性淋巴瘤或慢性淋巴细胞白血病的诊断有帮助。甲状腺功能检查对甲状腺相关疾病的诊断很有帮助。

（二）影像学检查

超声检查是诊断颈部肿块的首选影像学检查，可了解肿块大小、部位、囊实性等。CT 和 MRI 可进一步明确肿块性质、来源，以及与周边组织关系，胸部、腹部 CT 对转移性肿瘤的诊断很有帮助。PET－CT 可了解全身情况，有利于部分难以明确性质的颈部肿块的诊断。

（三）组织病理学检查

肿块穿刺抽吸活组织甚至切取活组织进行病理检查，对诊断有决定性意义。超声引导下进行的细针穿刺，大大提高了颈部肿块的诊断精确度。

四、诊断和鉴别诊断

通过病史询问、局部和全身检查，一般可作出颈部肿块的初步诊断。彩超、CT 及 MRI 等影像学检查有助于明确肿块的性质，肿块的性质判断有困难时可通过肿块穿刺抽吸活组织甚至切取活组织进行病理检查。常见的颈部肿块鉴别见表 3－1。

表 3－1 颈部不同区域肿块的常见疾病

部位	单发性肿块	多发性肿块
下颌下区	颌下腺炎	急性淋巴结炎、慢性淋巴结炎
颈前正中区	甲状腺舌管囊肿、各种甲状腺疾病	
颈侧区	胸腺咽管囊肿、囊状淋巴管瘤、颈动脉体瘤、血管瘤	急性淋巴结炎、慢性淋巴结炎、淋巴结结核、转移性肿瘤、恶性淋巴瘤
锁骨上窝		转移性肿瘤、淋巴结结核
颈后区	纤维瘤、脂肪瘤	急性淋巴结炎、慢性淋巴结炎
腮腺区	腮腺炎、腮腺混合瘤或癌	

五、治疗原则

颈部肿块的治疗根据性质、来源而定。慢性淋巴结炎抗生素治疗，消炎、抗炎治疗即可。先天性畸形或肿瘤以手术切除为宜。原发性肿瘤包括甲状腺、腮腺肿瘤参照具体疾病治疗原则。淋巴瘤可通过内科化疗、放疗、靶向治疗等综合处理。转移性肿瘤，要追查病因，首先处理原发灶，继发灶根据情况也可以手术摘除或进行化疗综合治疗。

（吴国豪）

单纯性甲状腺肿

单纯性甲状腺肿是一类仅有甲状腺肿大而无甲状腺功能改变的非炎症、非肿瘤性疾病，其发病原因为体内碘含量异常或碘代谢异常。由于合成甲状腺素的原料缺乏或生理性需碘量增高，甲状腺素合成或分泌障碍所致罕见。按其流行特点，通常可分为地方性和散发性两种。地方性甲状腺肿是由于居住的环境中缺碘，饮食中摄入的碘不足而使体内碘含量下降所致。碘摄入量不足使甲状腺激素合成减少和甲状腺功能减退，机体通过反馈机制使脑垂体促甲状腺激素分泌增加，促使甲状腺滤泡上皮增生，甲状腺代偿性肿大以加强其摄碘功能。如果长期缺碘，甲状腺进一步增生，甲状腺滤泡的增生和复原也因不均衡而出现结节。

一、临床表现

女性多见。甲状腺初期可呈弥漫性肿大，以后可出现结节性改变，可一侧或双侧，可单发或多发，可伴有退行性囊性变。少数病例因肿大的甲状腺组织压迫，可出现周围器官压迫症状，如呼吸困难或吞咽困难，喉返神经受压致声音嘶哑，个别病例甚至压迫颈内静脉影响头颈部血液回流，出现面部发绀、浅静脉怒张。

二、体格检查

主要表现为甲状腺为弥漫性肿大，部分患者呈结节性肿大，此时甲状腺表面可触及大小不等、高低不平、软硬度也不一致的结节，结节可随吞咽动作而上下活动。囊性变的结节如果囊内出血，短期内可迅速增大。通常将甲状腺肿大的程度分为三度：Ⅰ度肿大，肉眼无法看到，但能触及肿大的甲状腺；Ⅱ度肿大，甲状腺肿大到一定程度，但没有超过胸锁乳突肌外缘；Ⅲ度肿大，甲状腺肿大超过胸锁乳突肌外缘，肿大程度较明显。

三、辅助检查

B超检查显示甲状腺肿大，两叶内可有多发性结节，大小不等，结节呈实质性、囊性和混合性，可有钙化。CT检查可见甲状腺外形增大变形，其内有多个大小不等的低密度结节病灶，增强扫描无强化。病灶为实质性、囊性和混合性，可有钙化或骨化。严重患者可以看到气管受压，推移、狭窄。还可看到胸骨后甲状腺肿以及异位甲状腺肿。核素扫描示甲状腺增大、变形，甲状腺内有多个大小不等、功能状况不一的结节。

四、诊断和鉴别诊断

结合病史，流行性地方性缺碘，散在性生理性缺碘(如青春期、妊娠期、哺乳期)等进行鉴别。早期弥漫性甲状腺肿大，后期呈结节性改变，部分患者出现邻近器官组织受压的现象。根据上述特点诊断多无困难。影像学检查往往提示甲状腺内多发低密度病灶，呈实性、囊性和混合性等不均一改变。甲状腺功能检查多数正常。在诊断时除与其他甲状腺疾病(如甲状腺腺瘤、甲状腺癌、淋巴细胞性甲状腺炎)鉴别外，还要注意与上述疾病合并存在的可能。

五、治疗原则

根据病因采取不同的治疗方法。对于生理性的甲状腺肿大，可以多食含碘丰富的食物(如海带、紫菜等)。对于青少年单纯甲状腺肿、成人的弥漫性甲状腺肿及无并发症的结节性甲状腺肿可给予小剂量左旋甲状腺素片，治疗期间定期复查甲状腺功能，根据三碘甲腺原氨酸(T_3)、甲状腺素(T_4)和促甲状腺激素(TSH)的浓度调整用药剂量。对于结节性甲状腺肿出现下列情况时应列为手术适应证：①伴有气管、食管或喉返神经压迫症状。②胸骨后甲状腺肿。③巨大的甲状腺肿影响生活、工作和美观。④继发性甲状腺功能亢进症。⑤已经证实为恶性病变。

（李　鹤　吴国豪）

慢性淋巴细胞性甲状腺炎

慢性淋巴细胞性甲状腺炎又名桥本甲状腺炎，是一种自身免疫性疾病，发病机制可能为机体的免疫耐受遭受破坏，从而产生了针对自体甲状腺的免疫应答反应，多发生于中年女性，女性发病率为男性的10～15倍。

一、临床表现

多无明显症状，也可有颈前区不适，局部有疼痛和压痛，无意中发现甲状腺肿大。少数患者发病较急，呈急性甲状腺功能亢进或减退表现，如全身发力、心悸、怕冷、眼睑部水肿等。严重者可有压迫症状，出现呼吸或吞咽困难。多数患者有甲状腺功能方面的变化，在病程早期可有轻度甲状腺功能亢进表现，而到病程后期则出现甲状腺功能减退的表现。

二、体格检查

大多数患者有甲状腺肿大，多呈弥漫性，病变常累及双侧腺体，部分患者为单侧肿大。部分患者可扪及结节，质地坚韧有弹性，有时质地坚硬。表现为结节样不对称性，与周围组织无粘连，可随吞咽上下移动。偶尔晚期随着甲状腺纤维化，质地变硬，体积缩小。

三、辅助检查

（一）实验室检查

血清抗甲状腺球蛋白抗体（TGA－Ab）、抗甲状腺过氧化物酶抗体（TPO－Ab）明显增高，两者之一升高即可基本诊断。

（二）甲状腺功能检查

早期T_3、T_4值升高，TSH值降低，而后期则可能相反。部分患者可伴红细胞沉降率增快、抗核抗体滴度增高。

（三）影像学检查

超声多显示甲状腺弥漫性病变。CT、MRI 检查无特征性表现，可作为病变范围及疗效的评估。

（四）同位素扫描

甲状腺放射性分布往往不均匀，有片状稀疏区。

（五）穿刺细胞学及病理检查

见甲状腺间质内多量的淋巴细胞和浆细胞浸润。

四、诊断和鉴别诊断

本病的诊断要结合临床表现、实验室检查和细胞病理学检查三方面的情况来决定，TGA - Ab 或 TPO - Ab 明显增高有助于诊断。早期出现甲状腺功能亢进，晚期可出现甲状腺功能减退。影像学检查显示甲状腺弥漫性病变。细胞病理学检查是确诊的依据。慢性淋巴细胞性甲状腺炎常常合并存在其他自身免疫性疾病，如重症肌无力、原发性胆管硬化、红斑狼疮等，在诊断时应当引起注意，以免漏诊。

五、治疗原则

单纯性慢性淋巴细胞性甲状腺炎发展缓慢，部分患者可自行缓解，因而对无临床症状，无甲状腺功能异常患者无需治疗，定期随访即可。

（一）药物治疗

根据甲状腺功能测定结果而定。早期有甲状腺功能亢进症状时可予以少量镇静剂、普萘洛尔等对症治疗，后期有甲状腺功能减退症状可予以左旋甲状腺素片，并根据甲状腺功能情况调整药物剂量。

（二）手术治疗

①药物治疗后甲状腺不缩小并出现气管压迫症状者。②肿块过大、影响生活和外观。③有孤立性结节疑恶变者，慢性淋巴细胞性甲状腺炎手术难度大，术前了解有无甲状腺功能减退，然后决定处理方案。仅有压迫症状，以解除压

迫为目的，仅需作峡部切除或部分腺叶切除，既可获得诊断，又可解除气管的压迫。如证实为甲状腺癌时，按甲状腺癌选择术式。

（李 鹤 吴国豪）

甲状腺功能亢进症

甲状腺功能亢进症简称甲亢，是由于多种因素或疾病导致甲状腺合成和分泌甲状腺激素过多，血循环中甲状腺激素水平升高，致使全身代谢亢进为特征性的疾病。

一、临床表现

（一）典型症状

怕热、多汗、心悸、失眠、食欲亢进和体重减轻、性情急躁，严重者可出现忧郁或躁狂等精神障碍。原发性甲亢腺体弥漫性肿大、对称。继发性甲亢甲状腺多为结节性。高功能腺瘤为单发的甲状腺肿伴甲亢症状。

（二）眼部征象

临床表现轻者为异物感、易流泪；眶周、眼睑、结膜等水肿、结膜充血、眼球突出、复试、眼球运动障碍；严重者眼睑不能闭合致角膜暴露继发溃疡、视力下降、视野缺损等。

（三）循环系统

心率增快、收缩压升高、脉压增宽，严重者出现心房颤动及心力衰竭等。

（四）甲亢性肌病

进行性肌萎缩、低钾性重度肌无力和周期性麻痹等。

二、体格检查

双侧对称性甲状腺呈弥漫肿大，质软，无明显结节感，少数肿大不明显或不对称，在甲状腺上部和下部(特别是上部)可扪及血管震颤并闻及血管杂音。原发性甲亢可出现突眼、眼睑挛缩、眼裂增宽、眼球内聚不佳、下视时上眼睑不随眼球下降、上视时前额皮肤不能皱起等。重度突眼者可出现凝视、复视、瞬目减少、上睑挛缩征象。少数患者有黏液性水肿，表现局灶性的皮肤隆起呈橘皮样或结节样非凹陷性硬肿。长期甲状腺毒症未得到控制时可表现出杵状指。

三、辅助检查

（一）实验室检查

血清总 T_3（TT_3）、总 T_4（TT_4）、游离 T_3（FT_3）和游离 T_4（FT_4）升高，TSH 明显降低。

（二）吸碘率测定

吸碘率升高。

（三）影像学检查

超声可帮助判断甲状腺的结构和功能，显示甲状腺大小、是否存在结节，上动脉流速的测定可部分反映甲状腺的功能状况。高功能腺瘤可见单一性结节；结节性甲状腺肿伴甲亢患者则甲状腺明显肿大伴多发结节。甲状腺同位素显像也可有效判断甲状腺的摄碘或摄锝功能，可以鉴别原发性甲亢、高功能腺瘤或结节性甲状腺肿伴甲亢。

四、诊断和鉴别诊断

上述典型临床表现。查体：肿大甲状腺上极可扪及震颤，并可听到收缩期吹风样杂音。基础代谢率增加：基础代谢率＝（脉率＋脉压）－111，正常值为±10%，＋20%～＋30%为轻度甲亢，＋30%～＋60%为中度甲亢，＋60%为重度甲亢。血清 FT_3 和 FT_4 均增加，超敏 TSH 明显降低。甲状腺摄碘率增加。

五、治疗原则

（一）药物治疗

①适应证，青少年患者、轻中度甲亢、老年患者、伴严重器质性疾病不能耐受手术者及术后复发性甲亢。②方法，抗甲状腺药物（硫脲类药物如丙硫氧嘧啶等）、β 受体阻滞剂改善甲亢症状。临床症状控制后要逐渐减量，同时给予小剂量甲状腺素，以抑制垂体 TSH 的生成。药物治疗要维持 2

年以上才能停药。

（二）^{131}I 治疗

^{131}I 可作为成人原发性甲亢的治疗方法之一，尤其适用于对药物治疗过敏、出现其他不良反应、疗效差或多次复发、有手术禁忌证或手术风险高的患者。禁忌证包括：妊娠、哺乳，临床怀疑或确诊甲状腺癌患者。

（三）手术治疗

①适应证，重度甲亢、巨大甲状腺肿有压迫症状、非手术治疗停药后复发者、继发性甲亢、高功能腺瘤或疑有癌变者、坚持长期服药有困难者及药物治疗无效者。②术前准备，口服抗甲状腺药物充分治疗后才考虑手术，术前必须做到甲亢中毒症状改善，心率＜80 次/分，基础代谢率＜30%，脉率差＜10 次/分，FT_3 和 FT_4 正常。术前停用抗甲状腺药物，改用普萘洛尔治疗，并加服碘剂 7～10 日。术前备血。③手术方法，甲状腺次全切除。高功能腺瘤则行一侧腺叶切除。④术后注意甲亢危象，先兆症状为脉率＞110 次/分，体温＞39 ℃。处理方法为物理降温，静脉滴注 10%葡萄糖和氢化可的松 100～200 mg，加大普萘洛尔与复方碘溶液剂量。可用强心镇静治疗。

（李　鹤　吴国豪）

原发性甲状旁腺功能亢进症

原发性甲状旁腺功能亢进症（简称原发性甲旁亢）是由于甲状旁腺本身病变引起的甲状旁腺激素（PTH）合成、分泌过多所致。原发性甲旁亢可由于甲状旁腺增生、腺瘤或腺癌引起。

一、临床表现和体格检查

甲旁亢的临床表现又可分为骨骼系统症状、泌尿系统症状和高血钙综合征三大类，可单独出现或合并存在。按症状可将甲旁亢分为三型：Ⅰ型以骨病为主，Ⅱ型以肾结石为主，Ⅲ型为两者兼有。

（一）骨骼系统

主要表现为骨关节的疼痛，伴明显压痛。起初为腰腿痛，逐渐发展为全身骨及关节疼痛，严重时活动受限，不能触碰。易发生病理性骨折和骨畸形。部分患者可有身高变矮。可表现为纤维囊性骨炎、囊肿形成，囊样改变的骨骼常呈局限性膨隆并有压痛，好发于颌骨、肋骨、锁骨外 1/3 端及长骨。

（二）泌尿系统

主要表现为烦渴、多饮、多尿，可反复发生尿路结石，表现为肾绞痛、血尿和继发性尿路感染乃至肾衰竭。

（三）高血钙综合征

由血钙增高引起，可影响多个系统。常见的症状有淡漠、烦躁、消沉、疲劳、衰弱、无力、抑郁、反应迟钝、记忆丧失、性格改变、食欲丧失、腹胀、恶心、呕吐、便秘、腹痛、瘙痒、胃十二指肠溃疡、胰腺炎、心悸、心律失常、心力衰竭和高血压等。

二、辅助检查

（一）实验室检查

①血钙＞2.6 mmol/L 诊断为高血钙，甲旁亢时尿钙排量增加（24 小时尿钙女性＞250 mg 和男性＞300 mg）有诊断意义。②甲旁亢时 80％患者血磷降低，80％的甲旁亢患者尿中环腺苷酸（cAMP）增高，尿 cAMP 的排泄率反映了循环中有生物活性的 PTH（iPTH）的浓度。③PTH 测定，原发性甲旁亢中大部分患者的血清中 iPTH 明显增高。

（二）影像学检查

①X 线，最早的 X 线征象为骨膜下骨吸收，可发生在骨质疏松前。②彩超，定位诊断的正确性、特异性和敏感性均在 90％以上。③CT 和 MRI，主要用于判断甲状旁腺病变的具体位置，尤其是用于显示纵隔等处异位甲状旁腺病变的形态特征，以及病变与周围结构之间的关系。当怀疑甲状

旁腺癌或合并甲状腺癌时，也应行增强 CT 检查，它对原发灶及颈部淋巴结有无转移的诊断有很好的参考价值。④放射性核素检查，放射性核素甲状旁腺显像定位诊断的阳性率和敏感性均较高，^{99m}Tc－MIBI 检查可发现最小为 80 mg 的腺瘤，对原发性甲旁亢的定位诊断准确率可达 90%以上，尤其对异位甲状旁腺病变有良好的定位诊断价值。

（三）选择性甲状腺静脉取血测 iPTH

此项检查为创伤性，血 iPTH 的峰值反映病变的甲状旁腺位置。

（四）超声引导细针穿刺抽吸液 PTH 测定及细针穿刺细胞学检查

有助于确定病灶是否来源于甲状旁腺，可用于术前影像学定位不清及甲旁亢复发需再次明确手术病灶者的术前定位诊断。

三、诊断和鉴别诊断

反复多次检测血钙增高及血磷降低、骨疼痛、病理性骨折、纤维囊性骨炎、肾结石、肾钙化表现及症状。反复发作的顽固性消化性溃疡或伴胰岛胃泌素瘤。X 线检查发现骨质吸收、脱钙、骨质疏松、骨折、畸形、纤维囊性骨炎等，彩超、CT 发现甲状旁腺病变，以及放射性核素甲状旁腺显像均有助于诊断。此外，本病应除外继发性甲旁亢、异位甲状旁腺激素分泌瘤、慢性肾衰竭、骨软化症等继发性甲亢。

四、治疗原则

手术是首选的治疗方法，甲状旁腺腺瘤切除后效果良好。原发性甲旁亢中单发腺瘤约占 90%，且术前 B 超检查、核素扫描定位诊断准确率高。甲状旁腺增生者应切除 3 个半甲状旁腺，留下半个甲状旁腺以防功能减退；也可将增生甲状旁腺全切除，同时取部分甲状旁腺组织切成小粒行自体移植，可移植于胸锁乳突肌或前臂肌肉内。对于无法手术或不接受手术者，可采用药物治疗以暂时缓解症状，治疗药物包括双膦酸盐、雌激素和拟钙剂等。

（李 鹤 吴国豪）

甲状腺癌

甲状腺癌是临床上常见的恶性肿瘤。按照组织学特征，起源于甲状腺滤泡细胞可以分为分化型甲状腺癌和未分化甲状腺癌，约占所有甲状腺癌的95%。分化型甲状腺癌包括乳头状甲状腺癌和滤泡型甲状腺癌。未分化甲状腺癌预后差。起源于甲状腺滤泡旁C细胞的恶性肿瘤称为甲状腺髓样癌，约占所有甲状腺癌的3%，其分为散发性髓样癌、家族性髓样癌、多发性内分泌肿瘤（MEN）。近年来，甲状腺癌发病率逐年上升，其中一个原因可能与检查设备的进步、检出率增加有关。

一、临床表现

早期、较小的甲状腺癌症状不明显，通常在体检时通过甲状腺触诊和颈部超声检查而发现甲状腺小肿块。往往是体检时被发现。典型表现为颈前区甲状腺内发现肿块，可以单发结节或多发结节，随着肿瘤增大，质地硬而固定、表面不平是各型癌的共同表现。腺体在吞咽时上下移动性小。未分化癌可在短期内出现上述症状，除肿块增长明显外，还伴有侵犯周围组织的特性。有些患者因颈部淋巴结肿大来就诊，检查发现甲状腺肿块。肿瘤侵犯喉返神经、气管或其他周围器官时可产生声音嘶哑、呼吸、吞咽困难和交感神经受压引起霍纳综合征（Horner 综合征），以及侵犯颈丛出现耳、枕、肩等处疼痛和局部淋巴结及远处器官转移等表现。髓样癌由于肿瘤本身可产生降钙素和5-羟色胺，从而引起腹泻、心悸、面色潮红等症状。

二、体格检查

查体可发现甲状腺肿大或结节，结节形状不规则、与周围组织粘连固定并逐渐增大、质地硬、边界不清，初起可随吞咽运动上下移动，后期多不能移动。若伴颈部淋巴结转移，可触及颈部淋巴结肿大。

三、辅助检查

（一）实验室检查

大多数患者血液检查并无特殊，促甲状腺激素、甲状腺激素、甲状腺球蛋白、降钙素、甲状腺素结合力等项目检查可在正常范围，检测血清降钙素水平有助于髓样癌的诊断。

（二）影像学检查

超声检查是诊断甲状腺肿物性质的首选方法，可以发现触诊难以发现的较小肿物，甲状腺结节可以根据甲状腺超声的检查结果进行 TI－RADS 分级，分为 0～6 级（具体见附录）。CT、MRI 主要用于了解甲状腺癌侵犯范围和转移情况。甲状腺核素扫描为冷结节。

（三）甲状腺穿刺活检

在超声引导下行针吸细胞学检查或穿刺组织学检查，用于判断肿物的良恶性。

四、诊断和鉴别诊断

对所有甲状腺的肿块，无论年龄大小、单发还是多发，包括质地如何，均应提高警惕。诊断主要根据临床表现，若甲状腺肿块质硬、固定，颈淋巴结肿大，或有压迫症状者，或存在多年的甲状腺肿块，在短期内迅速增大者，均应怀疑为甲状腺癌。结合 B 超、核素扫描、针吸细胞学检查等，确定肿物性质。有的患者甲状腺肿块不明显，因发现转移灶而就医时，应想到甲状腺癌的可能。髓样癌患者应排除Ⅱ型多发性内分泌腺瘤（MEN－2）的可能，对合并家族史和出现腹泻、颜面潮红、低血钙时应注意。

五、治疗原则

甲状腺癌的治疗原则为以手术为主的综合治疗。治疗方法主要取决于患者的年龄、肿瘤的病理类型、病变的程度及全身状况等。以手术为首选，术后辅以内分泌治疗，必要时选用放、化疗在内的综合治疗。

（一）手术治疗

手术是治疗甲状腺癌主要方法，包括甲状腺本身的手术，以及颈淋巴结清扫。不论病理类型如何，只要有手术指征就应尽可能手术切除。对分化好的乳头状癌或滤泡癌应行手术治疗，手术范围与肿瘤大小、病理类型和分期有关，可行单侧腺叶＋峡部切除或甲状腺全切除术，以及中央区淋巴结清扫，如合并颈侧区淋巴结转移则行颈淋巴结清扫术。分化好的乳头状癌或滤泡癌即使是术后局部复发者也可再次手术治疗。髓样癌手术是治疗的有效手段，应行甲状腺全切除术，有淋巴结转移时行颈清扫手术。大多数未分化癌患者来诊较晚，失去根治性或姑息性的治疗机会。有时手术目的仅仅是解决呼吸道梗阻，仅做气管切开。对少部分原发肿瘤较小的病例，尽量给予切除，然后行气管切开或气管造瘘，术后给以放疗及化疗，部分患者有一定疗效，可获完全缓解。

（二）内分泌治疗

甲状腺癌患者术后应终身服用甲状腺素片，以预防甲状腺功能减退及抑制 TSH。

（李　鹤　吴国豪）

第三节　乳腺外科

乳腺炎

乳腺炎是指乳腺组织炎症或感染。乳腺炎分为哺乳期和非哺乳期急性乳腺炎，以哺乳期多发，多发生在哺乳期的早期阶段，以初产妇为多见。致病菌大多为金黄色葡萄球菌，少数为链球菌。非哺乳期乳腺炎临床并不少见，可发生于任何年龄段，但以年轻女性多见。

哺乳期乳腺炎

哺乳期乳腺炎是指哺乳女性的乳房出现疼痛、肿胀和发红，分为感染性和非感染性。哺乳期急性乳腺炎的病因有两种，一是细菌入侵；二是乳汁淤积，缺一不可。母乳喂养问题导致乳房长时间肿胀或乳汁排泌堵塞，继而可引发哺乳期乳腺炎。乳汁可含有细菌，因此乳汁排空不完全可能引起微生物生长和繁殖。感染性哺乳期乳腺炎多由金黄色葡萄球菌引起，耐甲氧西林金黄色葡萄球菌（MRSA）是重要病原体之一。致病菌可以直接侵入乳管，并逆行至腺小叶。如腺小叶中有乳汁潴留，致病菌便会在此生长繁殖，如未得到有效治疗，感染可进一步向乳腺实质蔓延，形成脓肿。感染也可沿乳腺纤维间隔蔓延，形成多房性脓肿。致病菌还可直接通过乳头表面的破损、皲裂处侵入，沿淋巴管蔓延到腺叶或小叶间的脂肪、纤维组织，引起蜂窝织炎。金黄色葡萄球菌常常引起深部脓肿，而链球菌感染往往引起弥漫性蜂窝织炎。

一、临床表现

感染性哺乳期乳腺炎的典型表现包括：哺乳期女性一侧乳房出现坚硬、发红、压痛、肿胀区域，伴体温＞38.3 ℃。全身中毒症状包括肌痛、寒战、乏力和流感样症状。感染性哺乳期急性乳腺炎最常发生在哺乳期初始 3 个月。

二、体格检查

根据病期和病灶部位的深浅而有不同。病灶浅者可以出现典型的化脓性炎症的表现，病灶局部肿胀、坚硬、发红、皮温增高、压痛。病灶深者局部表现多以疼痛和压痛为主，初期主要表现为患侧乳房体积增大，有局限性肿块，压痛，如能及时有效治疗，肿块可逐渐消退。如进一步发展，可出现皮肤水肿发红，皮肤温度增高。局部肿块僵硬，压痛明显，可出现搏动性疼痛。如果继续发展，硬块会在短期内逐渐变软，说明已有脓肿形成。脓肿可自行溃破，或经乳头排出。患侧腋窝淋巴结常有肿大，压痛。

三、辅助检查

实验室检查表现为白细胞计数增高，中性粒细胞百分比上升。超声检查有助于诊断，在早期表现为低回声杂乱区；如形成脓肿，则为无回声区，周边可看到高回声脓腔壁。可在超声引导下行脓腔穿刺，抽得脓液即可确诊。

四、诊断

哺乳期，起病急，乳房内出现一局限性红、肿、热、痛肿块，伴畏寒、发热等全身中毒症状。当急性炎症未能及时控制，数日后迅速发展形成脓肿，局部穿刺抽到服液即可确诊。

五、治疗原则

哺乳期急性乳腺炎一旦发生，应暂停哺乳，可用吸奶器吸出乳汁。

（一）炎症早期

脓肿尚未形成，治疗应从两方面着手：①要应用抗生素，应选用对金黄色葡萄球菌或链球菌敏感的抗生素，如青霉素类、头孢类、喹诺酮类等。②局部治疗，可局部采取热敷，以促炎症消散，并以吸奶器吸出乳汁。

（二）手术治疗

已有脓肿形成，则应及时切开引流。切开引流时应该在脓肿的最低位切口，切口应该足够大以保证流通畅。一般应行放射状切口，避免乳管损伤而引起乳瘘。脓腔往往为多房性，应分开脓腔间的间隔，使多个小脓腔变为一个大脓腔，以利于引流。深部脓肿和乳房后间隙脓肿应先用针头穿刺证实后再行引流，可以在乳房下皱褶处做弧形切口，在乳腺后间隙与胸肌筋膜间分离，直达脓腔。脓肿切开引流后应停止哺乳，并做回奶处理，否则伤口内不断有乳汁排除，影响愈合。

非哺乳期乳腺炎

非哺乳期乳腺炎包括导管周围乳腺炎和特发性肉芽肿性乳腺炎（IGM）。导管周围乳腺炎是乳晕下导管的一种炎症，通常表现为乳晕周围炎症，其原因多为乳头乳管先天性凹陷，乳头皮肤可沿乳管生长深达乳管的壶腹部，此处常有分泌物潴留，排空也往往受阻，致病菌可在此生长繁殖，形成乳晕旁脓肿。发炎的导管可出现继发性感染，导致导管损伤和后续导管破裂伴脓肿形成。也有可能形成流脓瘘道，即乳晕下大导管与皮肤的通道。最常见的微生物是葡萄球菌、肠球菌、厌氧性链球菌、拟杆菌和变形杆菌。特发性肉芽肿性乳腺炎也称为特发性肉芽肿性小叶性乳腺炎，是一种病因不明的罕见良性炎症性乳房疾病。IGM 最常见于经产的年轻女性，通常在妊娠后数年内发生，但也可见于未经产的女性。IGM 不会增加未来发生乳腺癌的风险。

一、临床表现

IGM 可表现为乳腺外周组织出现有压痛的孤立性炎性肿块，也可以表现为外周多个部位同时出现肿块(很少是中央型)，伴有脓肿和(或)表面皮肤炎症及溃疡，上述表现可伴随乳头内陷、窦道形成、橘皮样改变和腋淋巴结肿大。IGM 女性可能在数周到数月间反复出现脓肿。

二、诊断

超声是首选的初始检查手段。超声检查通常可见实性肿块，往往伴一个或多个脓肿。空芯针穿刺活检超声发现的实体肿块可以确诊 IGM。应对活检样本进行革兰染色、细菌培养、抗酸杆菌(AFB)染色和培养、真菌染色和培养，以及组织病理学检查。

三、治疗原则

伴局部感染的 IGM 通过抗生素和引流通常可缓解。手术切除的伤口通常愈合缓慢，不提倡。症状持续患者的最佳处理方法尚不明确，目前意见不一。

(罗忆泓)

良性乳腺疾病

良性乳腺上皮病变在组织学上可分为三种类型：非增生性病变、不伴非典型增生的增生性病变及不典型性增生。

非增生性病变

非增生性上皮病变通常不伴有乳腺癌风险增加。应注意，纤维囊性变、纤维囊性疾病、慢性囊性乳腺炎和乳腺发育不良等术语指的是非增生性病变，在临床上没有用处，因为它们包括一组异质性诊断。乳腺囊肿是最常见的非增生性乳腺病变。其他非增生性病变包括积乳囊肿、顶泌性乳头状病变、上皮相关钙化和普通型轻度增生。大汗腺化生（也称为“良性上皮改变”）也是一种非增生性改变，继发于某种形式的刺激，通常伴有乳腺囊肿。

一、单纯乳腺囊肿

女性在一生中发生良性乳房肿块的风险为 50%，其中大约 1/4 为囊肿。乳腺囊肿为充满液体的圆形或卵圆形肿块，源自终末导管小叶单位。乳腺囊肿可以表现为乳腺肿块或乳腺 X 线钼靶摄影检查异常。囊肿在 35～50 岁的女性中很常见。囊肿急性增大可能导致突然发生剧烈的局部疼痛。

二、积乳囊肿

积乳囊肿（乳汁潴留性囊肿）为囊性积液，通常由乳导管阻塞引起。查体可发现柔软的囊性肿块。乳房 X 线钼靶摄影检查时，除非看到典型的脂肪-液体平面，否则可能显示性质不确定的肿块。超声检查可能显示混合性肿块。可基于临床病史和穿刺抽吸活检做出诊断，抽吸样本通常是乳状物质。确诊后无需手术切除，未来的乳腺癌风险不会增加。

三、乳头状顶浆分泌改变

乳头状顶浆分泌改变是一种表现为顶浆分泌特征的导管上皮细胞增生，出现特征性的嗜酸性细胞质。

四、普通型轻度增生

普通型轻度增生是指导管内上皮细胞数量增加，达到 2

层细胞以上（但不超过 4 层）。上皮细胞不会跨过受累导管的管腔。

不伴非典型增生的增生性病变

此类病变包括普通导管增生、乳管内乳头状瘤、硬化性腺病、放射状瘢痕、腺瘤、纤维腺瘤和假血管瘤样间质增生。这些病变会使乳腺癌风险略微增至普通人群的 1.5～2 倍。

一、普通导管增生

不伴非典型增生的导管增生是一种病理学诊断，通常是在乳腺 X 线钼靶摄影检查时发现异常或有乳腺肿块而行活检时偶然发现，特征是乳腺导管腔内细胞数目增多。尽管细胞在大小和形状上不同，但保持了良性细胞的细胞学特征。导管增生无需治疗。普通导管增生女性随后发生乳腺癌的风险较小，不需进行化学预防。

二、乳管内乳头状瘤

乳管内乳头状瘤由单调排列、自囊腔壁向囊腔内生长的乳头状细胞组成。尽管本身无需担忧，但是可包藏有不典型增生或导管原位癌（DCIS）区域。乳头状瘤可为单发或多发。若存在非典型增生、可触及肿块、血性乳头溢液和（或）影像学与病理学表现不一致，推荐切除乳头状瘤。

三、硬化性腺病

硬化性腺病是一种纤维组织增加和散布有腺细胞的小叶病变。可表现为包块或乳腺 X 线钼靶摄影上的可疑发现。硬化性腺病患者后续乳腺癌风险约为一般人群的 2 倍。目前，对于无不典型增生的硬化性腺病，不推荐治疗、化学预防和加强筛查。

四、放射状瘢痕

放射状瘢痕又称复杂硬化性病变，是一种病理学诊断，通常在对乳腺肿块或影像检查异常进行切除或活检时偶然发现。少数放射状大瘢痕可在乳腺X线钼靶摄影中表现为可疑的毛刺状肿块，仅凭影像学检查无法可靠地与毛刺状癌区分。放射状瘢痕的显微镜下特征是纤维弹性核心伴放射状导管和小叶。空芯针穿刺活检诊断放射状瘢痕或复杂硬化性病变时，推荐手术切除。放射状瘢痕除了手术切除之外不需要其他治疗。该人群在手术切除后发生乳腺癌的风险较小，无需进行化学预防。

五、纤维腺瘤

纤维腺瘤由上皮和间质组成，是最常见的良性乳腺肿瘤，占乳腺活检结果的一半。20%病例的同侧或双侧乳腺出现多发性纤维腺瘤。纤维腺瘤的病因不明，但可能与激素有关，因为它们会在育龄期持续存在，妊娠或使用雌激素时可增大，并通常在绝经期后消退。最常见于15～35岁的女性。体格检查发现边界清楚的可活动性肿块，超声检查中则表现为边界清楚的实性肿块。较大的纤维腺瘤可手术切除。

六、腺瘤

腺瘤是纯粹的乳腺上皮肿瘤。其间质成分稀少，有别于纤维腺瘤。腺瘤分为两大类：管状腺瘤和泌乳性腺瘤。后者通常发生于妊娠期。边界清楚且为分叶状。尽管可能会因体积较大而需要手术切除，但没有恶变潜能。管状腺瘤是绝经前年轻女性中罕见的良性乳腺肿瘤。影像学特征和细胞学特征没有特异性，因此需要手术切除，以通过病理确诊。

七、假血管瘤样间质增生

本病是良性间质增生，其组织学类似于血管病变。在体格检查时可表现为肿块或增厚。乳腺X线钼靶摄影检查和超声检查中最常见的表现为边界清楚的非钙化实性肿块。特征性组织学表现为腺体单位之间的基质呈裂隙状空腔模式。可与乳房脉管肉瘤混淆。如果存在影像学可疑特征、检查间期生长或相关症状，则不应将针芯穿刺活检诊断作为最终诊断，而应切除活检。但如果没有可疑的影像学特征，则空芯针穿刺活检足以诊断，不一定需要手术切除。2018 年的 Choosing Wisely 项目也提倡避免对影像学与病理学表现一致且没有症状的患者进行手术切除。PASH 患者随后发生乳腺癌的风险没有增加。

不典型增生性病变

不典型增生性病变包括不典型导管增生、不典型小叶增生和小叶原位癌。这些病变会增加未来发生乳腺癌的风险，因此属于高危病变。扁平上皮不典型增生也属于不典型增生，但风险似乎未超过其他增生性病变。

一、不典型导管增生（ADH）

（一）诊断

一般通过针芯穿刺活检来诊断，活检部位是乳腺 X 线钼靶摄影显示的微钙化灶。

（二）组织学

ADH 的特点是具有单形性圆形细胞核的均一上皮细胞增生，要么对受累导管进行部分填充，要么完全填充受累导管，但病变范围<2 mm 或累及的导管数<2 个。

（三）治疗

通过针芯穿刺活检诊断出 ADH 后，标准处理方法是行乳腺切除活检来排除相关的恶性病变。10%～20%的病例诊断可能需要升级为 DCIS 或浸润性乳腺癌，具体取决于经皮穿刺活检所用的针头规格、针芯穿刺的针数、是否取到了目标微钙化灶，以及影像学检查是否见到残留微钙化灶或相关的肿块型病变。经切除活检诊断出 ADH 时，无需进一步手术。手术切缘阳性时一般不需要再次切除。例外情况可能仅包括：ADH 只存在于手术切缘，ADH 近乎达到切缘 DCIS 的诊断标准，或者担心未完全切除影像学所见的目标病变；这些情况下应考虑再次切除。

二、不典型小叶增生(ALH)

(一) 诊断

ALH 通常是因其他指征(如乳腺 X 线钼靶摄影结果异常或乳腺肿块)行乳腺活检时的意外发现。

(二) 组织学

ALH 的特点是分布均匀且黏附性差的单形细胞增生，其填充受累的乳腺小叶但不使其扩张。ALH 也可累及乳腺导管。ALH 与 LCIS 具有共同的细胞学和结构学特征，但病变范围更小。

(三) 治疗

针芯穿刺活检诊断出 ALH 后，推荐行局限性乳腺切除活检。经切除活检诊断出 ALH 时，无需进一步手术。手术切缘阳性时不需要再次切除。

三、小叶原位癌(LCIS)

LCIS 的平均年龄为 44～46 岁，80%～90%的病例发生在绝经前女性中。这可能与绝经前女性需行活检的良性乳腺病变增多有关，但也可能是因为 LCIS 依赖于激素影响。

(一) 诊断

LCIS 往往是因其他指征行乳腺活检诊断出的意外发现，如因存在纤维囊性改变区域或纤维腺瘤行活检时。多数情况下，LCIS 不是通过临床、乳腺 X 线钼靶摄影或大体病理学检查而发现。

(二) 组织学

LCIS 是起源于乳腺小叶和终末导管的非浸润性病变，可根据组织学特征进一步分为经典型和非经典型 LCIS。这种区分会影响治疗，因此有重要意义。

(三) 治疗

行针芯穿刺活检后如果意外发现的经典型 LCIS 的影像学与病理学表现一致，且没有其他需要切除的高危病变，则可根据风险评估结果和多学科综合意见行临床和影像学随访。此类病变的升级率很低（<3%）。对于经 CNB 诊断出的非典型 LCIS 或影像学与病理学表现不一致的 LCIS，推荐手术切除。经乳腺切除活检诊断出经典型 LCIS 时，无需进一步手术。手术切缘存在经典型 LCIS 时，无需再次切除。

四、扁平上皮不典型增生（FEA）

（一）诊断

FEA 通常在对乳腺 X 线钼靶摄影筛查出的微钙化灶行针芯穿刺活检时得以诊断。

（二）组织学

特征为正常上皮细胞被一层或多层单一类型的上皮细胞替代，后者表现为低级别（单形性）非典型性细胞增生。

（三）治疗

如果经针芯穿刺活检诊断出的单纯性 FEA 病例在影像学与病理学上表现一致，或乳腺 X 线钼靶摄影表现与病理学表现不一致时（如乳腺 X 线钼靶摄影显示为肿块病变），应行乳腺切除活检。经切除活检诊断出 FEA 时无需进一步治疗。手术切缘阳性无临床意义，没有证据表明需为实现 FEA 阴性切缘而扩大切除范围。

（罗忆泓）

乳腺癌

乳腺癌是全球范围内最常见的恶性肿瘤，其发病率位居女性恶性肿瘤的首位，每年诊断超过 200 万例，也是全球女性癌症致死的主要原因。随着医疗水平的提高，乳腺癌已成为疗效最佳的实体肿瘤之一。

一、临床表现

早期乳腺癌的症状多不明显，常以乳房肿块、乳房皮肤异常、乳头溢液、乳头或乳晕异常等局部症状为主，由于表现不明显，非常容易被忽视。

（一）乳房肿块

乳房肿块是乳腺癌早期最常见的症状。肿块常位于外上限，多为单侧单发，质硬，边缘不规则，表面欠光滑，不易被推动。大多数乳腺癌为无痛性肿块，少数病例伴有不同程度的隐痛或刺痛。

（二）乳房皮肤异常

乳房肿块常易侵犯周围局部组织，出现多种体征。当肿块侵犯腺体与皮肤之间的韧带，可牵拉皮肤形成凹陷，状如酒窝，故称“酒窝征”。当癌细胞阻塞了淋巴管，可造成淋巴水肿，乳腺皮肤呈橘皮样改变，又称“橘皮征”。当癌细胞浸润到皮内生长，可在主病灶周围形成散在的皮肤硬性结节，即“皮肤卫星结节”。特殊类型的乳腺癌，如炎性乳腺癌，乳房皮肤表现为红肿、增厚、变硬，出现橘皮样外观，逐渐变成似瘀血的紫红色。

（三）乳头、乳晕异常

当肿块侵犯乳头或乳晕下区时，可因牵拉乳头，使其凹陷、偏向，甚至完全缩入乳晕后方。特殊类型的乳腺癌，如乳头湿疹样癌，表现为单侧乳头、乳晕及其周围皮肤瘙痒，出现红色斑片状湿疹样外观，表面多有渗出结痂或角化脱屑，严重时可形成溃疡。

（四）乳头溢液

部分乳腺癌患者在非生理状态下（如妊娠期和哺乳期），单侧乳房可出现乳头溢液，液体的性质多为血性、浆液性或水样。

（五）腋窝淋巴结肿大

当乳腺癌发生癌细胞脱落，可侵犯周围淋巴管，并向其局部淋巴引流区转移。初期患者多表现为同侧腋窝淋巴结肿大，肿大的淋巴结尚可活动。随后，淋巴结由小变大、由少变多，最后相互融合固定。当病情继续发展，可在锁骨上和对侧腋窝摸到转移的淋巴结。

（六）伴随症状

乳腺癌患者中晚期会出现恶病质的表现，可伴有食欲不振、厌食、消瘦、乏力、贫血及发热等症状。部分患者可因转移出现转移灶的症状，以肺、胸膜、骨、肝、脑为主。

二、体格检查

乳腺体格检查对于乳腺疾病的早期发现、早期诊断、早期治疗具有很高的临床意义。

（一）视诊

首先应观察乳腺发育情况，两侧乳房是否对称，大小是否相似。观察皮肤有无发红、水肿、破溃、橘皮样外观、静脉曲张等。观察两侧乳头是否在同一水平，乳头是否有回缩、凹陷，乳头、乳晕有无糜烂、脱屑等。

（二）触诊

采用手指掌面进行触诊，应循序对乳房外上（包括腋尾部）、外下、内下、内上各象限及中央区做全面检查。先查健侧，后查患侧。发现乳房肿块后，应注意肿块大小、硬度，表面是否光滑，边界是否清楚，以及活动度。轻轻捻起肿块表面皮肤，了解肿块是否与皮肤粘连。最后轻挤乳头，了解有无溢液，若有溢液，依次挤压乳晕四周，并记录溢液来自哪一乳管。同时要仔细检查两侧腋窝淋巴、锁骨下及锁骨上淋巴结。

三、辅助检查

（一）乳腺钼靶

用于乳腺癌的筛查，其优势在于看钙化灶，尤其是一些细小钙化灶，可能是极早期乳腺癌的表现。

（二）超声

能够对肿块的性质做出判断，可作为首选的影像学检查。

（三）MRI

对发现微小病灶、多中心、多病灶及评估病变范围有优势，可用于乳腺癌的分期评估。

（四）组织病理学检查

用于疑似乳腺癌患者，影像学又不能明确的，可将肿块连同周围乳腺组织一同切除，做组织病理学检查。除了直接切除，还可以在超声引导下对肿块穿刺，取出少量肿块组织进行病理学检查。

四、诊断和鉴别诊断

应当结合患者的临床表现、体格检查、影像学检查、组织病理学等进行乳腺癌的诊断和鉴别诊断。

鉴别诊断：①乳腺纤维腺瘤，好发于青年女性。除乳房肿块外，常无其他症状。肿块质硬，有弹性感，似橡皮球，表面光滑，易推动。组织病理学检查有助于鉴别。②乳腺囊性增生病，又称乳腺小叶增生症、纤维囊性病等，常见于中年妇女。其典型症状为一侧或双侧周期性乳房胀痛和乳房肿块，月经前明显，月经后减轻。乳腺钼靶和超声检查有助于鉴别。③浆细胞性乳腺炎，又称乳腺导管扩张症，是乳腺的一种慢性非细菌性炎症。它多见于30～40岁的非哺乳期妇女。肿块常位于乳晕周围，质韧或硬，界限不清，与胸壁无粘连，乳房皮肤有不同程度的红、肿、热、痛，全身炎性反应轻微。常通过乳腺穿刺细胞学检查与乳腺癌进行鉴别。

五、乳腺癌分期

（一）TNM分期

用于描述原发肿瘤的大小，以及肿瘤向附近淋巴结或身体其他部位的扩散。①原发肿瘤（T）：T_x，原发肿瘤无法评估；T_0，无原发肿瘤的证据；Tis，原位癌；T_1，肿瘤最大径≤20 mm；T_2，肿瘤最大径＞20 mm且≤50 mm；T_3，肿瘤最大径＞50 mm；T_4，不论肿瘤大小，直接侵犯胸壁和（或）皮肤（溃疡或皮肤结节）。仅仅真皮浸润不纳T_4范畴。②区域淋巴结（N）：N_x，区域淋巴结无法评估（如已被切除）；N_0，无区域淋巴结转移；N_1，同侧Ⅰ、Ⅱ水平腋窝淋巴结转移，可活动；N_2，同侧Ⅰ、Ⅱ水平腋窝淋巴结转移，固定或融合；或有同侧内乳淋巴结转移临床征象，无腋窝淋巴结转移临床征象；N_3，同侧锁骨下淋巴结（Ⅲ水平腋窝淋巴结）转移，伴或不伴有Ⅰ、Ⅱ水平腋窝淋巴结转受累；或有同侧内乳淋巴结转移临床征象，并伴有Ⅰ、Ⅱ水平腋窝淋巴结转移；或有同侧锁骨上淋巴结转移，伴或不伴有腋窝或内乳淋巴结受累。③远处转移（M）：M_0，无远处转移的临床或影像学证据；M_1，通过传统的临床和影像学方法发现的远处转移，和（或）组织学证实超过 0.2 mm 的远处转移。

（二）病理分期（pN）

pN_x，区域淋巴结无法评估（如已被切除，或因病理研究未被切除）；pN_0，组织学检查无区域淋巴结转移；pN_1，微转移，或 1～3 个腋窝淋巴结转移，和（或）前哨淋巴结活检发现内乳淋巴结转移，但无临床征象；pN_2，4～9 个腋窝淋巴结转移，或无腋窝淋巴结转移，但内乳淋巴结转移（有临床征象）；pN_3，≥10 个腋窝淋巴结转移，或锁骨下淋巴结（Ⅲ水平腋窝淋巴结）转移，或同侧内乳淋巴结转移（有临床征象），并有≥1 个Ⅰ、Ⅱ水平腋窝淋巴结转移，或＞3 个腋窝淋巴结转移，且前哨淋巴结活检发现内乳淋巴结微转移或宏转移，但无临床征象；或同侧锁骨上淋巴结转移。

（三）临床分期

0 期，$TisN_0M_0$；Ⅰ A 期，$T_{1b}N_0M_0$；Ⅰ B 期，$T_0N_{1mi}M_0$、$T_1N_{1mi}M_0$；Ⅱ A 期，$T_0N_{1c}M_0$、$T_1N_1M_0$、$T_2N_0M_0$；Ⅱ B 期，$T_2N_1M_0$、$T_3N_0M_0$；Ⅲ A 期，$T_0N_2M_0$、$T_1N_2M_0$、$T_2N_2M_0$、$T_3N_1M_0$、$T_3N_2M_0$；Ⅲ B 期，$T_4N_0M_0$、$T_4N_1M_0$、$T_4N_2M_0$；Ⅲ C 期，任何 TN_3M_0；Ⅳ期：任何 T、任何 NM_1。

（四）乳腺癌分子分型

见表 3－2。

表 3-2　乳腺癌的分型

分子分型		基于 IHC[a] 的分子分型			
		ER	PgR[b]	HER2	Ki-67[c]
Luminal-A 型		阳性	高表达	阴性	低表达
Luminal-B 型	HER2 阴性	阳性	低表达	阴性	高表达
	HER2 阳性	阳性	任何	阳性	任何
HER2 阳性		阴性	阴性	阳性	任何
三阴性		阴性	阴性	阴性	任何

注：[a] ER、PgR 表达及 Ki-67 增殖指数的判定值建议采用报告阳性细胞的百分比。[b] 可考虑将 20% 作为 PgR 表达高低的判定界值（J Clin Oncol. 2013;31:203-209）。[c] Ki-67 判定值在不同病理实验中心可能不同，可采用 20%～30% 或各检测实验室的中位值作为判断 Ki-67 高低的界值。

某些不满足 Luminal-A 型条件的激素受体阳性肿瘤（如 ER 阴性且 PgR 阳性），可认为是 Luminal-B 型。

六、治疗原则

乳腺癌应采用综合治疗原则，根据肿瘤的生物学行为和患者的身体状况，联合运用多种治疗手段，兼顾局部治疗和全身治疗，以期提高疗效和改善患者的生活质量。

（一）手术治疗

乳腺癌手术范围包括乳腺和腋窝淋巴结两部分。乳腺手术有肿瘤扩大切除和全乳房切除。腋窝淋巴结可行前哨淋巴结活检（SLNB）和腋窝淋巴结清扫，除原位癌外均需了解腋窝淋巴结状况。选择手术术式应综合考虑肿瘤的临床分期和患者的身体状况。①乳房切除手术：适应证为 TNM 分期中 0、Ⅰ、Ⅱ期及部分Ⅲ期且无手术禁忌，患者不具备实施保乳手术条件或不同意接受保留乳房手术；局部进展期或伴有远处转移的患者，经全身治疗后降期，亦可选择全乳房切除术。目前的乳房切除术已由改良根治术发展为保留皮肤的乳房切除＋乳腺重建手术，两者治疗效果类似，但后者美容效果更好。此外，保留乳头乳晕的乳房切除术在临床上的应用也日趋广泛。②保留乳房手术：适用于患者有保留乳房意愿，乳腺肿瘤可以完整切除，达到阴性切缘，并可获得良好的美容效果，同时可接受术后辅助放疗的患者。≤35岁的患者有相对高的复发和再发乳腺癌的风险，在选择保留乳房时，应向患者充分交代可能存在的风险。③SLNB：能够准确地进行乳腺癌腋窝淋巴结分期，对于临床检查腋窝淋巴结无明确转移的患者，进行SLNB后，淋巴结阴性的患者可以免除腋窝淋巴结清扫，若SLNB阳性，可进行腋窝淋巴结清扫。④腋窝淋巴结清扫：腋窝淋巴结清扫的指征包括：临床腋窝淋巴结阳性且经穿刺/手术活检证实有转移的患者；前哨淋巴结阳性，且不符合ACOSOG Z0011入组标准的患者如T_3期、超过2枚前哨淋巴结阳性，以及需全部乳腺切除者；近期不充分的腋窝淋巴结清扫；前哨淋巴结验证试验；SLNB失败；SLNB发现临床可疑的淋巴结；T_4期；不能施行SLNB；SLNB后腋窝复发。⑤乳房修复与重建：乳腺癌改良根治手术后的乳房缺损与保留乳房术后的乳房畸形均需要整形外科进行再造和修复，且已成为乳腺癌完整治疗方案中不可或缺的一个重要组成部分。

（二）化疗

①手术后化疗，可减少癌灶转移复发，提高患者生存率。适用于浸润性乳腺癌伴腋窝淋巴结转移者。对于腋窝淋巴结阴性而有高危复发因素者，也适合应用术后辅助化疗。②新辅助化疗，手术前化疗可使肿瘤缩小，再通过手术或放疗等治疗方法治愈肿瘤。适用于肿块较大（>5 cm）、腋窝淋巴结转移、有保留乳房意愿但肿瘤大小与乳房体积比例大难以保乳等患者。

（三）放疗

常与外科手术或化疗搭配使用，以减少肿瘤转移及复发，提高患者生存率。对晚期乳腺癌患者，有时也可考虑姑息性放疗。

（四）内分泌治疗

通过去除或阻断激素的作用，以阻止癌细胞生长。适合于激素受体(ER/PR)阳性的各期乳腺癌患者。

（五）靶向治疗

适用于 HER2 阳性的乳腺癌患者。

（六）免疫治疗

主要包括肿瘤疫苗治疗、细胞因子治疗、单克隆抗体治疗和过继性治疗等。

（罗忆泓）

第四节　疝与腹壁外科

腹股沟疝

腹股沟疝是腹外疝最常见的类型，狭义的腹股沟疝是指腹股沟直疝和腹股沟斜疝，从广义角度，股疝也可算作腹股沟疝，三者统称腹股沟区疝。腹股沟疝好发于 60 岁以上人群，是一种常见病。

一、临床表现

①腹股沟区突出的包块是大多数腹股沟疝最主要的症状。②疼痛：可伴或不伴有腹股沟区局部的疼痛，但除非发生嵌顿，疼痛程度不会很剧烈。③消化系统症状，患者可有消化不良、便秘、腹部不适等症状。④感觉异常，偶尔可出现因疝压迫或股神经刺激而导致的感觉异常。

二、体格检查

对患者腹股沟区的检查可在仰卧位和站立位两种体位下进行。检查者对腹股沟区进行视诊和触诊，观察有无不对称、突出或包块。令患者咳嗽或进行乏氏动作可帮助识别。检查者可将指尖放在腹股沟管上并重复检查。最后，将指尖顶入阴囊置入腹股沟管外环以探查是否存在微小疝。包块在腹股沟管内从外侧向内侧移动提示可能为腹股沟斜疝。如果包块从腹股沟管的底部自深向浅突出，则可能为腹股沟直疝。腹股沟韧带下方的包块符合股疝。

对患者描述的但在检查时无法证实的腹股沟包块的诊断比较困难。令患者站立或走动一段时间后，可能使不明显的包块显现出来或被触及。如果高度怀疑疝但未能检查出，可在不同的时间进行重复检查。

三、辅助检查

超声检查也可以帮助诊断。超声对隐匿的直疝、斜疝和股疝的检查具有高度敏感性和特异性，其他成像技术帮助较小。腹部、盆腔 CT 平扫可能有助于诊断隐匿和少见的疝，以及不典型的腹股沟包块。

四、诊断和鉴别诊断

按疝发生的具体部位，将腹股沟疝划分为直疝、斜疝和股疝，各自临床特征及诊断要点见表 3－3。

表 3－3 疝的鉴别诊断

类型	腹股沟斜疝	腹股沟直疝	股疝
发病年龄	各年龄均有发生，在儿童和青壮年发生的主要为此类	多见于老年人，但老年人的腹股沟疝仍主要以斜疝为主	主要见于女性，但女性的疝仍以斜疝为主
突出途径	经内环沿腹股沟管突出，可进入阴囊	从直疝三角突出，一般不会进入阴囊	经股管突出
疝块外形	椭圆形或梨形，有蒂	半球形，基底较宽	半球形
回纳疝块后压住内环	疝块不再突出	疝块仍可突出	疝块仍可突出
精索与疝囊的关系	精索在疝囊后方	精索在疝囊的前外方	—
疝囊颈与腹壁下动脉的关系	疝囊颈在腹壁下动脉外侧	疝囊颈在腹壁下动脉内侧	—
嵌顿机会	有一定机会嵌顿	较小	相对较大
疼痛程度	可以有不同程度的疼痛	通常较轻	相对较重

五、治疗原则

对于腹股沟疝，无论成人还是小儿，均建议手术。①在疝发生早期，可以使用物理方法（如穿戴专门的绑带）进行非手术治疗，以延缓疝进展。股疝因较容易嵌顿，不适合非手术治疗。②手术治疗：腹股沟疝的术式非常多，应结合自身水平、医院综合能力及患者的实际情况进行术式选择。

腹腔镜腹股沟疝修补术与开放手术相比，切口小、疼痛轻、恢复正常体力活动早；腹腔镜腹股沟疝修补术总并发症发生率等同于开放式修补术，主要包含经腹腹膜前修补手术和全腹膜外修补两种。

（董瑞朝）

腹壁切口疝

切口疝主要是由于腹壁的完整性和张力平衡受到破坏，腹腔内的组织和器官在腹内压力的作用下，通过破损处向外凸出形成的。其病因复杂多样，包括患者全身因素、局部因素和原手术因素。其他因素如长期吸烟、肥胖、慢性阻塞性肺疾病、腹水、术后早期的腹胀和剧烈咳嗽、便秘、排尿困难等诱发的腹内压力升高等，均可使伤口愈合变慢，导致切口疝的发生。

一、临床表现

切口症的典型症状为在腹壁原手术切口出现肿块，通常在站立、咳嗽、排便等腹内压增加时更为凸出，平卧时缩小或消失。当切口疝过大而使腹腔容量减少，会伴有厌食、恶心、腹部不适、呼吸不畅、排尿排便困难等症状。当出现不完全性肠梗阻时，可出现腹痛、恶心、呕吐等症状，如果症环狭窄可导致症内容物嵌顿，引起腹胀、停止排气排便等完全性肠梗阻的表现。

二、辅助检查

CT 平扫可清楚地显示腹壁缺损的大小、位置及疝内容物，也可计算疝囊体积和腹腔容积，评估腹壁强度和弹性。

三、治疗原则

建议手术治疗。短期内可佩戴腹带延缓进展。对于疝缺损<4 cm 的切口疝，可以使用单纯缝合术，超过 4 cm 建议使用补片。特别巨大的腹壁切口疝，术后因为腹内压增高可能会导致急性腹腔室间隔综合征，在术式选择时应考虑到此点。

（董瑞朝）

脐疝

脐疝主要分为新生儿脐疝、婴幼儿脐疝和成人脐疝。新生儿脐疝是由于先天发育异常所致；婴幼儿脐疝，因脐环包绕脐周，婴儿刚出生时脐环较大且纤维组织不够坚韧，当腹腔内压力增大，如啼哭、咳嗽等因素导致腹腔内脏器合并腹膜穿过韧带间的空隙，突出到脐环外，形成脐疝；成人脐疝则是由于腹部压力过大导致，如肥胖、多胎妊娠、腹水、腹部手术史、长期腹膜透析等原因所致。

一、临床表现

主要表现为脐部柔软性隆起或突出，通常是无痛性。其中先天性脐疝在出生时即有，表面可仅有膜包裹而没有皮肤覆盖，症囊大小不定，平均为 6～8 cm；婴幼儿脐疝通常出现在脐带已脱落后数日或数周内，疝表面组织是皮肤，疝囊较小，发生与腹内压的增加密切相关，如啼哭、咳嗽或挣扎时突出明显，安静时可缩小或消失；成人脐疝可能会伴有腹部不适，如消化不良、腹部隐痛等。

二、辅助检查

CT 平扫可清楚地显示腹壁缺损的大小、位置及疝内容物，也可计算疝囊体积和腹腔容积，评估腹壁强度和弹性。

三、治疗原则

三种类型中，仅婴幼儿的脐疝通常采取保守治疗，一般在2岁左右自愈,2岁时疝环直径>1.5 cm,或5岁时脐环仍未闭,建议手术。对于新生儿和成人,建议手术。

(董瑞朝)

白线疝

白线是由两侧腹直肌前、后鞘合并融合而成的,融合处两侧肌鞘纤维交错成网状,如果纤维交错时出现较大的网眼,就可能形成白线上的薄弱点而导致白线疝。

一、临床表现

由于白线疝的薄弱缺损多较小,此处的腹膜外脂肪较丰富,因此在发病早期,通过缺损突出到体表的主要是腹膜外脂肪组织,因此75%以上的患者除了上腹壁中线位置有包块外并无不适症状,容易被误诊为腹壁脂肪瘤。以后随着缺损的逐步变大,腹腔内的大网膜、肠管等也可突出,这时患者会出现包括上腹部钝痛、烧灼痛或痉挛性疼痛的表现,可伴有腹胀、消化不良、恶心和呕吐等。比较典型的疼痛是在用力时的上腹痛,常于弯腰和站立时加重,仰卧位时减轻。

二、辅助检查

CT和B超检查可明确诊断,其中CT平扫可清楚地显示腹壁缺损的大小、位置及疝内容物,也可计算疝囊体积和腹腔容积,评估腹壁强度和弹性。

三、治疗原则

当缺损小、同时没有症状的白线疝可临床观察。如果包块逐步增大或者患者出现腹痛、腹部不适的则需进行手术。对于仅有腹膜外脂肪而无腹腔内脏器脱出的白线疝,可采用开放手术,先游离突出的腹膜外脂肪,对于缺损很小的患者可直接缝合缺损;缺损稍大的可以游离腹膜前间隙然后放置补片。对于缺损较大的白线疝,手术方法接近切口疝,也可以采用腹腔镜修补,但需要对突出的腹膜外脂肪做适当处理，使其在手术后可以产生明显变化。

（董瑞朝）

半月线疝

在半月线发生缺损而形成的腹外疝即为半月线疝。半月线腱膜是前腹壁先天性薄弱区之一，半月线腱膜结构一般被认为与半月线疝发病关系最为密切。其他易发因素与其他腹外疝相似（包括腹内压增高、胶原代谢紊乱等）。人类直立行走时，下腹部腹内压最大，同时后鞘到中下腹位置即终止，因此半月线疝最常发生于这一区。高龄和体重减轻一般被认为是半月线疝的重要诱因。腹壁肌肉麻痹也是可能的发病因素。

一、临床表现

主要症状是半月线处疼痛和局部包块的出现，伴或不伴有肠梗阻症状。沿半月线腱膜扪及可复性包块。

二、辅助检查

CT 和 B 超检查可明确诊断，其中 CT 平扫可清楚地显示腹壁缺损的大小、位置及疝内容物，也可计算疝囊体积和腹腔容积，评估腹壁强度和弹性。

三、治疗原则

半月线疝发生嵌顿概率较高，诊断明确后应尽早进行外科手术修补。

（董瑞朝）

腰疝

发生在第 12 肋至髂嵴之间的腹后外侧壁，后腹膜脂肪和（或）腹腔内组织脏器经过此处上腰三角或下腰三角的薄弱缺损，突出到体表所形成的腹外疝称为腰疝，又称背疝。其病因有几种，①解剖因素为人体的腰背部相对强健，不易发生疝，但某些肌群交错形成的腰部三角区缺乏肌肉的保护是引发腰疝的先天性因素；②创伤因素，即因后天性创伤性和手术源性，因为腰部的创伤或局部切口（如肾切除后）愈合不良造成腰三角区的更加薄弱；③腹内压增高，主要是慢性咳嗽、长期便秘、排尿不畅等各种原因；④腰部肌肉萎缩，如脊髓灰质炎后遗症引起的腰部肌肉萎缩，或肥胖性肌肉萎缩，使肌肉和筋膜的保护作用进一步降低，使腰三角区更加薄弱。

一、临床表现

先天性腰疝发生于小儿，一般在小儿哭闹时在髂嵴上方、腹外斜肌最后部分与背阔肌之间，发现有一半圆形突起肿物，柔软、无压痛、表面皮肤正常，常可触及位于肿物内的肠管，按压时可闻及肠鸣音，哭闹时肿物增大，安静时可回纳消失，回纳后在侧后腹壁可触及卵圆形缺损。

后天性腰疝多发生于老人，患者多无不适主诉，仅于腰部见一缓慢增大的肿块，肿块质地软而且易于回纳，站立时明显，侧俯卧位时消失；部分患者有局部胀感或牵拉感。触诊可有咳嗽冲击感。巨大腰疝可伴有消化不良等症状。

二、辅助检查

主要依靠 CT 平扫，识别疝入的内容与路径。

三、治疗原则

2 岁以内小儿可采取非手术治疗，即弹性绑带的佩戴，当超过 2 岁仍存在明显腰疝者建议手术。对于成人患者，或小儿发生嵌顿的情况，需手术治疗，术式上可选择开放或腹腔镜手术。

（董瑞朝）

盆底疝

一、会阴疝

会阴疝由于发生机制的不同，又分为先天性、原发性和继发性。根据会阴疝的发生部位不同，又分为前会阴疝、中会阴疝和后会阴疝，是根据疝发生在会阴横肌前后命名的。原发性会阴疝主要见于女性患者(是男性患者的5倍)，主要发生在40～60岁的患者，发生会阴疝的高危因素包括妊娠、肥胖和腹水等。前会阴疝几乎都见于女性，穿过尿生殖膈从大阴唇突出后会阴疝则穿过肛提肌，表现为坐骨直肠窝的肿块。继发性会阴疝通常见于盆腔大手术之后，比如经会阴前列腺手术、盆腔清扫、直肠癌手术、骶骨切除手术等。会阴疝的临床表现为通过会阴部突出的包块，通常患者并没有明显不适，包块可以回纳，患者站立位时包块明显，体检可以发现会阴部的缺损及大小。有时会阴疝伴有疼痛不适、尿痛，可有肠梗阻表现，这时具有手术指征。会阴疝的内容物通常是小肠、结肠或网膜，也有其他少见情况，如膀胱憩室。手术方面，包括经腹开放入路手术、经会阴入路手术、腹腔镜会阴疝修补术及联合手术等。

二、闭孔疝

闭孔疝一般发生在消瘦、有多次生产史、70岁左右的老年女性患者。90%的闭孔疝患者是以肠梗阻为首发表现，并且先前没有外科手术史。患者表现为大腿内侧终痛，屈曲位会缓解，过伸、内收成者内旋时疼痛加重。很多患者在手术中才确诊。闭孔疝的术前确诊往往比较困难，因为体检难以触及痛肿块，症状也不典型。延误诊断会导致肠切除率增加，并发症和死亡率的增加。CT检查可以早期发现和诊断闭孔疝。一旦诊断确立，闭孔疝应尽早手术治疗。

有急性肠梗阻表现时，宜选择开放手术(脐下正中切口)，遵循肠梗阻手术的原则，而此时闭孔疝可以直接用不可吸收线缝合，仅在污染不重时可在腹膜外放置补片或网塞；而TAPP闭孔疝修补术的建立气腹和穿刺孔布局与TAPP腹股沟症修补术相同；TEP闭孔疝修补术采用与腹股沟疝TEP同样的方法。

三、坐骨疝

腹腔脏器或组织经坐骨大孔或者坐骨小孔脱出形成的

疝，称为坐骨疝。坐骨疝临床极为罕见，多发生在中年以后的妇女，尤以经产妇女为主，1/3的患者为60岁以上人群，男性虽有发生，但更为少见。高危因素包括：BMI的突然降低、患者合并肿瘤或合并其他部位腹外疝存在，以及多胎妊娠等。根据解剖部位，坐骨疝可以发生在梨状肌上、梨状肌下或棘韧带以下。坐骨疝的内容物可以是卵巢、小肠、膀胱或结肠等。坐骨疝的临床症状不典型，有的患者在坐骨大、小孔区出现压痛，有时伴有臀上或臀下神经或坐骨神经痛，有的以臀部肿块就诊，有些坐骨疝患者会发生肠梗阻，或者无法缓解的疼痛，甚至泌尿系统症状。坐骨疝的诊断通常需要借助影像学检查，包块CT或MRI，对于慢性盆腔疼痛的患者，甚至需要腹腔镜探查才能明确诊断。直肠指检或经阴道检查有时能扪及坐骨区域包块，有助于诊断。坐骨疝需要采用外科手术治疗。尚没有标准的手术方式，一般采用开放手术，包括经腹入路、经臀部入路及两者结合。

（董瑞朝）

食管裂孔疝

食管裂孔疝是常见的消化系统疾病，随年龄增加，其发病率不断升高，40岁以下患者占10%，70岁以上患者占70%。该病女性、肥胖、50岁以上人群较为常见。它可分四型：Ⅰ型，最为常见，约占85%，指胃食管连接部上移至隔肌上方，高于胃底，且胃仍然保持正常形态；Ⅱ型，是典型的食管旁疝，指胃食管连接部处于正常位置，但部分胃底通过裂孔进入胸腔；Ⅲ型，即Ⅰ型、Ⅱ型混合型疝，占食管旁疝的90%，指胃食管连接部和胃底一起通过裂孔进入胸腔；Ⅳ型，指除了胃以外，腹腔内的其他脏器如大网膜、结肠或小肠也一起通过裂孔进入胸腔。食管裂孔疝多数是由于后天因素引起的，如肥胖、咳嗽等引起的腹内压升高，食管瘢痕等引起的食管缩短，以及随着年龄增长，食管裂孔自然扩大等。少数患者由先天因素引起，如先天拥有较大的食管裂孔。

一、临床表现

多数小的食管裂孔疝不会引起任何症状，但较大的食管裂孔疝可引起胃烧灼、反酸、吞咽困难、胸痛、上腹痛、呕吐等症状，重者会出现呼吸困难、呕血、黑色粪便等症状。

二、辅助检查

（一）上消化道造影

可随吞咽动作，动态评估食管裂孔疝的大小、类型，以及食管胃连接部的精确位置。但用此方法诊断滑动性食管裂孔症时，易受体位的影响，体位错误会导致误诊。

（二）CT

可在任意角度立体观察腹腔脏器进入胸腔的情况、疝囊壁的厚度、疝内容物，以及与周围组织结构的位置关系。对于合并严重心肺疾病、站立困难及高龄患者有一定的优势。

（三）内镜

胃镜下可直接观察食管裂孔症的形态和位置，但受疝的大小、类型与胃镜操作者的经验影响，会有被漏诊、误诊的可能。

（四）高分辨率食管测压

可测量吞咽时食管中肌肉的收缩情况，测量食管肌肉的协调性和作用力，并且在没有吞咽及食管扩张的情况下，定位食管胃连接部与膈肌的位置。高分辨率食管测压可大大提高滑动性食管裂孔疝的诊断准确性。

（五）24 小时食管 pH 测定

可准确监测患者反酸时间、次数，判断烧心症状与反流的关系，也是手术治疗滑动型食管裂孔疝患者的必要术前准备。

三、治疗原则

多数患者没有任何症状，也不需要治疗，当出现胃烧灼、反酸、吞咽困难、胸痛、上腹痛、恶心、呕吐等症状时，则可能需要药物或手术治疗。药物治疗旨在控制症状、治疗食管炎、改善胃肠动力；手术治疗旨在修复食管裂孔，将胃等疝内容物限制在腹腔内，并恢复胃食管交界的正常解剖结构和功能。因疝内容物类型不同，食管裂孔疝同样可出现嵌顿，可能导致肠梗阻，此时治疗与嵌顿疝及肠梗阻治疗基本相同。手术方式包括经胸开放或腔镜手术、经腹开放或腔镜手术。

（董瑞朝）

膈疝

膈疝为腹腔内或腹膜腔后的脏器通过膈肌裂孔或缺损进入胸腔的病理状态，症分为先天性膈疝、创伤性膈疝和食管裂孔疝等类型。先天性因素，如源于部分膈肌发育不全或缺损，或其胸腹膜未完全闭合遗留大小不等的缺损，当腹腔内压力升高时，腹腔内脏器如结肠或脾经此缺损进入胸腔，形成先天性膈疝。后天性因素，如胸腹部直接的穿通伤或间接的挤压伤、挫伤、跌伤等可引起膈肌破裂，腹腔内的脏器进入胸腔后，形成创伤性膈疝。

一、临床表现

（一）先天性膈疝

先天性膈疝是指因一侧或两侧膈肌发育缺陷，腹部脏器进入胸腔，从而导致一系列症状的小儿外科危重病症之一。它可分四型：1 型，为后外侧疝，亦称胸腹裂孔疝；2 型，为胸骨旁疝；3 型，为食管裂孔疝。临床上主要表现为两类症状和体征：①由于腹内脏器脱出引起的腹内脏器的功能障碍所致，如消化道的急慢性梗阻可表现为腹痛、呕吐、腹胀、停止排气排便等，因脱出的被嵌顿的胃、肠粘连发生腐蚀性溃疡而有不同程度呕血、便血或因反流引起的胸骨后烧灼样疼痛，查体时患侧肺呼吸音减弱或消失，叩诊呈鼓音或浊音，胸部可闻及肠鸣音，当有梗阻时可闻及气过水声，而腹部则较平坦；当疝入的内容物发生嵌顿、绞窄时，患者可出现发热、脉快、血压下降等中毒或循环衰竭的表现。②胸腔脏器受压引起的改变，当脱出胸内脏器较少，可不引起严重的压迫症状，当大量腹内脏器进入胸腔，可出现呼吸困难、发绀和循环障碍，体格检查时可有心界变化及纵隔移位，气管移位。严重者甚至出现休克。

（二）创伤性膈疝

创伤性膈疝是胸外科急重症，常合并胸腹腔脏器损伤或严重的呼吸循环障碍。它是一种易被延误诊断的疾病，其延误诊断率较高，主要是由于此病缺乏特异的临床表现，而且临床医师对此病的认识及警惕性不够。临床诊治不及时或处理不当，常可导致严重后果。急性膈肌破裂造成腹腔脏器进入胸腔会引起心、肺功能明显减退。因为进入胸腔内的腹腔脏器不仅会压迫患侧肺脏，影响膈肌运动，而且可以引起纵隔移位，压迫健侧肺脏，并使回心血量减少，心输出量降低，导致休克及气体交换功能下降。如果进入的脏器出现梗阻、狭窄甚至坏死、穿孔等症状，会使病情进一步复杂、恶化。临床上应将损伤部位、体征结合起来分析，同时出现呼吸和消化系统症状是创伤性膈疝的重要指征。典型体征为患侧呼吸音减弱或消失，叩诊呈鼓音或浊音并且合并恶心、呕吐、腹痛等消化系统症状，患侧胸部闻及肠鸣音是膈疝的特有体征。

二、辅助检查

B 超、胸部 X 线、胸腹部 CT 可供诊断。对于通过辅助检查不能确诊而又高度怀疑本病者，应尽早手术探查。

三、治疗原则

膈肌损伤无论大小均不能自愈，所以膈肌破裂一旦诊断明确，在治疗危及生命的创伤及休克的前提下，只要能耐受手术均应及时手术治疗。手术路径视患者胸腹部伤情而定，按照先重后轻的原则，首先处理致命伤，术式要简单有效。

腹部外伤所致急性膈疝，考虑合并腹部脏器损伤为主，宜选腹部切口。胸部外伤所致膈疝，疑有血管、肺、气管、食管损伤或心脏压塞者，宜经胸手术。右侧膈疝多经胸手术。对于病程长、体内粘连较严重的陈旧性膈疝应经胸入路。胸腹腔合并多发伤宜分别切口，应该尽量避免胸腹联合切口，从而降低膈肌神经分支和滋养血管的损伤概率，利于膈肌修补后正常生理功能的恢复。

无论何种手术路径，均应行胸腔闭式引流，以防胸腔积液及感染，亦利于肺复张，经腹手术亦常规放置腹腔引流。术前如病情允许，应置胃管排气减压，防止术中大量气体进入胃肠道，加重呼吸、循环功能障碍，有利于术后胃肠减压。

（董瑞朝）

第五节　胃肠外科

胃癌

胃癌是原发于胃的上皮源性恶性肿瘤，占胃恶性肿瘤的95%。胃癌的发病呈现明显的地区分布差异。高发地区包括日本、中国、韩国、中南美洲和东欧的部分地区。胃癌的发病年龄符合恶性肿瘤的一般规律，多见于40～60岁。以性别而论，胃癌在男性较女性常见，男女发病比例约为2∶1。

一、临床表现

早期胃癌多无明显症状。部分患者可出现非特异性的上消化道症状，包括上腹部饱胀不适或隐痛、泛酸、嗳气、恶心、食欲减退、呕吐，偶有呕血、黑粪等，其中上腹部不适最为常见。进展期胃癌除上述症状比较明显外尚可出现梗阻、出血及穿孔等并发症。多数患者伴有食欲减退、消瘦、乏力等全身症状，晚期常伴有发热、贫血、下肢水肿、恶病质。

二、体格检查

早期胃癌多无明显体征，部分患者可有贫血或上腹部深压痛。贫血、上腹部压痛和腹块是进展期胃癌最常见的体征。腹水、脐部肿块、左锁骨上淋巴结肿大、膀胱（子宫）直肠陷窝触及肿块、女性患者出现卵巢克鲁肯贝格瘤（Krukenberg 瘤）均是晚期胃癌表现。

三、辅助检查

（一）血清学检查

进展期患者可有贫血、营养不良等表现；肿瘤标志物如癌胚抗原（CEA）、糖类抗原 72－4（CA72－4）、糖类抗原 125（CA125）、糖类抗原 50（CA50）等可有升高。

（二）胃镜

胃镜是胃癌定性和定位诊断的最重要手段。

（三）CT

CT 在胃癌定位和分期诊断中的价值已得到广泛认可，不仅能显示大部分胃癌病灶，而且能比较准确地判断肿瘤位置、浸润的深度和范围，有无淋巴结和远处脏器转移，以及腹腔种植。

（四）超声内镜

超声内镜（EUS）是胃癌术前分期的重要手段。EUS 可以清晰地显示胃壁各层结构，胃癌的浸润深度可由胃壁正常层次结构破坏的程度来判定。

（五）MRI 平扫＋增强

对于 CT 怀疑肝转移时，建议首选肝 MRI 平扫＋增强检查。

（六）诊断性腹腔镜检查

目前所有的非侵袭性影像学检查对诊断腹膜种植转移的敏感性均较低。而诊断性腹腔镜检查结合腹腔灌洗液评估往往能够发现常规影像学检查无法显示的转移灶。

四、胃癌临床分期

根据原发肿瘤浸润深度、淋巴结转移和远处转移情况进行分期，见表 3-4。

表 3-4 胃癌临床分期

项目	胃癌临床(cTNM)分期		
0 期	Tis	N_0	M_0
Ⅰ期	T_1 T_2	N_0 N_0	M_0 M_0
ⅡA 期	T_1 T_2	$N_{1\sim3}$ $N_{1\sim3}$	M_0 M_0
ⅡB 期	T_3 T_{4a}	N_0 N_0	M_0 M_0
Ⅲ期	T_3 T_{4a}	$N_{1\sim3}$ $N_{1\sim3}$	M_0 M_0
ⅣA 期	T_{4b}	任何 N	M_0
ⅣB 期	任何 T	任何 N	M_1

五、治疗原则

胃癌治疗方式的选择取决于疾病的分期、患者状况和意愿。

（一）内镜治疗

部分早期胃癌通过内镜治疗就能够达到根治手术同样的效果。内镜治疗的绝对适应证定为：①病灶局限于黏膜内；②肿瘤细胞分化良好；③病灶直径≤2 cm；④肉眼观察应无溃疡或溃疡性瘢痕存在。内镜黏膜下剥离术（ESD）适应证：直径＞2 cm 黏膜内癌（cT_{1a}），分化型癌，不伴溃疡；直径＜3 cm 肉眼可见的黏膜内癌（cT_{1a}），分化型，伴溃疡。

（二）外科手术

外科治疗仍是治疗胃癌的最主要手段。内镜治疗适应证以外的早期胃癌（T_1 期）需采取手术治疗。无明显淋巴结转移者，常用术式包括 D1 或 D1＋的保留幽门胃切除、保留大网膜胃切除、保留迷走神经功能的胃手术等保存功能的缩小手术;术前和术中诊断肿瘤浸润深度存在局限性,且基本不可能通过目测确认淋巴结未转移。如果存疑,原则上进行D2清扫。D2根治术治疗进展期胃癌的疗效以及安全性已被大量的临床实践所证实,并被各大临床指南所接受。

（三）化疗

化疗是当今胃癌治疗的重要手段之一,已贯穿到胃癌治疗过程的各个阶段。胃癌的化疗包括术前化疗、术中化疗、术后辅助化疗,以及姑息化疗。围手术期化疗价值已经得到了证实,辅助化疗已成为进展期胃癌的标准治疗的重要组成部分,姑息化疗已明确带来生存获益。

（四）免疫治疗

在晚期胃癌治疗已经取得突破性进展,PD-1单抗联合化疗已经成为晚期转移性胃癌一线治疗新标准。在免疫或靶向治疗进入一线治疗的时代,联合化疗序贯维持治疗已经成为临床实践的主要选择。

（张　恒）

胃肠间质瘤

胃肠间质瘤(gastrointestinal stromal tumors, GIST)是胃肠道最常见的间叶源性肿瘤,多发生于老年人,儿童和年轻人少见。好发部位主要为胃(50%～70%)和小肠(20%～30%),结直肠占10%～20%,食管占0～6%,而肠系膜、网膜及腹膜后等部位罕见。

一、临床表现

GIST的临床表现通常无特异性,肿瘤体积小者可无任何症状,多在体格检查或因其他原因行影像学检查、胃肠镜时偶然发现。当肿瘤体积增大,部分患者可触及肿块;当发生瘤内出血、坏死,可出现腹痛;当黏膜表面形成溃疡时,可出现消化道出血;如肿瘤破裂则可出现急腹症表现,严重者发生出血性休克。

二、辅助检查

（一）胃肠镜

向胃肠腔内生长或压迫者可见黏膜下的球状或半球状隆起，表面可有凹陷或溃疡；超声内镜有助于明确肿瘤的起源层和内部特征。

（二）CT

通常表现为不均匀中高强化的结节或肿块，内生型胃GIST可借助桥样皱襞征（肿块表面黏膜完整、连续）与肿块型胃癌鉴别；肿瘤较大者可伴溃疡形成，形态多为窄口宽基，而胃癌溃疡多呈较宽大的火山口状。

（三）MRI

CT造影剂过敏者、怀疑肝转移者及直肠GIST建议行MRI。

（四）PET－CT

可作为CT怀疑远处转移的进一步确诊手段，也可用于早期评估靶向治疗疗效。

（五）穿刺活检

内镜常规活检常难以明确病理诊断，超声内镜下细针穿刺活检可作为首选活检方式。CT或超声引导经皮穿刺活检可能引起肿瘤破裂播散，仅适用于超声内镜不可达到且需行靶向治疗的患者。

三、诊断

胃肠发现球状或半球状黏膜下隆起，伴或不伴溃疡。增强CT表现为不均匀中高强化的结节或肿块。若可手术完整切除，术前不推荐行常规活检；若需先行靶向治疗，则应活检明确病理及基因突变类型。GIST的确诊是基于组织学形态、免疫组化（CD117、DOG1、CD34、琥珀酸脱氢酶B等）及分子检测（*c－kit*、*PDGFRA*、*BRAF*、*NF1*等基因）。

四、治疗原则

手术是唯一可能治愈GIST的治疗手段，而以伊马替尼为代表的靶向药物是不可切除或复发/转移 GIST 的首选治疗方式，并延缓原发 GIST 术后患者的复发。

（一）手术治疗

手术原则为争取 R0 切除，避免肿瘤破裂；不常规行淋巴结清扫。手术适应证：①直径≤2 cm 的胃 GIST：有临床症状，伴不良因素（边界不规整、溃疡、内部强回声、异质性等），或不能坚持随访者，应考虑切除。②直径＞2 cm 的胃或其他部位的局限性 GIST、可切除的局部晚期和孤立性的复发/转移 GIST：预期能完整切除且不需要联合脏器切除或严重影响器官功能者。③不可切除的或复发/转移 GIST：靶向治疗后可完整切除者，可考虑手术切除所有病灶；靶向治疗中单个或少数病灶进展，全身情况良好的患者可考虑切除进展病灶，并尽可能多切除转移病灶。

（二）分子靶向治疗

①适应证，转移复发/不可切除 GIST。②术前治疗，难以 R0 切除；需联合多脏器切除；可完整切除但手术风险大；特殊部位（胃食管结合部、十二指肠、低位直肠）。③术后辅助治疗，原发局限 GIST 术后中高危复发风险。GIST 的一线靶向治疗药物为伊马替尼，二线为舒尼替尼，三线为瑞戈非尼，四线为瑞派替尼。靶向治疗前需行分子检测，SDH 缺陷型 *GIST*、*KRAS*、*BRAF* 突变和 *NF1* 突变型 GIST，伊马替尼可能无法带来获益。PDGFRA 18 外显子突变（包含 D842V）推荐阿伐替尼。

（三）其他治疗

肝转移者靠可考虑行射频消融、介入栓塞联合靶向治疗。

（张　恒）

小肠肿瘤

小肠肿瘤指发生于十二指肠、空肠、回肠的肿瘤。发病率较胃、结直肠低，占胃肠道肿瘤的 1%～6%。小肠肿瘤恶性居多，约占 3/4。它分为良性与恶性，病理类型多，临床表现各异，误诊、漏诊率高，容易延误治疗。

一、临床表现

缺乏特异性临床表现，早期诊断困难。良性肿瘤多数无症状，部分以急腹症、腹部包块就诊。恶性肿瘤中晚期才出现症状，临床表现多样。

（一）腹痛

腹痛为最常见症状，具有慢性、间歇性和进行性加重的特点。

（二）消化道出血

因肿瘤溃烂坏死所致，大量出血时以柏油样便、暗红色血便为主，少量出血时粪便隐血试验阳性。

（三）肠梗阻

多为不全性肠梗阻，为肿瘤生长阻塞肠腔所致。

（四）腹泻

随着病情发展，粪便不成形，次数增多，黏液增多，但血便不多见。

（五）肠穿孔

可引起弥漫性腹膜炎，也可慢性穿破引起炎性包块、脓肿或内瘘。

（六）类癌综合征

多见于有肝转移者，表现为发作性潮红、腹泻、哮喘等全身症状。

二、体格检查

腹部肿块。因为小肠活动度大，肿瘤偶可被扪及，多为游走性，时有时无。全身性体征。可见贫血貌、消瘦。

三、辅助检查

（一）实验室检查

血红蛋白降低，粪常规：隐血阳性。血液 5－羟色胺、尿液 5－羟吲哚乙酸升高。肿瘤标志物：尚无敏感性或特异性足够高的血清肿瘤标志物。

（二）影像学检查

①肠道 X 线检查，气钡双重造影可明显提高诊断率。②腹部 CT 和 MRI 检查，可显示肿瘤的部位、大小、与肠壁的关系，判断有无肝脏转移及淋巴结肿大。必要时可进行 PET-CT 检查。③选择性肠系膜上动脉造影，适用于小肠肿瘤伴有出血或血管畸形者，可用于定位出血、病灶部位。

（三）内镜检查

十二指肠镜可观察、可取十二指肠肿瘤活检标本；小肠镜可覆盖全小肠，操作可控、可取活检标本；胶囊内镜为无创检查，适用于脏器功能不全的老年人。

四、诊断

早期诊断困难，术前诊断正确率仅为 21%～53%。患者多因腹痛、腹部肿块或消化道出血就诊，排除常见原因后不能明确诊断者，应考虑小肠肿瘤。不明原因脐周痛，进食后加重，排便后缓解；间歇性血便或腹泻，胃镜及肠镜未见异常；成人肠套叠。影像学检查及内镜检查高度怀疑且不能明确诊断者，可行腹腔镜或剖腹探查。

五、治疗原则

良性肿瘤一旦确诊，应手术切除。往往为多发性，术中须全面仔细探查。恶性肿瘤无远处转移者，应切除病变肠段、清扫区域淋巴结；若肿瘤局部固定无法切除，可做短路手术以解除或预防梗阻。出现远处转移者，行系统性药物治疗。

（张　恒）

溃疡性结肠炎

溃疡性结肠炎是一种局限于结肠黏膜及黏膜下层的炎症过程。病变多位于乙状结肠和直肠，也可延伸至降结肠，甚至整个结肠。病理漫长，常反复发作。本病见于任何，但

20～30岁最多见。

一、临床表现

溃疡性结肠炎的最初表现可有许多形式。除少数患者起病急骤外，一般起病缓慢，病情轻重不一。血性腹泻是最常见的早期症状。其他症状依次有腹痛、便血、体重减轻、里急后重、呕吐等。偶尔主要表现为关节炎、虹膜睫状体炎、肝功能障碍和皮肤病变。发热则相对是一个不常见的征象。大多数患者表现为慢性、低恶性，少数患者（约占15%）呈急性、灾难性暴发过程，这些患者表现为频繁血性粪便，可多达30次/日，还有高热、腹痛。

二、体格检查

患者往往出现体重减轻和面色苍白，在疾病活动期腹部检查时结肠部位常有触痛，在结肠急性穿孔致腹膜炎时腹部触诊有反跳痛，同时伴发热和肠鸣音减少。中毒性巨结肠时可有腹胀、发热和急腹症征象。由于频繁腹泻，肛周皮肤可有擦伤、剥脱。还可发生肛周炎症如肛裂或肛瘘。直肠指检有疼痛。溃疡性结肠炎可能合并肠道外病变，皮肤、黏膜、舌、关节和眼部的检查极为重要。

三、辅助检查

（一）实验室检查

血常规示小细胞性贫血，中性粒细胞增高。血沉增快。血清白蛋白降低球蛋白升高。严重者电解质紊乱，低血钾。粪便外观有黏液脓血，镜下见红白细胞及脓细胞。

（二）影像学检查

钡灌肠可见黏膜皱襞粗乱或细颗粒改变，多发性浅龛影或小的充盈缺损，肠管缩短，结肠袋消失可呈管状。急性期一般不宜行钡剂检查。

（三）肠镜检查

肠镜检查对溃疡性结肠炎的诊断和鉴别诊断均有重要价值。在该病发作期，肠镜下溃疡性结肠炎典型表现为结肠黏膜呈连续性病灶，其病变常由结肠远端（直肠、乙状结肠）开始，向结肠近端发展。以左半结肠多见。病变黏膜血管纹路消失，黏膜脆而易出血，有脓性黏液，黏膜有颗粒样改变，伴有糜烂或多数形状不规则、大小深浅不同的溃疡，覆盖有黄白色或血样渗出物。在晚期可示肠壁增厚，肠腔狭窄，可以多发性假息肉形成，在此基础上也可发生癌变。取病变处肠黏膜行活组织检查，显示非特异性炎性病变和纤维瘢痕，同时常可见黏膜糜烂、隐窝脓肿，这对本病的确诊十分重要。通过结肠黏膜活检，可明确病变的性质。

四、诊断

具有典型临床表现，并有结肠镜或 X 线的特征性改变。临床表现不典型，但有典型结肠镜或 X 线表现或病理活检证实。排除细菌性痢疾、阿米巴痢疾、血吸虫病、肠结核、克罗恩病、放射性肠炎等结肠炎症。

五、治疗原则

溃疡性结肠炎目前为止没有有效方法可以根治，主要的治疗目标是控制急性发作，预防并发症的发生，同时减少复发。

（一）一般治疗

休息，进食柔软、易消化富营养饮食，补充多种维生素。贫血严重者可输血，腹泻严重者应补液，纠正电解质紊乱。

（二）药物治疗

对于轻症的溃疡性结肠炎的患者来说，首选药物是 5-氨基水杨酸类药物，主要代表药物有柳氮磺吡啶及美沙拉嗪等，可以通过口服方式。如果病变部位局限在直肠，可以通过美沙拉嗪栓剂进行局部使用，对于中度活动期或重度活动期的患者，用美沙拉嗪效果不好的患者，考虑用糖皮质激素类药物缓解。对于激素依赖型的患者，可以考虑使用免疫抑制剂治疗，如果是重度活动期的患者，用糖皮质激素或免疫抑制剂效果不好的情况下，可以考虑用生物制剂，如内克、阿达木单抗等类药物进行治疗。

（三）营养治疗

溃疡性结肠炎患者常出现进食不足，营养风险或营养不良发生率高。对营养风险或营养不良患者应及时进行营养评估和肠内肠外营养治疗。

（四）外科治疗

溃疡性结肠炎尽量不考虑手术治疗，除非发生严重的并发症，如肠穿孔、严重出血、肠梗阻、癌变、多发性息肉、中毒性巨结肠、结肠周围脓肿或瘘管形成，可考虑手术治疗。

（五）其他治疗

中医辨证分型，口服汤药治疗溃结。粒细胞吸附疗法，从血中除去粒细胞、单核细胞、杀伤性 T 淋巴细胞等活化的白细胞，从而抑制炎症的疗法。

（张　恒）

克罗恩病

克罗恩病是一种慢性透壁性炎症性肠病，通常累及末端回肠和结肠，也可累及从口腔到肛周部位的整个消化道的任何部分，以及出现肠道外表现，特别是关节炎。

一、临床表现

慢性腹泻伴腹痛、发热、食欲缺乏、体重减轻、血便。部分患者以“急腹症”起病，伴全身中毒表现。狭窄肠段可致肠梗阻，引起绞痛、腹胀、顽固性便秘和呕吐。约 33% 病例有肛周疾病（尤见肛裂及肛瘘）。部分患者以肠外表现为主，如关节炎、葡萄膜炎、不明原因发热、贫血、发育迟缓，而无明显腹痛或腹泻症状。

二、体格检查

腹部有压痛，触诊及包块或有腹部饱胀感。严重时可有腹部明显压痛、肌卫、反跳痛。

三、辅助检查

（一）实验室检查

血常规、肝肾功能、电解质检查有无贫血、低蛋白血症及电解质紊乱；维生素 B_{12}、叶酸、维生素 D、铁蛋白；炎症指标如白细胞、红细胞沉降率、C 反应蛋白、PCT、IL－6 等可用于动态监测疾病活动程度；粪隐血、粪便钙蛋白和粪乳铁蛋白测定也可用于检测疾病活动程度。

（二）影像学检查

CT 小肠造影（CTE）和 MRI 小肠造影（MRE）可用于诊断小肠克罗恩病；经腹肠道超声检查可显示肠壁病变的部位和范围、肠腔狭窄、肠瘘及脓肿等。

（三）内镜检查

包括胃镜、肠镜、气囊辅助式小肠镜、胶囊内镜等。内镜下典型特征包括病变呈跳跃式偏侧受累、纵行深溃疡、铺路石样改变、肠壁增厚、狭窄、肛周病变等。活检病理的典型特征为：全层透壁性炎症反应、裂隙状溃疡、肠壁全层淋巴细胞聚集形成、隐窝结构异常和非干酪样肉芽肿。

四、诊断

需由临床表现、内镜、组织学、放射学和（或）生物化学综合确定。

五、治疗原则

生活习惯改变：定期运动、健康饮食和充足睡眠、戒烟。

（一）药物治疗

①减轻炎症（氨基水杨酸类抗炎药和皮质类固醇）；②免疫调节剂，硫唑嘌呤、甲氨蝶呤、英夫利昔单抗、阿达木单抗等。

（二）手术治疗

目前科手术主要针对并发症，如肠梗阻、瘘管或脓肿形成、急性穿孔、无法控制的大量出血等。另外，当内科治疗无效，或出血激素依赖、严重副反应时也可考虑手术治疗。手术应遵循以下原则：①缓解期手术比活动期手术安全，非急诊手术患者应在病情缓解、全身情况改善后手术；②不适当的延长激素和英夫利西单抗的使用会增加急诊手术风险，应缩短治疗无效患者的观察期；③合并营养不良和腹腔感染的患者手术风险高，应在术前给予干预。④常用手术方式是肠切除吻合术，但只有没有活动性炎症的肠管才可以吻合，如果肠管明显炎症水肿只能做肠造口或近端肠管预防性造口。

（张　恒）

肥胖症的外科治疗

世界卫生组织以 BMI≥30 kg/m² 为肥胖标准，中国以 BMI≥28 kg/m² 为肥胖标准。根据病因肥胖症可分为原发性肥胖症（又称为单纯性肥胖症）和继发性肥胖症两类。

一、临床表现

单纯性肥胖症患者主要表现为体内脂肪过度蓄积和体重超重，而无任何器质性疾病。一般轻中度单纯性肥胖症患者无自觉症状，中重度单纯性肥胖症患者则多有不耐热、活动能力减低甚至活动时有气促，睡眠时打鼾等。有的可有并发症如高血压、糖尿病、痛风等临床表现。继发性肥胖症患者因存在明确的器质性疾病病因，如下丘脑-垂体感染、肿瘤、创伤、皮质醇增多症、甲状腺功能减退、胰岛素瘤等而伴有相应疾病的症状。

二、体格检查

皮下脂肪丰满，但分布均匀，腹部膨隆下垂，严重肥胖者可因皮下脂肪过多，使胸膜、臀部及大腿皮肤出现白纹或紫纹。因体重过重，走路时两下肢负荷过度可致膝外翻和扁平足。继发性肥胖症患者可伴有原发疾病的体格检查特点。

三、辅助检查

（一）一般体格检查

包括身高、体重、腰围、臀围等。肥胖症患者常表现为腰臀围、BMI 等指标升高。

（二）实验室检查

主要包括肝肾功能、血糖、血脂等。轻度单纯性肥胖症一般较少有实验室指标异常。中重度单纯性肥胖症常合并有血脂异常、肝功能指标异常和糖代谢指标异常等。继发性肥胖症根据原发病进行相关实验室检查，比如甲状腺功能测定、性腺激素检查等。

（三）影像学检查

包括腹部 B 超、CT、MRI 等影像学检查。原发性肥胖症主要表现为脂肪含量增加，而继发性肥胖症则伴有相应原发病的影像学异常。

四、诊断

BMI≥28 kg/m^2 为中国肥胖症诊断标准。此外，男性腰围≥85 cm，女性腰围≥80 cm 是中心性肥胖（腹型肥胖）的切点。腰臀比（WHR）男性＞0.9，女性＞0.85 诊断为中心性肥胖（腹型肥胖）。腹部 B 超、CT、MRI 等影像学检查主要表现为脂肪含量（尤其是内脏脂肪）增加，但目前无统一的诊断标准。

五、治疗原则

肥胖症的治疗包括生活方式干预、药物治疗及外科手术治疗。以下重点介绍外科手术（减重手术）治疗方法。

（一）中国减重手术适应证

①BMI≥32.5 kg/m^2，无论是否合并代谢性疾病。②BMI≥27.5 kg/m^2，同时合并有代谢性疾病。

（二）外科手术方式

目前，腹腔镜袖状胃切除术和腹腔镜胃旁路手术是最为常见的减重手术术式。①袖状胃切除手术：顺着胃大弯的走行方向保留2～6 cm幽门以上胃窦，沿胃长轴切除胃的大部，切除全部胃底，只留小弯侧一个管状的袖状胃，使残留的胃呈“香蕉状”，食物通过袖状胃直接进入小肠。它适用于所有的肥胖症及轻症的肥胖型糖尿病患者，具有相对简单、并发症少、不影响吸收等优点。②胃旁路手术：将胃分为上下两个部分，较小的上部（原来胃的1/10～1/6）和较大的下部，然后截断小肠，将远端空肠和上部的小胃囊吻合，使食物绕过胃大部、十二指肠和第一段空肠，控制食物摄入和吸收。胃旁路术式被称为治疗肥胖合并糖尿病的金标准术式，它的减重和降血糖效果一般要好于袖状胃切除手术，但难度也更高，不仅操作较为复杂，对术后管理的要求也更高。

（张　恒）

第六节　结直肠外科

急性阑尾炎

急性阑尾炎是临床最常见的外科急腹症，发病主要原因为阑尾管腔梗阻和细菌感染，以青壮年好发。

一、临床表现

（一）腹痛

70％～80％的患者有典型转移性右下腹痛病史，即开始有中上腹或脐周疼痛，数小时后腹痛转移并固定于右下腹。但少数患者的病情发展快，疼痛可一开始即局限于右下腹。因此，无典型的转移性右下腹疼痛史并不能除外急性阑尾炎。

（二）消化道症状

多数患者伴食欲低下、恶心、呕吐、便秘或腹泻。

（三）发热

一般只有低热，无寒战，化脓性阑尾炎一般亦不超过38℃。高热多见于阑尾坏疽、穿孔或已并发腹膜炎，伴有寒战和黄疸，则提示可能并发化脓性门静脉炎。

（四）全身症状

患者诉周身不适、乏力。盆腔位阑尾炎时，炎症刺激直肠周围，出现腹泻或里急后重症状；炎症刺激输尿管时，亦可出现尿频、尿急症状。

二、体格检查

腹膜刺激征腹部压痛是壁层腹膜受炎症刺激的表现，阑尾炎患者查体时，右下腹有局限固定的压痛点。压痛点通常位于麦氏点，即右髂前上棘与脐连线的中、外 1/3 交界处。随阑尾解剖位置的变异，压痛点可相应改变。压痛程度和范围往往与炎症的严重程度相关。随着阑尾炎症的程度不同，右下腹亦可有反跳痛和肌紧张等腹膜炎症刺激体征。肥胖或盲肠后位阑尾炎的患者，压痛可能较轻，但有明显的反跳痛。此外，结肠充气试验（Rovsing 征）、腰大肌试验（Psoas 征）、闭孔内肌试验（obturator 征）可作为辅助诊断的体征。

三、辅助检查

（一）实验室检查

大多数的急性阑尾炎患者白细胞增高，是临床诊断的重要依据。若白细胞数突然降低，常为脓毒血症表现，此危象应予以重视。

（二）腹部超声

阑尾充血水肿渗出在超声显示中呈低回声管状结构，较僵硬，其横切面呈同心圆似的靶样显影，直径≥7 mm，是急性阑尾炎的典型图像。

（三）腹部 CT

能清楚显示阑尾及周围器官情况。

四、诊断

有典型转移性右下腹痛病史，发热、乏力、头痛等全身中毒症状全身症状。查体右下腹固定压痛或伴有反跳痛、肌紧张。白细胞计数增多。超声或 CT 等提示阑尾肿大或周围炎症反应。

五、治疗原则

原则上急性阑尾炎一经确诊，应早期进行阑尾切除术。急性阑尾炎目前多采用腹腔镜阑尾切除术。非手术治疗适应以下情况：①一般情况差或因客观条件不允许，如合并严重心肺功能障碍时，可先行非手术治疗，密切观察病情变化。②急性单纯性阑尾炎早期，药物治疗多有效，其炎症可吸收消退，也可不再复发。③当急性阑尾炎已被延误诊断超过 48 小时，病变局限，已形成炎性肿块，采用非手术治疗，待炎症消退，肿块吸收后，再考虑择期切除阑尾。④当炎性肿块转成脓肿时，应先行脓肿切开引流，再择期行阑尾切除。阑尾周围脓肿也可在 CT 引导下穿刺置管引流。⑤急性阑尾炎诊断尚未明确，临床观察期间可采用非手术治疗。

值得注意的是，对于小儿、老年人及妊娠期等特殊类型急性阑尾炎，应积极手术治疗。

（吕　洋　吴国豪）

慢性阑尾炎

慢性阑尾炎是指阑尾急性炎症消退后而遗留的阑尾慢性炎症病变，如管壁纤维结缔组织增生、管腔狭窄或闭塞、阑尾扭曲、与周围组织粘连等。

一、临床表现

慢性阑尾缺乏典型的临床表现，主要表现为右下腹疼痛和压痛，部分患者有既往急性阑尾炎经保守治疗病史，或有反复发作的右下腹疼痛史。

二、体格检查

右下腹不显或不规则隐痛是主要的临床表现，偶有其他消化道症状，如排便次数增多或腹部饱胀感等。右下腹轻度压痛是主要体征。

三、辅助检查

（一）X线钡餐检查

X线征象为阑尾显影有中断、扭曲、排空迟缓，并因粘连不易推动等。如阑尾腔已全闭塞，则不显影，可根据回盲部显影的位置来判断压痛点与阑尾之间的关系。

（二）纤维结肠镜检查

纤维结肠镜可直接观察阑尾的开口及其周围的黏膜的变化和活检，尚可对阑尾腔进行造影，对鉴别诊断有一定意义。

四、诊断

①有典型急性阑尾炎病史，反复发作者以往急性阑尾炎病变多较严重。病史询问中应有典型的急性阑尾炎发作史，如曾并发阑尾炎脓肿或炎性包块史者，诊断价值更大。②有反复发作的右下腹疼痛和压痛，阑尾壁增厚、管腔狭窄、排空受阻易诱发急性感染或有残余感染，常引起右下腹痛和压痛。③X线钡餐检查显示阑尾显影中断、扭曲、排空迟缓或阑尾腔已全闭塞而不显影，有助于诊断的确立。

五、治疗原则

慢性阑尾炎的治疗以阑尾切除术为主。阑尾切除术后，慢性阑尾炎所引起的腹痛等症状应即消失，如术前症状仍然存在，必须进一步检查以明确腹痛的病因。

（吕　洋）

阑尾肿瘤

阑尾肿瘤临床上较少见，因其诊断困难，治疗上时有延误，应受到重视。阑尾肿瘤主要有：阑尾黏液性肿瘤、类癌和腺癌。阑尾肿瘤可以分为上皮来源肿瘤（如腺瘤或腺癌）和非上皮来源的肿瘤（如神经内分泌肿瘤或淋巴瘤）。

一、阑尾黏液囊肿

阑尾黏液囊肿是一种潴留性囊肿，并非真性肿瘤。起因是阑尾根部因慢性炎症而梗阻，阑尾内黏膜细胞不断分泌黏液，积存于阑尾腔内，形成囊肿。阑尾腔内因增高，压迫黏膜细胞变成扁形而失去功能，肌层也逐步萎缩为纤维组织所替代。

阑尾黏液囊肿无感染时其临床表现与慢性阑尾炎相似，查体时有时局部可扪到圆形肿物。如果囊肿内有急性感染，则出现急性阑尾炎症状与体征，与急性阑尾炎很难鉴别。钡餐X线检查对诊断阑尾黏液囊肿有一定价值。阑尾黏液囊肿的治疗为手术切除，重要的是要完整切除，勿使囊肿破裂，因为与真性肿瘤的囊肿不易区别，后者破裂后可扩散种植于腹膜。

二、阑尾假黏液瘤

阑尾假黏液瘤为阑尾的真性肿瘤，可以种植于腹膜而形成腹膜假黏液瘤而扩散全腹腔，具有恶性肿瘤的特点，但与阑尾黏液囊肿一般不易区别，只有在并发腹膜转移或切除后病理检查时才可分辨。阑尾假黏液瘤也被称为恶性黏液囊肿或Ⅰ度腺癌，其发病率为阑尾黏液囊肿的1/10。即使其囊肿不破也能有广泛腹膜种植，但不转移至肝或淋巴结。腹膜种植可引起肠粘连梗阻，常因此手术而发现。阑尾假黏液瘤术前诊断较为困难，多数因腹部包块或有肠梗阻而引起注意。治疗为彻底手术切除，切除所有病灶包括已种植的组织和器官。对已广泛腹腔转移的病变，除尽可能清除外，还可进行药物腹腔灌注。

三、阑尾类癌

阑尾类癌是阑尾肿瘤中最常见的，也是胃肠道类癌中最常见的，其体积小，症状不明显，多数在术中或术后发现，占切除阑尾标本中的4%。阑尾类癌主要位于黏膜下层，多数直径＜2.0 cm，偶有达5 cm者，但也有仅在显微镜下发现，

3/4位于阑尾尖端，少数表现为体、根部增厚，阻塞阑尾腔引起急性阑尾炎。类癌细胞能还原银盐，因此类癌又称嗜银细胞瘤。阑尾类癌被认为是恶性的，但生长期长，淋巴结转移率很低，可侵犯系膜或腹膜，少数为多发。阑尾类癌不出现阑尾腔梗阻时往往无症状，难以诊断，即使出现症状也与急慢性阑尾炎无法区别，多数患者是因阑尾炎手术而发现。

阑尾类癌＜1 cm且局限于阑尾而无转移时，阑尾切除术是治疗的选择。扩大的根治性右半结肠切除术适合于：①类癌直径＞2 cm；②类癌位于根部并已侵及盲肠；③类癌已侵及阑尾系膜、回盲部肠壁；④区域淋巴结肿大并快速活检证实有转移。当术中未发现而术后病理发现阑尾类癌时，患者年轻者可根据指征考虑再次手术；患者年迈体弱者可不再手术而是观察其变化，因类癌可随患者年龄增长而发生退化改变。类癌合并肝转移时，应根据原发病灶及肝转移的情况，决定是否一并切除。阑尾类癌治疗的关键往往在于术中发现其存在，探查明确病变范围，决定手术的选择。

四、阑尾腺癌

阑尾腺癌为一罕见阑尾疾病，阑尾切除标本中约占0.08%，其中位发病年龄为50岁左右，这一特点在临床诊断上有一定意义。病理上阑尾腺癌可分为较多见的黏液腺癌和结肠型腺癌，以及较少见的皮革型癌，但临床意义不大。阑尾腺癌无其固有症状与体征，多数表现为急慢性阑尾炎，＞60%的患者都是在术中或术后发现。因为术前诊断困难，因此有50%的患者在发现时已属晚期，不但局部侵及四围组织，并已有远处转移，晚期阑尾腺癌有时局部可以扪到包块，钡餐X线检查时可以发现回盲肠间有不规则占位病变。B超及CT均可有所发现，但临床上常被误认为阑尾炎块而保守治疗，延误手术。阑尾腺癌的治疗是根治性右半结肠切除术，原则上与结肠癌治疗相同。由于极易种植转移至卵巢，对女性患者要注意探查卵巢；必要时术中快速活检，以决定一并切除。

（吕　洋）

结肠癌

结肠癌是常见的恶性肿瘤，腺癌是最常见的结肠癌类型，约占91%。

一、临床表现

临床表现与病灶大小、所在部位、病理类型有关。早期结肠癌可无任何症状，随着病程的进展，一系列症状和体征才逐步出现。

（一）排便习惯及性状改变

排便习惯及性状改变为最常见的症状。表现为排便次数增多、排便不畅、腹泻、便秘，或腹泻与便秘交替出现、里急后重。粪便性状改变则多为粪便变形或变细，并有黏脓样便。

（二）血便

根据出血部位、出血量和速度，以及肿瘤发展程度，可有柏油样便、黏液血便、鲜红色血便、便中带血或仅表现为粪便潜血试验阳性等不同表现。

（三）腹痛和腹胀

腹痛与腹胀为结肠癌的常见症状。腹痛性质可分为隐痛、钝痛与绞痛，以定位不确切的隐痛最为常见，排便时加重。腹胀常为肿瘤引起不同程度肠梗阻的表现，阵发性绞痛伴明显腹胀和停止排气排便提示完全性肠梗阻。

（四）腹部包块

部分患者可有腹部包块，以右半结肠癌较多见。初期肿块常可以推动，有时可能随体位而改变位置。

（五）全身症状

随着病程进展，患者可出现慢性消耗性症状，如贫血、消瘦、乏力及发热，晚期出现恶病质征象。

由于右半结肠和左半结肠在胚胎发育上有所不同，其距肛门的距离和肠管直径也不同，还有结肠肝曲和结肠脾曲的存在，所以两部位结肠癌的临床表现有所不同。

右半结肠癌的临床表现：右半结肠肠腔宽大，肠腔内粪便为液状，癌肿多为溃疡型或突向肠腔的肿块型，很少形成环状狭窄，肠梗阻发生少，但容易破溃出血和继发感染。腹痛、排便性状改变、腹块、贫血、消瘦、低热或恶病质表现较左侧多见。①腹痛：约 75% 的患者有腹部隐痛，初为间歇性，后转为持续性，常位于右下腹。如肿瘤位于肝曲处而粪便又较干结时，也可出现绞痛，类似胆绞痛。②粪便性状的改变：早期粪便稀薄，排便次数增多，有脓血和黏液样便，肿瘤体积逐步增大而影响粪便通过时，腹泻与便秘常交替出现。粪便可以是暗红色或潜血试验阳性。③腹部包块：就诊时半数以上患者可发现腹部包块。包块可能是癌肿本身，也可能是肿块浸润至肠外而引起周围组织器官粘连所形成的团块，肿块质地偏硬，可有压痛。

左半结肠癌的临床表现：左半结肠肠腔较小，肠腔内粪便相对干结。左半结肠癌多数为浸润型常引起环状狭窄，硬结的粪便、环状狭窄，以及肠蠕动功能的减弱导致急、慢性肠梗阻更为常见。贫血、消瘦、恶病质等晚期现象相对少见，也较少扪及肿块。①腹痛：突发性左下腹绞痛伴腹胀、肠蠕动亢进、停止排气排便，是癌肿伴发急性肠梗阻的主要表现；慢性梗阻时则表现为腹胀不适、阵发性腹痛、肠鸣音亢进、便秘，可见黏液脓血便。②排便困难：半数患者有排便困难，随着病程的进展，排便困难愈见严重。如癌肿位置较低，还可有排便不畅和里急后重的感觉。③粪便带血或黏液：由于左半结肠中的粪便渐趋成形，血液和黏液不与粪便相混，部分患者的粪便中肉眼可见鲜血和黏液。

二、体格检查

（一）一般情况评估

包括全身浅表淋巴结，特别是腹股沟及锁骨上淋巴结的情况。

（二）腹部检查

视诊有无胃肠型、蠕动波，听诊有无肠鸣音异常，触诊是否可触及肿块，叩诊移动性浊音是否阳性。

（三）直肠指检

对疑似结肠癌患者必须常规做直肠指检，可了解有无盆底种植等。

三、辅助检查

（一）实验室检查

贫血是右半结肠癌常见的现象，临床应予以重视。肝转移的患者可能出现肝功能异常。粪便隐血试验是常用的结肠癌筛查方法。肿瘤标志物：CEA 对中晚期结肠癌具有一定诊断价值。

（二）电子结肠镜检查

电子结肠镜检查是诊断结肠癌的最主要的方法，可以明确肿瘤的大小、部位、形态，通过活检还可以明确病理诊断，对指导手术治疗具有重要价值。所有疑似结肠癌患者，除非患者有急性腹膜炎、肠穿孔、腹腔内广泛粘连等特殊情况或不能耐受肠镜，均推荐全结肠镜检查。

（三）影像学检查

①CT 检查，可用于结肠癌 TNM 分期、原发灶及转移瘤疗效评估、结直肠癌复发及转移随访。②MRI 检查，临床、超声或 CT 检查怀疑肝转移时，推荐行肝增强 MRI 检查。③PET－CT 检查，不推荐常规使用，但对于病情复杂、常规检查无法明确诊断的患者可作为有效的辅助检查。

四、诊断

临床上存在典型的排便习惯及性状改变、血便、腹痛和腹胀、腹部包块或贫血、消瘦、乏力及发热等全身症状患者，诊断并不困难。结肠癌的确诊主要依靠结肠镜检查和活检病理检查。影像学检查包括 CT、MRI 和 PET－CT 等，主要用于术前分期、治疗后疗效评估及随访，对于肠镜检查有禁忌证或肠镜条件不具备者（如肠梗阻等、患者拒绝肠镜检查），增强 CT 检查对于病灶的检查和诊断具有重要的价值。

五、治疗原则

（一）手术治疗

手术切除仍然是结肠癌的最主要治疗手段。结肠癌手术切除的范围包括肿瘤在内的两端足够肠管，一般要求距离肿瘤边缘 10 cm，还应切除相应区域的系膜和淋巴结。①$T_{2\sim4}N_{0\sim2}M_0$ 期结肠癌：首选的手术方式是相应结肠肠段的切除加区域淋巴结清扫。如果怀疑清扫范围以外的淋巴结有转移，推荐完整切除，无法切除者做姑息切除。②家族性腺瘤性息肉病：如已发生癌变，根据癌变部位，行全结直肠切除＋回肠储袋肛管吻合术、全结直肠切除＋回肠直肠端端吻合术或全结直肠切除＋回肠造口术，尚未发生癌变者可根据病情选择全结直肠切除或肠管节段性切除。③肿瘤侵犯周围组织器官：建议联合脏器整块切除。术前影像学检查提示为 T_4 期结肠癌，可行术前化疗或放化疗再施行结肠切除术。

（二）内镜治疗

早期结肠癌 Tis 期和 $cT_1N_0M_0$ 期的治疗可采用局部内镜切除，有内镜下黏膜切除术（EMR）、内镜黏膜下剥离术（ESD）和分片内镜下黏膜切除术（PEMR）。侵入黏膜下层的浅浸润癌（SM1），可考虑局部切除。术前超声内镜检查属 T_1 期或局部切除术后病理证实为 T_1 期，如果切除完整、切缘（包括基底）阴性而且具有良好预后的组织学特征（如分化程度良好、无脉管浸润），则无论是广基还是带蒂，不推荐再行手术切除。如果具有预后不良的组织学特征，或者非完整切除，标本破碎切缘无法评估，推荐追加肠段切除术加区域淋巴结清扫。

（毛翌皓　吴国豪）

直肠癌

直肠癌是指从齿状线至直肠乙状结肠交界处之间的

癌，是消化道最常见的恶性肿瘤。直肠癌以肿瘤下缘距肛缘的位置分为高位直肠癌（距肛缘 10 cm 以上）、中位直肠癌（距肛缘 5～10 cm）和低位直肠癌（距肛缘 5 cm 以下）。我国的低位直肠癌所占的比例高，占直肠癌的 60%～70%。近年来，我国的直肠癌发病率有升高的趋势。

一、临床表现

早期直肠癌仅限于黏膜层常无明显症状，仅有间歇性少量便血和排便习惯改变。肿瘤进展后出现破溃或继发感染，可产生直肠刺激症状，表现为便意频繁、排便习惯改变，便前有肛门下坠感，伴里急后重，排便不尽感。便血为直肠癌最常见的症状，80%以上的直肠癌有便血。癌引起肠腔狭窄可致粪便变形变细、腹胀、腹痛、排粪困难，严重时出现肠梗阻表现。癌肿侵犯前列腺、膀胱时，可出现尿频、尿痛、血尿等表现。侵犯前神经可出现尾部持续性会阴部剧烈疼痛。晚期出现肝转移时可有腹水、肝大、黄疸、贫血、消瘦、水肿等。

二、体格检查

直肠指检目前仍是诊断直肠癌最基本、最重要和最简单的方法。直肠癌好发于直肠中、下段，约 80%的直肠癌可经直肠指检发现。直肠指检可了解直肠肿瘤大小、形状、位置、硬度、占肠壁周径的范围、基底部活动度、肿瘤下缘距肛缘的距离、肿瘤向肠外浸润情况、与周围脏器的关系、有无盆底种植等，同时观察有无指套染血。

三、辅助检查

（一）实验室检查

粪隐血试验简便易行，可作为直肠癌普查初筛的常规检查，由于 80%～90%的直肠癌有便血，容易发现阳性患者。血清 CEA 检测尽管特异性较差，但对检查疗效及复发有一定帮助。

（二）电子肠镜检查

电子肠镜检查是诊断直肠癌最主要的方法，可以明确肿瘤的大小、部位、形态，通过内镜直视下活检可以做出病理诊断。应行全结肠镜检查，排除多原发结直肠癌、结肠息肉等其他病变。

（三）CT

CT可明确肿瘤大小、肠壁内外及周围淋巴结受累情况，对直肠癌分期有重要意义。推荐行全腹及盆腔CT增强扫描，对于原发灶及转移瘤疗效评估、直肠癌复发及转移随访有较好价值。

（四）MRI

对盆腔肿块有较高的敏感性，MRI观察范围广，可识别肿瘤浸润深度、直肠系膜累及、淋巴结及肿瘤的位置。对直肠癌的外侵MRI检查较CT更有价值，可用于直肠癌的临床分期。

（五）直肠腔内超声

直肠腔内超声是探测直肠壁浸润的一种新的诊断方法，能准确地判断肿瘤部位、大小及侵犯深度，可用于早期直肠癌的分期诊断。

四、诊断

直肠癌的诊断仍需依靠结肠镜检查并活检确诊。影像学检查除CT、PET－CT等之外，尤其推荐MRI检查。MRI的软组织分辨率高于CT，而且盆腔内直肠位置相对固定，呼吸移动伪影比腹部小，因此直肠癌局部分期用MRI检查比较有优势。

五、治疗原则

（一）手术治疗

直肠癌的切除范围包括肿瘤在内的两端足够肠管（低位直肠癌的下切缘应距离肿瘤边缘至少2 cm）、全部直肠系膜或至少包括肿瘤下缘5 cm的系膜、淋巴结及受浸润的组织。术中发现肿瘤侵犯周围组织器官者争取联合脏器切除。对于已经引起肠梗阻的可切除直肠癌，推荐行Hartmann

手术、造口术后Ⅰ期切除或支架置入解除梗阻后限期切除。

（二）新辅助治疗

对于复发风险较高的局部进展期直肠癌，推荐新辅助放治疗，以降低术后局部复发率。术前影像学检查提示 $cT_{3\sim4}$ 期和（或）淋巴结阳性的局部进展期中下段直肠癌，建议行术前放化疗或术前化疗，以达到缩小肿瘤、降低分期，从而保证手术顺利进行，并进一步降低局部复发。

（毛翌皓　吴国豪）

直肠肛管周围脓肿

肛管直肠周围脓肿是直肠肛管周围软组织内或其周围间隙内发生急性化脓性感染，并形成脓肿。男性多见，多数为 20～30 岁的青壮年。其特点是起病急、疼痛剧烈，脓肿自行破溃后或在手术切开引流后常形成肛瘘。它是常见的肛管直肠疾病，也是肛管、直肠炎症病理过程的急性期，肛瘘是慢性期。

一、临床表现

肛管直肠周围脓肿首发症状常是肛门周围出现了单发的小硬块或肿块，继而出现疼痛加剧、红肿发热、坠胀不适、坐卧不宁、夜不能眠、粪便秘结、排尿不畅、里急后重等直肠刺激症状。随之出现全身不适、精神疲惫、乏力、体温升高、食欲减退、寒战、高热等全身中毒症状。根据不同类型，其症状也有区别。

肛周皮下脓肿主要是疼痛，最初为胀痛、化脓时跳痛、排便时疼痛加重，脓肿在肛门前方可发生尿潴留，脓肿在肛门后方出现尾骶部疼痛。全身中毒症状轻，局部肿胀，发红、压痛、有波动感。坐骨直肠窝脓肿患者有周身不适、发热、寒战、体温升高等全身中毒症状。局部见肛门一侧肿胀、发红、灼痛、跳痛、压痛、坐卧不安、活动和排便时痛加重、有排尿困难等。骨盆直肠窝脓肿患者全身症状重，先寒战、高热，周身疲倦，严重者可有败血症的中毒症状。局部症状轻，仅有直肠下坠感、酸痛或不适的表现，亦可发生排尿困难。其他：直肠后脓肿，全身症状与骨盆直肠窝脓肿相似，但局部症状主要在尾骶腰部酸胀坠痛，向背部及两侧大腿放射，尾骨有压痛，患者不能端坐。直肠黏膜下脓肿患者有周身不适、疲倦、发热。局部以直肠刺激症状为主，有里急后重、下坠、粪便次多或便意感等。结核性肛门直肠周围脓肿与上述细菌性感染不同，患者常是慢性发病，脓肿经数周、数月后才能形成，局部疼痛不剧烈，伴有低热，局部红肿也不明显，破溃后流出的脓液清稀、乳白色，脓口凹陷，周围皮肤发青或呈青白色，常有多个流脓的外口，经久不愈。全身检查可以发现肺部、大肠或其他部位的结核病灶，脓液培养可找到结核分枝杆菌。

二、体格检查

浅表的脓肿如肛周皮下脓肿及坐骨直肠窝脓肿，可表现出肛门周围的皮肤发红，早期表现为伴明显触痛的硬结，脓肿成熟后可表现出波动感，部分患者脓肿可自行破溃；位置偏深的脓肿，肛门周围皮肤多无异常发现，部分患者在直肠指诊时可以扪及肿块或波动感；伴会阴部坏死性筋膜炎患者，会出现相应皮肤红肿、花斑样变或部分皮肤发黑坏死，皮下可触及捻发感。

三、辅助检查

（一）实验室检查

患者的感染指标如白细胞计数、中性粒细胞百分比、降钙素原、C 反应蛋白等会有异常的升高。

（二）影像学检查

超声、CT、MRI 对不同类型肛周脓肿有不同的价值，影像学检查能够明确感染的具体范围、感染性窦道的走行。超声对脓肿诊断的敏感性较高，可以确定脓肿的方位、大小。对于普通的巨大肛周脓肿来说，影像学检查可帮助明确脓肿的范围，从而指导手术引流。

四、诊断

根据肛周表现或全身感染症状结合直肠指诊，一般诊断不难。肛周皮肤进针穿刺抽出脓液可以确诊。必要时可做直肠超声检查协助诊断。MRI 对肛周脓肿的诊断很有价值，可明确与括约肌的关系及有无多发脓肿，部分患者可观察到内口。肛管直肠周围脓肿在诊断上应明确两点：①脓肿与括约肌的关系；②有无感染内口及内口至脓肿的通道。

五、治疗原则

（一）非手术治疗

①抗生素治疗，可联合选用 2～3 种对革兰阴性杆菌有效的抗生素；②温水或中药坐浴；③局部可应用理疗；④口服缓泻剂或石蜡油等以减轻排便时的疼痛。

（二）手术治疗

脓肿切开引流为治疗直肠肛周脓肿的主要方法，一旦诊断明确，即应早期切开引流，而不应拘于有无波动感。手术方式因脓肿的部位不同而异。①肛门周围脓肿在局部麻醉下就可进行，取折刀位或侧卧位，在波动最明显的部位做放射状切口，剪去周围皮肤使切口呈椭圆形，无须填塞以保证引流通畅。②坐骨肛管间隙脓肿，要在腰麻或骶麻下进行，在压痛明显处用粗针头先做穿刺，抽出脓液后，在该处做平行于肛缘的弧形切口，切口要够长，切口应距肛缘 3～5 cm，以免损伤括约肌。可用手指探查脓腔，分开脓腔内纤维隔。留置乳胶管或油纱条引流，敷料包扎不宜太紧。③骨盆直肠间隙脓肿要在腰麻或全身麻醉下进行，切口部位因感染来源不同而有差异：源于括约肌的感染，应在肛门镜下行相应部位直肠壁切开引流；若经坐骨直肠（肛管）间隙引流，日后易出现肛管括约肌外瘘。④源于经括约肌肛瘘的感染，应经会阴引流，若经直肠壁切开引流，易导致难以治疗的肛管括约肌上瘘。⑤其他部位的脓肿，若位置较低，在肛周皮肤上直接切开引流；若位置较高，则应在肛门镜下切开直肠壁或经阴道后穹窿切开引流。⑥脓肿切开并挂线手术：在波动处切开脓肿，探查脓腔后，寻找内口，在内口与切开脓肿之间的括约肌上挂线，既可达到引流目的，又可预防医源性肛瘘的发生。

（张之远）

痔

痔是临床上一种最常见的肛门疾病，是直肠下端的肛垫出现了病理性肥大。根据发生部位的不同，痔可分为内痔、外痔和混合痔。内痔是肛垫的支持结构、血管丛及动静脉吻合支发生的病理性改变或移位。外痔是齿状线远侧皮下血管丛的病理性扩张或血栓形成。混合痔是内痔和外痔混合体。

一、临床表现

大约 40%的痔没有症状。内痔的常见临床症状是间歇性便后出鲜血。部分患者可伴发排便困难。当内痔合并发生血栓、嵌顿、感染时则出现疼痛。外痔发生于肛门外部，如厕时有痛感，有时伴瘙痒。常见的外痔主要为结缔组织外痔（皮垂、皮赘）和炎性外痔。混合痔是临床上最主要的发病形式，即内痔和外痔的症状可同时存在，主要表现为便血、肛门疼痛及坠胀、肛门瘙痒等。

二、体格检查

体格检查主要是直肠指诊：佩戴好手套，示指沾上润滑剂之后从门伸入直肠，环绕触摸直肠内壁以发现是否有膨出物或整生物，并且退指后观察指套是否有染血。

三、辅助检查

辅助检查主要是肠镜或者肛门镜检查。同时对于 40 岁以上人群，如果存在相关症状和结直肠癌的危险因素，则可以考虑电子结肠镜检查，排除有结直肠息肉、炎症或癌的可能。

四、诊断

便血，伴有或不伴有痔脱出的临床症状。肛门视诊和指诊依据。肠镜或肛门镜观察到典型镜下表现。

五、治疗原则

痔的临床治疗有三个原则：①无症状的痔无需治疗；②有症状的痔重在减轻或消除症状，而非根治；③以非术治疗为主。当前痔的治疗可以分为保守治疗、门诊手术治疗和外科手术治疗。多数被发现患有低程度内痔疾病的患者，会对内科保守治疗产生应答。保守治疗方案包括饮食干预（如增加纤维摄入量、多喝水）、生活方式的改变（如排便习惯养成）和药物治疗（中药内服与外用、药液坐浴）等。

如果保守治疗失败，可以选择传统的门诊手术，如传统硬化剂注射、透明帽辅助内镜下硬化术、胶圈套扎、多普勒超声引导下痔动脉结扎术、激光光凝、双极电凝、冷冻疗法、红外线凝固疗法等。最近出现的无痛苦微创治疗技术是透明帽辅助内镜下硬化术，颇受医师和患者喜欢。

（张之远）

肛瘘

肛瘘是指肛管/直肠与肛周皮肤相通的肉芽肿性管道，包括内口、瘘管和外口，内口多在齿状线上肛窦处、外口多位于肛周皮肤。它多由直肠肛管周围脓肿引起，结核、炎症性肠病、恶性肿瘤、肛管外伤感染也可引起。

一、临床表现

多数患者表现为瘘外口流出少量脓性、血性、黏液性分泌物；分泌物刺激常引起肛周瘙痒，周围可有湿疹。高位肛瘘外口可有粪便、气体排出。外口愈合、瘘管内形成脓肿时可引起明显疼痛和全身感染症状。

二、体格检查

肛周皮肤有单个或多个外口，常表现为红色乳头状突起，挤压时有分泌物排出。直肠指检，内口处轻度压痛，可扪及硬结样、条索样结构。通常外口数目越多、距离肛缘越远，肛瘘约复杂。

三、辅助检查

（一）实验室检查

多数肛瘘患者实验室检查正常，伴全身感染时可有血液感染指标升高。

（二）亚甲蓝染色法

将白湿纱布塞入肛管及直肠下端，通过外口向瘘管内注入亚甲蓝 1～2 mL，然后取出肛管内纱布，根据纱布上有无亚甲蓝染色及染色部位来明确瘘管的存在及内口部位。

（三）探针检查

用探针通过外口插入管道，以明确瘘管的位置、走行及内口所在。此法一般在手术时麻醉下进行，如操作不当或不熟悉此法，可能会造成假道形成。

（四）瘘管造影

自外口注入 30%～40%碘油，X 线摄片可观察瘘管分布，多用于高位复杂性肛瘘及蹄铁型肛瘘的诊断。

（五）肛管超声

对括约肌间瘘有时有确诊价值，但无法确诊括约肌外瘘及经括约肌瘘。

（六）MRI

目前认为 MRI 检查时确诊肛瘘位置有极高的准确性。临床正确使用 MRI 不仅可以提高手术成功率，而且可监测复杂性肛瘘是否完全愈合。

四、诊断

可通过临床症状、肛门指检、影像检查等方式确诊，需做如下鉴别确定手术方式。注意确定瘘管的位置高低：高位肛瘘，瘘管位于外括约肌深部以上；低位肛瘘，瘘管位于外括约肌深部以下。注意确定瘘管与括约肌的关系：①肛管括约肌间型（最常见），多因肛门周围脓肿所致；②低位肛瘘经肛管括约肌型，多因坐骨肛管窝脓肿所致；③低位/高位肛瘘肛管括约肌上型，高位肛瘘；④肛管括约肌外型（最少见），多因外伤、肠道恶性肿瘤、炎症性肠病所致。

五、治疗原则

本病极少自愈，必须手术治疗。治疗的关键在于减少肛门括约肌损伤，避免复发。

（一）堵塞法

治愈率较低，但无创伤、无痛苦。

（二）瘘管切开术

最常用的治疗方法，切开瘘管开放后，靠肉芽组织生长使伤口愈合，关键是正确地找到内口，适用于低位肛瘘，术后一般不会出现肛门失禁。

（三）挂线疗法

利用线的机械性压迫作用，缓慢切开肛瘘；同时有引流瘘管的作用，适用于距肛门 3～5 cm、有内外口的低位或高位单纯性肛瘘，也可用于复杂性肛瘘的辅助治疗，最大的优点是不会引起肛门失禁。

（四）肛瘘切除术

适用于低位单纯性肛瘘。

（刘　彧）

肛裂

肛裂是指齿状线下肛管皮肤层裂伤后形成的缺血性溃疡，多见于青年及中年人，长期便秘或粪便干结所致的排便机械性损伤是主要原因，多表现为肛管后正中线上与肛管纵轴平行的椭圆形、梭形溃疡。

一、临床表现

疼痛是肛裂的最主要症状，疼痛的程度和持续的时间预示着肛裂的轻重。一次典型的肛裂疼痛周期是：疼痛—缓解—高峰—缓解—再疼痛。排便时粪便刺激溃疡面的神经末梢，造成便后严重的烧灼样或刀割样疼痛，可放射到臀部、会阴部、骶尾部或大腿内侧，称为排便时疼痛。便后数分钟疼痛缓解，此期称疼痛间歇期。之后因内括约肌痉挛，产生剧痛，持续数分钟或数小时，此时患者会坐立不安，难以承受，直至括约肌疲劳后，肌肉松弛，疼痛逐渐缓解。待到再次排便，疼痛再次发生。便血以排便时滴血或便后纸上擦血为主，血色鲜红，出血的多少与裂口的深浅、大小有关，但不会像痔一样出现喷血，很少大出血。肛裂便血也会周期性反复发作。很多肛裂患者本身就有便秘，一些患者在患肛裂后因肛门疼痛恐惧排便，久而久之引起粪便更为干硬，便秘又可使肛裂加重，如此往复形成恶性循环。

二、体格检查

肛裂三联征：齿状线上肛乳头肥大＋肛裂＋前哨痔。

三、辅助检查

绝大多数肛裂可通过体格检查诊断，诊断困难或需鉴别诊断时可行其他检查。肛门镜：诊断困难或有疑问可酌情行肛门镜检查。肠镜：反复发作长期不愈合，或不能除外恶性病变时，可行肠镜检查协助诊断，必要时取活检行病理检查。

四、诊断

根据病史、典型临床症状和体格检查所见，绝大多数肛裂可以诊断。若肛裂边缘柔软、整齐，底浅无瘢痕，色淡红，易出血，表明为急性肛裂。若裂口周围有瘢痕，底深不整齐，呈灰白色，不易出血，并有“肛裂三联征”，表明为慢性肛裂。

五、治疗原则

急性肛裂多可自愈；慢性肛裂可先用非手术治疗，必要时采取手术治疗。

（一）非手术治疗

治疗原则为解除括约肌痉挛、止痛、帮助排便、促进局部愈合。可采用的措施有：排便后 1∶5000 高锰酸钾温水坐浴、口服缓泻剂、局部麻醉后逐步扩肛等。

（二）手术治疗

①肛裂切除术，愈合缓慢、并发症多；②肛管内括约肌切断术，开放式，愈合快，但可引起肛门失禁；皮下式，避免开放式切口，但可引起术后出血。

（刘　彧）

第七节　胆道外科

胆囊息肉

胆囊息肉是指胆囊黏膜上的良性肿瘤性病变，通常是单发的，大小不一，多数为直径小于 1 cm 的小息肉；也有大于 1 cm 的大息肉。胆囊息肉的发病率较低，但随着超声等检查技术的普及，其检出率逐渐增高。

一、临床表现

大多数胆囊息肉患者无症状，常常是在体检或其他疾病检查中无意中发现。少数患者可能会出现右上腹不适、胀痛、恶心、呕吐等症状，但这些症状并不具有特异性。

二、体格检查

胆囊息肉一般无明显的体格检查异常。

三、辅助检查

（一）超声检查

超声检查是胆囊息肉最常用的检查方法，可以明确胆囊息肉的大小、数量、形态、位置等信息。

（二）CT

CT 可以更清晰地显示胆囊息肉的位置、大小、形态等信息。

（三）MRI

MRI 可以更清晰地显示胆囊息肉的组织结构和血供情况。

（四）内镜超声

内镜超声可以更准确地测量胆囊息肉的大小和形态，并可以进行组织活检。

四、诊断和鉴别诊断

胆囊息肉的诊断主要依靠超声检查，一般为胆囊壁内的圆形或卵圆形低回声区，大小不等，固定或移动，无回声或有弱回声，囊壁光滑，无强回声。如果超声检查不能确定病变性质，可以进行 CT 或 MRI 检查，或者进行内镜超声检查和组织活检。

鉴别诊断：胆囊息肉的鉴别诊断主要是与胆囊癌相区别。胆囊癌的超声表现为胆囊壁增厚、不规则、不均匀，囊壁内有强回声，囊肿大小不一，囊肿内有分隔，囊肿周围有局部淋巴结肿大等。

五、治疗原则

①小于 1cm 的胆囊息肉一般无需特殊治疗，定期随访即可。②大于 1cm 的胆囊息肉或有恶性倾向的胆囊息肉需要手术治疗，手术方式包括胆囊切除术和胆囊部分切除术等。对于高龄、合并疾病等不能耐受手术的患者，可以考虑内镜下胆囊息肉切除术。③对于无法手术治疗的患者，可以采用经皮穿刺胆囊穿刺术或经内镜胆囊穿刺术进行治疗。

（王吉文）

胆管囊肿

胆管囊肿是指胆管内形成的囊性扩张，可分为先天性和获得性两种。先天性胆管囊肿是由于胆管发育异常而形成的，其病变主要是指胆总管的一部分呈囊状或梭状扩张，有时可伴有肝内胆管扩张的先天性畸形。女性发病高于男性，占总发病率的60%～80%。获得性胆管囊肿则是由于胆管炎症、结石、肿瘤等引起的。

一、临床表现

大多数胆管囊肿患者无症状，常常是在体格检查或其他疾病检查中发现。少数患者可能会出现上腹部不适、胀痛、恶心、呕吐等症状。临床上，胆管囊肿典型症状为腹痛、黄疸及腹部包块。腹痛多局限在上腹、右上腹部或脐周，疼痛性质以绞痛为多，也可表现为持续性或间歇性的钝痛、胀痛或牵拉痛，高脂肪或多量饮食常可诱发腹痛。黄疸多为发作性，间歇性黄疸为其特点，出现黄疸间隔时间长短不一。囊肿较大患者可在右上腹部触及囊性感光滑包块。囊肿内感染时可有发热、腹痛加剧。

二、体格检查

一般无明显异常，少数患者右上腹部或上腹部可扪及包块，当囊肿引流通畅时包块会缩小或消失。部分患者有皮肤及巩膜黄染，囊肿感染时可有发热、腹痛突然加重并伴有腹膜刺激症状。当炎症减轻，胆汁排出通畅，黄疸可缓解或消退。部分患者黄疸加重时，粪便颜色变淡，甚至呈白陶土色，同时尿色深黄。

三、辅助检查

（一）实验室检查

患者常有不同程度的肝功能受损，可有高胆红素血症的表现，以直接胆红素增高为主。合并囊肿内感染者可见血象增高等的炎症改变。

（二）超声检查

超声是诊断胆管囊肿的首选检查方法，可显示胆管内囊性扩张，囊壁薄而均匀，囊内无回声或低回声。

（三）CT

CT可显示胆管囊肿的大小、形态、位置及与周围组织的关系，可明确胆总管远端狭窄的程度，以及有无肝内胆管扩张，扩张的形态及部位等，有助于术式的选择。CT 三维甚至四维成像可以立体性地全面地反映肝内胆管的影像。

（四）MRI 及 MRCP

对于胆管囊肿的诊断也有一定的价值，可获得清晰的胰胆管成像效果，甚至可明确地判断出是否合并胰胆合流异常。

四、诊断和鉴别诊断

根据典型的临床表现和体格检查结果，诊断并不困难。影像学检查有助于诊断的确立：①超声检查显示胆管内囊性扩张，囊壁薄而均匀，囊内无回声或低回声。②CT 检查可显示胆管囊肿的大小、形态、位置及与周围组织的关系。③MRI 检查对于胆管囊肿的诊断也有一定的价值。

鉴别诊断：胆管囊肿的鉴别诊断主要是与胆管结石、胆管肿瘤、胆管炎症等进行鉴别。

五、治疗原则

无症状的小型胆管囊肿无需特殊治疗，定期随访即可。有症状或囊肿较大者，应考虑手术治疗。先天性胆管扩张症的治疗原则归纳如下：①在尽可能符合生理要求的前提下，进行肠管与近端胆道的吻合。解除胆总管的梗阻，恢复胆汁通畅地向肠道排出。胆道重建时要求保证吻合口足够大，避免吻合的肠管扭曲、成角。②切除扩张胆总管与胆囊，排除今后可能的胆道癌变的问题。③进行胰胆分流，解决胰胆管合流异常的问题。④了解并解决肝内胆管存在的扩张或狭窄及肝内胆管结石的问题。⑤了解并解决胰胆管共同通道可能存在的胰石问题。有关手术方式的选择，目前国内外学者一致认为应行扩张胆总管、胆囊切除，肝总管肠管吻合的胰胆分流、胆道重建手术，作为标准的手术方式，摒弃早年的扩张胆总管肠管吻合的内引流手术，因其有癌变、感染、结石等致命的并发症。

（王吉文 吴国豪）

胆囊结石

胆囊结石是指胆囊内形成的结石，是胆囊疾病中最常见的一种。胆囊结石的形成与胆汁成分异常、胆囊排空障碍等因素有关。

一、临床表现

胆囊结石多数患者无症状，但当结石移动或引起胆囊炎时，可出现以下症状：①右上腹疼痛，常为阵发性、剧烈、持续数分钟至数小时，可放射至右肩胛、右肩或右侧腰部。②消化不良，包括恶心、呕吐、食欲不振、腹胀等。③黄疸，由于结石堵塞胆管引起。④发热，由于胆囊炎引起。

二、体格检查

右上腹压痛，可有墨菲征（Murphy 征）阳性。胆囊区可扪及胆囊肿大、压痛或有包块感。

三、辅助检查

腹部超声检查是诊断胆囊结石的首选检查方法，可显示胆囊内结石、胆囊壁增厚、胆囊积液等。腹部 CT 检查可明确结石的大小、数量、位置及胆囊周围炎症的程度。胆囊功能检查，如口服胆囊收缩剂或胆囊收缩素（CCK）刺激试验，可评估胆囊排空功能。

四、诊断和鉴别诊断

典型的临床表现和体格检查发现，腹部超声检查显示胆囊内有结石，容易确立诊断。

鉴别诊断：①胆囊癌，胆囊癌的症状和体征与胆囊结石相似，但胆囊癌的疼痛持续时间较长，常伴有体重减轻、乏力等全身症状，超声检查可见胆囊壁增厚、结节等。②胆囊炎，胆囊炎的症状和体征与胆囊结石相似，但胆囊炎的疼痛常为持续性，伴有发热、白细胞增高等炎症表现，超声检查可见胆囊壁增厚、胆囊积液等。

五、治疗原则

无症状的胆囊结石无需治疗。对于无手术指征的胆囊结石患者，可行药物溶石治疗。有症状的胆囊结石应考虑手术治疗，包括腹腔镜胆囊切除术和开腹胆囊切除术。对于高危患者，如老年人、合并疾病者等，可考虑行经皮经肝胆囊穿刺取石术或胆囊造瘘术。对于无法手术治疗的患者，可行胆囊结石碎石术或胆囊引流术等非手术治疗。

（王吉文）

肝外胆管结石

肝外胆管结石是指胆囊或肝内胆管结石进入肝外胆管，引起肝外胆管梗阻和炎症反应，导致黄疸、腹痛等症状的一种疾病。

一、临床表现

患者常表现为右上腹疼痛、恶心、呕吐、黄疸等症状。疼痛多为阵发性，可放射至右肩胛骨区，伴有发热、寒战等症状。

二、体格检查

患者可有右上腹压痛、肝区叩击痛明显、肝大、胆囊触及困难。

三、辅助检查

超声检查是最常用的检查方法，可显示肝外胆管扩张、结石、胆管壁增厚等。CT、MRI 等影像学检查也可用于诊断。

四、诊断

患者有右上腹疼痛、黄疸等症状，超声检查或其他影像学检查显示肝外胆管扩张、结石等。

五、治疗原则

治疗原则为解除肝外胆管梗阻，消除炎症反应，预防并发症。治疗方法包括内镜下胆管结石取出术、经皮肝穿刺胆管引流术、手术切除等。同时应积极处理并发症,如感染、胆管炎、胆汁性肝硬化等。

(王吉文)

肝内胆管结石

肝内胆管结石是指胆汁淤积在肝内胆管内形成的结石,是一种较为罕见的疾病。其病因复杂,可能与胆汁淤积、胆管感染、胆管狭窄等因素有关。

一、临床表现

肝内胆管结石的症状多样,常见的症状包括:①上腹部疼痛,疼痛多为阵发性,常在饮食后或夜间加重。②恶心、呕吐,由于胆汁淤积,可引起恶心、呕吐等症状。③发热、寒战,当结石引起胆管感染时,可出现发热、寒战等症状。④黄疸,当结石引起胆管梗阻时,可出现黄疸等症状。

二、体格检查

肝内胆管结石的体格检查一般无特殊发现,但在疼痛发作时可触及上腹部压痛。

三、辅助检查

肝内胆管结石的诊断主要依靠影像学检查,包括:①腹部B超,可显示肝内胆管扩张、结石等情况。②CT扫描,可更清晰地显示肝内胆管结石的位置、大小等情况。③磁共振胆管造影(MRCP),可显示胆管结石的位置、数量、大小等情况。

四、诊断和鉴别诊断

肝内胆管结石的诊断要点包括:①上腹部疼痛、恶心、呕吐等症状。②影像学检查显示肝内胆管扩张、结石等情况。③排除其他引起类似症状的疾病。

鉴别诊断:肝内胆管结石的鉴别诊断主要是与其他引起上腹部疼痛、恶心、呕吐等症状的疾病进行区分,如胆囊结石、胆管结石、胆囊炎、胆管炎等。

五、治疗原则

肝内胆管结石的治疗原则包括：①对症治疗，如止痛、抗感染等。②手术治疗，对于较大的结石或伴有胆管梗阻、感染等情况，需行手术治疗，包括胆管探查取石术、肝内胆管切开取石术等。③内镜治疗，对于较小的结石或无胆管梗阻、感染等情况，可行内镜下胆管结石取出术。

（王吉文）

急性胆囊炎

急性胆囊炎是指胆囊黏膜及其周围组织急性炎症反应，常由胆囊内结石引起。临床表现为右上腹疼痛、发热、恶心、呕吐等。

一、临床表现

急性胆囊炎的主要症状包括：①右上腹疼痛，疼痛多为阵发性，可放射至右肩胛骨或右肩部，常在进食油腻食物后加重。②发热，多数患者有不同程度的发热，体温可达 38℃以上。③恶心、呕吐，由于肠胃道受到刺激，患者常有恶心、呕吐等症状。④其他，部分患者可有黄疸、腹泻等症状。

二、体格检查

腹部触诊可触及右上腹压痛点，压痛明显，肌紧张度增加。胆囊区叩击痛：在右肋缘下方可出现叩击痛。在右上腹部进行深呼吸时，患者会出现呼吸暂停或疼痛，称为 Murphy 征阳性。

三、辅助检查

（一）血常规

白细胞计数增高，中性粒细胞比例增高。

（二）肝功能检查

可出现轻度胆汁淤积，ALT、AST 等指标轻度升高。

（三）腹部 B 超

可显示胆囊壁增厚、胆囊内结石、胆囊积液等。

（四）CT 或 MRI

可明确胆囊炎的范围、胆囊周围炎症的程度等。

四、诊断

典型的临床表现：右上腹疼痛、发热、恶心、呕吐等。胆囊区叩击痛、Murphy 征阳性等体格检查结果。辅助检查包括血常规、肝功能检查、腹部 B 超、CT 或 MRI 等有助于诊断。

五、治疗原则

①对症治疗：如控制疼痛、退热、止吐等。有明确感染证据的患者应给予抗生素治疗。②手术治疗：对于复发性胆囊炎、胆囊结石、胆囊癌等患者，应考虑行胆囊切除术。对于高龄、全身情况较差或手术禁忌的患者，可行胆囊穿刺引流术。

（王吉文）

慢性胆囊炎

慢性胆囊炎是指胆囊黏膜长期受到炎症刺激，导致胆囊壁增厚、纤维化和收缩。慢性胆囊炎是一种常见的胆囊疾病，多由胆囊结石引起，也可由感染、胆囊壁肿瘤等因素引起。慢性胆囊炎的病程较长，症状多为反复发作，严重影响患者的生活质量。

一、临床表现

典型的临床表现为反复发作的上腹部疼痛，常在进食油腻食物后加重，可放射至右肩胛骨区。同时还可伴有恶心、呕吐、腹胀、消化不良等症状。部分患者还可出现黄疸、发热等症状。

二、体格检查

慢性胆囊炎的体格检查一般无明显异常，但在疼痛发作期可触及右上腹部压痛点，胆囊区可有压痛和肌紧张。

三、辅助检查

（一）血常规

白细胞计数可轻度升高。

（二）肝功能检查

可出现轻度的胆汁淤积和胆囊炎症反应。

（三）腹部 B 超

可显示胆囊壁增厚、胆囊内结石、胆囊收缩功能减退等。

（四）胆囊造影

可显示胆囊壁增厚、胆囊内结石、胆囊收缩功能减退等。

（五）CT 或 MRI

可显示胆囊壁增厚、胆囊内结石、胆囊收缩功能减退等。

四、诊断

慢性胆囊炎的诊断主要依据病史、临床表现和辅助检查结果。常见的诊断要点包括：反复发作的上腹部疼痛、胆囊区压痛和肌紧张、腹部 B 超或胆囊造影显示胆囊壁增厚、胆囊内结石、胆囊收缩功能减退等。

五、治疗原则

慢性胆囊炎的治疗原则是控制炎症、缓解症状、预防并发症。常用的治疗方法包括：药物治疗、中西医结合治疗和手术治疗。药物治疗主要是应用抗炎、解痉、促进胆汁排泄等药物。中西医结合治疗主要是应用中药、针灸等中医治疗方法辅助治疗。手术治疗包括胆囊切除术和胆囊镜下手术等。治疗方案应根据患者的具体情况进行选择。

（王吉文）

急性化脓性胆管炎

急性化脓性胆管炎，又称急性梗阻性化脓性胆管炎，多数继发于胆管结石、胆管良性或恶性狭窄、胆管内放置支撑管、经导管胆管内造影和ERCP术后等。胆管不完全性阻塞或梗阻，使胆汁淤积，继发细菌感染导致急性梗阻性化脓性胆管炎。急性化脓性胆管炎是外科急腹症中死亡率较高的一种疾病，起病急，进展快，应引起临床医师高度关注。

一、临床表现

急性化脓性胆管炎的典型临床表现是Charcot三联征，即高热、寒战和黄疸，在三联征的基础上，如果患者出现休克和中枢抑制，又称为Reynolds五联征。值得注意的是，不同病因的急性胆管炎有其各自的临床特点，肝外胆管结石的患者多有典型的三联征表现，肝内胆管结石的患者以反复高热为主，腹痛和黄疸的发生率较低，肿瘤患者则以发热和黄疸多见。临床上胆管炎患者中仅有不到50%的患者表现为典型的三联征，而5%的患者中有中毒性胆管炎的五联征表现。总体来说，本病起病常急骤，突然发生剑突下或右上腹剧烈疼痛，一般呈持续性。发热是最常见的临床症状，绝大多数患者表现为弛张热或伴有寒战，体温可超过40℃，常伴恶心、呕吐。约80%的患者可出现显著黄疸，黄疸的深浅与病情的严重性可不一致。当患者出现烦躁不安、意识障碍、昏睡甚至昏迷等中枢神经系统抑制表现，同时有血压下降现象时，往往提示患者已发生败血症和感染性休克，是病情危重的一种表现。

二、体格检查

体温常呈弛张热，持续在39～40℃或以上，脉搏细而快、血压降低、皮肤及巩膜黄染、上腹或右上腹压痛、肌紧张、Murphy征阳性，部分患者可在右上腹触及肿大的胆囊。病情向严重阶段发展，患者表现为烦躁不安、呼吸急促、血压下降、脉搏快而弱、少尿、嗜睡、神情淡漠、昏迷等感染性休克症状。

三、辅助检查

（一）实验室检查

血常规检查白细胞计数升高，中性粒细胞升高，胞质内可出现中毒颗粒。血小板计数降低，表示预后严重，凝血酶原时间延长，肝功能有不同程度受损。肾功能受损、低氧血症、失水、酸中毒、电解质紊乱也较常见，血培养常有细菌生长。

（二）彩超

可显示胆管扩大范围和程度，了解胆道梗阻的部位和病变性质，以及肝内胆管扩张等情况，对诊断很有帮助。

（三）CT

可显示肝胆管扩张、结石、肿瘤、肝脏增大、肝脓肿、萎缩等征象，对合并急性重症胰腺炎有较好诊断价值。

（四）MRI

可显示肝内胆管树的全貌、阻塞部位和范围。

（五）经内镜逆行胆管引流（ERBD）和经皮肝穿刺引流（PTCD）

既可确定胆道阻塞的原因和部位，又可做应急的减压引流同时做应急的减压引流。

四、诊断

根据临床表现中有典型的腹痛、寒战高热和黄疸的三联征，即可诊断急性化脓性胆管炎，部分患者还可出现感染性休克症状。如果患者本身有胆囊结石、胆管结石等疾病，有反复胆道感染、急性发作的既往病史，更有助于诊断的确立。实验室检查及影像学检查可进一步辅助明确诊断。少数患者，如肝内胆管结石并发的急性梗阻性化脓性胆管炎，可仅出现发热，而腹痛和黄疸可轻微或完全不出现，应引起重视。化脓性胆管炎不能满足于该病的诊断，而是要确定该病所处的发展阶段、严重程度、病变范围和胆管梗阻的准确部位，以便确定治疗方案。

五、治疗原则

解除胆管梗阻，减压胆管，保证胆管通畅性，积极抗感染治疗，预防休克。

（一）非手术治疗

主要包括抗感染治疗、纠正休克，保持电解质平衡及保肝治疗，适用于早期轻症胆管炎或病情较轻的患者，具体措施包括解痉镇痛、应用广谱抗生素抗感染和利胆药治疗。

（二）手术治疗

主要包括 ERCP 鼻胆管引流术或胆管切开引流术，主要适合于病程进展快、较严重患者。①内镜下胆道引流和减压，是治疗急性梗阻性化脓性胆管炎的重要方法，尤其适用于年老体弱不能耐受手术或已行多次胆道手术的患者，在情况理想时还可同时取石，使感染过程完全得以控制。②对病情一开始就较严重、进展快，特别是黄疸较深的病例，又不具备内镜下胆道引流和减压的条件时因直接施行手术引流，行胆管切开探查和 T 形管引流术，引流管必须放在胆管梗阻的近侧。如果病情条件允许，可切除有结石和炎症的胆囊。如有休克存在，应先采取积极抗休克治疗，待病情稳定或好转后进行后续相应的治疗。

（吴国豪）

胆管癌

胆管癌是一种恶性肿瘤，起源于胆管上皮细胞，可分为原发性和继发性两种。原发性胆管癌又分为肝内胆管癌和肝外胆管癌，肝外胆管癌又分为上、中、下段胆管癌。胆管癌是一种罕见的恶性肿瘤，但其发病率逐年上升，且预后较差。

一、临床表现

早期胆管癌症状不明显，常被忽略，随着病情进展，症状逐渐加重，主要表现为：①上腹部不适、疼痛，可放射至背部或右肩部，有时伴发热。②消瘦、乏力、食欲减退、体重减轻。③黄疸，表现为逐渐加重的持续性黄疸，伴有皮肤瘙痒、尿色变深。④大小便异常，粪便灰白，呈白陶土色，尿色深黄，如浓茶。⑤胆囊肿大，中段、下段胆管癌患者有胆囊肿大。⑥胆道感染，患者可合并胆道感染，出现右上腹疼痛、寒战、高热、黄疸，甚至出现休克。⑦胆道出血，如癌肿破溃可导致上消化道出血，出现黑便，粪便潜血阳性、贫血。⑧肝脏损害，肝功能失代偿可出现腹水或双下肢水肿。肿瘤侵犯或压迫门静脉，可造成门静脉高压；晚期患者可并发肝肾综合征。

二、体格检查

常见体征为皮肤、巩膜中度至重度黄染。部分患者可触及肿大的肝脏，质硬，表面不规则结节，有时可出现肝区叩痛、腹部可触及包块、肝区叩击痛，继发感染患者可表现为突然出现右上腹绞痛，伴有畏寒、发热，黄疸可有明显波动。少数肿瘤晚期患者有腹水征、下肢肿胀，门静脉高压，也可能导致出血。

三、辅助检查

（一）实验室检查

血总胆红素、直接胆红素、碱性磷酸酶和 γ-谷胺酰转移酶可显著升高。凝血酶原时间延长。部分患者 CA19-9、CEA 可升高。

（二）影像学检查

可以有助于明确胆管癌的诊断。①彩超：可发现肝内外胆管扩张，显示胆道的梗阻部位和梗阻的性质。②CT：能较准确显示胆管扩张和梗阻部位、范围，对确定病变的性质准确性较高，三维 CT 胆道成像能更好地构建胆道结构，可进一步明确病变部位、性质及周围关系。③MRI 及 MRCP 检查：MRI 可显示胆管扩张、狭窄、阻塞、肝内胆管结石、胆管壁增厚、胆管腔内肿块等情况。MRCP可以详尽地显示肝内胆管树的全貌、肿瘤阻塞部位和范围、有无肝实质的侵犯或肝转移，是肝门部胆管癌理想的影像学检查手段。

（三）经皮穿刺肝胆道成像（PTC）

可清晰地显示肝内外胆管树的形态、分布，可以显示胆管癌阻塞的部位，也可以置放内支撑导管减黄。

（四）ERCP

对下段胆管癌有诊断意义，有助于与十二指肠乳头肿瘤、胰头癌相鉴别。

（五）细胞学检查

胆管镜下取材或穿刺活检，可明确诊断。

四、诊断和鉴别诊断

根据典型的上腹部不适、疼痛、黄疸等临床表现及体格检查，大多数患者即可确立诊断，结合实验室检查和影像学检查可进一步明确诊断。影像学诊断的发展为胆管癌诊断提供了有效的手段，胆管镜下取材或穿刺活检，可明确诊断。

胆管癌的鉴别诊断首先考虑胆总管结石，其特点是发作性胆道不全性梗阻，伴有胆石性胆管炎特有的三联征，而恶性梗阻性黄疸一般为持续性。胆总管下端的恶性肿瘤往往伴胆囊肿大，而结石性梗阻较少见。如果胆囊不肿大，临床上应排除原发性胆管硬化、药物性黄疸、慢性活动性肝炎等疾病。

五、治疗原则

（一）手术治疗

手术是胆管癌的主要治疗方法，也是胆管癌唯一可能的根治性治疗方法。因此，早期病例以手术切除为主，术后配合放疗及化疗，以巩固和提高手术治疗效果。手术方法包括肝切除、胆管切除、胆囊切除等。对于手术不能切除的病例，可行胆道引流手术，控制胆道感染，改善肝功能，减少合并症，延长生命，改善生活质量。

（二）化疗

胆管癌对化学治疗并不敏感，化疗可用于术前或术后辅助治疗，也可用于晚期胆管癌的治疗，可能缓解胆管癌所引起的症状，改善患者生活质量，还可能延长存活期。

（三）放疗

胆管癌一直被认为属于放射线不敏感的肿瘤，对于不可切除和局部转移的胆管癌经有效的胆道引流后，放疗可以改善患者的症状与延长寿命。

（四）支持治疗

包括营养支持、疼痛控制、黄疸处理等。

（王吉文 吴国豪）

胆囊癌

胆囊癌是指起源于胆囊黏膜上皮细胞的恶性肿瘤，是胆道系统中最常见的恶性肿瘤，约占胆道恶性肿瘤的70%以上。依据肿瘤起源于胆囊的解剖部位不同，胆囊癌可发生在胆囊底部、体部、颈部和胆囊管等部位。胆囊癌的发病率因地区、种族、饮食习惯等因素而异，亚洲地区的发病率较高。胆囊癌常与胆囊良性疾病同时存在，最常见是与胆囊结石共存，结石的慢性刺激、慢性胆囊炎及胆囊腺瘤性息肉是重要的致病因素。早期胆囊癌症状不典型，难以早期发现，常常在晚期才被诊断出来，预后较差。

一、临床表现

早期胆囊癌症状不典型，常无明显症状。由于胆囊癌多与胆囊结石和慢性胆囊炎并存，故其临床表现与结石性胆囊炎相似。开始为右上腹不适继之出现持续性隐痛或钝痛，有时伴阵发性剧痛并向右肩放射。同时有消化不良、厌油腻、嗳气、胃纳不佳等症状，这是由于胆囊功能不足以对脂肪物质进行消化所致。黄疸往往在病程晚期出现，癌组织侵犯胆管引起时，同时伴有消瘦、乏力甚至出现恶病质，皮肤、黏膜黄染，伴皮肤瘙痒。伴有胆囊炎症时可出现发热。部分患者可有右上腹或上腹部包块，因肿瘤迅速增长阻塞胆管使胆囊肿大。如果侵犯十二指肠也可以引起消化道梗阻。

二、体格检查

胆囊癌早期体格检查常无明显异常。部分患者有皮肤、黏膜黄染，腹部可触及胆囊区肿块或包块，质地坚硬，表面不光滑，可有压痛。肝和脾常常有肿大。晚期有贫血、消瘦、乏力、腹水等恶病质征象。

三、辅助检查

（一）实验室检查

胆囊癌常常伴随着胆汁淤积和黄疸，肝功能检查可显示胆红素升高、转氨酶升高等。肿瘤标志物检查：胆囊癌常常伴随着肿瘤标志物的升高，如CA19－9、CEA等。

（二）超声检查

可显示胆囊区肿块、胆囊壁增厚、胆囊内结石等。

（三）CT

CT不仅可以区别胆囊原发性恶性肿瘤或胆囊良性肿块，而且对胆囊癌进行分型：①壁厚型，胆囊壁局限或弥漫不规则增厚。②结节型，乳头状结节从胆囊壁突入胆囊腔存在。③实变型，因胆囊壁被肿瘤广泛浸润增厚加之腔内癌块充填形成实质性肿块。

（四）MRI及MRCP

可明确肿块大小、肝脏侵犯程度、是否合并胆管扩张、血管侵犯、腹腔淋巴结转移情况。

（五）PET－CT

对于胆囊癌是否存在远处转移有良好价值，对于治疗方式的抉择意义较大。

四、诊断

早期胆囊癌大多数无典型临床表现，诊断较困难。临床上，对于有胆囊结石、慢性胆囊炎及胆囊腺瘤性息肉的患者，应定期复查、随访。如果临床上出现腹痛、腹部包块、黄疸等典型症状，以及消瘦、贫血、胆管炎、低热、腹水、纳差等相关伴随症状时，容易做出诊断。依靠相关实验室检查及影像学检查，比如肿瘤标志物、肝胆道超声、CT、MRI、内镜超声及 PET－CT 检查，有助于疾病的诊断。

五、治疗原则

（一）手术治疗

根治性手术是胆囊癌治疗的首选确定性方法，是唯一能治愈胆囊癌的方法。对于晚期无法根治性切除或患者不能耐受手术的胆囊癌患者，多采取姑息性治疗，解除胆囊、胆道内感染所致的症状，改善肝功能，提高患者的生存质量。手术根据肿瘤被发现时的分期，选择不同的手术方式。①早期胆囊癌、没有发生淋巴结或其他部位转移者，行胆囊切除术。②中期胆囊癌，手术应扩大切除范围，除切除胆囊外，还要切除部分肝脏和肝十二指肠韧带淋巴结，即胆囊癌根治性切除。③晚期胆囊癌，在评估患者的身体状况允许的情况下，可行胆囊癌扩大根治术，切除的范围更广，但创伤较大，并发症的发生率高。

（二）放疗和化疗

放疗和化疗可作为手术的辅助治疗，或用于晚期胆囊癌的治疗，胆囊癌根治术行术后辅助化疗、放疗有利于提高生存期。

（三）姑息治疗

适用于广泛转移、失去手术机会的胆囊癌患者，可行胆道引流，改善症状，提高生存质量。

（王吉文　吴国豪）

第八节　胰腺外科

急性胰腺炎

急性胰腺炎(AP)是指因胰酶异常激活对胰腺自身及周围器官产生消化作用而引起的、以胰腺局部炎症反应为主要特征,甚至可导致器官功能障碍的急腹症。近年来,急性胰腺炎的发病呈逐年增加趋势。急性胰腺炎的病因众多,在我国,胆石症仍是急性胰腺炎的主要病因,其次为高甘油三酯血症及过度饮酒。高甘油三酯血症及酒精性急性胰腺炎更常发生于年轻男性患者,老年患者以胆源性居多。其他较少见原因包括药物、ERCP术后、高钙血症、感染、遗传、自身免疫疾病和创伤等。

一、临床表现

(一)急性腹痛

急性腹痛为主要症状,常位于上腹部正中偏左,胆源性者开始于右上腹,后来亦转至正中偏左,并向左肩、左腰背部放射。严重时两侧腰背部都有放射痛。

(二)腹胀

常与腹痛同时存在,是多数急性胰腺炎患者的共有症状,严重时可表现为腹内高压(IAH)或腹腔间隔室综合征(ACS)。

(三)恶心、呕吐

发作早,频繁,呕吐后腹痛不能缓解。

(四)发热

在急性胰腺炎的早期,只有中度发热,约38℃。胆源性胰腺炎伴有胆道梗阻者,可有高热、寒战。胰腺坏死有感染时,高热为主要症状之一。

(五)黄疸

部分患者可出现黄疸,但程度一般较轻,多见于胆源性胰腺炎。

二、体格检查

轻型急性胰腺炎患者临床体征较轻，仅有上腹正中偏左有压痛。重型病例典型体征有：①腹部，腹膜刺激征，如压痛、反跳痛及肌紧张。腹膜炎可局限于上腹部，或延及全腹部，左侧腰背部多有饱满及触痛；肠胀气，肠鸣音减弱；移动性浊音；左侧胸腔反应性渗出液；皮肤青紫色改变，如Grey-Turner征（腰部皮肤），Cullen征（脐周皮肤）。②全身，发热，体温通常超过38.5℃，呼吸急促，出现休克表现，心动过速，血压下降。重症胰腺炎可出现多器官功能衰竭表现。呼吸衰竭主要表现为急性呼吸窘迫综合征（ARDS），循环衰竭主要表现为心动过速、低血压或休克，肾衰竭主要表现为少尿、无尿和血清肌酐升高。胰性脑病表现为耳鸣、复视、谵妄、语言障碍及肢体僵硬、昏迷等。

三、辅助检查

（一）实验室检查

血、尿淀粉酶：诊断急性胰腺炎的主要手段之一，血、尿淀粉酶超过正常值上限3倍才有诊断价值。血清淀粉酶在发病2小时后开始升高，24小时达高峰，可持续4～5日。尿淀粉酶在急性胰腺炎发作24小时后开始上升，持续1～2周，下降缓慢。血清CRP＞150 mg/L常提示胰腺组织坏死。血钙水平明显降低，常预示病情严重。当PaO_2下降到60 mmHg以下，应考虑为ARDS的可能。

（二）影像学检查

超声检查可了解患者是否存在胆囊和胆道结石，同时可以初步判断胰腺组织形态学的变化。CT检查有助于急性胰腺炎起病初期明确诊断。胰腺增强CT可精确判断胰腺坏死和渗出的范围，并判断胰腺外并发症是否存在。MRI对于急性胰腺炎的诊断价值并不优于CT，可通过MRCP判断有无胆胰管梗阻。ERCP和EUS对急性胰腺炎的诊治均有重要作用。EUS主要用于诊断，尤其对于鉴别诊断恶性肿瘤和癌前病变（如壶腹部肿瘤、胰腺囊性肿瘤、微小结石病等）有重要意义。ERCP主要用于治疗，但对于一些少见病因（如Oddi括约肌功能障碍等）有辅助诊断的作用。

四、诊断

确诊急性胰腺炎至少需要符合以下3项标准中的2项：①与急性胰腺炎相一致的腹痛症状；②血清淀粉酶和（或）脂肪酶≥正常值上限的3倍；③符合急性胰腺炎的影像学特征。严重程度分级：①轻度急性胰腺炎（MAP），不伴有器官功能障碍及全身并发症，通常在1～2周恢复，病死率极低。②中重症急性胰腺炎（MSAP），伴有一过性的器官肝衰竭（48小时内可自行恢复），或伴有局部或全身并发症而不存在持续性的器官功能衰竭。早期病死率低，后期如坏死组织合并感染，病死率增高。③重度急性胰腺炎（SAP），伴有持续的器官功能衰竭（持续48小时以上，不能自行恢复的呼吸、心血管或肾衰竭，可累及一个或多个脏器）。

五、治疗原则

（一）轻型胰腺炎多采用非手术治疗

尽量减少胰液分泌，防止感染，防止向重症发展。轻型保守治疗可痊愈，重症急性胰腺炎保守治疗不能改善，反而恶化，需考虑手术治疗。具体措施包括：①禁食、胃肠减压。②液体复苏，维持患者血流动力学，改善胰腺的微循环。③抑制胰液分泌及抗胰酶的药物应用，生长抑素、质子泵抑制剂、蛋白酶抑制剂。④镇痛和解痉。⑤脏器功能的维持与替代。⑥预防、治疗感染。⑦胆源性胰腺炎的内镜治疗，怀疑或已证实的胆源性胰腺炎患者，如符合重症指标和（或）有胆管炎、黄疸、胆总管扩张者，可行鼻胆管引流或内镜下十二指肠乳头括约肌切开术（EST）。

（二）重症急性胰腺炎治疗方案

①急性反应期，先非手术治疗，监测循环和器官功能变化。如72小时迅速进展属暴发性急性胰腺炎，手术引流，行

网膜囊、胰周、腹膜后间隙减压，灌洗引流。②全身感染期，支持治疗，应用抗生素，针对坏死感染病灶行清除术和局部灌洗引流。③腹膜后残余感染期，窦道造影，残腔扩创引流。

（三）局部并发症的治疗

①急性液体积聚，多自行吸收。②胰腺及胰周组织坏死，坏死感染者，需清除坏死组织，局部灌洗引流。③急性胰腺假性囊肿，直径小于 6 cm 者，随访观察；增大或感染者需外引流；持续不缩小需内引流（内镜支架或手术）。④胰腺脓肿，手术引流。

（韩　序）

慢性胰腺炎

慢性胰腺炎（CP）是指各种病因引起的胰腺组织和功能不可逆的慢性炎症性疾病，其病理特征为胰腺腺泡萎缩、破坏和间质纤维化。临床以反复发作的上腹部疼痛和（或）胰腺外、内分泌功能不全为主要表现，可伴有胰腺实质钙化、胰管扩张、胰管结石和胰腺假性囊肿形成等。胆道疾病是我国慢性胰腺炎的主要病因。其他的病因还有急性胰腺炎坏死感染引起的胰管狭窄、高脂血症、高钙血症、蛋白质缺乏、胰腺外伤或手术、先天性胰腺分离畸形、IPMN 及遗传因素等。在西方国家多数与酗酒有关。

一、临床表现和体格检查

（一）腹痛

腹痛为最主要症状，多为持续性隐痛。疼痛位于上腹部剑突下或稍偏左，向腰背部放射，呈束腰带状。患者为了缓解疼痛，喜取蜷曲体位。

（二）外分泌不全的症状

早期出现食欲下降、上腹饱胀。后期可出现脂肪泻、腹泻、营养不良、消瘦等，部分患者可能出现脂溶性维生素吸收不良的症状，如牙龈出血、皮肤粗糙等。当胰腺外分泌功能丧失90%以上或存在胰管阻塞因素时，患者可出现脂肪泻的症状，粪便奇臭，量多且呈泡沫状，含大量脂肪颗粒。

（三）内分泌不全的症状

首先表现为糖耐量异常，后期可有明显的糖尿病表现。糖代谢紊乱一般早于脂肪泻。

（四）各种并发症及相关表现

患者可出现假性囊肿、胆道梗阻、十二指肠梗阻、胰源性门静脉高压、胰性腹水等并发症，并可能出现相关的症状和体征。

二、辅助检查

（一）血、尿淀粉酶检查

早期病例，在急性发作期可以增高；后期病例，可不增高或增高不明显。

（二）粪便脂肪球检查

可以直接在显微镜下找到脂肪球，也可用定量分析方法测定粪便中的脂肪含量。

（三）胰腺功能测定

①胰腺外分泌功能检查，直接刺激试验显示慢性胰腺炎患者80分钟内胰液分泌＜2 mL/kg，碳酸氢钠浓度＜90 mmol/L。间接刺激试验显示胰蛋白酶浓度＜6 U/L；粪弹力蛋白酶＜200 μg/g。②胰腺内分泌功能检查，糖化血红蛋白≥6.5%，空腹血糖≥7 mmol/L，血清胰岛素及C肽异常。

（四）影像学检查

①超声，可显示胰腺外形有局限性肿大或缩小，纤维组织增生呈线状强回声，胰腺内的钙化点和结石则有强光团后伴声影。②CT、MRI、MRCP，CT显示胰腺增大或缩小、轮廓不规则、胰腺钙化、胰管不规则扩张或胰腺假性囊肿等改变。MRI对慢性胰腺炎的诊断价值与CT相似，但对钙化和结石的显示不如CT。MRCP可显示胰管扩张的程度和结石位置，并能明确部分慢性胰腺炎的病因。③EUS，主要表现

为胰腺实质回声增强、主胰管狭窄或不规则扩张及分支胰管扩张、胰管结石、假性囊肿等。④ERCP，主要显示胰管形态改变，观察胰管有无阻塞、狭窄或囊状扩张，最典型的表现是胰管呈不规则的串珠状扩张。⑤胰管镜，可直接观察患者胰管内病变，同时能收集胰液、细胞刷片及组织活检等检查，对慢性胰腺炎早期诊断及胰腺癌鉴别诊断有意义。

三、诊断

（一）主要诊断依据

①影像学典型表现；②病理学典型改变。

（二）次要诊断依据

①反复发作上腹痛；②血、尿淀粉酶异常；③胰腺外分泌功能不全表现。

主要诊断依据满足一项即可确诊，影像学或组织学呈现不典型表现，同时次要诊断依据至少满足两项亦可确诊。

四、治疗原则

慢性胰腺炎的治疗原则是去除病因、控制症状、改善胰腺功能、治疗并发症和提高生活质量。

（一）一般治疗

禁酒、戒烟、避免过量高脂、高蛋白质饮食。补充脂溶性维生素及B族维生素、叶酸，适当补充各种微量元素。

（二）内科治疗

①胰腺外分泌功能不全的治疗，补充胰酶。②糖尿病的治疗，糖尿病饮食，降糖药或胰岛素作替代治疗。其特征为缺乏胰岛素及其他胰岛素反调节激素（如胰高血糖素、胰多肽），这可导致脆性糖尿病。患者对胰岛素治疗较敏感，应注意预防低血糖的发生。③疼痛的治疗：轻症患者可经戒酒、控制饮食缓解；止痛药、胰酶制剂和生长抑素及其类似物可缓解疼痛。梗阻性疼痛可行内镜介入治疗，非梗阻性疼痛可行CT、EUS引导下腹腔神经阻滞术。

（三）内镜介入治疗

慢性胰腺炎的内镜介入治疗主要用于胰管减压和取石，包括胰管扩张、支架置入、取石、碎石、囊肿引流等。对内镜取出困难的、大于 5 mm 的胰管结石，可先行体外冲击波碎石术（ESWL），再结合内镜治疗。

（四）手术治疗

手术并不能治愈本病，因此外科干预原则是用尽可能简单的术式缓解疼痛、控制并发症、延缓胰腺炎症进展和保护内、外分泌功能。手术适应证：内科和介入治疗无效者；压迫邻近脏器导致胆道、十二指肠梗阻，内镜治疗无效者，以及左侧门静脉高压伴出血者；假性囊肿、胰瘘或胰源性腹水，内科和介入治疗无效者；不能排除恶变者。手术方式的选择需要综合考虑胰腺炎性包块、胰管梗阻及并发症等因素。常见的手术方式包括以下几种：①改良 Puestow 手术，即胰管切开，清除结石，切开狭窄部位，行胰管空肠 Roux-en-Y 吻合进行引流。②各类胰头切除术，炎性改变集中于胰头、胰头多发性分支胰管结石和不能校正的 Oddis 括约肌狭窄等是此术式主要的适应证。具体的术式包括：标准的胰十二指肠切除术、保留幽门的胰十二指肠切除术，以及保留十二指肠的胰头切除术。③胰体尾或胰尾切除术，炎性病变或主胰管狭窄集中于胰体尾或胰尾，可以采用该术式。④局部切除术加胰肠吻合术，对于胰体部的局限性炎性包块，而胰头组织基本正常，胰尾部病变系胰体部的局限性炎性包块导致的梗阻性改变，可以采用这种术式。⑤全胰切除、自体胰岛移植，有自身胰岛移植手术条件的医院，对于全胰腺广泛炎性改变和多发分支胰管结石的患者，不能通过局部切除或胰管切开等方式达到治疗目的者，可考虑全胰切除、自体胰岛移植。

（韩 序）

胰腺癌

胰腺癌一般是指胰腺导管腺癌，起源于胰腺导管细胞，占所有胰腺肿瘤的85%～90%。由于其临床表现不特异，解剖位置较深，常规的肿瘤标志物筛查及超声等体检项目较难早期诊断，所以大部分患者就诊时分期较晚。胰腺癌的治疗提倡综合治疗的理念，手术、化疗、放疗等均具有重要的地位。但由于胰腺癌的生物学行为特性较差，其总体5年生存率仅为10%左右。

一、临床表现

胰腺癌的早期症状无特异性，患者可主诉上腹部不适、饱胀、消化不良或疼痛等。疼痛具有典型的内脏疼痛特质，通常在上腹部，放射至两侧和(或)达背部，可能呈间歇性。极少数患者因肿瘤堵塞主胰管导致急性胰腺炎发作，出现急剧疼痛。

胰腺癌典型临床表现因肿瘤位置而异。胰头肿瘤更常表现为黄疸、脂肪泻和体重减轻等。黄疸通常呈进行性，最常见的原因是胰头肿块阻塞胆总管，引起高胆红素血症。黄疸可伴有瘙痒、尿色变深和陶土便，辅助检查以结合胆红素升高为主。出现脂肪泻的原因是胰腺分泌脂肪消化酶的能力下降或主胰管堵塞。此外，新发(≤2年)糖尿病也可能是胰腺癌的早期症状之一。

二、体格检查

对于存在梗阻性黄疸的患者，皮肤巩膜黄染是最常见的阳性体征。少部分患者可触及肿大胆囊。对于伴有远处转移的晚期患者，在查体时可触及腹部包块或左锁骨上肿大淋巴结，少部分患者腹水查体阳性，甚至可出现恶病质的表现。

三、辅助检查

(一) 实验室检查

有黄疸或上腹痛的患者均应检测血常规、肝功能、CRP、

PCT及淀粉酶等，以确定黄疸病因，并排除是否合并感染性疾病，如胆管炎、胆囊炎、急性胰腺炎等。此外，应当完善自身免疫性抗体及IgG4检查，以排除自身免疫性胰腺炎可能。肿瘤标志物检测以CA19-9、CEA、CA125为主。

（二）影像学检查

①超声，胰腺癌的特征性超声表现为局灶性、低回声、低血供实性包块，边缘不规则。胆管扩张、胰管扩张等也可能提示胰腺癌。②CT，典型的胰腺癌CT表现为胰腺内边界不清的低密度肿块，但小病灶可能表现为等密度；间接征象包括胰管截断、胰管或胆总管扩张、实质萎缩和轮廓异常。此外，胰腺周围血管CTA、CTV也具有重要的临床价值，可协助临床医师评估胰腺病灶与周围血管（如肝动脉、腹腔干、肠系膜上动脉、门静脉、肠系膜上静脉等）关系，对患者进行临床分期，并作为制定治疗方案的临床依据。③MRI及MRCP，显示胆道系统和胰管解剖结构的效果优于CT，能够评估狭窄处上下方的胆管，还可发现肝内肿块。其通常与胰腺、肝MRI联合使用，且能够同时观察胰腺的导管和软组织肿块。④PET-CT，除了对胰腺病灶性质的判定，PET-CT有助于诊断腹膜、肝脏及其他部位的小转移灶（不足1 cm）。⑤超声内镜检查，既能够对胰腺肿块进行定性诊断，也可评估肿块与周围血管关系。同时在超声引导下可进行胰腺细针穿刺活组织检查，这是局部晚期胰腺癌患者病理学诊断的重要手段之一。

四、诊断

由于胰腺解剖位置较深，其病理学活检难度及风险相较于胃肠道肿瘤要高。因此，胰腺癌的诊断通常为临床表现结合辅助及影像学检查的临床诊断，病理学诊断常应用于影像学评估无法手术的局部晚期或转移性胰腺癌患者。常用的病理学标本获取方法包括超声或CT引导下的转移灶穿刺（如肝、肺、锁骨上淋巴结等）、超声内镜引导下的胰腺穿刺活检、腹水脱落细胞学、腹腔镜或开腹手术下探查活检等。

五、治疗原则

胰腺癌是一个全身性疾病，只有系统化、个体化的治疗方案才能最大限度地改善患者的生存结局，提高患者的生活质量。

（一）手术治疗

手术切除是治愈胰腺癌的唯一方法，但仅 15%～20% 的病例在就诊时为潜在可切除病变。即使是接受显微镜下完全切除（R0）的患者，预后也较差。鉴于单纯手术治疗后全身性（>80%）和局部（>20%）复发率均较高，采用手术切除前、后全身性化疗、放疗和联合治疗（放化疗）来可有效提高治愈率。常见的手术方式包括：①Whipple 术，胰头癌的标准术式；②保留幽门的胰头十二指肠切除术，适用于幽门上下淋巴结无转移、十二指肠切缘肿瘤细胞阴性者；③全胰十二指肠切除术，适用于胰腺多发癌症；④胰体尾脾切除＋淋巴结清除术，适用于胰腺体尾癌。

（二）化疗

化疗主要包括以下三类，即辅助化疗、新辅助化疗及姑息性化疗。对于所有接受根治性胰腺手术的患者，均需要接受术后辅助化疗。其中，联合治疗方案效果优于单药化疗。

（三）放疗

放疗在胰腺的综合治疗中也具有重要地位，包括术后辅助放疗及姑息性放疗。对于行手术切除且已接受规范辅助化疗的患者，若其手术病理检测存在相应的高危复发因素（如淋巴结转移、切缘阳性、脉管内癌栓、临床分期为 T_4 等），接受辅助放疗可能会改善这类患者的生存结局。对于局部晚期不可切除和边界可切除患者，姑息性放化疗也可有效延长患者生存期，且对于局部症状（如黄疸、腰背部疼痛等）具有良好的缓解作用。

（韩　序）

胰腺神经内分泌肿瘤

胰腺神经内分泌瘤(PNET)是源于神经内分泌系统多能干细胞的一类异质性肿瘤,占胰腺肿瘤的3%～7%。目前,根据是否导致临床症状将PNET分为功能性和无功能性,功能性PNET可持续分泌超生理水平的肽激素,引起相应的临床表现,其中以胰岛素瘤、胃泌素瘤较常见。

胰岛素瘤

胰岛素瘤又称胰岛B细胞瘤,以分泌大量胰岛素而引起发作性低血糖综合征为特征,为器质性低血糖症中较常见的原因。胰岛素瘤是发生在胰腺最常见的胰腺神经内分泌肿瘤(pancreatic neuroendocrine tumors, PNET)。90%的胰岛素瘤为直径1～2 cm的单发良性肿瘤,在胰头、体、尾的分布大致相等;10%的肿瘤为恶性;10%的肿瘤为多发性,多发提示有Ⅰ型多发性内分泌肿瘤(MEN-1)的可能性。

一、临床表现

99%以上的胰岛素瘤会引起低血糖相关症状,包括对中枢神经系统的影响,如头痛、意识模糊、视觉和行为异常等,或低血糖引起儿茶酚胺过度释放,如出汗、震颤和心悸等。Whipple三联征:空腹时低血糖症状发作;空腹或发作时血糖<2.2 mmol/L(40 mg/dL);进食或静脉给葡萄糖后迅速缓解。

二、辅助检查

(一) 72小时饥饿试验

绝大多数患者在饥饿72小时内出现低血糖发作,当症状出现时测定:血糖≤2.2 mmol/L(40 mg/dL);胰岛素≥6 μU/mL(36 pmol/L);C肽≥200 pmol/L;胰岛素原≥5 pmol/L;β-羟丁酸≤2.7 mmol/L;血、尿中无磺脲类药物的代谢产物,即可做出判断。

（二）影像学检查

①胰腺灌注 CT 及 MRI：多数 PNET 为富血供肿瘤，其动脉期肿瘤明显强化特征对于定位及定性诊断具有高度提示作用。②EUS：是有效的诊断方法，阳性率可达 80%～90%，且可经超声内镜引导下行细针穿刺组织活检。③生长抑素受体 SPECT 及 PET：用于高表达生长抑素受体的 PNET 定位阳性率高，主要用于判断肿瘤的分期、肝转移及其他远处转移情况。胰岛素瘤生长抑素受体表达阳性率为 50%～60%，因此生长抑素受体显像诊断胰岛素瘤灵敏度有限，临床可依靠靶向 GLP－1 及 DOPA 受体的显像剂进行诊断，相应的显像剂分别为 ^{68}Ga－Exendin－4 及 ^{18}F－DOPA。

三、诊断和鉴别诊断

（一）定性诊断

经典的 Whipple 三联征；72 小时饥饿试验。

（二）定位诊断

①B 超、CT 和 MRI，直径＞2 cm 时阳性率高；75%的胰岛素瘤直径＜2 cm，故多行 CT 灌注＋薄层扫描；EUS 可观察较小肿瘤；生长抑素显像特异性高。②有创性，如选择性动脉造影、经皮经肝门静脉置管（PTPC）分段采血测胰岛素和动脉刺激静脉取血（ASVS，插管至脾、胃十二指肠、肠系膜上动脉，分别注入钙剂后自肝静脉取血）。

鉴别诊断及相关检查：①内源性胰岛素生成或转化异常，胰岛增生；抗胰岛素抗体/抗胰岛素受体抗体。②非胰岛素瘤性恶性肿瘤，有些胰外恶性肿瘤可刺激胰岛素释放或肿瘤本身分泌胰岛素样物质，如肝癌、纤维肉瘤、血液肿瘤等。③糖的摄入不足、利用或丢失过多，如慢性酒精中毒或营养不良，肝糖原合成或胰高血糖素储备缺陷，糖过分损失。④药物性因素，外源性胰岛素及降糖药物均可造成低血糖。

四、治疗原则

（一）手术治疗

所有胰岛素瘤，无论大小和是否为 MEN－1，均建议手术切除，85%～95%的患者可通过手术治愈。手术方式可根据具体情况做出选择。术前应通过 CT、MRI 和 EUS 进行精确定位，个别患者需要选择性动脉造影或分段脾静脉采血，术中超声检查也是有效的定位手段。①术前准备：术前注意加餐维持血糖，手术当日不输含糖液体，并测定空腹血糖作为术中检测血糖的基线值。②手术方法：若肿瘤距离主胰管>3 mm，可行肿瘤剜除术；如肿瘤位置深，不适合剜除，可根据肿瘤部位行规则性胰腺切除，如胰十二指肠切除或保留脾的胰体尾切除，无需常规行淋巴结清扫。术前和术中评估对疑似恶性、出现局部复发或合并肝转移的患者，如有根治性手术可能，原发瘤应当尽可能达到 R0 切除。③术中血糖监测：10%的胰岛素瘤为多发，在切除 1 个肿瘤后需检查有无肿瘤残留。血糖监测是一种简单有效的判断方法。手术当日晨先测空腹血糖，待手术探查找到肿瘤后再测血糖，以此二值为基础值，然后再切除肿瘤。肿瘤切除后分别在 30 分钟、45 分钟、60 分钟等不同时间内测定血糖，如血糖升高达术前基础值的 1 倍或上升到 5.6 mmol/L，则可认为切除完全。④术后“反跳性高血糖”：正常 β 细胞长期受抑制、胰岛素受体下调、手术创伤刺激，导致切除肿瘤后势必出现“反跳性高血糖”，2 周内好转，注意加用胰岛素，将血糖维持在正常范围。

（二）药物治疗

①长效生长抑素控制症状。②二氮嗪、钙通道阻滞剂等可能对升血糖有效；氟尿嘧啶（5－FU）、阿霉素、链脲霉素等化疗。

胃泌素瘤

胃泌素正常情况下由位于胃窦黏膜的 G 细胞合成，受胃中氨基酸和肽类物质的刺激产生，低 pH 和肠促胰液素可抑制胃泌素的分泌。而胃泌素瘤分泌胃泌素不受低 pH 抑制，肠促胰液素可促进其分泌。发病率仅次于胰岛素瘤的有功能胰腺内分泌肿瘤，以高胃酸分泌、顽固性溃疡及胰岛非 B 细胞瘤为特征，又称为 Zollinger-Ellison 综合征。90%的肿瘤位于胃泌素瘤三角区，60%以上的胃泌素瘤为恶性，患者就诊时多已出现肝脏和淋巴转移，肝转移患者 5 年生存率不到 50%，而无转移患者 5 年生存率为 90%。20%～25%的患者合并 MEN－1 的发生。

一、临床表现

①消化性溃疡，较严重，90%存在消化性溃疡，60%存在并发症；溃疡难以愈合或容易复发，且可位于少见部位。②腹泻，水样便，夜间较多，严重者可有酸碱平衡失调和电解质紊乱（可高血钙），部分可有脂肪泻和吸收不良。③注意是否有 MEN－1 其他症状。

临床上，有下列情况应怀疑胃泌素瘤：溃疡术后复发；溃疡伴腹泻、大量胃酸；多发或十二指肠、空肠溃疡；溃疡伴有高钙血症；有 MEN 家族史。

二、辅助检查

（一）胃液分析

基础胃酸分泌量（BAO）并与最大胃酸分泌量（MAO）比较、夜间胃液量及游离酸量。

（二）血清胃泌素（又称促胃液素）

需排除由其他原因造成的高胃泌素血症。

三、诊断

临床表现典型即可诊断。胃液分析：基础分泌 BAO＞15 mmol/h，而 BAO 与最大分泌量 MAO 差别减小；夜间胃液超过 1 L，游离酸超过 100 mmol/L 均有意义。血清胃泌素：正常值应＜200 pg/mL，高于 500 pg/mL 可诊断，水平很高提示可能转移；于 200～500 pg/mL 时需激发试验。

四、治疗原则

（一）手术治疗

根据情况采用肿瘤剜除术、胰体尾切除、胰十二指肠切除等。本病60%为恶性，多数患者发现时已有转移，但肿瘤生长缓慢，姑息切除可缓解症状，延长生命，所以尽量切除原发病灶、大部转移灶。对于合并MEN-1的患者，若肿瘤直径<2 cm，可随访观察或行手术摘除、切除，不推荐行胰十二指肠切除术。

（二）药物治疗

常用生长抑素类药物、质子泵抑制剂（PPI）、H_2受体阻滞药控制症状。化疗可选用α-干扰素、链脲霉素、表柔比星、氟尿嘧啶（5-FU）等。

（三）分子靶向药物

舒尼替尼和依维莫司可用于化疗禁忌或晚期患者。肝动脉化疗栓塞或射频消融，可有效减轻肝转移灶肿瘤负荷，减少激素分泌。

（四）肽受体放射性同位素（PRRT）

治疗对于SRS阳性的广泛肝转移/肝外转移患者具有一定疗效。

（韩　序）

第四章　肝脏外科

第一节　门静脉高压

门静脉高压是指门静脉系统内压力升高，导致门静脉系统内血管扩张、静脉曲张、脾功能亢进等一系列病理生理改变的综合征。门静脉高压可由多种疾病引起，如肝硬化、门静脉血栓形成、门静脉瘤、门静脉狭窄等。

一、临床表现

门静脉高压早期可能无明显症状，但随着病情进展，可出现以下症状。

（一）腹水

门静脉高压导致肝功能受损，肝合成的蛋白质无法正常代谢，导致腹水的产生。少量腹水时患者可以没有症状，大量腹水时患者出现腹胀、气急、下肢水肿和尿少等症状。

（二）腹胀和腹痛

腹水的积聚，导致腹部胀痛、不适、虚弱乏力、食欲缺乏、嗜睡等。

（三）黄疸

门静脉高压导致肝功能受损，肝细胞无法正常代谢胆红素，导致黄疸的产生。

（四）消化道出血

门静脉高压导致门静脉系统内血管扩张、静脉曲张，易发生消化道出血。出血的表现形式可以是黑便、柏油样便或呕血，这与出血量和出血速度相关。

（五）肝功能损害

门静脉高压使凝血酶原合成障碍，脾功能亢进使血小板减少，可出现反复感染、牙龈及鼻出血、皮下瘀点、瘀斑、女性月经过多和头晕、乏力等症状。

（六）肝性脑病

门静脉高压导致肝功能受损，肝细胞无法正常代谢毒素，导致肝性脑病的产生。

二、体格检查

患者一般营养不良，可有慢性肝病的征象，如面色晦暗、巩膜黄染、肝掌、蜘蛛痣、男性乳房发育和睾丸萎缩。腹部检查部分患者可见前腹壁曲张静脉，程度不一，严重者呈蚯蚓样，俗称“水蛇头”。腹部触诊可触及肿大的肝和脾，肝如果可在剑突下扪及，通常质地硬，边缘锐利，形态不规则。脾大超过左肋缘，严重者可达脐下。肝浊音界缩小，移动性浊音阳性。部分患者下肢有指压性水肿。可听到肠鸣音减弱或消失。

三、辅助检查

（一）实验室检查

肝功能异常，表现为总胆红素升高，白蛋白降低，凝血酶原时间延长，转氨酶升高等。乙型肝炎患者的乙型肝炎病毒标志物可阳性。

（二）食管吞钡 X 线检查

曲张静脉使食管轮廓呈虫蚀状改变，曲张静脉表现为蚯蚓样或串珠样负影。

（三）内镜检查

可观察食管胃底曲张静脉的范围、大小和数目，观察曲张静脉表面黏膜有无红色条纹、樱红色斑或血疱样斑，这些改变统称为红色征，预示着患者出血的风险明显加大。

（四）彩超

可显示肝的大小、密度、质地及有无占位，以及脾的大小和腹水量。彩超可以显示门静脉系统血管的直径、血流量、血流方向、有无血栓及侧支血管开放程度。

（五）CT

可以了解肝体积、密度及质地，腹水状况，有助于判断患者对手术的耐受力和预后，可排除可能同时存在的原发性肝癌。

可以更清楚地显示肝、门静脉系统、侧支血管分布位置状态，对门静脉高压的手术决策有重要的指导作用。

四、诊断

病毒性肝炎、血吸虫病、酗酒或药物中毒等引起肝硬化的病史，部分患者存在贫血、腹胀、食欲缺乏、乏力和下肢水肿症状，或有反复牙龈和皮下出血、月经量多甚至上消化道出血情况。体格检查有贫血貌、黄疸、肝掌、蜘蛛痣、腹壁脐周静脉曲张、肝脾大及腹水等。影像学检查可显示肝、脾、门静脉系统的改变，内镜检查可显示食管胃底曲张静脉的情况，有助于明确诊断。

五、治疗原则

门静脉高压的外科治疗主要是针对其所引起的继发症状，如食管胃底静脉曲张、脾大和脾功能亢进进行，其中以防治食管胃底曲张静脉破裂出血为最为重要。

（一）非手术治疗

包括：①内镜治疗，主要有经内镜注射硬化剂治疗和内镜下食管曲张静脉套扎治疗。②三腔管压迫止血，食管胃底曲张静脉破裂出血来势迅猛、出血量大，如不及时治疗很快就会危及生命。三腔管压迫止血措施是过渡性的，目的就是暂时止血或减少出血量，为后续治疗赢得时间。现在最常用的是双气囊三腔管，胃气囊呈球形，容积为200 mL，用于压迫胃底及贲门以减少自胃向食管曲张静脉的血流，也能直接压迫胃底的曲张静脉。食管气囊呈椭圆形，容积为150 mL，用于直接压迫食管下段的曲张静脉。一般牵引力为250 g，放置期间应每隔12小时将气囊放空10～20分钟，以免压迫过久使食管胃底黏膜糜烂、坏死。三腔管一般先放置24小时，如出血停止，可先排空食管气囊，再排空胃气囊，观察12～24小时。如又有出血可再向胃、食管气囊注水并牵引，如确已止血，可将管慢慢拉出。③介入治疗止血，介入治疗包括脾动脉部分栓塞术（PSE）、经皮肝食管胃底曲张静脉栓塞术（PTVE）和经颈静脉肝内门腔静脉分流术（TIPSS）。

（二）手术治疗

有上消化道大出血史的患者，胃底、食管静脉重度曲张患者，只要肝功能条件允许，宜尽早手术。目前多不主张在出血时行急诊手术，如果经过24～48小时非手术治疗，出血仍未被控制，或虽一度停止又复发出血，此时如果患者肝功能尚可，应该积极地施行急症手术以挽救生命。①断流术：贲门周围血管离断术是目前临床应用最广的手术方式，通过阻断门、奇静脉之间的反常血流，达到止血的目的，针对性强，止血效果迅速而确切，操作相对简单，术后并发症少，肝功能损害轻，肝性脑病发生率低。②分流术：有脾-肾分流术、远端脾-肾分流术、门-腔分流及肠-腔分流等术式，因操作复杂、并发症多和疗效不甚理想目前少用。③肝移植：是治疗门静脉高压的最好方法，但是由于供肝有限、治疗费用昂贵等原因，肝移植还难成为常规治疗手段。

（王吉文　吴国豪）

第二节　肝囊肿

肝囊肿分为非寄生虫性肝囊肿和寄生虫性肝囊肿。非寄生虫性肝囊肿又分为先天性、创伤性、炎症性和肿瘤性。寄生虫性肝囊肿主要指肝包虫病。非寄生虫性肝囊肿以先天性肝囊肿最常见，称为真性囊肿，而炎症性、肿瘤性和创伤性囊肿被称为假性囊肿。本节主要讨论先天性肝囊肿。

一、临床表现

多数患者无明显症状，一般生长缓慢。当囊肿长大到一定程度可压迫邻近脏器，如胃、十二指肠和结肠等，故常有食后饱胀不适、食欲下降、上腹部不适、隐痛等。囊内并发感染，则可有畏寒、发热、白细胞增多等。囊肿压迫胆道引起阻塞性黄疸者较少，囊内出血、感染、破裂、带蒂囊肿扭转时可出现急腹症。

二、体格检查

巨大肝囊肿可扪及肝大和上腹部肿块，肿块可随呼吸上下移动，表面光滑有囊性感，一般无压痛。多发性肝囊肿可触到无明显压痛的散在囊性结节。囊肿合并感染或出血时，可出现发热及局部的压痛。

三、辅助检查

（一）实验室检查

一般较少有实验室指标异常。多囊肝晚期伴有肝功能损害时，可出现肝功能等指标异常。

（二）影像学检查

肝囊肿首选的检查手段是腹部超声检查，表现是圆形或类圆形无回声肿块、壁薄边缘光滑清晰，其后方可回声增强。腹部 CT 可用于明确囊肿与周围组织结构的空间关系，增强后边缘无强化。腹部 MRI 的 T1 加权像低信号、T2 加权像高信号，如有囊内出血，则 T1、T2 加权像都呈高信号，增强后囊壁无强化。

四、诊断和鉴别诊断

超声下圆形或类圆形的无回声区，伴后方回声增强。CT 下圆形或类圆形的低密度区，囊壁无强化。MRI 下圆形或类圆形的占位，T1 低信号、T2 高信号，无囊壁强化。

鉴别诊断：①囊腺瘤或囊腺癌，影像学检查提示囊腔呈分隔和多房性，或囊肿内有乳头状突起时，应考虑囊腺瘤或囊腺癌可能。如增强后相关分隔或突起呈强化表现、血清 CA19－9 水平的升高则更考虑囊腺瘤或囊腺癌诊断。②肝包虫病，疫区生活史或羊、犬等接触史；囊肿张力较大，触诊硬韧，叩诊有震颤感；包虫皮内试验（Casoni 试验）阳性等。

五、治疗原则

小的肝囊肿无需特殊治疗；大的肝囊肿和多囊肝伴压迫症状者，应给予适当治疗。

（一）腹腔镜开窗引流术

腹腔镜开窗引流术因其创伤小、恢复快、住院时间短、疗效确切，已成为巨大肝囊肿首选的手术方式。极少数不适合腹腔镜手术者（如无法耐受气腹、腹腔严重粘连等）可行开腹肝囊肿开窗引流术。

（二）穿刺抽液术

对于部分高龄、全身状况较差或因其他原因不能耐受手术的巨大肝囊肿患者，可在超声定位下行经皮肝囊肿穿刺抽液术。其不足之处是在抽液后囊肿又逐渐增大，故常需反复穿刺。抽液应慢且量不宜过多，以防腹压下降过快致血压骤降发生意外。穿刺同时可做硬化剂（如无水酒精、聚桂醇等）治疗破坏囊壁上皮细胞减少囊液再形成。无水酒精廉价易得、疗效肯定，但治疗过程中疼痛明显、对肝功能有一定的影响。聚桂醇术后并发症较无水酒精少，对肝功影响较小。对于肝囊肿合并感染的，在穿刺同时可置管引流，待引流液澄清、感染控制、量减少后再拔除引流管。

（三）肝部分切除术

对于占据肝某一叶或集中分布的多囊肝，可行肝部分切除或肝叶切除术。

（四）肝移植术

经其他治疗方法疗效差、肝功能严重受损、生活质量较差的少数终末期多囊肝患者可行肝移植。

（易　勇　叶青海）

第三节　肝血管瘤

肝血管瘤是肝最常见的良性肿瘤，由于组织学上可见海绵状血管腔，也被称为海绵状血管瘤。肝血管瘤好发于中年女性，通常为单发，但也可能存在多发病灶；发生在左、右肝的概率大致相等。肿瘤生长缓慢，病程长达数年以上。大多数肝血管瘤患者没有症状，预后很好，而血管瘤较大的患者更可能出现症状。

一、临床表现

大多数患者往往无明显临床症状，常在体检或超声、CT检查及剖腹手术时发现。肿瘤发展缓慢，病程长达数年以上。当肿瘤逐渐增大后主要表现为肝大或压迫胃、十二指肠等邻近脏器，可出现上腹部不适、腹胀、嗳气、腹痛等临床症状。部分患者可出现贫血、白细胞和血小板减少，原因可能与瘤内血栓形成，导致红细胞的破坏和大量血小板的消耗有关。罕见的巨大肝血管瘤可以导致血管瘤-血小板减少综合征（Kasabach-Merritt 综合征），其发病机制可能为巨大血管瘤内血液滞留，大量消耗红细胞、血小板、凝血因子Ⅱ、Ⅴ、Ⅵ和纤维蛋白原，引起凝血机制异常，可进一步发展成弥散性血管内凝血（DIC）。巨大海绵状肝血管瘤内形成动静脉瘘时，可导致充血性心力衰竭。极少患者出现梗阻性黄疸，偶有蒂扭转。

二、体格检查

血管瘤较小时，查体无特殊异常。血管瘤较大并向腹腔内生长时，可触及腹部肿块，肿块与肝相连，表面光滑，质地柔软，有囊性感及不同程度的压缩感，有时可呈分叶状。

三、辅助检查

影像学检查是目前肝血管瘤的主要诊断方式。为提高肝血管瘤的诊断准确率，需要多种检查手段的联合应用。其中，常规首选超声检查，再结合 CT、MRI 等综合判断。

（一）超声检查

腹部超声最常用于肝海绵状血管瘤的诊断。超声检查常表现为圆形或椭圆形的高回声，边界清晰，肿块内部呈筛网状，加压变形，较大的血管瘤表现为混合回声，内部回声仍以高回声为主，可表现为管网状或不规则的结节状或条块状低回声区，有时可出现钙化强回声及后方声影，往往由血管腔内血栓形成、机化或钙化引起。

（二）CT

平扫时为圆形或类圆形低密度影，边界清楚，密度均匀，增强后早期，病灶周边呈斑点状、半环状、结节状强化。延迟扫描可见病灶呈等密度完全填充，病灶越大，等密度充盈时间越长，一般超过 3 分钟，“快进慢出”是其特征表现。

（三）MRI

其在肝海绵状血管瘤的诊断上灵敏度和特异度最高。T1 加权像上多呈均匀的低信号，T2 加权像呈现出强度均匀、边界清晰的高信号，随着回波时间的延长，信号强度逐渐递增，在重 T2 加权像其信号更高，被称为“灯泡征”。增强扫描同样呈现“快进慢出”的特征性表现。

四、诊断

既往无慢性肝病史，肝功能及肿瘤指标正常。超声上呈边界清晰、筛网状高回声区，加压变形。腹部增强 CT 呈强化“快进慢出”特征性表现。腹部增强 MRI 呈 T2“灯泡征”和强化“快进慢出”的特征性表现。

五、治疗原则

小的、无症状的肝血管瘤不需要治疗，每 3～6 个月定期超声检查随访，动态观察其变化。大的、有症状的肝血管瘤视情况不同采取相应的治疗。

（一）手术切除

肝海绵状血管瘤的最有效的治疗方法是手术切除。通常对于直径＞10 cm，或位于肝缘的直径 5～10 cm 的肿瘤，有发生外伤性破裂危险，或肿瘤虽小（直径 3～5 cm）而有明显症状者，可根据病变范围做腹腔镜下肝部分切除或肝叶切除术。病变范围广泛不能切除者，可行肝动脉结扎术。肝海绵状血管瘤最危险的并发症是肝肿瘤破裂引起的腹腔急性大出血。

（二）射频消融术（RFA）

目前，RFA 在肝血管瘤中是应用较多的微创治疗方法，其疗效确切，并发症发生率低，但应把握好临床指征。

（三）肝动脉介入栓塞术（TAE）

治疗肝血管瘤具有创伤小、花费少、术后恢复快等优点，但复发率往往较高。手术指征包括：①单发或多发肝血管瘤合并危险因素。②有手术指征但肿瘤巨大，可经 TAE 缩小瘤体为二期手术切除创造条件。③肿瘤周围有重要结构，手术切除风险较大。伴有黄疸或消耗性凝血病。不能耐受外科手术或不愿接受手术治疗的患者。TAE 的近期疗效较为确切，但远期复发率相对较高。

（易 勇 叶青海）

第四节 肝局灶性结节增生

肝局灶性结节增生（FNH）是一种肝细胞来源的良性增生性肿瘤样病变，发病率仅次于海绵状血管瘤，位居肝良性实质性占位病变的第二位。因以往对其认识不足，且其影像学表现与肝癌相似，常被误诊。近年随着医学影像学技术的进步，FNH 的检出、诊断率明显升高。

一、临床表现

FNH 患者通常无症状，多在体格检查和因其他原因进行影像学检查时偶然发现。当肿块增大压迫正常肝组织或影响邻近器官的功能时，可出现上腹部不适、牵拉感、恶心、上腹部疼痛等症状，部分患者可触及肿块。极少数患者可发生破裂出血而出现急腹症，甚至出血性休克表现。

二、辅助检查

患者常无肝炎、肝硬化病史，实验室检查肝功能多正常，肝炎指标和甲胎蛋白（AFP）、CEA 和 CA19－9 等肿瘤指标均正常。影像学检查是术前诊断 FNH 的主要依据。

（一）超声

彩色多普勒超声显示病灶内丰富的彩色动脉血流，血流流速高而阻力系数低，部分病灶可见中央粗大的动脉并向周围放射状分支。超声造影呈“快进慢出”表现，病灶早期动脉相呈中央辐射状增强，整个病灶迅速均匀强化，延迟相病灶呈等增强或稍高增强，多数病灶可显示特征性的中央星状瘢痕。

（二）CT

平扫呈均匀等密度或低密度，较大病灶可显示中央瘢痕结构呈更低密度。动态增强呈“快进慢出”表现：动脉早期显著均匀强化，部分病灶可显示供血动脉位于病灶中心或周边，粗大而扭曲，病灶中纤维瘢痕无早期增强而呈低密度；门静脉期呈持续高密度强化，或呈等低密度；延迟期病灶为等密度或略低密度，与周围正常肝组织分界不清，中心瘢痕延迟强化为其特征。

（三）MRI

病灶表现为稍长或 T1 及 T2 等信号，部分病灶内见星芒状更长 T1、T2 信号的中央瘢痕。动态增强亦呈“快进慢出”表现：动脉早期明显均匀增强，而中央瘢痕无增强；门静脉期病灶增强减低，呈稍高或等信号；延期扫描与门静脉期表现基本相似，但中央瘢痕延时明显增强，呈星条状或裂隙状高信号，有一定特征性。

三、诊断

无肝病背景，体检或其他检查发现肝占位。造影检查呈“快进慢出”表现。中心星状瘢痕为其特征性影像表现。

四、治疗原则

对于诊断明确、病灶不大、无症状的 FNH 可不予处理、定期随访，动态观察。若诊断不明、不能排除恶性可能，或者病灶较大（>5 cm）并伴有不适症状，或在动态观察中快速增大者，应积极治疗。治疗方式首选手术切除。手术安全性高、并发症少，极少手术死亡。手术方式可根据不同部位、大小和数目采用腹腔镜下或开腹的病灶切除、肝段切除、肝叶切除甚至半肝切除。而对肿块巨大不能手术切除的 FNH，可考虑行肝动脉插管、结扎和栓塞治疗。FNH 预后良好，极少复发。

（易 勇 叶青海）

第五节 肝细胞腺瘤

肝细胞腺瘤（HCA）是一种少见的肝细胞来源的良性肿瘤，但存在出血、破裂和恶变倾向。一般认为先天性肝腺瘤与胚胎期发育异常有关，国外文献报道肝腺瘤多发生于长期应用口服避孕药的育龄妇女，认为 HCA 的发生与口服避孕药和类固醇激素有关，用药剂量越大、时间越长则肝腺瘤发病率越高。另外，糖原贮积症、血色病等也可能是肝腺瘤的发病原因，且肝腺瘤常多发并伴恶变倾向。

一、临床表现

肝腺瘤的临床表现没有特异性，肿瘤体积小者可无任何症状，多在体检或影像学检查肝脏时发现。当肿瘤增大压迫正常肝组织或影响邻近器官的功能时，可出现上腹部不适、恶心、纳差和上腹部牵拉感等症状，部分患者可触及肿块。如发生瘤内出血或梗死，疼痛可加剧，并伴恶心、呕吐、发热。如肿瘤破裂则可出现急性腹膜炎症状，表现为突发右上腹痛、压痛和反跳痛，伴心慌、冷汗，严重者发生出血性休克，有一定死亡率。

二、辅助检查

患者常无肝炎、肝硬化病史，血清学检查、肿瘤指标等多为正常。影像学检查是 HCA 术前诊断的主要手段。

（一）超声

肝内孤立的、边界清楚的圆形、椭圆形低回声或中等回声肿块，并有声晕，肿瘤较大则回声杂乱、强弱不等，部分可见出血、梗死或钙化区。彩色多普勒超声显示肿瘤周边丰富的彩色血流，超声造影动脉期肿瘤快速强化，门静脉期快速减退。

（二）CT

平扫呈圆形低密度影，边界清楚，其内有更低密度陈旧性出血、梗死灶。增强扫描动脉期早期不均匀性增强，然后迅速下降为等密度，延迟扫描为低密度。

（三）MRI

肝内单发、边界清楚的圆形病灶，T1WI 稍低信号、T2WI 稍高信号。也可 T1WI、T2WI 均为稍高或高信号，说明其内脂肪含量高或有出血、梗死，具特征性，对诊断有较大帮助。

（四）穿刺活检

HCA 血供丰富，经皮肝肿瘤穿刺活检容易引起出血，应当避免。

三、诊断

既往无慢性肝病史，肝功能及肿瘤指标正常。超声上呈低回声或等回声肿块，肿瘤周边血流信号丰富。腹部增强 CT 呈快速强化，门静脉期等密度表现。腹部增强 MRI 呈 T1、T2 稍高或高信号，动脉期快速强化，门静脉期等信号表现。

四、治疗原则

虽然肝腺瘤是良性肿瘤，但由于肝腺瘤容易破裂出血，并有癌变倾向，且与肝癌很难鉴别，两者容易混淆、误诊，因此多数学者主张应该积极治疗，以免延误病情。治疗一般以手术治疗为首选。手术方式可根据不同部位、大小和数目采用腹腔镜下或开腹肝腺瘤切除、肝段切除、肝叶切除甚至半肝切除。对于位置深在、紧邻大血管的肝腺瘤可以考虑采用射频消融等局部治疗，而对肿瘤巨大不能手术切除的肝腺瘤，可考虑行肝动脉结扎、栓塞术和肝移植治疗。随着肝解剖技术和手术技能的进步，肝切除技术有了明显提高，安全性大、并发症少，术后极少复发，预后良好。

（易　勇　叶青海）

第六节　原发性肝癌

原发性肝癌包括肝细胞肝癌和肝内胆管癌。肝细胞癌是最常见的肝恶性肿瘤，占原发性肝癌的 90%；肝内胆管癌是来源于肝内胆管上皮细胞的恶性肿瘤，约占 10%；同时起源于肝内胆管和肝细胞的恶性肿瘤称为混合型癌，较少见。本节主要讨论肝细胞癌。

一、临床表现

肝细胞肝癌与乙型肝炎病毒感染、丙型肝炎病毒感染、酒精性肝炎、非酒精性脂肪性肝炎、黄曲霉素等因素相关。肝细胞癌早期几乎没有明显的临床症状，中晚期往往有肝区疼痛、肝大或右上腹肿块，以及纳差、恶心等消化道症状，消瘦、黄疸等全身症状。肝癌细胞可血行播散至肝内，并形成脉管癌栓；可血行转移至肝外，如肺、骨和脑等；可经淋巴转移至肝门淋巴结、胰周、腹膜后及锁骨上淋巴结；可直接侵犯邻近器官、膈肌或发生腹腔种植性转移等。

二、辅助检查

（一）血清学检查

患者可有慢性乙型肝炎或丙型肝炎表现，肝功能正常或异常，肿瘤标志物如 AFP、AFP 异质体或异常凝血酶原等升高。若合并肝硬化失代偿，可表现为胆红素升高、白蛋白降低、ALT/AST 异常、凝血功能异常等。

（二）影像学检查

影像学检查是临床诊断肝细胞癌的主要依据。①超声：小肝癌常呈低回声占位，周围常有声晕，大肝癌或呈高回声，或呈高低回声混合，可有中心液化区。超声造影表现为“快进快出”的特征性表现，早期快速不均匀强化，高于周围肝实质，延迟期呈低回声，低于周围肝实质。超声剪切波弹性成像可定量评估肝组织的纤维化/硬化程度，为治疗策略选择及手术规划提供参考。②CT：动脉相时造影剂快速填充，静脉相时多呈低密度占位；增强 CT 扫描有助了解肿瘤与血管的关系；CT 动脉碘油造影（CTA）可能显示 0.5 cm 的肝癌；既有诊断价值，又有治疗作用，还有助于了解肝周围组织器官是否有癌灶。③MRI：对肝癌的诊断优于 CT，通常肝癌结节在 T1WI 呈低信号，在 T2WI 呈稍高信号，DWI 相呈高信号。强化特征为“快进快出”。癌栓表现为脉管内充盈缺损。肝细胞特异性磁共振对比剂（钆塞酸二钠，Gd－EOB－DTPA）可提高肝良恶性病灶诊断和鉴别诊断的灵敏度和特异度。④PET－CT：可了解肿瘤有无淋巴结转移或远处器官转移，评估肿瘤治疗效果等。

三、诊断

慢性肝病或肝硬化病史；AFP 或异常凝血酶原升高；肝肿瘤≤2 cm 时，CT、MRI、超声或 EOB－MRI 中至少 2 种影像学检查有肝癌典型影像学表现。肝肿瘤＞2 cm 时，CT、MRI、超声或 EOB－MRI 中至少 1 种影像学检查有肝癌典型影像学表现。

四、肝癌分期

肝癌的分期对于治疗方案的选择、预后评估至关重要。

目前中国肝癌的分期方案（CNLC）包括：Ⅰa 期、Ⅰb 期、Ⅱa 期、Ⅱb 期、Ⅲa 期、Ⅲb 期、Ⅳ期。

（一）CNLC Ⅰa 期

体力活动状态（PS）评分 0～2 分，肝功能 Child-Pugh A/B 级，单个肿瘤、直径≤5 cm，无血管侵犯和肝外转移。

（二）CNLC Ⅰb 期

PS 0～2 分，肝功能 Child-Pugh A/B 级，单个肿瘤、直径＞5 cm，或 2～3 个肿瘤、最大直径≤3 cm，无影像学可见血管癌栓和肝外转移。

（三）CNLC Ⅱa 期

PS 0～2 分，肝功能 Child-Pugh A/B 级，2～3 个肿瘤、最大直径＞3 cm，无影像学可见血管癌栓和肝外转移。

（四）CNLC Ⅱb 期

PS 0～2 分，肝功能 Child-Pugh A/B 级，≥4 个肿瘤、肿瘤直径不论，无影像学可见血管癌栓和肝外转移。

（五）CNLC Ⅲa 期

PS 0～2 分，肝功能 Child-Pugh A/B 级，肿瘤情况不论，有影像学可见血管癌栓而无肝外转移。

（六）CNLC Ⅲb 期

PS 0～2 分，肝功能 Child-Pugh A/B 级，肿瘤情况不论，有无影像学可见血管癌栓不论，有肝外转移。

（七）CNLC Ⅳ期

PS 3～4 分，或肝功能 Child-Pugh C 级，肿瘤情况不论，有无影像学可见血管癌栓不论，有无肝外转移不论。

五、治疗原则

肝癌治疗需要多学科参与、多种治疗手段并存。针对不同的肿瘤分期，采取不同的治疗手段。常用的治疗手段包括手术切除、肝移植、消融治疗、经导管动脉化疗栓塞术（TACE）、放疗、靶向治疗、免疫治疗、中医中药治疗等。通过综合治疗手段，使肝癌患者疗效最大化。

（一）手术切除

肝切除的基本原则为既要保证切除的彻底性，完整切除肿瘤，切缘无残留肿瘤，又要保证安全性，保留足够体积且有功能的肝组织，以保证术后肝功能代偿。肝储备功能良好的 CNLC Ⅰa 期、Ⅰb 期和Ⅱa 期肝癌首选手术切除。对于部分Ⅱb 期、Ⅲa 期、Ⅲb 期肝癌，手术在特定的情况下可作为选择。

（二）肝移植术

肝移植的适应证，国际上采用 Milan 标准、UCSF 标准等。现阶段，国内指南推荐使用 UCSF 标准，即单个肿瘤直径≤6.5 cm；肿瘤数目≤3 个，其中最大肿瘤直径≤4.5 cm，且肿瘤直径总和≤8.0 cm；无大血管侵犯和肝外转移。

（三）消融治疗

具有对肝功能影响少、创伤小、疗效确切的特点，在部分早期肝癌中可获得和手术切除类似的疗效。消融手段包括射频消融、微波消融、无水酒精注射治疗、冷冻消融、高强度超声聚焦消融等。消融治疗主要适用于 CNLC Ⅰa 期及部分Ⅰb 期肝癌（即单个肿瘤、直径≤5 cm；或 2～3 个肿瘤、最大直径≤3 cm）；无血管、胆管和邻近器官侵犯，以及远处转移，肝功能 Child-Pugh A/B 级者，可以获得根治性的治疗效果。

（四）TACE

TACE 是肝癌常用的非手术治疗手段。由于肝细胞癌为肝动脉血供为主，通过栓塞肿瘤供血动脉以导致肝癌坏死的效果。

（五）放射治疗

放射治疗分为外放射治疗和内放射治疗。外放射治疗是利用放疗设备产生的射线（光子或粒子）从体外对肿瘤照射。内放射治疗是利用放射性核素，经机体管道或通过针道植入肿瘤内。

（六）系统抗肿瘤治疗

系统治疗或称为全身性治疗，主要指抗肿瘤治疗，包括分子靶向药物治疗、免疫治疗、化学治疗和中医中药治疗等；另外，还包括了针对肝癌基础疾病的治疗，如抗病毒治疗、保肝利胆和支持对症治疗等。①一线抗肿瘤治疗：阿替利珠单抗联合贝伐珠单抗、信迪利单抗注射液联合贝伐珠单抗类似物、多纳非尼、仑伐替尼、索拉非尼、系统化疗等。②二线抗肿瘤治疗：瑞戈非尼、阿帕替尼、卡瑞利珠单抗、替雷利珠单抗等。

（易　勇　叶青海）

第七节　结直肠癌肝转移

约50%的结直肠癌患者术前或术后会发生肝转移，西方国家继发性肝癌比原发性肝癌多20倍，我国则两者相仿。以往认为肿瘤转移到肝为肿瘤晚期表现，常因诊断治疗水平低、预后差而放弃积极治疗。近年随着诊断、治疗技术的进步和多种治疗方法的综合应用，继发性肝癌的预后有了较大的改观，部分患者经过积极综合治疗而获得了长期生存，特别是部分结直肠癌肝转移患者经手术切除等积极综合治疗后5年生存率可达30%～40%。

一、临床表现

继发性肝癌的病程发展较缓慢。早期主要表现为原发癌的症状，常在原发病灶手术前、术中或术后随访中被发现。患者可有乏力、纳差、体重下降等非特异性症状。随着肿瘤增大，肝症状才表现出来，如肝区疼痛、腹胀、食欲不振，以及上腹部扪及肿块等。如肿瘤累及胆管或晚期患者，可因肝功能受损而出现黄疸、腹水、恶病质等表现。极少有门静脉高压、食管胃底静脉破裂出血者。一旦出现肝临床症状，则转移灶常较大、较多。也有少数患者继发性肝癌症状明显，而原发灶隐匿不现。

二、辅助检查

（一）实验室检查

肝功能多正常，血清碱性磷酸酶、γ-谷氨酰转肽酶常增高，但缺乏特异性。血清乙型肝炎和丙型肝炎病毒标志物多阴性。AFP多正常。多数患者常伴CEA和（或）CA19-9升高，对诊断较有价值。

（二）影像学检查

仔细的超声显像及CT、MRI检查等可发现结直肠癌肝转移的特征性改变。肝转移灶在超声图像上表现为多发（也可单发）类圆形病灶，肿瘤较小时低回声多见，肿瘤较大时则为混合回声或高回声；肿瘤边界清楚，形态规整，周边有较宽的低回声晕环绕，即牛眼征，此为肝转移灶的特征性表现。彩色多普勒超声常显示肿瘤内线状、分支状、环状彩色血流，脉冲多普勒常检出高阻力动脉频谱，阻力指数（RI）和搏动指数（PI）分别大于0.6和0.9。CT图像上表现为多个类圆形或不规则低密度病灶，动态增强扫描显示肿瘤周边环状增强，呈牛眼征表现。MRI和PET、PET-CT也是较常用的检查手段。与CT相比，PET-CT诊断继发性肝癌的敏感性和特异性均较高，且可同时检测肝以外其他部位是否存在转移。缺点是价格昂贵。

三、诊断

原发病史中有结直肠癌（同时性肝转移）或既往有结直肠癌病史（异时性肝转移）；血清CEA和CA19-9升高；发现肝单发或多发病灶，呈典型继发性肝癌（牛眼征）表现。

四、治疗原则

近年随着诊断和治疗技术的进步，结直肠癌的患者经过积极治疗获得了较好的治疗效果，而手术是最重要的治疗手段，以手术切除为主的综合治疗（手术、局部治疗、化疗、靶向治疗、免疫治疗等）是唯一可获得治愈及长期生存的方法。

（一）手术治疗

①手术适应证，原发灶能根治性切除，肝转移灶一般不超过3个或虽然超过3个但范围局限于肝一叶，肝切除不超过70%（如有肝基础病变则不超过50%），患者一般情况可，无严重心、肺、肝、肾等重要器官功能障碍，能够耐受肝切除手术，术前详细检查除外肝外转移灶。据报道，约有20%继发性肝转移患者能够获得手术切除。②手术方式，继发性肝癌的手术切除方式与原发性肝癌相似，主要根据肿瘤大小、数目、位置及患者情况而定，包括局部切除、肝段切除、次肝叶切除、肝叶切除和扩大肝叶切除等。③复发再切除，结直肠癌肝转移癌术后最常见的复发脏器仍是肝脏，约有50%结直肠癌肝转移患者术后肝脏复发。基于手术是最积极、疗效最好的手段，只要各方条件适合，多数学者认为复发后再次手术切除仍是最佳治疗方案。④手术效果，肝切除是结直肠癌肝转移癌的最有效并能获得治愈的首选治疗手段。文献报道结直肠癌肝转移术后5年生存率达30%～45%，手术死亡率在5%甚至3%以下。

（二）非手术治疗

尽管继发性肝癌手术效果比较理想，但仅小部分患者（20%左右）适合手术，大部分患者是无法切除的。近年随着介入、射频、新化疗药物和生物治疗等局部和全身治疗方法的发展应用，这部分患者的治疗效果有了一定改观。①射频消融、冷冻、微波固化等局部治疗，射频消融治疗是不宜手术或不能手术的小肝癌和继发性肝癌的重要治疗手段。其适用于各种原因不能手术切除或不能耐受手术切除的继发性肝癌，可单发或多发（但数目有限），肿瘤直径不超过5 cm。冷冻、微波固化治疗也是分别利用液氮使肿瘤快速冷冻和微波热效应，以及肿瘤不耐热的特点，使肿瘤组织蛋白变性、凝固性坏死而达到治疗目的。适应证同射频消融，这些局部治疗方法可与手术、化疗等治疗方法联合应用，具有安全、创伤小、可反复进行的优点。②TACE，是基于继发性肝癌的主要血供也是来源于肝动脉的特点而采取的一种局部化疗栓塞方法，充分发挥了肝动脉栓塞术和化疗药物的协同作用，在破坏肿瘤血供、使肿瘤细胞处于缺氧环境的同时，增加了肿瘤细胞对化疗药物的敏感性，还延长了化疗药物在肝的潴留时间，使药物在肿瘤局部保持高浓度，也使全身不良反应减小。③全身化疗，全身静脉化疗是一种传统而重要的治疗方法，全身静脉化疗方案应依据原发灶肿瘤的部位与性质而定。结直肠癌肝转移最常用的化疗方案包括氟尿嘧啶（5-FU）＋亚叶酸钙（CF）＋奥沙利铂（oxaliplatin）的 FOLFOX 方案和氟尿嘧啶（5-FU）＋亚叶酸钙（CF）＋依立替康（CPT-11）的 IFL 方案。④生物靶向治疗，是目前结直肠癌肝转移的研究热点，常用药物包括：单克隆抗体表皮生长因子受体拮抗剂爱必妥（Erbitux，又称 Cetuximab、IMC-C225）、血管内皮生长因子受体拮抗剂贝伐单抗（Bevacizumab，又称 Avastin）及小分子靶向药物如吉非替尼（Gefitinib，又称 Iressa）等。

（易 勇 叶青海）

第八节 神经内分泌肿瘤肝转移

神经内分泌肿瘤（NET）是一组起源于肽能神经元和神经内分泌细胞的异质性肿瘤，肿瘤可产生和分泌常见的各种激素。消化道来源的 NET 占比为 70%～75%。肝是 NET 最常见的转移部位，65%～95%的 NET 患者诊断时已存在肝转移（NELM）。据统计，出现肝转移的 NET 患者 5 年生存率为 13%～54%。

一、临床表现

症状复杂多样，常不典型，主要表现为压迫症状、神经内分泌症状和肝转移症状。

(一) 压迫症状

肿瘤生长较大可在局部产生压迫症状,局部触及肿块。

(二) 神经内分泌症状

功能性神经内分泌肿瘤可分泌过量的激素,导致相应的症状。如高胃泌素血症引起卓艾综合征,高胰岛素血症引起 Wipple 三联征,高皮质醇分泌引起库欣综合征等。

(三) 肝转移症状

多数肝转移无明显症状,影响肝功能或压迫肝内胆管,可引起黄疸、腹水、凝血功能障碍等表现。

二、辅助检查

(一) 实验室检查

①嗜铬素 A(CgA),是目前公认的 NET“通用”肿瘤标志物,CgA 与肿瘤负荷、复发转移及预后相关。②嗜铬素 B(CgB),主要由直肠 NET 分泌,用于直肠 NET 的诊断。③神经元特异性烯醇化酶(NSE),在 NET 中广泛存在,尤其是在分化较差的 NET 中较为显著。

(二) 影像学检查

①超声,经腹部超声主要应用于较固定的实质脏器,如胰腺、肝脏 NET 的检出。胰腺 NET 较具特征性,声像图表现为圆形或类圆形低回声,外围环绕相对较高的回声晕圈,边界清晰。②CT,肝脏转移灶强化方式表现与原发灶类似,动脉期强化明显,多呈周边环形强化,之后强化逐渐消退,病灶周边强化低于正常肝脏,部分小病灶仅在动脉期早期出现一过性均匀强化或门静脉期、延迟期有轻度强化。③MRI,典型的 NET 在 T1 加权像呈低信号,T2 加权像呈高信号,各期强化方式与 CT 多期增强扫描相似,多呈弥漫性强化,强化时间较长,门静脉期和延迟期仍较明显强化,液化坏死区无明显强化。④PET - CT,针对神经内分泌肿瘤可采用两种不同示踪剂的 PET - CT,一种是常规的 ^{18}F - FDG

PET－CT，神经内分泌肿瘤异质性高，糖代谢水平高低可一定程度上反映肿瘤的病理分级和分化程度。另一种是^{68}Ga－SSA PET－CT，80％的神经内分泌肿瘤表面可表达生长抑素受体，以^{68}Ga 标记的生长抑素作为示踪剂，可敏感地检测到肿瘤的全身分布，同时明确肿瘤生长抑素受体表达情况，为后续治疗提供依据。

三、诊断

（一）症状

有或无压迫症状、神经内分泌症状和肝转移症状。

（二）肿瘤指标

神经内分泌肿瘤相关的肿瘤标志物，如 CgA、CgB、NSE 阳性。

（三）影像学表现

典型的 CT 或 MRI 表现。

四、疾病分型

分化良好的 NET 按照 Ki－67 增殖指数，可分为 G1（Ki－67 增殖指数≤2％）、G2（Ki－67 增殖指数 3％～20％）和 G3（Ki－67 增殖指数＞20％）。分化差的 NET 归为神经内分泌癌，恶性程度高，预后差。

五、治疗原则

NET 采用以手术为主的综合治疗，NELM 可根据肝内肿瘤负荷不同分为三种类型。Ⅰ型是肝内单发病灶；Ⅱ型为孤立性转移肿块伴子灶，往往累及双侧肝叶；Ⅲ型为肝内弥漫病灶，正常肝组织较少。

（一）手术切除

适用于Ⅰ型、Ⅱ型 G1、G2 患者，残肝体积足够的情况下，可Ⅰ期切除肝内病灶。若残肝体积不足，可通过 ALPPS 或 PVE 等手段，增加残肝体积，再进行Ⅱ期切除。

（二）肝移植

对于部分经过严格选择的病例，在切除原发病灶的基础上，肝移植可作为 NELM 的根治方式。

（三）局部治疗

适用于Ⅲ型患者及不适合手术的Ⅰ型和Ⅱ型患者。治疗手段包括射频消融、微波消融、TAE 或 TACE。消融治疗适用于局部<5 cm 病灶，通过 CT 或超声引导下经皮消融毁损病灶。术中消融也可以与手术切除配合达到根治目的。TAE/TACE 则是利用肿瘤肝动脉血供的特点，栓塞肿瘤供血动脉，达到控制肿瘤进展的目的。

（四）肽受体放射性同位素治疗（PRRT）

当生长抑素受体显像，NET 显示为高摄取时，PRRT 治疗可作为一种治疗选择，PRRT 通过同位素内放射导致肿瘤坏死。

（五）其他治疗

包括生长抑素类似物治疗、α-干扰素、化疗、靶向治疗、免疫治疗等。

（易　勇　叶青海）

第九节　常见肝占位性病变的鉴别诊断

常见的肝占位性病变的鉴别诊断见表 4-1。

表 4－1 常见肝占位性病变的鉴别诊断

项目	肝囊肿	血管瘤	肝局灶性结节增生	腺瘤	肝细胞癌	肝内胆管癌	继发性肝癌	神经内分泌肿瘤肝转移
临床特点	一般无症状	一般无症状，多见于 30～50 岁，女性＞男性	好发年轻女性，与服用避孕药无关	发病率低，好发于年轻女性，与服用避孕药有关	可有 AFP 升高，大多有肝病背景	伴或不伴肝病背景	多无肝病背景，有原发肿瘤表现	多无肝病背景，有原发肿瘤表现
CT	圆形或类圆形低密度区	快进慢出	早期明显强化，均匀，快进快出	早期强化，不均匀，快进快出	快进快出	边缘强化，可伴肝内胆管扩张	多发，牛眼征	多发，周边环形强化
T1WI	低信号	较低信号	等或稍低信号	稍高、等或稍低信号	较低信号	较低信号	较低信号	稍低信号
T2WI	高信号	高信号，信号较均匀	等或稍高信号	等或稍高信号	稍高信号，巨块型信号不均	高信号或稍高信号	稍高信号	稍高信号
强化特点	无强化	病灶边缘向中心强化，快进慢出	快进，门静脉期呈等信号，强化均匀	强化方式与肝局灶性结节增生基本一致	快进快出	边缘强化或快进慢出	多发、牛眼征	弥漫强化，强化时间长
包膜	无包膜	无包膜	有假包膜	可有纤维性包膜	可有纤维性包膜	无包膜	无包膜	无包膜
中心瘢痕	无	大的血管瘤可有纤维瘢痕形成，延迟期无明显强化	星状瘢痕，延迟期有轻度强化	灶内可含有脂肪、出血、坏死等，无延迟期强化	中心可有坏死区；纤维板层样肝细胞癌（FL－HCC）常见中心纤维瘢痕，延迟期无明显强化	无	无	无

第五章 血管外科

第一节 单纯性下肢静脉曲张

单纯性下肢静脉曲张是指因下肢浅静脉瓣膜功能不全导致静脉血液反流和淤积，进而引起静脉迂曲、扩张、成瘤等病变。主要病因为静脉管壁薄弱、瓣膜缺陷和静脉高压，它好发于中老年人群，女性患病率高于男性，常见于长期久站和负重职业者。

一、临床表现

（一）典型表现

下肢浅表静脉迂曲、扩张，呈“蚯蚓”状改变，站立时明显。患者多无症状，有时表现为下肢酸胀感和瘙痒。

（二）伴发症状

①水肿，下肢静脉高压导致毛细血管静水压升高，导致液体渗透至皮下组织间隙，多见于小腿，晨轻暮重，平卧抬腿后肿胀可缓解。②皮肤和皮下组织改变，长期下肢静脉压增高和血流淤滞引起炎症反应、组织缺氧和皮肤营养障碍，导致皮肤湿疹、色素沉着、脂肪硬化症和白色萎缩症，严重阶段则引起难愈合溃疡。其好发范围是小腿的远侧 1/3 和内外踝上方的足靴区。

二、体格检查

（一）一般检查

包括视诊、触诊和听诊。患者直立位时，观察皮肤浅表有无“蚯蚓”状浅表静脉扩张，观察皮肤形态和色泽，有无伴发皮肤改变和溃疡。触摸静脉走行处和皮肤质地，有无硬结硬块，若触及静脉走行处硬块，提示浅静脉血栓形成。听诊有无静脉杂音。

（二）特殊检查

①Trendelenburg 试验，阳性提示大隐静脉瓣膜功能不

全。②Perthes 试验，阳性提示深静脉不通畅。③Pratt 试验，阳性提示某处交通静脉功能不全。

三、辅助检查

（一）下肢静脉超声

明确下肢深静脉有无阻塞、血栓或瓣膜功能不全，与原发性深静脉瓣膜功能不全和深静脉血栓后遗症鉴别。检测浅静脉-穿静脉-深静脉的逃逸点（escape point）和反流点（re-entry point），进行精细的血流动力学分析。

（二）下肢静脉造影

可靠准确地鉴别原发性深静脉瓣膜功能不全和单纯性浅静脉瓣膜功能不全。还可检测流出道情况，如髂静脉压迫或血栓。

（三）血液检查

D-二聚体升高提示可能存在静脉血栓。

四、诊断和鉴别诊断

站立时下肢浅表静脉迂曲、扩张，呈"蚯蚓"状改变。下肢水肿和皮肤皮下组织改变，包括湿疹、色素沉着、脂肪硬化症、白色萎缩症和溃疡。体格检查和影像学检查证实浅静脉瓣膜功能不全和血液反流。排除继发性浅静脉曲张（包括原发性深静脉瓣膜功能不全、深静脉血栓后遗症、穿支静脉瓣膜功能不全）、先天性静脉畸形和动静脉瘘。

鉴别诊断：①原发性深静脉瓣膜功能不全，因深静脉瓣膜不能紧密关闭，无法防止血液逆流，从而造成肢体远端静脉高压形成，导致浅静脉曲张，可使用下肢静脉造影和静脉超声检查予以鉴别。②下肢深静脉血栓后遗症，患者既往有下肢深静脉血栓病史，深静脉瓣膜功能破坏和管腔堵塞，造成肢体远端静脉高压形成，继而导致浅静脉曲张。③穿支静脉瓣膜功能不全，沟通浅静脉和深静脉的穿支静脉瓣膜缺陷，导致深静脉血流向浅静脉倒流，形成逃逸点，造成浅静脉高压和曲张，可使用下肢静脉超声仔细检查发现。④动静脉瘘，主要原因为先天性或创伤性，动静脉之间异常沟通，导致静脉压明显增高引起静脉曲张，体格检查时可闻及曲张静脉内明显杂音，下肢血管超声可辅助诊断。⑤先天性静脉畸形，如 Klippel-Trenaunay 综合征（K－T 综合征），常伴有骨肥大和血管痣，患者青少年发病，患侧肢体较健侧粗大，体格检查和病史询问可作为鉴别诊断的重要依据。

五、治疗原则

（一）保守治疗

对于 CEAP 分级中 C4 以下患者可进行保守治疗，通过改善生活习惯、穿着弹力袜、进行物理治疗等手段来缓解症状和减轻病情，也可以使用促进静脉回流药物进行辅助治疗改善症状。

（二）手术治疗

对于 CEAP 分级中 C4 及以上患者可进行手术治疗，特别是 C5～C6 患者具有手术治疗的绝对指征。常见的手术包括大隐静脉高位结扎、静脉腔内热消融、硬化剂注射、静脉剥脱术、保留大隐静脉的血流改道手术（CHIVA）等。在决定手术治疗之前需要彻底评估患者的深静脉系统，若具有深静脉缺如、阻塞、血栓和流出道严重受阻（如 Cockett 综合征）时，不应进行单纯的浅静脉手术治疗。

（潘天岳　高　斌）

第二节　深静脉血栓形成

深静脉血栓形成（DVT）是外科患者常见的血管并发症，可能严重影响患者生存质量及劳动能力，甚至引发致命性肺栓塞，威胁患者的生命安全。经典的 Virchow 三因素是引起 DVT 的主要病因：①各种原因引起的静脉壁损伤；②长期卧床、制动、长时间全身麻醉手术等引起的血液淤积；③创伤、肿瘤、妊娠、激素、遗传性因素等引起的高凝状态。

一、临床表现

DVT 最常见的症状是下肢水肿，可伴有疼痛、发红、发热、静脉曲张，甚至出现发绀或皮色苍白。

二、体格检查

DVT 最常见的体征是下肢凹陷性水肿，伴组织张力升高，根据血栓范围不同，水肿范围可包括小腿、大腿，甚至会阴部和下腹部。急性 DVT 患者可伴有小腿肌肉挤压痛，或足背屈小腿疼痛。严重的 DVT 因下肢静脉大范围血栓形成，引起动脉痉挛，导致肢体苍白、皮温降低、足背动脉胫后动脉搏动消失，并伴有剧烈疼痛，称为股白肿，在此基础上进一步发展，出现发绀，称为股青肿。

三、辅助检查

（一）血液检查

常见 D-二聚体升高，但由于手术后或重症患者 D-二聚体升高非常普遍，故 D-二聚体升高对于 DVT 的诊断价值并不高，反之若 D-二聚体正常，则可基本排除 DVT 的可能性。

（二）超声

深静脉超声检查可清晰地显示静脉形态、血栓部位、血管周围组织等，并且无创、迅速、检出率高、可反复检查。值得注意的是，深静脉超声检查范围，应包括髂静脉至小腿肌间静脉。

四、诊断

肢体水肿，伴或不伴小腿疼痛。D-二聚体升高，超声提示深静脉血栓形成。

五、治疗原则

治疗主要目的是抑制血栓进一步形成、降低肺栓塞发生可能性。建议抬高患肢，垫高床脚 20～25 cm，可改善水肿疼痛症状。DVT 患者无需绝对卧床制动，应在充分告知肺栓塞风险的前提下，鼓励适当的肢体活动。不建议常规使用弹力袜或弹力绷带。抗凝治疗是 DVT 一切治疗的基础。

针对明确的 DVT 住院患者，推荐使用低分子肝素进行治疗性抗凝，低分子肝素根据不同种类、不同剂型，其治疗剂量各有不同，应根据患者体重及药品说明书中的剂量要求进行调整，以 60 kg 体重患者使用那屈肝素钙进行治疗性抗凝为例，其抗凝剂量应为那屈肝素钙 4 100 U，每 12 小时一次皮下注射。若使用新型口服抗凝药物进行治疗性抗凝，建议请血管外科会诊，一般情况下，以利伐沙班为例，急性期 DVT 患者治疗剂量为 15 mg 利伐沙班，每日 2 次口服。因起效较慢，且药效易受各种因素影响，一般不推荐针对住院 DVT 患者使用华法林进行抗凝治疗。

DVT 的手术治疗包括：①下腔静脉滤器置入，对于大多数 DVT 患者，不推荐在抗凝治疗基础上置入腔静脉滤器。下腔静脉滤器的适应证有：充分抗凝治疗下，DVT 仍进行性进展和（或）出现肺栓塞；存在抗凝禁忌；需进行下肢静脉手术取栓、导管溶栓等治疗。②置管溶栓、导管血栓抽吸，建议请血管外科会诊，充分评估是否存在手术指征。

（方　圆　毛　乐　岳嘉宁）

第三节　下肢动脉硬化闭塞

动脉粥样硬化导致动脉壁各层之间脂质和纤维物质积聚，可累及冠状动脉、大脑动脉和外周动脉疾病。动脉粥样硬化疾病常常累及下肢供血动脉，造成下肢动脉狭窄或闭塞，称为下肢外周动脉疾病（PAD），在我国习惯称之为下肢动脉硬化闭塞症。PAD 的表现多种多样，从无症状疾病到跛行或静息痛、不愈合溃疡和坏疽。该病的正确诊断和治疗对患者生活质量和寿命的延长至关重要。本文提供了 PAD 的特点和临床评估方法。

一、临床表现

PAD 一般见于中老年人，常伴有吸烟、糖尿病、高血压、高脂血症等危险因素。下肢动脉硬化性闭塞症的症状一般由轻至重逐渐发展，但在动脉硬化闭塞症基础上继发急性血栓形成时，可导致症状突然加重。

早期可无明显症状，或仅有轻微不适，如畏寒、发凉等。之后逐渐出现间歇性跛行症状，这是下肢动脉硬化性闭塞症的特征性症状。表现为行走一段距离后，出现患肢疲劳、酸痛，被迫休息一段时间；休息后症状可完全缓解，再次行走后症状复现，每次行走的距离、休息的时间一般较为固定；另外，酸痛的部位与血管病变的位置存在相关性。病变进一步发展，则出现静息痛，即在患者休息时就存在肢端疼痛，平卧及夜间休息时容易发生。最终肢体可出现溃疡、坏疽，多由轻微的肢端损伤诱发。

对于临床表现的严重程度，可用 Fontaine 分期或 Rutherford 分级进行划分。

（一）Fontaine 分期

Ⅰ期，无症状；Ⅱa 期，行走超过 200 m 后出现跛行；Ⅱb 期，步行不足 200 m 后出现跛行；Ⅲ期，缺血性静息痛；Ⅳ期，溃疡或组织丢失（坏疽）。

（二）Rutherford 分级

0 级，无症状；Ⅰa 级，轻度跛行；Ⅰb 级，中度跛行；Ⅰc 级，严重跛行；Ⅱ级，缺血性静息痛；Ⅲ级，轻微组织缺损；Ⅳ级，大块组织缺损。

二、体格检查

（一）脉搏

肢体末端脉搏通常减弱或消失。触诊股动脉、腘动脉、足背动脉和胫骨后动脉的脉搏，并关注脉搏的强度。

（二）皮肤

颜色苍白或发绀，毛发稀少，皮温低。

三、辅助检查

（一）踝/肱指数（ABI）

ABI 是诊断下肢动脉闭塞性疾病常用方法，正常 ABI≥1.0；ABI＜0.6～0.8 时，患者出现间歇性跛行；ABI＜0.4 时，患者可能出现静息痛。

（二）彩色多普勒超声

能显示血管形态、内膜斑块的位置和厚度，明确病变动脉部位、狭窄程度、斑块钙化情况。

（三）CTA 和 MRA

已成为下肢动脉硬化性闭塞症首选的检查方法。

（四）DSA

下肢动脉硬化闭塞症的诊断金标准，DSA 典型特征为受累动脉严重钙化，血管伸长、扭曲，管腔弥漫性不规则“虫蚀状”狭窄或节段性闭塞。

四、诊断和鉴别诊断

多为中老年男性患者，慢性起病；多合并高血压、高血脂、糖尿病及长期吸烟史；体格检查发现下肢动脉搏动减弱或消失，听诊有时闻及动脉收缩期杂音等；影像学检查提示下肢动脉狭窄闭塞病变。

鉴别诊断：①血栓闭塞性脉管炎，多见于中青年男性，主要累及四肢中、小动脉，上肢动脉受累远较 PAD 多见，30％的患者发病早期小腿部位反复发生游走性血栓性浅静脉炎。指端发生坏疽的概率较 PAD 高得多。②多发性大动脉炎，多见于青少年女性，虽然下肢缺血，但很少发生静息痛、溃疡和坏疽。③动脉栓塞，一般有心房颤动病史，突发下肢剧烈疼痛，皮肤苍白，动脉搏动消失，迅速出现肢体运动神经麻痹、感觉迟钝和坏疽，发病前无间歇性跛行史。④椎管狭窄症，症状与动脉硬化性闭塞症早、中期相似，但下肢动脉搏动正常。⑤髋关节炎或膝关节炎，患者在行走时腿部常感疼痛，但休息时症状不一定缓解，下肢动脉搏动正常。

五、治疗原则

主要有对下肢 PAD 行粥样硬化进展的一级和二级预防和解除下肢间歇性跛行、静息痛和溃疡坏疽等症状。

（一）非手术治疗

主要目的是降低血脂和血压，控制糖尿病，改善血液高凝状态，促进侧支循环形成。一般治疗包括严格戒烟，进行适当的步行锻炼，注意足部护理、避免损伤。药物治疗适用于早中期患者、术后患者和无法耐受手术的患者，可使用血管扩张药物、抗血小板药物和降脂药物等，目前尚无一种药物能治疗动脉硬化本身。

（二）手术治疗

手术重建血供是挽救濒危肢体有效的手段。严重影响生活质量的间歇跛行、静息痛及下肢溃疡和坏疽，必须考虑手术。临床上根据患者的动脉硬化病变部位、范围、血管流入道及流出道条件和全身状况，可选择不同的手术方法。①腔内手术：是目前治疗下肢 PAD 的首选治疗方法。在导丝引导下穿越病变段，插入球囊导管，扩大病变管腔，恢复血流，结合血管腔内支架的应用，创伤小，术后恢复快。②动脉旁路手术：采用人工血管或自体静脉，于闭塞动脉段近、远端行旁路转流，仍是治疗下肢 PAD 的重要方法。③血栓内膜切除术：适用于短段 PAD 的患者。方法是显露病变动脉，上下阻断后，做动脉纵向切口，将斑块与动脉中层分离并切除。④静脉动脉化：仅适用于无流出道而严重静息痛的患者。⑤截肢术：患肢已大片坏疽的患者，只能截肢。

（马　韬　石　赟）

第四节　颈动脉狭窄

颅外颈动脉狭窄的主要病因是动脉粥样硬化，除特殊说明外本章节涉及的颈动脉狭窄均指颈总动脉分叉部和颈内动脉颅外段动脉粥样硬化性狭窄或闭塞。颅外颈动脉狭窄是引起脑缺血症状的重要原因，可引起缺血性脑卒中和短暂性脑缺血发作(TIA)。

一、临床表现

临床根据是否产生脑缺血分为症状性和无症状性颈动脉狭窄两大类。

(一) 症状性颈动脉狭窄

既往6个月内有TIA、一过性黑矇、致残性或非致残性脑卒中等临床症状中一项或多项的颈动脉狭窄,称为症状性颈动脉狭窄。

(二) 无症状性颈动脉狭窄

既往6个月内无颈动脉狭窄所致的TIA、卒中或其他相关神经症状,或只有头晕或轻度头痛等的不典型临床表现为无症状性颈动脉狭窄。近期临床上虽无神经系统症状和体征,但这类病变尤其是颈动脉重度狭窄或已形成溃疡的病变被认为是"高危病变"而受到重视。

二、程度分级和临床评估

判断病变危险性最重要的指标,目前国际上多采用NASCET试验中的测量方法,即(1－颈内动脉病变最狭窄处直径/颈内动脉远端正常段直径)×100%,并在多数临床试验中应用。一般分为4级:轻度狭窄,动脉内径缩小<30%;中度狭窄,动脉内径缩小30%～69%;重度狭窄,动脉内径缩小70%～99%;完全闭塞。

临床评估包括患者全身情况,如生命体征、心脏检查和周围血管检查,以及由专职神经内科医师参与的脑功能评估,后者是指全面的神经系统体格检查,包括意识状态、脑神经、运动、感觉和协调性试验等五项,以及颅脑CT或MRI检查。

三、辅助检查

彩色多普勒超声具有无创、简便和费用低等特点,可以对颈动脉狭窄程度和斑块形态学特征进行检测，目前广泛用于本病的筛选和随访。CTA 和 MRA 可以对颈动脉、椎动脉及颅内 Willis 环进行血管重建。DSA 目前仍是诊断本病的重要手段，但为有创检查。DSA 检查时，不仅要行颈动脉造影，还要对颅内动脉进行充分评估，了解其侧支循环状况，特别是颅内血流灌注情况。

四、诊断和鉴别诊断

结合病史和临床表现，并依靠影像学检查，从以下高危人群中筛选，如有脑缺血症状（尤其是 TIA）病史者、冠心病（尤其需要行冠状动脉支架成形术或搭桥术）患者，以及体格检查发现颈部有血管杂音的患者。

鉴别诊断：①放射性颈动脉狭窄，多发生于有颈部放射史的患者，缺乏明显动脉粥样硬化高危因素，病变部位以颈部放射区域为主。②多发性大动脉炎，好发于年轻患者，以女性多见。其头臂型病变累及主动脉弓一支或几支动脉，造成罹患动脉狭窄或闭塞，可表现脑部及眼部缺血症状，如一过性黑矇、视物模糊、偏盲、头昏、失语、抽搐甚至偏瘫。③颈动脉纤维肌性发育不良，女性多见，主要累及颅外颈内动脉中、远段。动脉造影显示受累颈动脉呈“串珠样”改变。80％～95％的患者病理改变为动脉壁中层纤维肌性发育不良。④颈动脉夹层，为颈动脉内膜撕裂，血液进入动脉壁，使内膜与外膜层分离而导致颈动脉狭窄、闭塞或动脉瘤形成。有自发性和继发性两种类型，前者无明显诱因，后者常由钝挫伤或锐器伤所致。颈内动脉夹层多见于青壮年，常见临床表现为单侧头部疼痛和迟发性局灶性脑缺血症状或单侧交感神经麻痹症状。

五、治疗原则

本病治疗包括非手术治疗和手术治疗。任何治疗的目的都在于预防缺血性脑卒中和 TIA 发生。

（一）非手术治疗

脑卒中危险因素的控制，以控制高血压、糖尿病和戒烟尤为重要。药物治疗，包括抗血小板药物和降血脂药物的联合应用，是无症状性颈动脉狭窄及轻、中度有症状性颈动脉狭窄和术后患者的主要治疗手段。

（二）手术治疗

颈动脉狭窄的手术治疗包括颈动脉内膜剥脱术（CEA）和颈动脉支架成形术（CAS）。对于符合治疗指征的有症状性颈动脉狭窄患者，多数国际指南推荐首选 CEA 手术，因为有充足证据证明 CEA 手术可更好地控制围手术期乃至远期脑卒中及死亡率。对于符合治疗指征的无症状颈动脉狭窄患者，多数也是建议行 CEA 手术，将 CAS 作为备选治疗。

CEA 是治疗颈动脉严重狭窄性病变的直接有效方法。它主要适用于有反复脑缺血发作或重度无症状性颈动脉狭窄，狭窄部位易于显露并且患者一般情况较好，同侧颈内动脉远端及分支无更严重的狭窄。CEA 手术治疗可能的并发症有术后脑卒中、脑高灌注综合征、高血压或低血压、脑神经损伤、切口血肿或感染，以及颈动脉术后再狭窄等。

CAS 因为微创、安全和有效，近年来逐渐成为手术治疗颈动脉狭窄的微创方法。它主要适用于外科显露困难或合并手术高危因素的中、重度症状性或重度无症状性颈动脉狭窄。以下情况者不适合做 CAS 手术：症状性颈动脉狭窄但有造影剂过敏，颈动脉狭窄局部血栓形成，血管腔内技术不能安全到达或通过颈动脉狭窄段，颈总动脉分叉处严重狭窄或环状钙化病变，合并颅内血管畸形等。虽然 CAS 手术创伤小，但仍有一定的并发症，主要有心动过缓、血压降低、急性脑缺血、血管痉挛、血栓形成、斑块脱落、脑再灌注损伤和支架内再狭窄等。

（郭宝磊　唐　骁）

第五节　腹主动脉瘤

腹主动脉直径较正常扩张达 1.5 倍或超过 3 cm 时称为腹主动脉瘤，是临床上最常见的动脉扩张性疾病，一旦破裂出血常危及生命。动脉硬化、外伤、感染、动脉炎症和动脉壁发育不良等均会引发腹主动脉瘤。男性、老年、家族史、吸烟、高血压、高脂血症、下肢动脉硬化闭塞症和冠心病等均是患腹主动脉瘤的危险因素。

一、临床表现

（一）典型表现

搏动性肿块：患者自觉脐周或心窝部有异常搏动感。

（二）其他表现

①疼痛，主要为腹部、腰背部疼痛，疼痛性质不一，多为胀痛或刀割样痛等。②压迫，胃肠道压迫症状最常见，表现为上腹胀满不适、纳差等；压迫肾盂、输尿管等，可出现泌尿系统梗阻症状；压迫下腔静脉，可引起下肢肿胀；压迫胆道可导致梗阻性黄疸。③栓塞，瘤腔内血栓或硬化斑块脱落可导致下肢动脉栓塞。④破裂，腹主动脉瘤最严重的并发症，破裂时出现剧烈腹痛或背痛和严重的低血压，患者常因失血性休克而死亡。⑤其他症状，炎性或感染性腹主动脉瘤还可出现发热、慢性消耗或感染中毒症状。

二、体格检查

（一）搏动性肿块

肿块位于脐周或脐上方偏左，搏动为膨胀性，与心跳节律一致，有时可扪及震颤或闻及血管杂音。

（二）腹部或腰背部压痛

破裂腹主动脉瘤患者可触及压痛，慢性破裂者腰腹部皮下可见瘀血、瘀斑。出血继发感染者可出现低热和心率增快。

(三)下肢缺血体征

腹主动脉瘤附壁血栓脱落时可致下肢动脉栓塞,造成下肢动脉搏动消失,患肢皮温降低、皮色苍白、肢体感觉运动功能受损。

三、辅助检查

(一)血液检查

D-二聚体升高提示瘤腔内腹壁血栓可能,血红蛋白明显降低需警惕破裂可能。血白细胞及降钙素原水平升高提示感染性动脉瘤。

(二)超声检查

可明确有无腹主动脉瘤、动脉瘤部位及大小,可作为筛查和随访的主要方法。

(三)CT

对诊断腹主动脉瘤有独特价值,能发现很小的腹主动脉瘤、主动脉壁钙化、瘤内血栓,以及动脉瘤破裂形成的腹膜后血肿等。而CTA则能立体显示动脉瘤的整体形态,并可提供细致的解剖学参数,指导手术方案制定,现已成为术前检查和术后随访的金标准。

(四)MRA

诊断腹主动脉瘤的作用与CTA大致相同,但对钙化病变不敏感。对炎症性病变可提供较好的诊断价值。

(五)DSA

可提供腹主动脉最直观的影像,但存在腹壁血栓时无法准确反映动脉瘤形态。因有创性不作为常规检查,一般与腔内治疗同时进行。

四、诊断

腹部搏动性肿块,可合并疼痛或压迫症状。体格检查腹部扪及搏动性肿块。超声或CT等明确腹主动脉瘤部位、大小及形态。

五、治疗原则

直径<4 cm的无症状性腹主动脉瘤可暂时随访，定期复查超声或CTA。如果每年增长大于1 cm应考虑手术。直径≥5 cm的腹主动脉瘤应尽早手术。患者有较剧烈的背痛或腹痛等动脉瘤趋于破裂的征象时应立即手术。明确诊断的破裂腹主动脉瘤需急诊手术以挽救生命。非手术治疗主要着眼于降低心血管相关的危险因素，其中最为重要的措施为戒烟，此外还应注意控制血糖、血脂、血压平稳。

腹主动脉瘤手术方式有两种：传统开放手术和微创腔内修复术。①腹主动脉瘤切除和人工血管置换术：是腹主动脉瘤的经典开放手术方式。其传统地位目前虽受到微创腔内修复术的强烈冲击，但对于全身状况良好、手术风险可控的腹主动脉瘤，开放手术仍是治疗的标准术式。特别是针对解剖条件不适合微创技术的病例、感染性腹主动脉瘤、需要中转开放手术或微创无法处理的腔内修复术后并发症，开放手术仍均具有不可替代的作用。②微创腔内修复术：由于其微创、安全等优势被越来越多地应用于临床，目前大部分的腹主动脉瘤均可通过微创修复术得到治疗。尤其是在破裂腹主动脉瘤的救治上，微创腔内修复术大有取代传统开放手术的趋势。近些年随着腔内技术和器具的迅猛发展，越来越多的复杂腹主动脉瘤亦可通过腔内技术得到修复，其应用范围在不断地拓展，治疗效果也在进一步提升。

（林长泼　司　逸）

第六章 胸外科

第一节 胸部创伤

胸部创伤是常见的外伤之一，根据外力性质可分为钝性伤和穿透伤两类；也可根据创伤后胸膜腔的完整与否分为闭合性和开放性两大类。

一、临床表现

轻症：局部胸痛、胸闷、痰中带血等。重症：除上述轻症外，可伴有咯血、严重呼吸困难，甚至休克。

二、体格检查

首先应从整体上观察伤员状态，判断伤员的一般情况，区分伤情轻重。对生命体征平稳者，可做进一步仔细检查；伤情较重者，可先着手急救，在抢救中逐步检查。

（一）初步检查

注意呼吸、脉搏、血压、体温等生命特征，以及意识状态、面容、体位姿势等。如发现下列任何一项或多项表现，必须进一步深入检查：体温过低、意识失常、呼吸急促或困难、脉搏微弱、脉率过快或心律不齐、收缩压或脉压过低、面色苍白或口唇、肢端发绀等。

（二）详细检查

注意肋骨叩痛、双侧呼吸音是否对称。

（三）伤口检查

对于开放性损伤，必须仔细观察伤口或创面，注意伤口形状、大小、边缘、深度及污染情况、出血的性状、外露组织、异物存留及伤道位置等。对于投射物所致的损伤，应注意寻找入口和出口，若无出口，应注意内脏多处损伤的可能。

三、辅助检查

（一）血液检查

血常规和血细胞比容可以判断失血和感染情况。

（二）电解质检查

可分析水、电解质紊乱和酸碱平衡失调的情况。

（三）穿刺检查

情况危急或需鉴别诊断时，可行胸膜腔穿刺和心包穿刺明确血胸和气胸，以及心包积液和积血。

（四）影像学检查

X 线平片和 CT 检查可明确骨折情况、是否有脏器挫伤、是否伴有气胸和血气胸等，超声检查可以发现胸腔积血。

四、诊断

①受伤史：受伤情况、伤后表现及演变过程、伤前情况、外力作用情况。②胸部症状：局部胸痛、胸闷、痰中带血，重者可伴有咯血、严重呼吸困难，甚至休克。③体格检查：生命体征改变、肋骨叩痛、双侧呼吸音不对称、胸部伤口。④辅助检查：X 线平片和 CT 检查提示骨折或脏器挫伤，可伴有气胸和血气胸等。

五、治疗原则

对较轻的胸外伤，一般对症处理即可，如镇痛、相对限制活动（如包扎、固定）等。对伤情较重者应遵循急救“ABC”法则（A：呼吸道清理；B：呼吸支持；C：循环支持），然后在此基础上视具体情况进行针对性处理。如有胸壁创口者，应予以清创缝合；有血胸、气胸者，如量较少则密切观察，量多则应予以胸膜腔闭式引流，同时应预防感染。如有连枷胸，应在软化区加压包扎固定，纠正反常呼吸活动。一旦出现下列情况，应及时行剖胸探查术：①胸膜腔内进行性出血，经保守处理效果不佳，可能存在胸腔内较大血管、肋间血管损伤或较严重的肺组织损伤。②经引流后，仍存在较大的持续漏气现象，提示有较广泛的肺组织或支气管损伤。③心脏、大血管损伤。④膈肌损伤或胸腹联合伤。⑤食管破裂。⑥大范围胸壁创伤导致胸壁软化等。对其他一些情况如胸腔内存在较大异物、凝固性血胸、陈旧性支气管破裂也应尽早行手术治疗。

（梁嘉琪 王 群）

第二节 肋骨骨折

肋骨骨折是最常见的胸外伤，无论在开放性损伤还是在闭合性损伤中均多见。肋骨骨折多见单根单处骨折，也可为多根单处骨折。在较严重的外伤中可见多根、多处肋骨骨折，产生胸壁局部软化区，导致患者出现反常呼吸活动，即软化区胸壁在吸气时内陷、呼气时外突的现象，又称连枷胸，可引起呼吸、循环系统功能的严重紊乱。幼童时期，肋骨富有弹性，不易折断。成年期后，肋骨渐失弹性，遭暴力时容易折断。老年人由于骨质疏松，遇外力作用时肋骨最易折断，有时即便轻微作用如咳嗽、打喷嚏也可引起肋骨骨折。

一、临床表现

典型表现为骨折处局部疼痛，活动或深呼吸、咳嗽时加剧。如骨折断端刺破胸膜和肺组织，可致痰中带血或咯血。如果并发气胸，胸膜腔内积气量较多，可引起呼吸困难。如多根、多处肋骨骨折（连枷胸）时，上述症状可更明显，至出现休克。

二、体格检查

骨折区或承受暴力的部位可见有软组织挫伤，触诊时在骨折部位有明显压痛，可有骨擦感，双手挤压前后胸廓时，可引起骨折处疼痛。并发气胸者有时胸壁可出现皮下气肿，触诊时可查到捻发感。并发气胸者患侧胸部叩诊呈鼓音，呼吸音减弱。范围较大的连枷胸，可见到骨折区胸壁塌陷和反常呼吸活动现象。

三、辅助检查

X线检查可显示肋骨骨折的部位和范围，并可看到有无气胸、血胸，是否并发肺部挫伤等。但X线不能显示肋骨与肋软骨连接处的骨折或肋软骨骨折，因此X线检查未见肋骨异常者并不能完全排除肋骨骨折存在的可能。

四、诊断

有胸部创伤病史。①典型临床表现：肋骨处局部疼痛，活动、深呼吸、咳嗽时加剧。②体格检查：骨折区软组织挫伤、压痛、骨擦感，并发气胸者可出现皮下气肿，患侧胸部叩诊呈鼓音，呼吸音减弱；范围较大连枷胸者，可见到骨折区胸壁塌陷和反常呼吸活动现象。③X线检查：提示肋骨骨折的部位和范围，是否合并气胸、血胸、肺部挫伤。临床上可见有些肋骨骨折并发血胸的患者，初诊时X线检查显示积血量很少，但数日后复查会发现胸膜腔较多积液，因此随访很有必要。

五、治疗原则

肋骨骨折一般能自行愈合，即使断端对位不良，愈合后也不影响胸廓的呼吸功能。因此，对单根或数根肋骨单处骨折，治疗的目的是减轻疼痛症状，使患者能进行正常呼吸活动和有效排痰，防止呼吸道分泌物潴留所致的肺不张、肺炎等并发症。鼓励患者咳嗽、咳痰、起床活动，是防止肺部并发症的重要措施。镇痛剂一般以口服或局部用药为主，辅以胸带包扎、相对限制局部活动等。较严重的可予以肌内注射镇痛剂或肋间神经封闭，范围应包括骨折区所有的肋间神经和骨折区上下各两根肋间神经，每根肋间神经在脊椎旁注入1%～2%普鲁卡因或2%利多卡因3～5 mL。必要时数小时后重复，可连续封闭数日以维持疗效。多根、多处肋骨骨折者应详细检查胸腔内其他脏器是否也受到损伤，并按伤情尽早给予相应处理。

产生明显或范围较大的反常呼吸运动，影响呼吸功能者，需采取下列方法治疗：①敷料固定包扎，可限制软化区胸壁的反常活动。②胸壁外固定术，在麻醉下用手术巾钳夹住游离段肋骨或用钢丝绕过肋骨将软化区胸壁提起，固定于胸壁支架上，可消除胸壁的反常呼吸活动。③胸壁内固定术切开，胸壁软组织显露骨折断端后，用金属缝线或钛板、可吸收肋骨钉连接固定每一处骨折的肋骨。双侧多根肋骨骨折产生的严重的胸壁软化可用金属板通过胸骨后方将胸骨向前方拉起，再将金属板的两端分别固定于左右两侧胸廓的肋骨前方，以消除反常呼吸活动。胸腔镜在肋骨固定复位手术时可以起到定位作用。④呼吸机辅助法，重症患者经口、鼻气管插管或气管切开于气管内置管连接呼吸机后，持续或间歇性正压通气，这种强制方法可减轻反常呼吸活动，便于呼吸道分泌物清除，并保证通气，利于抢救。待患者病情稳定、胸壁相对固定后，可逐渐停止呼吸机治疗。⑤开放性肋骨骨折，无论单根或多根肋骨开放性骨折，均应尽早施行清创术，摘除游离的断骨碎片，剪去尖锐的骨折断端，以免刺伤周围组织；肋间血管损伤者，应予以缝扎止血。骨折根数不多者不需要固定断端，多根多处骨折则需行内固定术。胸膜破损者宜放置肋间引流管，然后分层缝合创口。术后宜用抗生素。

（毕国澍　王　群）

第三节　气胸

气胸是指气体进入胸膜腔，造成积气状态，多因肺部疾病或外力影响使肺组织和脏层胸膜破裂，或靠近肺表面的细微气肿泡破裂，肺和支气管内空气逸入胸膜腔。气胸又可分为闭合性气胸、开放性气胸及张力性气胸。自发性气胸多见于男性青壮年或患有慢性支气管炎、肺气肿、肺结核者。本病属胸外科急症之一，严重者可危及生命，及时处理可治愈。

一、临床表现

（一）闭合性气胸

闭合性气胸积气量不多者，患者可无自觉症状，积气量较多者可感觉胸闷、胸痛、呼吸困难等，但有时症状与积气量不一定呈平行关系。

（二）开放性气胸

开放性气胸胸壁上有开放性创口与胸膜腔相通，呼吸活动时空气进出创口可产生响声。临床上可见患者呈现显著的呼吸困难、发绀、血压下降，基至休克。

（三）张力性气胸

张力性气胸患者呼吸极度困难，可表现出烦躁、惊慌或神志不清，发绀明显，出汗、脉搏细弱，血压下降。

二、体格检查

气胸体征视积气多少而定。少量气胸可无明显体征，气体量多时患侧胸部饱满，呼吸运动减弱，触觉语颤减弱或消失，叩诊鼓音，听诊呼吸音减弱或消失。大量气胸时可见气管、纵隔向健侧移位。张力性气胸患者可见颈静脉怒张，常伴有皮下气肿，胸腔穿刺时可见有高压气体向外冲出。

三、辅助检查

（一）X 线检查

X 线检查是诊断气胸的常规及重要方法。胸部 X 线片上大多有明确的气胸线，为萎缩肺组织与胸膜腔内气体交界线，呈外凸线条影，气胸线外为无肺纹理的透光区，线内为压缩的肺组织。大量气胸时可见纵隔、心脏向健侧移位。合并胸腔积液时可见气液面。若围绕心缘旁有透光带应考虑有纵隔气肿。

（二）CT

CT 对于少量气胸及肺内情况的检测比胸部 X 线片更敏感和准确。

四、诊断和鉴别诊断

起病前可有外伤史。突发一侧胸痛，伴有呼吸困难。体格检查：叩诊鼓音，听诊呼吸音减弱或消失，伴或不伴气管、纵隔移位。X 线显示气胸线。

鉴别诊断主要需考虑排除以下疾病：①支气管哮喘和阻塞性肺气肿，有气急和呼吸困难，体征亦与自发性气胸相似，但肺气肿呼吸困难是长期缓慢加重的，支气管哮喘患者有多年哮喘反复发作史。当哮喘和肺气肿患者呼吸困难突然加重且有胸痛，应考虑并发气胸的可能，X 线检查可以作出鉴别。②急性心肌梗死，患者亦有急起胸痛、胸闷，甚至呼吸困难、休克等临床表现，但常有高血压、动脉粥样硬化、冠心病史。体征、心电图和 X 线胸透有助于诊断。③肺栓塞，有胸痛、呼吸困难和发绀等酷似自发性气胸的临床表现，但患者往往有咯血和低热，并常有下肢或盆腔栓塞性静脉炎、骨折、严重心脏病、心房颤动等病史，或发生在长期卧床的老年患者。体格检查和 X 线检查有助于鉴别。

五、治疗原则

闭合性气胸如胸膜腔积气量在 30% 以下且临床症状不明显者，可不予治疗，定期行 X 线检查，积气可自行吸收。症状明显者或积气量超过 30% 时，可行胸腔穿刺术，抽除气体。积气量超过 50% 时，宜行胸腔闭式引流术，排除积气。开放性及张力性气胸病例，根据症状和体征即可明确诊断。由于病情危急，必须进行急救处理。初步改善呼吸、循环系统功能后方可进行胸部 X 线等辅助检查，以免延误抢救时机。开放性气胸胸壁开放性创口最好在患者用力呼气末时用无菌厚敷料覆盖紧裹，再迅速经肋间放置胸腔引流管，然后施行清创术,术后给予抗生素预防、控制感染。张力性气胸的处理原则是立即排气减压。急救现场条件受限制时,可先用数根大号注射针头经胸壁插入胸膜腔内,将张力性气胸转变为小面积开放性气胸,降低患侧胸膜腔内的压力,然后引流胸腔。初步改善呼吸、循环系统功能后,再对胸腔内脏器的创伤情况进行检查,判明伤情并行针对性处理,术后予以胸腔持续引流并给予抗生素治疗。纵隔气肿对疑有纵隔器官受压者,可在胸骨切迹上方做一横切口,切开皮肤、皮下组织和深筋膜并予以充分游离,以便于气体排出。皮下气肿在气胸缓解后均能逐渐自行吸收,本身不需要处理。

（胡正阳　王　群）

第四节　创伤性血胸

胸膜腔积聚血液称为血胸,同时有积气者称为血气胸。在胸部创伤中血胸、血气胸很常见。如果由于心脏或胸内大血管如主动脉及其分支、上下腔静脉和肺血管损伤破裂,出血量往往甚大,大多数患者于短时间内死于失血性休克。

一、临床表现

血胸患者的临床表现与出血量、出血速度、胸腔内脏器损伤情况及个体体质有关。少量出血(小于 500 mL),患者无相应症状和体征,胸部 X 线检查不易被发现或仅见肋膈角消失。中量(500～1 000 mL)或大量(1 000 mL 以上)出血者,或出血速度快者,常呈现面色苍白、呼吸急促、脉搏细速、血压下降等低血容量性休克症状。大量血胸可使气管、心脏向健侧移位,患侧肋间隙饱满、叩诊呈实音。肺挫裂伤者常伴咯血。合并感染者可见寒战、发热、胸痛等症状。

二、体格检查

胸部检查患侧肋间隙饱满、叩诊呈实音。血气胸病例则上胸部呈鼓音、下胸部呈实音,呼吸音减弱或消失。

三、辅助检查

（一）血常规

外周血红细胞和血红蛋白明显下降。

（二）X线检查

胸部X线检查可见患侧胸部密度增大，大量血胸则显示大片浓密积液影和纵隔移位征象。血气胸患者则显示气-液平面。

（三）胸膜腔穿刺

抽得血液即可确诊。

（四）合并感染者

实验室检查见白细胞总数和中性粒细胞相对计数升高。对疑有脓胸者应做积液的细菌培养和抗菌药物的敏感试验。

四、诊断和鉴别诊断

胸部创伤后出现面色苍白、呼吸急促、脉搏细速、血压下降、咯血。体格检查患侧肋间隙饱满、叩诊呈实音。肺挫裂伤者常伴咯血。胸部X线检查可见患侧胸部密度增大，大量血胸则显示大片浓密积液影和纵隔移位征象。血气胸患者则显示气-液平面。

鉴别诊断：①气胸，主要表现为突然出现的胸痛、呼吸困难，同时伴有咳嗽、胸闷，体格检查为胸廓饱满，叩诊鼓音，X线检查可见气胸线。根据病史、体格检查和X线检查鉴别。②胸腔积液，表现为呼吸困难，多伴有胸痛、咳嗽。体格检查可有胸廓饱满、叩诊浊音，呼吸音减低，气管移位。应结合病史、胸腔穿刺加以鉴别。

五、治疗原则

少量血胸不需要特殊处理；中等量以上血胸，如胸腔内无严重的活动性出血、病情稳定者，可行胸膜腔穿刺术，尽可能抽净积血，或行肋间闭式引流，促使肺尽早扩张，改善呼吸功能，并用抗生素预防感染，必要时可适量输血或补液，纠正低血容量。对出现休克的血胸患者，如经积极的保守治疗效果不佳，或闭式引流量不见逐渐减少，即引流后3小时内持续出血150～200 mL/h或以上，说明胸腔内有活动性出血，应在抗休克治疗基础上尽早施行剖胸探查术，术中在清除血块和积血后寻找出血来源并进行相应处理。血胸并发胸膜腔感染者，应按脓胸进行治疗。凝固性血胸或纤维胸可在患者全身情况稳定且良好的基础上施行剖胸术，术中清除血块、剥除胸壁和肺表面的纤维组织，改善胸壁活动度和肺的扩张，从而改善呼吸功能。

（卞赟艺　王　群）

第五节　胸骨骨折

胸骨骨折很少见，在胸外伤中所占比例不到5%，但在连枷胸患者中发生率可高达16%。大多由强暴力所致，往往伴有多根肋骨骨折，产生胸廓反常呼吸活动，影响呼吸、循环功能，多数患者还伴有胸内脏器损伤或胸椎骨折，应严加注意。

一、临床表现

局部剧烈疼痛，皮下血肿，胸骨畸形。

二、体格检查

骨折部位明显压痛。

三、辅助检查

侧位或斜位X线胸片。

四、诊断

有外伤史，侧位或斜位X线胸片提示胸骨骨折，局部疼痛剧烈伴有皮下血肿和畸形。

五、治疗原则

胸骨骨折的治疗重点应放在处理胸内脏器的合并伤上，对位良好的胸骨骨折一般不需要手术。对有明显移位的骨折，鉴于这部分患者往往伴有连枷胸或胸内脏器的损伤，故多主张在剖胸探查时予以一并处理，骨折部位予以复位后用钢丝或金属板内固定。单纯胸骨横断骨折伴有移位者，可行闭式复位。复位的方法是取仰卧位，两臂抬起，持续垫高背部使脊柱过度伸展，并在骨折移位区逐步加压使之复位。闭式复位成功后，大多数骨折患者于1个月后即可逐步愈合。闭式复位失败者则需行手术复位。

（李　胤　葛　棣）

第六节　肺损伤

肺损伤是由于各种外力直接或间接作用于胸部引起的肺组织损伤，包括肺挫伤、肺裂伤、肺爆震伤、创伤性肺假性囊肿（或肺气瘤）、急性呼吸窘迫综合征等表现形式。

一、临床表现

典型表现：急性起病，在直接或间接胸部外伤后数小时或数天内发病。主要表现为呼吸困难，其余症状表现因病因不同有所不同，见表6-1。

表6-1　肺损伤的临床表现

肺挫伤、肺裂伤 胸闷 痰中带血 呼吸困难 发绀 休克	肺爆震伤 进行性加重的呼吸困难 咯血 发绀 休克	创伤性肺假性囊肿 可能无明显症状 胸闷	急性呼吸窘迫综合征 进行性加重的吸气性呼吸困难

二、体格检查

无特异性体征，可能出现的体征如下：呼吸频率浅快。急性期双肺听诊可闻及湿啰音，呼吸音减低。三凹征：吸气时胸骨上窝、锁骨上窝、肋间隙出现明显凹陷。

三、辅助检查

（一）胸部X线平片

主要表现为双肺散在高密度斑片状浸润阴影。不同表现形式的具体表现见表6-2。

表6-2　肺损伤的辅助检查

肺挫伤、肺裂伤	肺爆震伤	创伤性肺假性囊肿	急性呼吸窘迫综合征
肺内散在出血灶 或血肿浸润阴影 胸腔积气	双肺广泛的浸润阴影 胸腔积气 胸腔积液	肺野内局限性圆形或椭圆形透亮影	双肺弥漫性片状浸润阴影 重症可融合成大片肺实变影

（二）血气分析

重症患者伴有低氧血症。肺爆震伤患者常伴有二氧化碳分压升高，急性呼吸窘迫综合征患者常伴有二氧化碳分压正常或降低。

（三）CT

比胸部X线平片更能清楚地显示胸壁及胸腔内的损伤情况，以及判断其余脏器是否存在损伤。

四、诊断和鉴别诊断

急性起病，直接或间接胸部外伤史。症状：胸闷、呼吸困难等。体格检查急性期双肺听诊可闻及湿啰音，呼吸音减低。胸部X线或CT提示双肺散在浸润阴影。血气分析提示低氧血症。

鉴别诊断：与以下常见疾病鉴别诊断要点见表6-3。

表 6-3　肺损伤的鉴别要点

需鉴别疾病	问诊	体格检查	辅助检查
心源性肺水肿	心脏病史、发病突然	端坐呼吸、异常心率	胸部 X 线片、心电图、心脏超声
重症肺炎	发热、咳嗽、咳痰	肺部湿啰音	血常规、血培养
急性肺栓塞	长期卧床史、胸痛	气促、发绀	CT 肺动脉造影
哮喘急性发作	支气管哮喘病史	肺部哮鸣音	支气管舒张试验

五、治疗原则

轻症患者应积极对症治疗并预防感染，适量输注胶体以利于减轻肺水肿。重症患者缺氧严重的应及时气管插管或气管切开行机械辅助通气。在改善呼吸、循环功能的基础上，积极治疗血气胸并预防感染。手术治疗适应以下情况：有活动性胸腔出血、张力性气胸或大量咯血者，则应及早施行剖胸探查术，根据肺组织裂伤的部位和损伤情况行肺缝补或部分切除术，或行肺叶切除术。肺气瘤伴感染，胸腔闭式引流效果不佳者，应行肺叶切除术。

（孙霖懿　谭黎杰）

第七节　气管与主支气管损伤

气管、主支气管创伤大多因强烈的胸部挤压、撞击所致气管或支气管撕裂或离断。开放性创伤中多为枪弹、利器等穿透所致，患者常因伴有大血管创伤而死于出血。如果胸部突然受到强烈挤压或撞击，则呼吸道内的压力骤然升高可造成气管、支气管完全性或不完全性裂伤。开放性创伤中，气管、支气管受累的部位和程度与创伤方式有关。钝性伤多在颈部和邻近隆突部 2.5 cm 范围内的气管、支气管。合并胸内其他脏器损伤的气管、支气管创伤患者死亡率很高。

一、临床表现

钝性：咳嗽、喘鸣、呼吸困难、发音改变、咯血、皮下气肿。穿透性：伤口处气体逸出、咯血、皮下气肿。颈部气管损伤者可有声音嘶哑、吞咽困难等症状。胸腔闭式引流后如果漏气现象仍持续存在，呼吸困难无明显缓解。胸部 X 线片显示有广泛的皮下、纵隔气肿和肺不张。

二、体格检查

（一）一般情况

神志、体温、呼吸次数、心率、脉搏和血压。

（二）局部检查

①皮下气肿的范围、程度。②气管有无偏移，颈部呼吸音变化，听诊呼吸音是否消失，有无啰音等。③有无张力性气胸表现。④是否有纵隔移位等。

（三）全身检查

主要注意有无合并其他部位创伤，有无慢性心肺疾病的表现，如桶状胸、杵状指等。

三、辅助检查

（一）胸部 X 线（正位、侧位）

显示胸腔积液、积气，诊断为气胸、气管破裂。

（二）胸部 CT

显示气管损伤的大小、位置、范围，明确病变程度。

（三）纤维支气管镜

能明确诊断。

四、诊断

胸部遭受突然而剧烈的撞击或挤压伤后，短时间内出现显著的呼吸困难、气胸、皮下气肿及咯血症状，并呈进行性进展。气胸漏气明显，行闭式引流后胸管内持续大量排气，但呼吸困难改善不明显，肺复张仍不良。胸部 X 线检查示第 1～3 肋骨骨折、张力性气胸、纵隔气肿及肺下垂征。侧位 X 线中脊椎前缘呈现透光带是颈纵隔气肿的表现，是气管支气管损伤最早、最可靠的 X 线征象。胸部 CT 示气管断裂。纤维支气管镜检查是最重要和最可靠的早期诊断手段。

五、治疗原则

保持呼吸道通畅、纠正休克、缓解张力性气胸，必要时行气管插管。气管损伤行修补吻合手术。主支气管损伤应尽早开胸探查并行支气管修补成形术。一旦诊断明确应尽早行手术治疗。麻醉师在插入气管导管时应参考纤维支气管镜检查发现的情况。手术切口取决于创伤部位：颈段气管损伤采用颈部切口，胸段气管损伤采用胸骨正中切口，支气管损伤可采用侧胸切口。纵向破裂者直接缝合裂口；气管或支气管断裂者则可行近、远段对端吻合，证实吻合口无漏气后，再用胸膜或心包膜片覆盖。少数支气管损伤患者因早期无症状而未被发现，或早期处理不当，经相当时间后损伤处形成瘢痕，引起支气管管腔狭窄，导致远段支气管内分泌物引流不畅，易合并肺内反复感染。若感染严重，需行肺叶切除术或全肺切除。如管腔阻塞导致肺不张却未感染的患者可切除上下断端间纤维瘢痕组织、切开支气管腔，吸除支气管内分泌物后行支气管对端吻合术。有的病例即使创伤后多年才施行支气管对端吻合术，术后肺叶仍能良好复张，呼吸功能得到改善，甚至恢复正常。

（文昊宇　葛　棣）

第八节　创伤性心脏损伤

心脏损伤可分为钝性或穿透性创伤，患者多有明确外伤史。严重程度取决于心脏、心包损伤程度及心包引流情况。钝性心脏损伤常由胸前区撞击、减速、胸骨和脊柱间的心脏压迫等暴力所致。钝性心脏损伤可导致心肌挫伤、瓣膜或间隔异常、急性冠脉综合征、心律失常，或偶尔导致心脏破裂。穿透性心脏损伤常由火器、锐器致伤。少数情况下，心脏损伤可由肋骨断裂穿入心脏造成。胸腹部穿透性创伤患者均因考虑。

一、临床表现

（一）心肌挫伤

心肌挫伤是钝性心脏损伤患者最常见的临床表现。轻者可无明显症状，中重度可出现胸痛、心悸、气促，甚至心前区绞痛。

（二）心脏破裂

心脏破裂多原发于穿透性创伤，亦可继发于严重心肌损伤，表现为迟发性心脏破裂，需密切关注患者心脏标志物变化情况。

（三）心脏压塞

心脏压塞常见于穿透性创伤，心包及心脏裂口较小时，裂口易被血凝块填塞，而出现心脏压塞。常表现为心前区/剑突下剧痛，可向斜方肌边缘、左肩、臂、背部放射，咳嗽、深呼吸及平卧位时加剧，前俯位时可缓解。如失血速度慢，心包积血可流入胸膜腔，形成血胸及脉压差周期性变化。脉压＜30 mmHg、奇脉提示心脏压塞。典型的 Beck 三联征，即颈静脉扩张、低血压和心音低钝，仅见于 1/3 的患者，合并低血容量患者不易出现颈静脉扩张。

（四）休克

原发性或继发性失血过多及心脏结构损伤、心肌损伤所致急性心力衰竭均可导致低血容量性休克或心源性休克。

（五）合并损伤

心脏损伤常伴有多发损伤，如肋骨胸骨骨折、锁骨上动脉损伤、肺挫伤、血气胸、膈肌损伤等邻近脏器损伤以及由创伤方式决定的远处脏器损伤，如坠落伤。

（六）心脏损伤后综合征

心脏损伤后出现的心包炎等症状，属自身免疫性疾病。它常出现于心脏受创后 2 周或更长时间，病程呈自限性，可反复发作。临床表现为发热伴心前区疼痛、干咳、吞咽困难等，有急性心包炎、胸膜炎和肺部炎症的征象，伴白细胞总数升高，红细胞沉降率加速。炎性渗出严重者可造成心脏压塞。

二、体格检查

（一）视诊

“心盒”内穿透性损伤会增加心脏风险，“心盒”的上缘为锁骨，左右侧缘为锁骨中线，下缘为肋弓下缘。

（二）心脏压塞

Beck 三联征：颈静脉扩张、低血压和心音低钝，仅见于 1/3 的患者，合并低血容量患者不易出现颈静脉扩张。Kussmaul 征：心脏舒张受限，吸气时颈静脉明显扩张（中心静脉压改变＞10 mmHg）。脉压：脉压＜30 mmHg 提示心脏压塞。如失血速度慢，心包积血可流入胸膜腔，形成脉压周期性变化。奇脉：吸气时脉搏显著减弱或消失。

（三）相关体征

休克相关体征。

三、辅助检查

（一）心电图

ST 段抬高、T 波倒置或低平；房性、室性期前收缩，心动过速。正常心电图的阴性预测值为 98％，敏感性为 89％，因此有助于排除钝性心脏损伤。

（二）心脏标志物

心肌损伤所致心脏标志物增高。肌钙蛋白水平正常，且心电图正常，可排除钝性心脏损伤，阴性预测值为 100％。

（三）超声心动图

显示心脏结构及功能改变，食管超声心动图可减少胸部损伤时经皮超声所致痛苦。

（四）创伤超声重点评估

对于伴心源性休克、出血性休克等危重症患者，快速判断出血来源。

四、诊断

外伤史，伤后时间短，出现 Beck 三联征、休克、大量血胸，心肌标志物异常增高，心电图异常。

五、治疗原则

（一）血流动力学不稳定患者

包括心源性、失血性休克。首先液体复苏，迅速补充血容量等抗休克治疗，创伤超声重点评估，确定出血源，及时手术治疗：①胸部探查术，优先封堵控制出血，情况稳定后，行心脏损伤确定性修复。②复苏性主动脉球囊闭塞术及复苏性开胸术，一种暂时措施，能够直接控制致命胸部损伤引起的出血，对心脏压塞进行减压。③心包开窗术，解除心脏压塞所致心源性休克。④心包穿刺引流，心脏压塞患者，在无开胸手术条件时实施。心脏损伤手术患者应进行术后超声心动图检查以查找并发症，如室壁运动异常、主动脉血肿、血管夹层、假性动脉瘤、动静脉瘘、慢性积液、瓣膜损伤或结构缺陷。

（二）血流动力学稳定患者

严密监测生命体征及一般情况，吸氧、镇痛等对症支持治疗。完善 CT、心脏超声等检查，对相关病变做出相应处理。存在心包积液时提示应行心包开窗术。心包开窗术发现活动性出血者需要开胸探查。关注心电图、心肌标志物动态变化，谨防迟发性心脏破裂。对于穿透性胸部损伤患者，病情进展迅速，在生命体征平稳、不能排除心脏损伤的情况下，应尽快在具有全身麻醉条件的手术室，在局部麻醉下扩探伤道以明确诊断。避免因不必要的辅助检查延误抢救！

（三）医源性心脏损伤

如心脏介入手术导管尖端所致戳伤。口径较小时，立即终止操作、拔除心导管，给予鱼精蛋白、肝素抗凝以避免栓塞，行心包穿刺术解除心脏压塞。创口过大时，应立即行开胸手术。

（过一凡　葛　棣）

第九节　膈肌损伤

膈肌损伤是指外力造成的膈肌破裂及功能障碍，发病主要原因为刀刺伤、火器击伤、事故等所致，以手术治疗为主，需行膈肌修补术。

一、临床表现

膈肌损伤可分为急性期、潜伏期和梗阻绞窄期，各个时期的表现各不相同。

（一）急性期

指损伤后 48 小时内，患者主要症状为下胸部和肋腹部剧烈疼痛并向肩胛区放射、气短和呼吸困难、发绀和创伤性休克、腹胀。若合并胸腹部脏器损伤可出现相应的症状，如肝区疼痛。

（二）潜伏期

如果膈肌破裂在急性期未被发现，即开始潜伏期。在此期间，患者可以毫无症状，或仅有轻微的胃肠道症状，如恶心、腹胀等。

（三）梗阻绞窄期

大约 85％的潜伏期患者在伤后 3 年内进入梗阻绞窄期，少数子弹或刀刺伤患者，潜伏期可长达数年或数十年。梗阻绞窄期患者肠梗阻症状明显，表现为腹痛、恶心、呕吐等，部分就诊较晚的患者可出现肠绞窄、穿孔，甚至发生中毒性休克，如诊断、治疗不及时，可很快死亡。

二、体格检查

用于初步诊断病情。急性期可发现患者气管移位、胸廓畸形、反常呼吸、局部压痛、叩诊鼓音、呼吸音减弱或消失、心音低钝、胸背部伤口等。若有胸腹联合伤，可同时出现相应的其他腹部体征。

三、辅助检查

（一）X 线检查

X 线检查是诊断创伤性膈肌破裂的主要手段。患者胸部 X 线片上显示一侧膈肌升高，膈顶轮廓消失、纵隔向对侧移位。左侧膈肌破裂，左膈上方出现肠管阴影或梯状液平面。若经鼻腔下胃管注入造影剂后摄片，发现胃管和造影剂出现于胸腔内即可确诊；若行人工气腹注入空气后立位摄片，发现气体末在腹腔而出现于胸腔亦可确诊。

（二）CT

CT 对早期诊断价值较大，可发现通过膈缺损的任何器官和大网膜。但在诊断膈破裂时效果较差，因为总是受到膈上、下面各脏器的干扰，不能很好地显示膈肌的真实结构。

（三）MRI 检查

MRI 较 CT 能更清晰地显示膈肌结构及受损的情况。

（四）超声检查

超声可发现腹腔脏器进入胸腔，并可与单纯血胸鉴别，也可辅助诊断有无腹腔内脏破裂和腹腔内出血。

（五）诊断性腹腔灌洗

如灌洗液经胸管引流出则可确诊膈肌破裂。

四、诊断

急性期膈肌损伤根据病史、症状结合 CT 检查结果可明确诊断。若合并胸腹腔脏器损伤，X 线检查可发现有血气胸、肋骨骨折、膈下游离气体等。潜伏期患者主要借助超声、CT、MRI、胃肠造影等检查帮助诊断。

五、治疗原则

原则上一经确诊，均应行膈肌破裂修补术，合并损伤视情况应同时处理。在胸腹联合伤中，钝性胸部损伤多不需手术治疗，而腹部却常为多脏器伤及主要出血来源，因此钝性创伤性膈肌破裂早期首选经腹手术；右膈肌损伤或慢性期膈疝则应经胸手术修复；穿透性胸腹联合伤宜经胸手术，因胸部常有心脏大血管伤或较深肺裂伤，需要探查和处理，而腹部脏器伤经膈肌也易处理。

（陈一苇　卢春来）

第十节　创伤性窒息

创伤性窒息是由于胸部或胸腹部同时受到外力严重挤压、冲击后引起胸腔内瞬间高压而诱发的广泛性皮肤、黏膜下出血等的一组临床综合征。

一、发病机制

胸部、上腹部受重物挤压或高压气体冲击后，患者声门突然紧闭，气管及肺内气体不能排出，导致胸腔内压力突然大幅度升高，压迫心脏及大静脉。由于上腔静脉系统缺乏静脉瓣，这一突然升高的压力经血液传导至上腔静脉回流系统的末梢小血管，使人体上半身广泛的毛细血管甚至小静脉破裂而出血。

二、临床表现

（一）典型表现

面部、颈部、上胸部及上肢皮下出现广泛的出血点，有的汇聚成瘀斑。唇、舌、口腔和咽部黏膜下瘀斑、水肿，可有外耳道、鼻腔出血或鼓膜穿孔。

（二）眼部症状

球结膜下出血极为常见，有时形成血肿。眶内淤血和水肿可使眼球外突，视网膜、玻璃体或视神经出血可导致暂时性或永久性失明。

（三）其他症状

约1/3患者出现短暂昏迷，可表现出头晕、谵妄、烦躁不安等症状；偶见偏瘫或四肢瘫痪，但均能恢复；一部分患者有咯血或呕血。

三、诊断

创伤性窒息的诊断主要根据外伤病史和临床表现，但由于这类患者常伴有多根肋骨骨折、血气胸、椎骨骨折、膈肌破裂、腹腔脏器损伤等多发伤，必须注意身体各部位的合并损伤。

四、治疗原则

创伤性窒息造成的广泛出血性病理改变，大多能自行恢复，不需要特殊处理，重点是及时处理身体其他部位的合并损伤。脑部症状明显疑有脑水肿的患者则须限制入水量和给予脱水治疗。

（易彦均　林宗武）

第十一节　咯血

咯血是指气管、支气管或肺组织出血，血液随咳嗽从口腔中排出或痰中带血。严重者甚至可以引起呼吸道阻塞，导致窒息死亡。

一、临床表现

小量咯血（＜100 mL/d），一般无明显症状；中等量以上咯血（100～500 mL/d），咯血前患者可有胸闷、喉痒、咳嗽等先兆症状；大咯血（＞500 mL/d或一次咯血100～500 mL）时常表现为咯出满口血液或短时间内咯血不止，常伴随呛咳、脉搏增快、出冷汗、呼吸急促、面色苍白、紧张不安或恐惧感，严重的甚至出现血压下降、少尿、四肢厥冷等休克症状，或出现呼吸道阻塞的症状。

二、体格检查

应对胸部体征细致反复的检查。有些慢性心、肺疾病可合并杵状指（趾），进行性肺结核与肺癌患者常有明显的体重减轻。有些血液病患者有全身出血性倾向。

三、辅助检查

（一）X 线检查

有助于初步判断肺部是否存在异常。

（二）超声心动图

可以检测心脏结构和功能是否正常，有助于明确咯血的原因。

（三）胸部 CT

显示胸肺部的细微结构，有助于医师寻找咯血的病因。

（四）纤维支气管镜

直接观察呼吸道的结构，有助于明确诊断或止血治疗。

（五）支气管动脉造影

可直接显示支气管动脉是否存在异常。

四、诊断和鉴别诊断

确定是否为咯血：出血是来自呼吸道、消化道，还是鼻、口咽部，有无明显病因、前驱症状，出血的颜色和性状等可供鉴别。咯血的颜色和性状：鲜红色见于出血量较大，出血速度较快或支气管动脉出血，暗红色则多为支气管静脉出血。伴随症状：有无发热、胸痛、呼吸困难等伴随症状及其程度与咯血的先后关系。纤维支气管镜既可用于明确诊断，也可进行止血治疗。

鉴别诊断：主要需要和呕血进行鉴别，见表6－4。

表6－4　咯血和呕血的鉴别诊断

鉴别点	咯血	呕血
病因	肺结核、支气管扩张症、肺癌、肺炎、肺血管病、肺脓肿和心脏病等	消化性溃疡、肝硬化、急性胃黏膜病变、胃癌、胆道病变
出血前的症状	喉部痒感、胸闷、咳嗽等	上腹部不适、恶心、呕吐等
出血方式	咯出	呕出
出血的颜色	鲜红色	暗红色、棕色（咖啡色），有时为鲜红色
血中混有物	痰液、泡沫	食物残渣
酸碱反应	碱性	酸性
黑便	无（吞咽较多血液时可有）	有，可为柏油样，呕血停止后仍可持续数日
出血后痰的性状	血痰持续数日	一般无痰

五、治疗原则

发生咯血时，要根据出血量采取具体处理措施，先行控制出血，在出血被控制后再积极寻找并治疗病因。主要的治疗措施包括药物治疗、经支气管镜治疗和手术治疗。

（一）一般治疗

①休息，发生咯血时应卧床休息，保持环境安静，解除焦虑。②监测，可考虑行呼吸、心电图和血压监测。③输血，对大量咯血引起血压不稳定或血红蛋白明显降低的患者，可输血。

（二）药物治疗

少量或中量咯血，可选用氨基己酸、氨甲苯酸、酚磺乙酸、卡巴克络等药物控制出血。大咯血，可使用垂体后叶素来迅速止血。

（三）经支气管镜治疗

可以清除气道内积血，防治窒息、肺不张和吸入性肺炎等并发症，并能发现出血部位有助于诊断，同时可对出血部位进行局部药物治疗或其他方法止血，效果明显。

（四）手术治疗

①支气管动脉栓塞术，适用于支气管动脉破裂造成大咯血的患者。②肺切除术，适用于经保守治疗后仍反复大咯血的患者，通过手术切除病变的肺组织。③肺移植术，严重弥漫性肺部病变者，所有治疗均无效的患者，可以考虑肺移植。

（张　欢　王　群）

第十二节　食管穿孔

食管穿孔是由各种原因引起的食管壁全层的破裂。它是一种严重的疾病，必须即刻作出诊断和治疗。否则食管内容物可进入纵隔和胸膜腔而并发严重感染，继而可产生脓毒症危及生命。该病发病率低，易被误诊而后果严重，因此必须引起重视。

一、临床表现

颈部食管穿孔多表现为吞咽困难及颈部胀痛。胸部食管穿孔的早期症状为突发性胸部剧痛和呼吸困难。部分患者可有肩背部或上腹部疼痛。少数患者可有明显的口渴症状，可有咖啡样或血性的呕吐物。随着病情进展，可出现畏寒、发热、胸闷、气急等表现。病情严重时，可有四肢厥冷、多汗、青紫、神志模糊等表现。

二、体格检查

颈部食管穿孔者可有颈部皮下气肿、肿胀、压痛等体征。病程稍长可有颈部波动感。多数胸部食管穿孔者有皮下气肿，多位于颈部、面部和前胸。有液气胸者，可出现一侧或两侧呼吸音减低，气管可偏移。腹部体征可表现为上腹部触痛或肌紧张，肠鸣音减弱或消失。如发现低血压、脉速、尿少、神志障碍者，提示有休克表现。

三、辅助检查

（一）血液检查

血白细胞计数升高，中性粒细胞可达90%以上。

（二）X线平片

颈部穿孔者，可见颈部气体透亮影或液平。胸部食管穿孔者胸部X线摄片见有液气胸或纵隔气肿等表现。有的患者呕吐时食管自发性破裂，而纵隔胸膜未破，气体沿食管上行至颈部，下至膈面，在X线下可见心影后具有特征性的"V"字形。口服碘油，造影剂外溢，可明确诊断，并可明确穿孔的大小和部位。但碘油造影阴性者，并不能排除穿孔可能。

（三）CT

能比X线更清楚地显示食管及周围器官情况。胸腔穿刺抽到带酸味及食物残渣的胸腔积液，或口服亚甲蓝后胸腔积液中带有染料均可明确诊断。食管镜检查看到破口，则可确诊。

四、诊断

有食管镜检查或扩张史、外伤、剧烈呕吐、异物吞入史。出现突发的胸痛、呼吸困难，同时有颈面部皮下气肿。X线检查发现纵隔积液或气肿、液气胸；胸腔穿刺抽出浑浊臭味液体或食物碎屑；口服亚甲蓝后经胸腔引流管引出可明确诊断。口服碘油造影，可明确瘘口的大小和部位。

五、治疗原则

无论何种原因引起的食管穿孔，病情都比较严重。其处理原则主要是遵循四个原则：①修补破口，清除污染源；②充分引流；③应用抗生素控制感染；④给予充分营养支持，保持水、电解质平衡。具体可因穿孔部位不同而有所不同。

（一）颈部食管穿孔治疗

颈部食管穿孔者须禁食，联合使用广谱抗生素控制感染，给予甲硝唑防止厌氧菌感染，同时给予静脉营养支持。小的穿孔多可愈合。若颈部肿胀明显，并有波动感、颈部有皮下气肿或上纵隔脓肿形成者，经颈部切口上纵隔脓肿引流并取出异物是较常采用的治疗方法。

（二）胸段食管穿孔治疗

胸段食管穿孔一经诊断应立即给予积极治疗，可分为保守治疗和手术治疗。①保守治疗：瘘口较小、污染不重（如器械引起的穿孔）的穿孔患者，可采用保守治疗。包括及时放置胸腔闭式引流，保持引流通畅；联合运用有效抗生素控制感染；给予患者静脉营养改善患者营养状况，促进愈合。一般小瘘口经上述治疗后多可愈合。②手术治疗：食管穿孔发生在 12 小时之内，原则上应采取手术修补；保守治疗后经久不愈的瘘口应考虑手术修补；食管异物引起的穿孔，异物不能去除时；食管原有狭窄或肿瘤者，应考虑手术时一并解除病患。

（三）腹段食管穿孔

腹段食管穿孔多因急腹症表现而剖腹探查明确诊断。经修补和引流后，多可痊愈。

（任昌皓　冯明祥）

第十三节　纵隔脓肿

纵隔脓肿是纵隔部位感染或其他部位如口咽部感染通过疏松的筋膜间隙或穿过筋膜从其他间隙下行到纵隔内，引起筋膜坏死和脓肿形成。它多为需氧菌和厌氧菌的混合感染。少数情况下可以下行到腹膜后间隙。

一、临床表现

纵隔感染因累及的部位和细菌毒性的不同而表现不同。典型表现：发热、心动过速、呼吸困难、咳嗽为最常见的症状。颈部感染引起者可出现吞咽困难、吞咽疼痛、颈根部和上胸部红肿、疼痛、发热等。继发于食管穿孔、吻合口瘘者，可出现颈部、前胸部皮下气肿和肩背部疼痛。胸部正中切口术后患者可出现胸骨浮动。急性纵隔感染者高热、低血压、少尿等脓毒症症状明显。慢性纵隔感染者可以无典型症状，也可以出现咳嗽、咯血、反复发热、吞咽困难、呼吸困难等症状。少数患者可以出现上腔静脉综合征、气管食管瘘等表现。

二、辅助检查

（一）X 线检查

常规 X 线检查可能无特征性改变。

（二）CT

能分辨不同阶段的组织坏死，有助于判断感染累及的范围，并可用于随访病情变化。

三、诊断

纵隔引流出脓性液体。发热、心动过速、呼吸困难、咳嗽为最常见的症状。经颈部纵隔镜或剑突下径路取得标本进行细菌学诊断。急性下行性坏死性纵隔炎：存在口咽部感染或纵隔感染、口咽部感染和纵隔感染间存在直接联系。

四、治疗原则

积极手术治疗能够明显降低死亡率。切除坏死组织，冲洗，充分引流，必要时可分别在颈部、纵隔和胸膜腔内放置多根引流管。不同部位的脓肿需要不同的切口。

（一）前上纵隔脓肿

采用胸骨切迹上横切口或胸锁乳突肌前缘切口。一旦发现感染超过第 4 胸椎或隆嵴水平，应当另外经侧胸切口进行引流。

（二）胸骨切开引起的纵隔脓肿

可从剑突下引流，同时经胸骨上凹置管冲洗。一般需要避免行胸骨正中切口，以免增加胸骨骨髓炎的危险。

（三）已经发生骨髓炎的患者

可以对胸骨行清创后使用转移大网膜或带蒂肌瓣，以改善局部血运并清除空腔。清创时需要清除钢丝、缝线等异物，切除坏死和感染组织，必要时可用电刀烧灼或摆锯修整胸骨切缘，胸骨后和胸骨前皮下软组织内放置引流。

（四）后纵隔脓肿

取后外侧切口进行引流。

早期小的食管瘘口或穿孔可以直接缝合并以肋间肌或心包覆盖。严重食管穿孔或吻合口瘘患者可行食管造口或切除原吻合口后行食管旷置，远端行胃造瘘或空肠造瘘，留待二期重建。微创技术比如胸腔镜用于纵隔引流仍有争议，因为考虑到纵隔的间隙打开可能不够彻底，目前多用于局限于后纵隔的脓肿，对全身情况差、需要双侧胸腔引流的患者能够减少创伤。引流管需要经常检查，以免被坏死脱落组织堵塞。引流时间不少于3周。引流不畅有时需要再次手术。

（苏　锋　尹　俊）

第十四节　支气管胸膜瘘

支气管胸膜瘘是指以肺泡、各级支气管与胸膜腔之间相互交通形成的瘘管。它是胸外科肺切除术后最严重的并发症，总发病率在1%左右。主要发病原因为肺切除术后（尤其是结核性脓胸术后），常合并严重的肺部及胸腔感染，是十分棘手的临床问题。

一、临床表现

支气管胸膜瘘多发生于肺切除术后2周内，典型症状包括呼吸困难、皮下气肿、咳大量血清样（早期发生的瘘）或棕褐色液体或脓痰（瘘发生较晚），胸腔引流管可持续引出大量气体，脓性液体。部分隐匿性支气管胸膜瘘仅表现为发热、轻度咯血、刺激性咳嗽。体位改变常常影响症状的程度，凡促使脓液经瘘口流入支气管的体位，均使咳嗽及咳脓性痰的症状加重，但由于脓液外排，使发热等全身性感染症状相应减轻。全身症状有发热、乏力等。

二、体格检查

主要通过视诊、触诊、听诊等进行初步判断，如患者是否出现气短、呼吸困难、频发性咳嗽、痰中带血等症状；触诊局部皮下是否有持续漏气、气肿；听诊有无呼吸音减弱、消失。

三、辅助检查

（一）血液检查

大多数患者白细胞总数和中性粒细胞比例增高，与炎症的严重程度相关。

（二）细菌学检查

痰液或胸液细菌培养、药敏试验可明确病原菌，抗酸染色和结核分枝杆菌培养可明确是否存在结核，有助于后续进一步药物治疗及控制感染。

（三）胸部 X 线片

诊断有无瘘形成的最佳无创方法为胸部 X 线检查。发现未经胸腔穿刺或引流而胸内液平面下降 1 cm 以上则提示支气管胸膜瘘。一般建议肺切除术后及时定期复查胸部 X 线片。

（四）胸部 CT

有助于明确脓腔部位、大小及有无支气管胸膜瘘。了解有无纵隔移位、肺部有无吸入性肺炎等，常用于支气管胸膜瘘的定位，以及术前、术后监测。

（五）纤维支气管镜

临床表现和胸部 X 线片怀疑支气管胸膜瘘者需紧急行纤维支气管镜检查。

（六）其他检查

亚甲蓝注射：向患侧胸腔或支气管内注入亚甲蓝液少

许，患者咳出蓝色痰液可明确诊断支气管胸膜瘘。支气管造影：用导管将20～30 mL水性非离子型低渗碘造影剂注入支气管内，观察其从支气管胸膜瘘溢出的位置也可确诊。此外，吸入一氧化二氮和高浓度氧气后，测量胸腔内一氧化二氮和氧气的含量，也可用于诊断支气管胸膜瘘。

四、诊断

肺脓肿或空洞溃破引起的症状较急，常有突发胸痛和全身症状。而肺部手术后引起的支气管胸膜瘘常表现为频发性咳嗽、咳脓痰等。胸部X线片或胸部CT提示液气胸。亚甲蓝注射试验阳性，纤维支气管镜检查、支气管造影、核素气雾剂扫描等均有助于诊断支气管胸膜瘘。

五、治疗原则

（一）早期治疗

以控制胸腔感染、改善全身中毒症状和营养支持为治疗重点，支气管胸膜瘘一经确诊，原则上应该立即给予胸腔闭式引流、持续负压引流或间歇性胸腔冲洗，同时全身应用敏感高效抗生素，辅助营养支持治疗。待控制感染，全身症状好转后，可行后续治疗。

（二）后期治疗

应根据患者全身情况、胸腔感染控制程度及瘘口大小等具体情况，选择合适的治疗手段。支气管胸膜瘘可分为中央型和外周型，中央型支气管胸膜瘘是指瘘口见于大气道中，如术后的残端瘘；外周型支气管胸膜瘘是指发生于脏层胸膜表面或末端气道的肉眼不可见的气瘘。还可以根据瘘口大小，分为大瘘口和小瘘口。一般认为瘘口直径≥0.3 cm，称为大瘘口。大瘘口常为中央型，愈合较困难，常需外科治疗。部分病例可能通过气管镜介入治疗痊愈，但多数为姑息性介入治疗。小瘘口指瘘口＜0.3 cm，小瘘口可为中央型或周围型。

（三）介入治疗

经纤维支气管镜下封堵治疗。它可分为封堵剂及封堵器两类。封堵剂包括自体血、凝血酶、纤维蛋白胶、OB 胶等，适合于瘘口直径小于 3mm 者。临床采用封堵剂封堵的成功率为 82.4%，若失败可改用封堵器。封堵器主要有支气管塞、单向活瓣、填塞球囊、膨胀海绵、油性纱条等，常用于瘘口直径大于 3mm 者。大部分介入治疗经支气管腔进行，有时可结合内科胸腔镜从脏层胸膜侧进行封堵。

（四）外科治疗

主要方法包括进胸直接缝合修补瘘口、残端直接关闭、带血管蒂的软组织瓣（如心包、胸肌、大网膜等）覆盖支气管残端、患肺切除、外科胸腔镜治疗和（或）胸廓成形术、开窗引流术等。

（五）保守治疗

经介入封堵治疗无效且体质差不能耐受手术者，可用三腔 Foley 尿管长期引流，与常规胸腔引流管相比，它痛苦小，便于固定且利于胸腔冲洗（胸廓开窗术虽为有效方法之一，但由于创伤大和胸廓畸形等缺点患者难以接受），待脓腔缩小及全身情况好转时再选择胸廓成形术。

（金　星　王　群）

第十五节　脓胸

脓胸是胸膜腔化脓性感染后形成的脓液积聚于胸膜腔内的化脓性感染。自从抗生素问世以来，脓胸的发病率已明显降低，幼儿和老年体弱者较易发生脓胸。

一、临床表现

急性炎症和呼吸困难为急性脓胸患者的主要症状。全身症状包括高热、脉速、呼吸急促、食欲不振、周身不适等症状。重症脓胸可有咳嗽、咳痰、发绀等。

二、体格检查

患侧触诊语颤减弱、叩诊呈浊音、听诊呼吸音减弱或消失。重症脓胸患者可出现急性病容，有时不能平卧，患侧呼吸运动减弱，肋间隙饱满。叩诊可发现患侧上胸部呈鼓音，下胸部呈浊音，大量胸膜腔积脓则纵隔向对侧移位，气管及心浊音偏向健侧。听诊呼吸音减弱或消失，语颤减弱。

三、辅助检查

（一）血液检查

大多数患者血液实验室检查有白细胞总数及中性粒细胞比例明显增高。

（二）X 线检查

常见胸部有一片均匀模糊阴影，积液量较多时直立位时常在下胸部呈典型的 S 形线（Ellis 线）。

（三）CT

在胸部 X 线片上鉴别脓胸和胸膜下肺脓肿或肺囊肿，以及发现肺部原发性炎性病灶有时较困难，借助胸部 CT 常可作出精确判断。

（四）B 超

用于定位脓液位置。

（五）胸腔穿刺

可疑的病例，经胸部 CT 或超声定位后行胸腔穿刺、抽得脓液即可确诊。

四、诊断和鉴别诊断

高热、脉速、呼吸急促、食欲不振、周身不适等。体格检查患侧触诊语颤减弱、叩诊呈浊音、听诊呼吸音减弱或消失。白细胞计数增多，胸腔穿刺抽得脓液。

鉴别诊断：①弥漫型胸膜间皮瘤，一般积液量大，甚至可直达肺炎顶部，易侵犯纵隔，纵隔移位不明显，抽液后取高电压照片或注气后摄片，可显示多发结节状或波浪状肿块附着在胸膜上，儿童少见。②胸膜转移瘤，积液型胸膜转移瘤，积液量较多，生长较快，常伴有胸椎和肋骨的破坏，有原发性恶性肿瘤可察，儿童少见。③肺栓塞，临床症状及体征常常是非特异性的，且变化颇大，急性大面积肺栓塞表现为突然发作的重度呼吸困难、心肌梗死样胸骨后疼痛、晕厥、发绀、右心衰竭、休克、大汗淋漓、四肢厥冷及抽搐，甚至发生心脏停搏或心室颤动而迅速死亡。中等大小的肺栓塞常有胸骨后疼痛及咯血。肺的微栓塞可以产生成人呼吸窘迫综合征。此外，脓胸还需与胸膜病变、肺部肿瘤、膈下脓肿、肺内原发病变（肺脓肿、肺不张、肿瘤）、单纯胸腔积液及胸膜肿瘤等进行鉴别诊断。

五、治疗原则

（一）急性脓胸

①应用抗生素控制感染，根据培养的菌种和抗生素敏感试验调整抗生素。②及时彻底抽除或引流脓腔内脓液。③使受压的肺复张以恢复其功能。④支持疗法，注意营养，补充维生素，纠正贫血，治疗并发症。⑤治疗引起脓胸的病因。

（二）慢性脓胸

①全身支持疗法，改善营养状况，纠正患者的贫血和低蛋白血症，尽可能做些适当活动以增强体力。贫血严重的患者应行多次少量输血和进食高热量、高蛋白质饮食。②消除胸膜间脓腔，去除坏死组织，治疗原发病。③促进肺扩张，恢复肺功能。

（三）引流脓液

①胸腔穿刺抽液，经胸部 CT 或超声定位，进针应选在脓腔底上 1～2 肋间肋骨上缘，可避免损伤肋间血管。尽量吸净脓液。抽吸后可加用抗生素注入胸腔。②肋间闭式引流，对急性脓胸，脓液稠厚穿刺不易抽净，毒性症状难以控制时，特别是脓气胸或小儿脓胸，应早期行闭式引流。肋间

插管要尽量选用大口径引流管，与水封瓶连接，防止肺萎陷。若引流不畅，应在胸部CT、超声定位下或电视胸腔镜引导下，重新调整引流管位置。经上述处理，可迅速排空脓腔内的大量脓液，减轻患者中毒症状，促进肺复张、胸膜粘连消灭脓腔。闭式引流后10～12日，胸部X线片上显示脓胸消失，可拔除肋间引流管，不需进一步治疗。如脓胸愈合状况不很清楚，可经胸管注入造影剂以获得正确评估。③肋床闭式引流，脓液稠厚，多个脓腔，闭式引流不能控制中毒症状的多房性脓胸，可在脓腔相应部位，切除一段肋骨，探查脓腔，穿通多房腔成为一个脓腔，吸尽脓液后，放置大口径有侧孔的引流管行闭式引流。④纤维层剥脱术，常用于感染或非感染血胸病例。这时肺虽被纤维脓性外膜所约束，但仍可复张。纤维层剥脱术后可以继续闭式引流。肺可重新扩张，两层胸膜靠拢并粘连，消除胸膜腔使脓胸愈合。

（黄　旭　谭黎杰）

第十六节　纵隔炎症

纵隔炎症分为感染性和非感染性两大类，按照病程又可分为急性和慢性两大类，主要累及结缔组织，可影响邻近器官，或由邻近部位的病变所引起。

一、临床表现

典型症状：发热、心动过速、呼吸困难、咳嗽为最常见的症状，其他症状：颈根部和上胸部红肿、疼痛，吞咽困难，或有胸骨浮动、前胸部广泛皮下气肿等。

二、体格检查

患者多呈急性面容，胸骨触痛或叩痛，纵隔浊音界扩大。纵隔有积气者于颈部可扪及皮下气肿，发生脓胸或脓气胸者可查出胸腔积液或积气体征。少数患者可以出现上腔静脉综合征、气管食管瘘等表现。

三、辅助检查

（一）血液检查

多数患者外周血中可见白细胞总数及中性粒细胞比例增高。

（二）胸部 X 线检查

急性纵隔感染患者早期 X 线检查可无特征性改变，典型表现可见纵隔阴影增宽，纵隔脓肿者可见软组织影，向纵隔一侧凸出，其内可见液平，部分患者可见纵隔气肿或皮下气肿。

（三）CT

CT 可显示炎症的部位、累及范围及毗邻关系，能分辨不同阶段的组织坏死，并可用于随访病情变化。

（四）纵隔组织活检

可以通过经颈部纵隔镜或剑突下径路取得标本进行细菌学诊断。

四、诊断

患者既往有颈部感染、食管病变、既往胸部正中手术病史。临床表现为发热、心动过速、呼吸困难、胸闷、咽痛等症状。体格检查胸骨触痛或叩痛，纵隔浊音界扩大，皮下气肿、胸骨浮动等。血生化见白细胞及中性粒细胞比例升高，胸部 X 线片或 CT 见纵隔阴影增宽，边界不清。纵隔穿刺引流出脓性液体则可确诊。

五、治疗原则

明确诊断后应当尽早开始治疗，治疗的基础为抗感染治疗和手术治疗，高张力氧疗、纵隔冲洗和负压吸引可能加强治疗效果。首先应选用广谱抗生素并联合抗厌氧菌感染的药物，取得细菌学证据及药敏结果后及时调整选用敏感抗生素。手术治疗包括纵隔清创，切除坏死组织，冲洗，充分引流。

（一）前上纵隔脓肿

用胸骨切迹上横切口或胸锁乳突肌前缘切口；感染超过第 4 胸椎或隆嵴水平，应当另外经侧胸切口进行引流。

（二）后纵隔脓肿

取后外侧切口进行引流。

（三）胸骨正中切口感染

可从剑突下引流，同时经胸骨上凹置管冲洗。

（四）胸骨骨髓炎

胸骨行清创后使用转移大网膜或带蒂肌瓣，以改善局部血运并清除空腔，于胸骨后和胸骨前皮下软组织内放置引流。

（五）食管瘘口或穿孔

早期可以直接缝合并以肋间肌或心包覆盖；严重食管穿孔或吻合口瘘患者可行食管造口或切除原吻合口后行食管旷置。胸腔镜目前多用于局限于后纵隔的感染，对全身情况差、需要双侧胸腔引流的患者能够减少创伤。

（曾德军　林宗武）

第十七节　纵隔肉芽肿

纵隔肉芽肿又称肉芽肿性纵隔炎，是纵隔肿物的罕见病因之一，呈局灶性肿块样病变，常发生于肺门或纵隔。病因通常被认为是既往肉芽肿性感染（或损伤）引起，非感染性（如自身免疫性疾病、结节病和纵隔辐射）及特发性病例较为罕见。受累的纵隔淋巴结增大，刺激纤维增生相互融合形成坏死肿块。纵隔肉芽肿是最常累及右纵隔、右肺门或隆突下间隙的局灶性病变。该病通常被认为是良性、自限性疾病，但也可以因为肿物压迫邻近器官组织引起相应的并发症或发展为硬化性纵隔炎。

一、临床表现

患者大多无症状，常见发病人群以中年为主。它常因其他原因行胸部影像学检查时发现。但当肿块引起周围组织压迫或产生瘘管时，可引起临床症状及相应体征。①压迫上腔静脉，引起上腔静脉梗阻，导致上腔静脉综合征及相应体征。②压迫食管，引起吞咽困难或吞咽痛等症状。③压迫肺组织或器官，可引起咳嗽或阻塞性肺炎的症状，中叶易受累，常伴右肺中叶综合征。儿童患者可能因气管环顺应性大，引起气管阻塞的症状。④压迫肺动静脉，肺动脉慢性梗阻可导致肺动脉高压、右心衰竭等。压迫肺静脉可导致肺淤血。⑤压迫神经，引起膈神经麻痹或因压迫喉返神经引起声音嘶哑。相较于压迫邻近器官或组织，瘘管形成的后果更为严重。与支气管瘘道可引起盗汗、咳嗽、呼吸困难及咳嗽、咯血等症状，与食管瘘道可引起吞咽疼痛或消化道出血，也可产生口腔微生物经瘘道逆行引起二重感染，与心脏和心包瘘道可引起心包积液或心脏压塞。

二、辅助检查

（一）实验室检查

有明确组织胞浆菌或结核分枝杆菌感染既往史患者，可进行病原学或血清学检查以辅助临床诊断。

（二）病理学检查

组织学活检多数情况下并不必要，但当与恶性肿瘤（如纵隔肿瘤或肺肿瘤）鉴别时，可进行组织学活检。

（三）胸部 X 线检查

胸部 X 线片通常仅可发现纵隔或肺门处的病变，可见纵隔胸膜增厚或上纵隔增宽，病变区可见钙化影。食管钡餐检查可提示食管狭窄。

（四）胸部增强 CT

表现为边界清楚的肿块样病变或聚结病变，内部密度不均一，存在边缘强化伴或不伴散在或弥漫性钙化。

三、诊断

增强 CT 提示边界清晰的肿块样病变。结核分枝杆菌及组织胞浆菌病原学检查可提示病因。当诊断存在困难时，可进行活检，但应考虑取活检的操作难度，以及可能存在继发感染的风险。

四、治疗原则

无症状患者可以不治疗。进行连续的胸部 CT 进行检测。通常第 1～2 年每 6 个月进行 1 次影像学检查，此后每年 1 次。针对存在症状，且适合或可耐受手术的患者，可进行手术切除并修补瘘道。若患者无法耐受，可考虑呼吸内镜介入治疗。若病原学提示组织胞浆菌或结核分枝杆菌等病菌感染，请感染科会诊，指导用药。

（杨镓汶　卢春来）

第十八节　硬化性纵隔炎

硬化性纵隔炎是指大量的胶原和致密纤维组织在纵隔内形成，压迫纵隔内结构，又称慢性纤维化性纵隔炎或纵隔纤维化。它可能主要与组织胞浆菌感染后的异常免疫反应有关。自身免疫性疾病、风湿热、肿瘤、放疗、外伤、药物等也可以引起硬化性纵隔炎。临床上以上腔静脉、肺静脉和肺动脉、气管和食管受累最常见。根据受累范围可以为局限性病变和弥漫性病变。

一、临床表现

（一）典型表现

上腔静脉综合征较多见，可出现颈部和上腔静脉扩张、头颈部水肿、胸背部侧支循环开放。

（二）呼吸道症状

气管、支气管受累可出现咯血、呼吸困难、阻塞性肺炎和肺不张、胸膜腔积液等。

（三）循环系统症状

患者心包受累可出现缩窄性心包炎的症状和体征；肺静脉受压可以引起“假性二尖瓣狭窄”症状，出现肺动脉高压、肺心病；肺动脉狭窄偶尔引起肺梗死。

（四）其他特征性症状

患者食管受累时主要表现为吞咽困难；左喉返神经受累可出现声音嘶哑；膈神经受累可出现膈肌麻痹；星状神经节受累可出现 Horner 综合征。

（五）全身症状

咳嗽、呼吸困难、咯血、胸痛等。

二、体格检查

（一）口唇轻度发绀

口唇发绀为患者长期呼吸困难慢性缺氧所致。

（二）上腔静脉综合征

患者颈静脉充盈，可出现颈部和上腔静脉扩张、头颈部水肿、胸背部侧支循环开放。

（三）桶状胸

患者胸廓扩张度受限，双肺呼吸音低，呼气相延长，双下肺可闻及呼气相干湿啰音。部分患者腹式呼吸明显。

（四）其他可能体征

部分患者可出现声音嘶哑、Horner 综合征，可能是左喉返神经、星状神经节受累。

三、辅助检查

（一）血气分析

氧分压低于正常值，吸氧治疗后改善不明显。

（二）肺功能检查

阻塞性通气功能障碍，FEV1/FVC 下降。

（三）X 线平片

慢性纤维化性纵隔炎在胸部 X 线平片上的改变往往不

易察觉,可以仅有非特异性的纵隔增宽或解剖标志的移位,右侧纵隔更加明显,部分可见纵隔或肺门的钙化。上腔静脉阻塞时可见双侧上纵隔增宽。中心气道阻塞时可见受累肺段或肺叶不张。肺动脉受累时该侧肺纹理减少。肺静脉阻塞侧可见肺高压征象。出现肺梗死可表现为外周楔形高密度影。

（四）MRI

应用较少,对碘造影剂过敏的患者可以采用,多用于术后评估管腔通畅性。食管吞钡能够发现受累部位呈环形长段狭窄。在受累器官有临床表现时,若影像学检查在相应部位发现纤维组织增生,则诊断更为可靠。

（五）CT

主要依靠临床表现及 CT 检查做出诊断。局限性慢性纤维化纵隔炎的 CT 表现为纵隔内局限性软组织影,可伴有钙化,主要分布在右主支气管、隆嵴、肺门。弥漫性慢性纤维化纵隔炎表现为弥漫性浸润性软组织影,大多无钙化或为散在钙化点。增强 CT 可以判断血管狭窄和血栓形成等改变。

四、诊断

患者主诉咳嗽、呼吸困难、咯血、胸痛等。体格检查口唇轻度发绀,桶状胸,上腔静脉综合征。X 线平片或 CT 等提示纵隔增宽或解剖标志的移位,胸膜增厚,纵隔内局限性或弥漫性软组织影,可伴有散在钙化点。

五、治疗原则

慢性纤维化性纵隔炎的治疗包括抗真菌治疗、糖皮质激素治疗和手术治疗。内科治疗根据不同病因采取不同措施,如用抗生素控制感染,激素促进吸收,利尿剂减轻水肿,低分子右旋糖酐促进静脉侧支循环等方法进行减症治疗,以待侧支循环的建立。文献表明取得真菌病原学证据后使用抗真菌药物如酮康唑、氟康唑和两性霉素可以延缓病情进展，而糖皮质激素或免疫抑制剂效果较为轻微。外科手术建立侧支循环，如纵隔纤维化病变局限时，可手术切除病灶，解除器官压迫，行上腔静脉旁路移植手术，以减轻上腔静脉的阻塞；还可直接切开梗阻的静脉，进行血栓摘除术、内膜切除术，或使用人工血管、自身静脉、同种异体血管进行搭桥短路手术等。国外有在上腔静脉狭窄处做纵切口，以大隐静脉片修补术。

（一）手术治疗

适用于：①有严重压迫症状，如呼吸困难、吞咽困难，或有上腔静脉综合征的表现；②慢性纵隔炎出现气管食管瘘、气管或食管胸膜瘘者；③纵隔内块影与纵隔肿瘤难以鉴别时。上腔静脉综合征患者可以用自体筋膜、人工血管行血管旁路术或介入支架术。气管食管瘘或其他胸膜瘘患者可以清除病灶并修补瘘口，但内镜下放置气管支架也是一种可以接受的治疗选择。

（二）手术治疗

不适用于：①仅有一部分局限性单侧患者可以考虑完整切除；②双侧累及或弥漫性病变患者要完整切除纤维组织需要具备血管重建和气道重建技术。

（敖永强　丁建勇）

第十九节　胸内甲状腺肿

正常甲状腺被软组织和肌肉包围，上极达喉和甲状软骨，其周围无坚硬结构，故当颈部甲状腺增大时容易向疏松的胸腔内移行。主要影响因素有甲状腺肿大、颈部较短、胸内负压和呼吸运动。除上述原因外，还有少部分患者是因胚胎发育异常导致的胸内异位甲状腺。胸内甲状腺肿多见于年龄超过 40 岁的患者，其中女性多于男性。胸内甲状腺肿的部位也有明显特点，最常见于前上纵隔，但也可出现于中纵隔和后纵隔。

一、临床表现

多数患者会有脏器压迫症状，如胸闷、憋气、气促、咳嗽、声音嘶哑、胸背部痛或胸骨后疼痛，仰卧位时胸部有压迫感，症状常与体位有关。少数患者是在体检胸部 X 线检查偶然发现纵隔内阴影，后证实为胸内甲状腺肿。

二、体格检查

有时可扪及颈部肿大的甲状腺并向胸腔内延伸，但是不能触及肿块下极。患侧甲状腺区呈空虚感，令患者屏气或仰卧位增加腹压时，可使胸内肿块上移，于胸骨切迹处可触及胸内甲状腺肿上极向颈部膨出。气管向对侧移位。

三、辅助检查

单纯通过普通胸部 X 线平片和胸部 CT 即可诊断胸内甲状腺肿。常规胸部正位 X 线平片上可发现纵隔增宽或上纵隔内存在向外膨出的椭圆形略有分叶的致密影，外侧边缘光滑清晰，肿块中间可以有钙化或条索影。

四、诊断

脏器压迫症状如胸闷、憋气、气促、咳嗽、声音嘶哑、胸背部痛或胸骨后疼痛，症状常与体位改变有关。影像学表现提示上纵隔内阴影。

五、治疗原则

胸内甲状腺肿一经诊断，即应手术切除，从而解除肿瘤对周围脏器的压迫症状。一般手术前不需特殊准备，合并甲状腺功能亢进者，术前需进行药物准备。临床上需要注意有些患者的纵隔内异位甲状腺是机体唯有的有功能的甲状腺组织，切除了异位甲状腺将产生甲状腺功能减退，需要终身补充外源性甲状腺素。因此，术前应确定正常部位的甲状腺是否存在，异位甲状腺是否具有正常甲状腺功能，否则需要重新考虑处理方案。

（单光耀 范 虹）

第二十节 胸腺瘤

胸腺瘤是前纵隔最常见的肿瘤，起源于胸腺的上皮细胞。胸腺瘤分为非侵袭性和侵袭性两种。胸腺瘤常合并有重症肌无力、纯红细胞再生障碍性贫血、肾病综合征、类风湿关节炎、皮肌炎、系统性红斑狼疮（SLE）等自身免疫性疾病。

一、临床表现

胸腺瘤多无特殊症状，有症状者可为肿瘤占据纵隔所引起的局部症状：咳嗽、胸闷、胸痛、心慌等。肿瘤浸润广泛引起的症状：上腔静脉综合征、膈神经受累所致的膈肌麻痹、喉犯神经麻痹所致的声音嘶哑、胸腔积液等都提示可能为恶性。合并疾病的症状：10%～15%重症肌无力患者有胸腺瘤，65%～70%伴有胸腺增生，25%胸腺正常或退化。35%～40%胸腺瘤患者有重症肌无力。

二、体格检查

肿瘤压迫交感神经可引起同侧眼睑下垂、瞳孔缩小、眼球内陷、额部无汗，出现 Horner 综合征。肿瘤压迫上腔静脉，可引起上腔静脉阻塞综合征，表现为头颈、上肢发绀及非凹陷性水肿，胸壁静脉怒张，静脉怒张等。此外，尚可进行握拳运动试验、矛盾现象试验、胸带试验。合并重症肌无力等自身免疫性疾病的体征。

三、辅助检查

（一）胸部 X 线

可见前纵隔圆形或者类圆形块影，边缘多清晰，或有分叶。少数恶性胸腺瘤患者可有肺不张、胸腔积液等表现。

（二）胸部CT

胸腺瘤首选检查方法，能准确地显示肿瘤的部位、大小、突向一侧还是双侧，显示肿瘤的边缘，判断有无周围浸润，以及外科可切除性。

（三）超声或CT引导下的肿瘤穿刺

在术前获得病理诊断。

（四）肌电图

怀疑合并肌无力的患者应通过肌电图进行肌无力的排查，并请神经内科专科医师会诊。

（五）实验室检查

肿瘤标志物，血清乙酰胆碱酯酶抗体（CAEab）、甲胎蛋白（AFP）和β-绒毛膜促性腺激素（β-HCG）检查对于胸腺瘤鉴别判断有一定价值。

四、诊断

对于前纵隔肿块要注意观察：肿瘤是否有完整包膜；是否呈侵袭性生长；有无远处转移和胸腔内种植。非侵袭性胸腺瘤的CT典型表现为边界清楚的圆形、卵圆形或分叶状质地均匀的软组织肿块，伴有出血、坏死、囊变或钙化时，肿块呈不均质低密度。纵隔脂肪未受累是确定肿瘤无侵袭性的有力证据。肿瘤与邻近肺组织境界不清、边缘不规则、跨中线生长、侵犯血管及包绕纵隔结构是提示肿瘤侵犯包膜的征象。

五、治疗原则

（一）手术切除

全胸腺切除或肿瘤完整切除被推荐于所有能够耐受手术的可切除胸腺瘤患者，切除的完整性是最重要的预后因素。因为胸腺瘤区域淋巴结转移罕见，因此不常规推荐淋巴结清扫术。合并重症肌无力或自身免疫性疾病者，以全胸腺切除术为好，术中应格外注意保护膈神经，以减少对呼吸功能的损伤。若肿瘤侵犯肺、胸膜、心包，应尽可能切除，必要时可打开心包探查。对于肿块与重要脏器、大血管关系密切，或者一般情况较差的晚期肿瘤患者，可行姑息性切除或活检取得病理。完整切除的Ⅰ期和Ⅱ胸腺瘤患者不推荐辅助治疗。

（二）非手术治疗

不完整切除的胸腺瘤，推荐术后放疗。Ⅲ期胸腺瘤具有较高的复发风险，推荐术后放疗。对进展期肿瘤，推荐化疗联合（或不联合）放疗。初始评估为不可切除的胸腺瘤进行诱导治疗后手术切除可能是有效的。

（隋启海　王　群）

第二十一节　重症肌无力

重症肌无力是一种由神经肌肉接头处传递功能障碍所引起的自身免疫性疾病，临床主要表现为部分或全身骨骼肌无力和易疲劳，活动后症状加重，经休息后症状减轻。

一、临床表现

最常见的首发症状是由于眼外肌无力引发的非对称性上睑下垂和双眼复视。如果呼吸肌功能受累严重会产生呼吸困难、危及生命的重症肌无力危象。部分或全身的骨骼肌群出现易疲劳性的肌无力症状，具有波动性，晨轻暮重，持续活动后加重，但休息后可缓解。重症肌无力患者全身骨骼肌均可受累，可有以下症状：眼皮下垂、视力模糊、复视、斜视、眼球转动不灵活；表情淡漠、苦笑面容、讲话大舌头、构音困难，常伴鼻音；咀嚼无力、饮水呛咳、吞咽困难；颈软、抬头困难，转颈、耸肩无力；抬臂、梳头、上楼梯、下蹲、上车困难。

二、临床分型（改良的 Osseman 分型法）

①Ⅰ型，眼肌型。②ⅡA 型，轻度全身型，四肢肌群常伴

眼肌受累，无假性球麻痹的表现，即无咀嚼和吞咽困难构音不清。③ⅡB型，四肢肌群常伴眼肌受累，有假性球麻痹的表现，多在半年内出现呼吸困难。④Ⅲ型(重度激进型)，发病迅速，多由数周或数月发展到呼吸困难。⑤Ⅳ型(迟发重症型)，多在2年左右由Ⅰ型、ⅡA型、ⅡB型演变。⑥Ⅴ型，肌萎缩型，少见。⑦肌无力危象，是指重症肌无力患者在病程中由于某种原因突然发生的病情急剧恶化，呼吸困难，危及生命的危重现象。

三、辅助检查

(一)体格检查

神经系统检查有时可发现神经肌肉受累的表现，如重症肌无力的患者眼外肌无力引发的非对称性上睑下垂和双眼复视。

(二)新斯的明试验

成人一般用新斯的明1～1.5 mg肌内注射，若注射后10～15分钟症状改善，30～60分钟达到高峰，持续2～3小时，即新斯的明试验阳性。

(三)CT和MRI

CT和MRI可以发现胸腺增生或胸腺瘤，必要时应行强化扫描进一步明确。

(四)重复电刺激

重复神经电刺激为常用的具有确诊价值的检查方法。利用电极刺激运动神经，记录肌肉的反应电位振幅，若患者肌肉电位逐渐衰退，提示神经肌肉接头处病变的可能。

(五)单纤维肌电图

单纤维肌电图是较重复神经电刺激更为敏感的神经肌肉接头传导异常的检测手段。可以在重复神经电刺激和临床症状均正常时根据“颤抖”增加而发现神经肌肉传导的异常，在所有肌无力检查中，灵敏度最高。

（六）乙酰胆碱受体抗体滴度的检测

乙酰胆碱受体抗体滴度的检测对重症肌无力的诊断具有特征性意义。80％～90％的全身型和60％的眼肌型重症肌无力可以检测到血清乙酰胆碱受体抗体。抗体滴度的高低与临床症状的严重程度并不完全一致。

四、诊断

（1）临床表现：重症肌无力主要表现为部分或全身的骨骼肌群出现易疲劳性的肌无力症状，具有波动性，晨轻暮重，在持续活动后加重，但休息后可缓解。

（2）药理学试验：新斯的明试验阳性。

（3）神经肌肉电生理检查。

（4）乙酰胆碱受体抗体检查：全身型患者大部分呈阳性。

五、治疗原则

（一）药物治疗

①抗胆碱酯酶药物治疗，这类药物主要是缓解重症肌无力的症状，对疾病本身并无明显作用。常用的药物有嗅比斯的明或溴新斯的明。②皮质激素治疗，可改善重症肌无力症状，通常用于抗胆碱酯酶药物治疗效果不佳或不良反应重症难以接受的患者。③免疫抑制剂治疗，硫唑嘌呤治疗有一定的效果。④血浆置换治疗，血浆置换可迅速、明显缓解患者症状，但效果持续时间不长，多用于帮助患者脱离呼吸机或严重全身型胸腺切除术手术前的准备。⑤静脉注射免疫球蛋白，其效果与血浆置换相当。

（二）胸腺切除手术治疗

患者90％以上有胸腺异常，胸腺切除是重症肌无力有效治疗手段之一。它适用于在16～60岁发病的全身型、无手术禁忌证的重症肌无力患者。合并胸腺瘤的患者占10％～15％，是胸腺切除术的绝对适应证。术后症状完全缓解和部分缓解者高达80%～90%。

（三）重症肌无力危象治疗

为了稳定生命体征，及时行人工辅助呼吸，包括正压呼吸、气管插管和气管切开，并监测动脉血气分析中的血氧饱和度和二氧化碳分压变化。若无法获得满意疗效可考虑甲泼尼龙冲击疗法，部分患者还可考虑同时应用血浆置换或大剂量丙种球蛋白冲击治疗。

（林光一　谭黎杰）

第二十二节　胸腺畸胎瘤

纵隔生殖细胞肿瘤起源于原始生殖细胞，纵隔畸胎瘤多发生在前纵隔。各年龄段均可发生，多见于年轻人。外表光滑，有完整包膜，切面为单房或多房囊肿，内含褐色的液体或皮脂样物质，其中常有毛发。在纵隔部位的畸胎瘤大部分为良性肿瘤。

一、临床表现

多数患者无症状。少数肿瘤较大者会产生对周围组织的压迫症状。如压迫气管和支气管除造成胸痛、胸闷、咳嗽等症状，也容易出现肺不张、肺炎等症状。肿瘤压迫喉返神经出现声音嘶哑、肿块压迫上腔静脉会出现上腔静脉综合征。肿瘤坏死、出血及向周围破溃，穿破支气管会咳出皮脂样物质或毛发，可引起咯血及肺脓肿；溃破入胸膜腔则可引起胸腔积液、胸腔感染。

二、辅助检查

（一）实验室检查

良性畸胎瘤肿瘤标志物检测为阴性，但有恶性组织成分的畸胎瘤，特别是含有胚胎性成分的畸胎瘤，可以表现为肿瘤标志物阳性。例如，AFP、HCG、LDH或CA19－9，且在肿瘤切除后上述指标滴定度下降。如含有平滑肌肉瘤成分则肌球蛋白检测可呈阳性，含有神经成分的肿瘤 S－100 蛋白阳性，角蛋白染色阳性提示肿瘤细胞内含有腺癌和鳞癌的成分。

（二）影像学检查

常规 X 线检查一般只向一侧纵隔突出，个别病例可向两侧突出。有时肿瘤大小差别很大，大的肿瘤甚至可占满一侧胸腔。畸胎瘤通常呈圆形或卵圆形，多囊者呈分叶状。肿瘤轮廓清楚光滑，部分皮样囊肿由于继发感染，周围有炎性粘连及胸膜增厚，使轮廓略为不规则。肿瘤内见到骨和牙齿阴影为此类肿瘤的特征性表现。如果肿瘤在短期内显著增大应考虑为恶性，且恶性肿瘤实体瘤较多。CT 表现为前纵隔内圆形或椭圆形块影，边界清楚，多向一侧突出。肿瘤内密度多不均匀，可出现钙化、牙齿影等。当肿瘤有继发感染时周围有炎性粘连及胸膜增厚，其轮廓模糊，应用 CT 扫描可大致明确肿瘤大小及与周围组织的关系。MRI 可以清晰显示肿瘤内部的脂肪-水界面，脂肪在 T1WI 上呈高信号，T2WI 上呈中等偏高信号，当应用脂肪抑制技术后，可以区别脂肪与出血。同时肿瘤内部钙化在 T1WI 及 T2WI 上均呈低信号。

三、诊断

大多数为前纵隔占位。CT 表现为前纵隔内圆形或椭圆形块影，边界清楚，多向一侧突出。肿瘤内密度多不均匀，可出现钙化、牙齿影等。肿瘤穿破肺或支气管，患者咳出皮脂样物质或毛发，具有特征性诊断价值。

四、治疗原则

采用手术切除肿瘤，一般选用胸骨正中劈开和胸部后外侧切口。胸骨正中切口仅用于肿瘤位于前上正中或与心包关系密切者。较复杂的巨大肿瘤或须做肺切除者选择后外侧切口。虽然良性畸胎瘤有较完整的包膜但肿瘤往往与周围组织如心包、肺、神经及大血管紧密粘连，有时须将周围组织一并切除，如部分心包、膈神经、肺叶切除等。大部分患者恶性畸胎瘤在就诊时有转移，无法切除，即使切除主要也是为了活检以明确诊断，而且患者大多在半年内复发或转移而死亡。临床上，一般这种分期在Ⅱ～Ⅲ期的患者已有周围组织侵犯和转移，主要以非手术治疗为主。目前多采用放疗、化疗，但疗效不佳。放疗化疗后肿瘤如明显缩小可再行手术切除。如再复发可再化疗。化疗一般采用以铂类为主的联合化疗方案。

（张绍元　谭黎杰）

第二十三节　畸胎瘤

畸胎瘤起源于潜在多功能的原始胚胎细胞，是最常见的纵隔生殖细胞肿瘤，多为良性，但恶性倾向随年龄增长而呈上升趋势。它好发于新生儿和婴儿，女性为多。

一、临床表现

多数患者无症状，少数肿瘤较大者可有胸痛、胸闷、咳嗽等症状。肿瘤可以坏死、出血及向周围破溃。穿破支气管会咳出皮脂样物质或毛发，可引起咯血及肺脓肿；溃破入胸膜腔则可引起胸腔积液、胸腔感染；侵及心包可引起心包炎、心脏压塞。肿瘤巨大会产生对周围组织的压迫症状，如压迫气管和支气管除造成咳嗽和呼吸困难外，也容易出现肺不张、肺炎等症状。肿瘤压迫喉返神经出现声音嘶哑、肿块压迫上腔静脉会出现上腔静脉综合征。恶性肿瘤大部分会出现不同的症状，仍以胸痛、咳嗽和呼吸困难为主，同时出现体重下降及发热。如果肿瘤生长快速，并向周围器官侵犯或转移会出现相应的症状和体征。

二、辅助检查

（一）实验室检查

良性畸胎瘤肿瘤标志物检测为阴性，但有恶性组织成分的畸胎瘤，特别是含有胚胎性成分的畸胎瘤，可以表现为肿瘤标志物阳性，如 AFP、HCG、LDH 或 CA19－9，且在肿瘤切除后上述指标滴定度下降。如果含有平滑肌肉瘤成分则肌球蛋白检测可呈阳性，含有神经成分的肿瘤 S－100 蛋白阳性，角蛋白染色阳性提示肿瘤细胞内含有腺癌和鳞癌的成分。

（二）X 线检查

一般只向一侧纵隔突出，个别病例可向两侧突出。畸胎瘤通常呈圆形，卵圆形，多囊者呈分叶状。肿瘤轮廓清楚光滑，部分皮样囊肿由于继发感染，周围有炎性粘连及胸膜增厚，使轮廓略为不规则。在肿瘤内见到骨和牙齿阴影为此类肿瘤的特征性表现。如果肿瘤在短期内显著增大应考虑为恶性，且恶性肿瘤实体瘤较多。

（三）CT 检查

特征性表现是以脂肪密度为主的肿块含有钙化的实体结节，或肿块合并液体部分。其中脂肪部分居于上方，而液体部分在下方。两者之间有脂肪-液面，在此界面处可见线状或索状混杂密度的圆形影为毛发团。当肿瘤有继发感染时周围有炎性粘连及胸膜增厚，其轮廓模糊。CT 扫描可大致明确肿瘤大小及与周围组织的关系。

三、诊断

畸胎瘤大部分位于前纵隔，较多位于前纵隔中部，于心脏与主动脉弓交界处。X 线、CT 检查显示前纵隔心底部水平有质地浓密的圆形、类圆形或结节状块影，如见到骨质或牙齿有诊断意义。肿瘤穿破至肺或支气管，患者咳出皮脂腺样物质或毛发，具有特征性诊断价值。

四、治疗原则

纵隔良性畸胎瘤，均应根据患者身体情况尽早手术切除。肿瘤巨大、粘连严重、暴露困难者，可打开肿瘤囊腔，挖除部分肿块或吸除内容物（皮样囊肿），再解剖分离。肿瘤溃破入支气管或者肺，原则上应该行患肺切除术。已经继发感染如肺脓肿者，应该视患者一般情况，考虑行一期病肺切除或先行脓肿引流，待一般情况好转，感染控制后，再手术切除。恶性畸胎瘤应予以化疗。部分患者化疗后肿块完全消失或变小，β－HCG、AFP 恢复正常，提示对化疗敏感。如果化疗后 β－HCG、AFP 仍高于正常，提示化疗效果不佳，预后差。极少数患者可以通过化疗使肿瘤缩小、血清标志物达到正常水平，可以进行手术切除。

（程　涛　葛　棣）

第二十四节　心包囊肿

心包囊肿是发生于心包的囊肿，常附着于心包外壁，为良性病变，极少引起压迫症状。

一、病理

心包囊肿为先天性发育异常，在体腔发育过程中形成。有单房或多房，由囊状薄壁的间皮细胞组成，囊内含有浆液或清水状液体。特点是：①壁薄，几乎透明；②囊内含有液体，有的则与心包相交通，液体量可达 1000 mL 以上；③囊壁内为一层内皮细胞组织。囊肿部位和大小不一，可发生在心包任何部分，但最常见部位为右侧心膈角处，占 70%，左侧占 22%，远离心包占 5%。其也可发生在较高位置，甚至延伸至上纵隔。

二、临床表现

典型的心包囊肿表现为中年人胸部 X 线片上的无症状性肿物。大多数患者无自觉症状，少数患者有胸闷、胸痛、气急、咳嗽、心悸和吞咽困难等。巨大囊肿压迫胸内重要脏器，可危及生命。

三、辅助检查

（一）X线检查

胸部X线检查可见心膈角处有明显圆形或椭圆形阴影，密度淡而均匀，边缘清楚。深呼吸和体位改变时阴影形态和大小都有明显改变。

（二）CT

特异性诊断须依赖CT检查。如CT显示心包旁囊性肿物，其内液体密度与水一致，则可确诊为心包囊肿。

（三）超声

可确定囊内液体，对诊断有一定帮助。

四、治疗原则

心包囊肿无症状者不需手术，囊肿有压迫和感染症状时，需行手术切除。在施行其他心脏手术中如发现心包囊肿，应一并切除。孤立的心包囊肿可行电视胸腔镜下摘除。囊肿较大或摘除困难者，可行开胸手术，先抽出囊液，再行摘除。

（杨蕙沁　葛　棣）

第二十五节　支气管囊肿

支气管囊肿是一种少见的纵隔病变，是胚胎时期气管支气管树异常分化形成的，位于纵隔、气管旁、食管、隆突附近或肺门。

一、临床表现

支气管囊肿的临床表现可轻可重，可缓可急，取决于囊肿的大小，也反映其病理变化。较大的囊肿可压迫气管、支气管或食管，出现胸闷、胸痛、咳嗽、喘息、呼吸苦难、反复呼吸感染或吞咽困难或吞咽不适；也可引起上腔静脉梗阻、肺动脉狭窄、二尖瓣狭窄症状。如果囊内积存大量感染液体占据一侧胸腔，可造成急性呼吸窘迫。

二、辅助检查

（一）胸部 X 线检查

较小的囊肿不易发现，较大的支气管囊肿在胸部 X 线片上表现为从纵隔突向一侧肺野的圆形、类圆形阴影，边缘光滑，密度均匀，可压迫气管、支气管及邻近组织。与支气管相通时可见气液面。

（二）CT

表现为气管旁、升主动脉旁、主动脉弓上方及降主动脉旁圆形、椭圆形或不规则形状，囊内密度均匀，CT 值约 10 HU。囊壁厚度不超过 1 mm 的均匀线影。较大囊肿压迫周围致气管支气管壁食管腔变形。

三、诊断

支气管囊肿的诊断关键在于上述的胸部影像学检查。多数患者无症状，少数则可有相应的压迫症状。

四、治疗原则

支气管囊肿无论是否伴有呼吸道症状均应手术治疗。合并感染时术前需行抗生素治疗。手术适应证：怀疑或诊断为支气管囊肿。手术禁忌证：全身情况差，不能耐受手术。手术要点：孤立无粘连的支气管囊肿可完整摘除。支气管囊肿嵌入食管肌层，可行囊肿剜除术。囊肿因反复继发感染与周围脏器严重粘连时，术中为避免损伤大血管引起出血和切除不彻底，可先放出囊内液体，减轻对邻近脏器的压迫，再行囊肿切除。若囊肿不能完整摘除，可以切除部分囊壁，清除囊内感染，残余囊壁用碘酊涂抹以破坏上皮的分泌功能。术后处理：同肺部手术。严密监测基本生命体征，保证呼吸道畅通，观察胸腔引流情况并按时拔管，注意补液、抗感染及镇痛处理。

（殷　昊　谭黎杰）

第二十六节　食管囊肿

食管囊肿为胚胎性遗留物而非新生物。因其征象类似良性肿瘤，故一般将其视为食管的良性肿瘤，发病率低于食管平滑肌瘤和食管息肉，与食管平滑肌瘤的比例为 1∶(5～8)，约占食管良性肿瘤的 2.2%。食管囊肿的发病原因不清楚，可能起源于胚胎前肠的异位细胞，被认为是肠源性囊肿的变异。食管囊肿的部位决定于基质分离的程度，外形与移位上皮的形成有关，覆盖层决定于组织来源及其分化的程度。

一、病理

成人食管囊肿常呈椭圆形，可完全位于食管壁内，亦可通过一瘘管与食管相连。表面覆盖有一薄层肌纤维，囊肿与食管肌层或黏膜一般无紧密的粘连，大小多在 5～10 cm。婴幼儿可见有较大的囊肿，可占据一侧胸腔大部，且多位于气管分叉处。囊内上皮为消化道上皮，52%为纤毛柱状上皮，27%为胃黏膜，10%为鳞状上皮，其余为混合型。囊装多由两层平滑肌组成，偶尔在囊壁内发现有软骨。囊内含有白色透明黏液或棕色黏液，如其上皮为胃黏膜，可发生溃疡、出血和穿孔，有时囊内可并发感染，但在成人少见。

二、临床表现

食管囊肿较小时，一般无任何症状，偶然体检做胸部 X 线检查或钡餐检查时发现。如肿瘤较大，可因囊肿压迫邻近组织发生不同的症状。在婴幼儿常因囊肿较大，压迫邻近组织，可以发生呼吸道症状或食管梗阻症状，出现呼吸困难或吞咽困难。成人当囊肿造成食管腔部分梗阻时，则可出现吞咽困难、反流和胸痛等症状，甚至发生呼吸窘迫。如果囊内出血，患者突然出现剧烈胸痛，此情况多发生于婴幼儿和儿童，在成人则少见。可因穿透气管或支气管引起咯血。临床上发现食管囊肿并发颈椎或胸椎的半椎体畸形，常为并存内被胃黏膜的食管囊肿。

三、辅助检查

（一）X线检查

所见与食管平滑肌瘤相似。在胸部X线片上，表现为纵隔肿块影，致使气管、支气管或食管移位。

（二）钡餐造影

肿瘤上下端与正常食管壁形成的锐角不如食管平滑肌瘤明显，其余征象与食管平滑肌瘤相似。

（三）食管镜

可以确定肿瘤的部位及大小。可发现囊肿突出于食管腔内，表面黏膜正常，质地较平滑肌瘤柔软。禁忌经食管镜活检。

四、诊断

食管囊肿经X线检查和食管镜检查即可定位及确诊。

五、治疗原则

依据囊肿发生的部位、大小、形态、食管受累的范围、与食管周围器官或结构的关系等因素决定食管囊肿的治疗。在成人，小而无症状的食管囊肿，可严密观察；对大而有症状的囊肿常需要手术治疗，可将其从食管壁上摘除，但不能切开食管黏膜或过分损伤肌层。婴儿的食管囊肿与周围组织粘连较紧，而且血运丰富，增加了手术切除的难度，可以在囊肿表面做一小切口，单纯切除囊肿内壁。如果囊肿不能从食管壁上游离，则需要行食管部分切除术，食管囊肿手术治疗并发症少，治疗效果好。

（魏咏琪　卢春来）

第二十七节　食管裂孔疝

由于先天性原因导致膈肌食管裂孔、膈下食管段、胃之间结构发生异常，出现膈下食管、贲门、胃底随腹压上升而进入纵隔，以及胃内容物向食管反流，称为食管裂孔疝，可分为滑动型、食管旁疝和混合型三种。本病通常在婴幼儿时期被发现。

一、临床表现

（一）消化道症状

80%～90%的新生儿及婴幼儿出现呕吐，可生后第1周即发生，平卧或夜间较为频繁，轻微的仅溢奶，严重可呈喷射性，并含胆汁。患病8～9个月后呕吐减轻。病情严重导致慢性呕血、便血、吞咽困难。

（二）呼吸道症状

因误吸导致上呼吸道反复感染。

二、体格检查

胸骨后疼痛：因食管裂孔疝引起严重反流性食管炎时出现胸骨后疼痛。食管旁疝：胃底进入胸腔，胃排气不畅，引发潴留性胃炎、溃疡、出血，胃底可发生扭转，甚至嵌顿，出现梗阻症状。患儿胸闷、呼吸急促，肺部呼吸音减弱，上腹部出现腹膜炎体征。

三、辅助检查

（一）X线钡餐检查

可明确解剖结构异常，判断食管肌层运动是否异常，粗略判断食管清除率。

（二）内镜及活检

内镜可直接观察食管黏膜有无充血、水肿、糜烂、出血、狭窄及潴留情况，贲门松弛度，胃黏膜疝入食管的多少，食管、胃黏膜交界上移的程度等。胃镜下的活检对诊断食管炎有高度的敏感性和特异性，根据其病理标准，有助于炎症程度的判断及治疗。

（三）食管 pH 动态 24 小时监测

腹腔段食管短缩、胃 His 角变钝、膈食管韧带松弛、食管下段括约肌作用消失，出现胃食管酸性物质反流，检测时微电极置于食管括约肌上方约 2cm 处，进行 24 小时动态监测，并记录标记进食、睡眠、体位、呕吐的起止时间，pH 小于 4 定为酸性反流，反流持续时间、次数对病理解剖变化相当重要，是指导治疗方案的依据。

（四）食管压力的测定

食管下段正常有一高压区，发生食管裂孔疝时，这一区域压力下降，观察食管下段的压力、长度，以及胃、食管压力差，压力测定可用于观察胃食管反流、食管蠕动功能，对手术方案决定及疗效的评估有一定意义。

四、诊断

频繁呕吐及反复的呼吸道感染，影响患儿生长发育。X 线钡餐、食管内镜、食管压力及 pH 测定可确定诊断。

五、治疗原则

治疗目的是消除反流、缓解压迫、预防食管炎症及胃扭转嵌顿。对于食管旁疝和混合型疝由于有胃出血、穿孔、梗阻、扭转危险及呼吸系统症状，通常主张手术治疗，手术治疗方式有：①经胸手术，食管裂孔明显，有胃扭转、粘连严重或食管过短可经胸。②经腹手术，修补膈肌角裂孔后将胃底绕食管后方 360°（Nisen 术）在前壁汇合，缝合 3～4 针。Thal 术则将胃壁 210°部分折叠，使胃底处胃前壁片状附于食管，长度达 2～4 cm 起到瓣膜启闭作用。③腹腔镜手术，手术步骤基本同开腹，注意修补食管裂孔需保留 1 cm 间隙。滑动性食管裂孔疝则需根据反流程度及临床症轻重进行决定，X 线上小型疝和柱状疝可先保守治疗，2～3 个月钡餐透视一次，观察疝形状变化，如反流严重，食管炎症明显且临床症状难以消除时可考虑手术。中型和巨大疝可择期手术。

（张宇琛　葛　棣）

第二十八节　食管癌

食管癌是我国最常见的癌症之一，在我国鳞形细胞癌仍占绝大多数，但是全球范围内，食管及食管交界部的腺癌发病率明显增高。目前，外科手术切除仍是治疗食管癌的最佳手段，而早期诊断则是提高食管癌生存率的最佳方法。

一、临床表现

（一）早期症状

常不明显，可有胸骨后不适、吞咽食物时局部有摩擦感或异物感等。

（二）典型表现

进行性吞咽困难，开始时进食硬质食物时难以下咽，需饮用汤水送下，继则不能吞咽硬食，逐步改为软食、半流质或流质饮食，最后流质甚至唾液不能下咽，患者常呈现消瘦。晚期患者脱水消瘦加重，常呈现恶病质。癌肿直接侵犯邻近器官组织，常伴锁骨上淋巴结转移，可压迫喉返神经致声音嘶哑，可有食管气管或食管支气管瘘，癌肿穿入主动脉可引起致死性呕血。癌肿远处转移时可出现腹水、黄疸、肝转移性肿块，骨转移可引起剧烈疼痛等。

二、辅助检查

（一）食管镜

内镜对食管癌诊断阳性率可达 95％，可以了解肿瘤的部位、大小、长度，以及对管腔的阻塞情况。早期食管癌在内镜下可以表现为黏膜粗糙、腐蚀和局部的充血，有时较难辨认。进展型食管癌在内镜下容易辨认。内镜下对所有肿瘤均应常规行活检行细胞学检查，取组织时应该避开坏死组织，在肿瘤边缘提取，从而提高诊断率。

（二）食管钡剂造影

食管钡剂造影可对食管黏膜、食管扩张性、活动度及病理改变进行评估。浸润型食管癌表现为管腔的狭窄，根据狭窄段的两端可以判断肿瘤的长度和边缘；腔内型则表现为突入管腔的较大龛影；溃疡型肿块则表现为表面凹凸不平的溃疡影；对于肿瘤黏膜下扩散导致的静脉曲张型食管癌，钡剂造影中表现为食管黏膜变硬、迂曲，应与食管静脉曲张鉴别。该类型肿瘤通常位于食管中段或上段，并且不随食管蠕动或呼吸而改变形状。另外，肿瘤与正常黏膜的分界比食管静脉曲张更明显。早期食管癌在钡剂造影中可表现为小的腔内斑块样或息肉状突出，也可表现为区域性溃疡。上述这些特点在气钡双重造影中表现得更加明显。

（三）CT

CT 可以用来评估肿瘤局部生长情况、肿瘤和邻近结构的关系，以及远处转移。CT 并不能分辨食管壁的层次，因此不能判断 T 分期。然而食管周围脂肪层可以用来判断食管癌对邻近结构的侵犯情况。

（四）内镜超声

内镜超声在判断早期食管癌和食管癌对周围组织侵犯时准确率最高，也最具利用价值。为食管癌提供了较为准确的 T 分期，并且能够探及肿瘤局部、胃周及腹腔淋巴结。

（五）支气管镜

支气管镜用于评估颈部及胸上段食管癌对气管和支气管的侵犯非常重要。对于在 CT 上表现为隆突下方巨大肿块或是隆突下淋巴结肿大的患者均应行支气管检查，明确隆突有无肿瘤侵犯。

（六）PET

PET 在评估食管癌原发肿瘤、远处转移、可切除性方面的准确率高于 CT。但是，和 CT 一样，PET 也不能判断食管壁的层次。

（七）胸腔镜和腹腔镜

前许多学者认为胸腔镜和腹腔镜检查是评估食管癌分期的有效方法，与无创伤性检查比较，可以更加准确地判断食管癌局部侵犯、淋巴结及远处转移情况。除此之外，胸腔镜和腹腔镜还可以用来判断进展型食管癌患者新辅助治疗的效果。

三、诊断

进行性吞咽困难、体重减轻。部分患者可有胸骨后不适或烧灼感。确诊需进行组织学活检。

四、治疗原则

食管癌的治疗应根据肿瘤的病理分期而决定。比较一致的看法是采用以手术和放射治疗为主的综合疗法。

（一）手术指征

①早期食管癌 0、Ⅰa 期，可采用内镜黏膜切除技术治疗。②Ⅰb、Ⅱa 及Ⅱb 期食管癌，根据病变部位和浸润深度采用手术治疗或术前放疗（或结合术前化疗）后再手术治疗。③Ⅲa/b 期和部分Ⅲc 期肿瘤，可先行放疗（或结合化疗）再争取手术切除。④放疗后复发，病变范围不大，无远处转移，全身情况良好者，也应争取手术治疗。⑤少数Ⅲc 期和Ⅳ期患者，食管高度梗阻，如扩张、内支架等治疗无效，可考虑行短路手术。

（二）手术禁忌证

①食管癌已属晚期，癌肿已明显侵犯到气管、主动脉弓、肺等，或出现声音嘶哑、持续胸背痛。因手术往往无法切除肿瘤。②食管癌患者已有颈部淋巴结肿大，有肝转移等。此时切除食管癌已不能解决根本问题，即使切除原发病灶，但不久其他部位又会出现转移癌。③有严重的心脏病或肺功能不全等。因食管癌手术属于大手术，患者心、肺功能不好，很难安全度过手术关。

（杨辉强 蒋 伟）

第二十九节　肺癌

目前肺癌已经成为全世界范围内最常见的恶性肿瘤，男性肿瘤患者死亡率居首位，发病主要原因包括吸烟、遗传易感性、环境污染、职业暴露、基因变异等。

一、临床表现

（一）早期肺癌的临床表现

肺癌早期可无明显症状，当发展到一定程度时，可出现咳嗽、血痰、胸痛、发热、气促五大常见的症状。其中咳嗽是最常见症状，血痰是最具诊断意义的症状。

（二）肺癌侵犯邻近组织器官所致的临床表现

侵犯喉返神经可出现声音嘶哑，上腔静脉受累可导致上腔静脉综合征，呈现头面部静脉怒张，皮下组织水肿。胸腔受累可出现胸腔积液，累及心包出现心包积液。纵隔淋巴结转移科压迫食管，出现吞咽困难，肿瘤压迫胸腔入口可出现肩背部疼痛，上肢感觉运动异常。晚期可出现消瘦、恶病质。

（三）肺癌转移的症状

肺癌早期可转移，最常见的转移部位为肝、骨骼、颅脑、肺（对侧）和肾上腺。根据转移的部位，可出现肝大、食欲减退、上腹部胀痛、黄疸、剧烈的骨骼疼痛与压痛、病理性骨折、头痛、呕吐、乏力、皮肤色素增加、腋毛脱落等。

（四）副癌综合征

部分患者肺癌具有神经内分泌功能，其表现与分泌的物质有关，可表现出皮质醇增多、甲状旁腺功能亢进、肺源性骨关节病等。

二、体格检查

多数早期肺癌患者无明显阳性体征。部分患者可出现原因不明、久治不愈的肺外征象，如杵状指（趾）、非游走性关节疼痛、男性乳腺增生、皮肤黝黑或皮肌炎、共济失调和静脉炎等。临床表现怀疑肺癌的患者,体格检查发现声带麻痹、上腔静脉梗阻综合征、Horner 征、Pancoast 综合征等提示局部侵犯及转移的可能。临床表现怀疑肺癌的患者,体格检查发现肝大伴有结节、皮下结节、锁骨上窝淋巴结肿大等提示远处转移的可能。考虑脑转移可能有神经定位体征。

三、临床病理学类型

（一）腺癌

目前最常见的组织学亚型,常位于肺的周围部分,特征是出现腺体分化和(或)产生黏液。浸润性腺癌可以细分为贴壁型、腺泡型、乳头状型、微乳头状型与实体型。

（二）鳞癌

目前约占肺癌的 30%,中老年男性多见,并多有长期大量吸烟病史,为中央型肺癌。

（三）神经内分泌肿瘤

2015 年 WHO 分类将小细胞肺癌、大细胞神经内分泌癌和典型类癌、不典型类癌统一归类为神经内分泌肿瘤。

四、辅助检查

（一）血液学检查

肿瘤标志物主要包括组织多肽抗原(TPA)、癌胚抗原(CEA)、鳞癌抗原(SCC)、细胞角蛋白 19 片段(CYFRA21 - 1)、神经特异性烯醇化酶(NSE)等。

（二）痰细胞学检查

它是诊断肺癌简单、方便的无创诊断方法,临床上可疑肺癌的病例,应常规进行痰细胞学检查。

（三）X 线检查

胸部 X 线片是肺癌治疗前后基本的影像学检查方法,通常包括胸部正、侧位片。

（四）CT

胸部 CT 能发现小于 1 cm 和 X 线片上难以发现的肺部

病变，是目前肺癌诊断、分期、疗效评估及治疗后随诊中最重要和最常用的影像学手段。螺旋 CT 薄层重建是肺小结节最主要的检查和诊断方法。

（五）MRI

MRI 是观察纵隔、肺门大血管受侵情况及淋巴结肿大的首选检查方法，对鉴别放疗后纤维化与肿瘤复发亦有一定价值。此外，头颅 MRI 已经成为排查颅脑转移最主要的手段。

（六）超声

超声主要用于发现腹部实性重要器官，以及腹腔、腹膜后淋巴结，双侧锁骨上窝淋巴结有无转移。超声还常用于穿刺活检、胸腔积液及心包积液抽取定位。

（七）PET - CT

PET - CT 可用于肺癌诊断、分期与再分期、疗效评估和预后评估，但价格昂贵，有条件者推荐使用。

（八）支气管镜

支气管镜是诊断肺癌最常用的方法，包括支气管镜直视下刷检、活检、针吸，以及支气管灌洗获取细胞学和组织学诊断。

（九）纵隔镜

作为确诊肺癌和评估淋巴结分期的有效方法，纵隔镜是目前临床评估肺癌纵隔淋巴结状态的金标准。

（十）胸腔镜

胸腔镜可以准确地进行肺癌诊断和准确分期。

（十一）胸腔穿刺术

胸腔穿刺术可以获取胸腔积液进行细胞学检查。

（十二）经胸壁肺穿刺活检术

在 CT 或超声引导下进行胸内肿块的穿刺，适用于肺外周肿块。

（十三）基因检查

对肿瘤进行基因检查，如 *EGFR* 基因突变，*ALK* 和 *ROS1*

基因融合检测等，有利于个体化的靶向治疗。

五、分期

（一）非小细胞肺癌

综合 TNM 分期，非小细胞肺癌分为Ⅰ期、Ⅱ期、Ⅲ期和Ⅳ期。Ⅰ期是早期，出现在肺部的比较小的肿瘤，并没有在淋巴结部位扩散。Ⅱ期是中期，肿瘤进一步增大，并逐渐出现了肺门附近的淋巴结扩散。Ⅲ期是中晚期，出现了各种严重的肿瘤状态，癌细胞进一步扩散到纵隔或肺外淋巴结。Ⅳ期是晚期，肿瘤出现其他器官扩散，包括胸腔内至胸腔外。

（二）小细胞肺癌

小细胞肺癌分为局限期和广泛期。局限期指病变局限于同侧半胸，能安全地纳入单个放疗照射野。一旦癌症播散至对侧肺、转移至对侧纵隔淋巴结、血行转移至远处脏器或伴随同侧的恶性胸腔积液或心包积液则归于广泛期，无法纳入单个放射野。

六、诊断

需依据临床表现和各种影像学资料进行综合分析，必须取得细胞学或病理组织学的证据。诊断需包括肺内病变的定位定性和肿瘤分期两大步骤。在综合选择使用各种诊断手段时，应依据先简单再复杂、先无创后有创的原则进行。

七、治疗原则

应根据患者的机体状况、肿瘤的病理组织学类型和分子分型、侵及范围和发展趋向采取多学科综合治疗的模式，合理地应用手术、化疗、放疗和分子靶向治疗等手段。最大限度地延长患者的生存时间、控制肿瘤进展和改善患者的生活质量。

（一）外科治疗

①非小细胞肺癌的外科治疗，目前对临床Ⅰ期、Ⅱ期、部分ⅢA期的非小细胞肺癌及原发肿瘤可以切除同时伴有孤立性转移灶的非小细胞肺癌患者，外科治疗是主要的治疗手段。ⅢB期、Ⅳ期肺癌，除少数情况外，手术不应列为主要治疗手段。已明确纵隔淋巴结转移（N2）的患者，手术可考虑在（新辅助）化疗/放化疗后进行。手术方式可分为局部切除术、肺叶切除术、肺段切除术、全肺切除术、支气管袖状成形肺叶切除术、支气管肺动脉双袖状成形肺叶切除术、气管隆突切除重建术及体外循环下心血管切除重建技术等。②小细胞肺癌的外科治疗，小细胞肺癌高度恶性，90％以上的患者在首次就诊时就已经存在区域淋巴结或远处转移，外科的获益有限。

（二）化疗

①小细胞肺癌的化疗，目前EP方案是治疗各期小细胞肺癌的标准方案。②非小细胞肺癌的化疗，目前化疗仍然是Ⅳ期非小细胞肺癌主要的一线治疗手段，多数学者主张铂类＋新药的两药联合方案作为非小细胞肺癌的一线化疗方案。铂类可以选择顺铂和卡铂，另一个化疗药物可选择吉西他滨、紫杉醇、多西紫杉醇或长春瑞滨。

（三）放疗

放疗是肺癌局部治疗的手段之一。对有纵隔淋巴结转移的肺癌，放疗是主要的治疗手段，对有远处转移的肺癌，放疗是姑息治疗。对于因为高龄或者内科原因不能耐受手术的早期肺癌病例，放疗也可作为一种根治性治疗手段。

（四）靶向治疗

针对肿瘤特有和依赖的驱动基因异常进行的治疗称为靶向治疗。主要包括：以表皮生长因子受体（EGFR）为靶点的药物，如吉非替尼、厄罗替尼等；以棘皮类微管相关样蛋白4-间变淋巴瘤激酶（EML4－ALK）融合基因为靶点的药物，如克唑替尼、色瑞替尼等；抗血管生成的贝伐单抗和重组人血管内皮抑素等。

（五）免疫治疗

主要包括 CTLA4、PD－1 和 PD－L1 药品，通过药物来刺激和激活免疫系统，来识别和杀伤肿瘤细胞。目前帕博利珠单抗、卡瑞利珠单抗、纳武利尤单抗及伊匹单抗已用于肺癌的一线治疗。

（六）介入治疗

在影像学设备的指引下，利用穿刺针、导丝、导管等器材，将治疗器材引导到病变部位进行治疗。其中，气管动脉灌注化疗适用于不能手术、全身化疗无效的晚期患者。支气管介入治疗适用于不能手术和放疗的患者。

（石昊春　郭卫刚）

第七章 心外科

第一节 房间隔缺损

房间隔缺损(ASD)为临床上常见的先天性心脏畸形,是原始房间隔在胚胎发育过程中出现异常,致左、右心房之间遗留孔隙。

一、临床分型

房间隔缺损主要分为原发孔型及继发孔型两种。原发孔型房间隔缺损较少见,又称为部分型心内膜垫缺损,缺损位于房间隔下部近十字交叉处,常合并二尖瓣前叶或三尖瓣隔瓣瓣裂。继发孔型房间隔缺损根据位置不同又可细分为四种。①中央型房间隔缺损,最为常见,约占70%,缺损位于房间隔中部,相当于卵圆窝处。②上腔型房间隔缺损,位于上腔静脉开口与右心房连接的部位,缺损下缘为房间隔组织,缺损上缘为上腔静脉开口处。③下腔型房间隔缺损,位于房间隔的后下部,缺损下缘接近下腔静脉入口处。④混合型房间隔缺损,包含两种以上特点的缺损。

二、临床表现

临床表现常不明显,儿童 ASD 常患感冒,青年患者多于体检时发现,进展后易出现心悸、气急、乏力等一系列非特异性表现。

三、体格检查

听诊胸骨左缘第 2、3 肋间可听见Ⅱ～Ⅲ级收缩期吹风样杂音,伴有第二心音亢进和固定分裂。当肺动脉显著扩大,可伴有肺动脉瓣关闭不全的舒张早期杂音。

四、辅助检查

（一）心电图

心电图常示电轴右偏，右心室增大。右胸导联 QRS 间期正常，但是呈 r5R′或 rsR 型。房间隔缺损可见 PR 间期延长。

（二）胸部 X 线检查

缺损较小时，分流量少，X 线所见可大致正常或心影轻度增大，肺野充血。肺纹理增多。肺动脉段突出，在透视下有时可见到肺门舞蹈。主动脉结缩小，心脏扩大，以右心房，右心室明显，一般无左心室扩大。

（三）超声心动图

超声心动图可以清晰显示 ASD 大小、位置、数目残余房间隔组织的长度及厚度，以及毗邻解剖结构的关系，而且还可以全面了解心内结构和血流动力学变化。

五、诊断和鉴别诊断

根据临床症状、体征、心电图检查结果、胸部 X 线片及超声心动图检查结果可得出明确诊断，尤其是超声心动图检查结果，可确定缺损类型、肺动脉压力高低及有无合并其他心内畸形等。

鉴别诊断：①较大的室间隔缺损，因为左至右的分流大，心电图表现与本病极为相似，可能造成误诊，但室间隔缺损心脏听诊杂音位置较低，左心室常有增大。但在小儿患者不易鉴别时可做右心导管检查确立诊断。②特发性肺动脉高压，其体征、心电图和 X 线检查结果与本病相似。但心导管检查可发现肺动脉压明显增高而无左至右分流证据。③部分肺静脉畸形，其血流动力改变与房间隔缺损极为相似，但临床常见的是右侧肺静脉畸形引流入右心房与房间隔缺损合并存在，肺部 X 线摄片可见畸形肺静脉的阴影。右心导管检查有助于确诊。④单纯肺动脉口狭窄，其体征、X 线和心电图表现与本病有许多相似之处，有时可造成鉴别上的困难。但瓣膜型单纯肺动脉口狭窄时杂音较响，超声心动图见肺动脉瓣异常，右心导管检查可确诊。

六、治疗原则

一般房间隔缺损一经确诊，应尽早开始接受治疗。房间隔缺损的治疗包括外科手术和介入治疗两种。

手术适应证：①儿童房间隔缺损已有右心负荷增加或心导管检查肺循环血流量/体循环血流量（Qp/Qs）≥1.5 即使无症状，应择期手术治疗，适宜的手术年龄为 2～5 岁；原发孔型房间隔缺损，应尽早手术。②成人和已有轻、中度肺动脉高压的房间隔缺损，应及时手术。③重度肺动脉高压和年龄在 50 岁以上的房间隔缺损仍为左向右分流者，经内科治疗情况改善后可手术治疗，但手术风险高。④肺动脉高压已呈双向分流，出现发绀和右心衰竭，为手术禁忌证。

接受介入治疗的房间隔缺损大小范围为 5～30 mm。对于原发孔型房间隔缺损、上腔型、下腔型房间隔缺损和合并有需外科手术的先天性心脏畸形，目前外科手术是唯一选择。

（孙晓宁）

第二节　室间隔缺损

室间隔缺损是心室的间隔部分因组织缺损引起心室间血流异常交通，为最常见的先天性心脏病，占先天性心脏病总数的 25%～30%。

一、临床表现

室间隔缺损的临床表现主要取决于室间隔缺损的大小、心内分流量的多少和肺动脉高压的程度。小的室间隔缺损可无任何症状，多在体检时发现心脏杂音。中等大小室缺常伴有心动过快、活动量受限、乏力、反复呼吸道感染等。大量心内分流患儿常有喂养困难、生长发育迟缓、反复心力衰竭和肺炎等临床表现。如合并严重肺动脉高压，则可出现活动后气促、发绀等症状。室间隔缺损患者，易并发感染性心内膜炎。

二、体格检查

在胸骨左缘第3～4肋间闻及Ⅱ～Ⅲ级或Ⅲ级以上喷射性收缩期杂音，部分患者可扪及局限性收缩期震颤。高位室间隔缺损杂音和震颤位置可位于第2肋间。合并严重肺动脉高压患者心脏杂音轻微或消失，但可闻及明显亢进的肺动脉瓣区第二心音，并可见发绀及杵状指。

三、辅助检查

（一）心电图

小的室间隔缺损心电图正常，中至大量分流的室间隔缺损心电图常有左心室高电压和左心室肥厚。合并严重肺动脉高压的患者，心电图可表现为双心室肥厚。可伴有不完全性束支传导阻滞。

（二）胸部X线检查

小的室间隔缺损胸部X线表现基本正常。缺损大、左向右分流量较大者，胸部X线片可见不同程度的心影增大、肺血增多及肺动脉段膨隆。晚期合并严重肺动脉高压者，心影接近正常大小，突出的表现为肺动脉段明显外凸，肺野血管接近正常或稀疏。

（三）超声心动图

超声心动图是临床应用最广泛、最重要的无创检查方法，不但可以明确室间隔缺损的位置、数目、大小及合并其他的常见心内畸形，而且还可以估测肺动脉压大小，为临床评估预后、选择治疗方案、掌握手术指征及禁忌提供依据。

（四）心导管检查

直接测定心脏各房、室和肺动脉的压力值，并计算体循环和肺循环的阻力值，可以直观和准确反映室间隔缺损的血流动力学改变。

四、诊断和鉴别诊断

一般根据病史、心脏杂音、体征和心脏超声检查即可明确诊断。结合心电图、胸部 X 线片等常规检查，可与其他简单的先天性心脏病鉴别。除了确诊室间隔缺损外，还需排除是否合并其他心血管畸形。

鉴别诊断：①肺动脉瓣狭窄，需与肺动脉瓣下型室间隔缺损鉴别。肺动脉瓣狭窄胸部 X 线片肺血少，肺动脉总干有狭窄后扩张。②动脉导管未闭，合并肺动脉高压时，听诊仅能闻及收缩期杂音，易与高位室间隔缺损混淆。可通过超声心动图加以鉴别。晚期室间隔缺损患者出现发绀时，应与其他发绀型先天性心脏病如法洛四联症、大血管错位伴有室间隔缺损等先天性畸形鉴别。

五、治疗原则

室间隔小缺损有自然闭合趋势，无症状者可等待其自然闭合，待学龄前施行手术。室间隔缺损大，在婴儿期可出现充血性心力衰竭或反复肺部感染症状，生长明显缓慢者，应早期手术。室间隔缺损伴有肺动脉高压，如临床无发绀，动脉血氧饱和度达到 95%，Qp/Qs≥1.5、肺动脉阻力/体循环阻力≥0.75，肺总阻力＜10 Woods 单位，建议及早手术治疗。室间隔缺损晚期合并重度肺动脉高压，心室水平左向右分流消失甚至逆转，出现艾森门格综合征，则为室间隔缺损修补手术禁忌证，有条件可考虑心肺联合移植。

（杨兆华）

第三节　动脉导管未闭

动脉导管未闭（PDA）是常见的先天性心脏病，发生率占先天性心脏的 15%左右。动脉导管是胎儿时期肺动脉与主动脉之间的生理性通道，位于左肺动脉根部与降主动脉起始部。动脉导管通常在出生后10～20小时功能上关闭，4周左右内膜增生，逐步纤维化至永久闭塞，成为动脉韧带。由于某些原因逾期不闭合即为动脉导管未闭。

一、病理分型

按照形态分为五型：管型、漏斗型、窗型、动脉瘤型和哑铃型。

二、病理生理

无论收缩期或舒张期，主动脉压力高于肺动脉，形成持续性左向右分流。分流量大小取决于主动脉和肺动脉之间的压力阶差、导管的直径和肺血管阻力。左心房回心血量增加，左心容量负荷加重，导致左心室肥厚、扩大，甚至左心衰竭。肺小动脉承受大量主动脉血流，出现继发性管壁增厚，当肺动脉压力接近或超过主动脉压力，呈现双向分流或逆向分流，临床出现上半身和下半身差异性发绀，形成艾森门格综合征。

三、临床表现

（一）症状

分流量小，无症状或症状轻微。分流量大，反复呼吸道感染、气促、乏力，发育不良或反复心力衰竭。

（二）体征

胸骨左缘第2肋间，连续性机器样杂音。肺动脉瓣区第二心音亢进。周围血管征：水冲脉、枪击音、毛细血管搏动征。重度肺动脉高压者可出现差异性发绀。

四、辅助检查

（一）超声心动图

了解导管的长度、内径和分流大小。

（二）心导管检查

了解肺动脉压力和阻力。

（三）升主动脉逆行造影

可显示动脉导管影和肺动脉影。

（四）心电图

分流量小者，可为正常心电图，分流量大可有左心室肥大、电轴左偏或双心室肥大表现。

（五）CT

推荐胸部CT检查作为术前常规，提供信息量更大。

五、诊断和鉴别诊断

临床症状通常不典型。胸骨左缘第2肋间，连续性机器样杂音，周围血管征。超声心动图及右心导管检查可确诊，判断病情严重程度。临床症状不典型者，逆行主动脉造影可确诊。

鉴别诊断：PDA需与主动脉肺动脉间隔缺损、室间隔缺损合并主动脉瓣关闭不全、主动脉窦瘤破裂、冠状动脉瘘鉴别（表7－1）。

表7－1　动脉导管未闭的鉴别要点

项目	动脉导管未闭	主动脉肺动脉间隔缺损	室间隔缺损合并主动脉瓣关闭不全	主动脉窦瘤破裂	冠状动脉瘘
病史	病程进展缓和	病程进展缓和	病程进展缓和	突发性胸痛，病程进展快速致心力衰竭	病程进展缓和
心脏杂音	位置较高（胸骨左缘第2肋间），连续性机器样杂音	位置较低（胸骨左缘第3、4肋间），收缩期多见	胸骨左缘第3、4肋间，不连续，舒张期叹息样，递减性舒张期杂音	胸骨左缘第3、4肋间，舒张期递增	通常杂音不明确

（续表）

项目	动脉导管未闭	主动脉肺动脉间隔缺损	室间隔缺损合并主动脉瓣关闭不全	主动脉窦瘤破裂	冠状动脉瘘
超声心动图	降主动脉与肺动脉分叉处有异常通道	主动脉左侧壁回声中断，主肺动脉相通	心室水平存在分流及主动脉瓣反流	扩张的主动脉窦，突入或破入某心腔	心脏超声通常正常
右心导管	肺动脉水平分流，导管经肺动脉易进入降主动脉	导管经肺动脉易进入升主动脉	心室水平分流	—	—
主动脉造影	肺动脉与降主动脉同时显影	肺动脉与升主动脉同时显影	造影剂由升主动脉反流至左心室，右心室同时显影	升主动脉与窦瘤破入心腔同时显影	扩张的冠状动脉，瘘入心腔同时显影。推荐冠状动脉 CTA 替代检查

六、治疗原则

首选介入封堵法，对于导管粗大不适合介入封堵病例可考虑外科动脉导管结扎手术。

（一）手术适应证

早产儿、婴幼儿反复肺炎、呼吸窘迫、心力衰竭；药物治疗效果不佳；心导管检查 Qp/Qs＞1.5。

（二）禁忌证

严重肺动脉高压，逆向分流；肺动脉闭锁。

（三）药物治疗

早产儿动脉导管未闭可试用吲哚美辛治疗，如效果不佳，应考虑积极手术治疗。

（陆树洋）

第四节　法洛四联症

法洛四联症是最常见的发绀型先天性心脏病，具备室间隔缺损、右心室流出道狭窄、主动脉骑跨、右心室肥厚等四个形态学特点。

一、临床表现

发绀是法洛四联症最典型的表现，其程度与右心室流出道狭窄的程度相关。其他症状：活动能力下降，喜蹲踞（因蹲踞可增加体循环阻力从而减少右向左分流）。

二、体格检查

（一）发绀

发绀是最常见、最重要的体征。

（二）杵状指（趾）

儿童和成人均可表现为手指和足趾严重的对称性的杵状指（趾）。

（三）心脏杂音

表现为中等程度的肺动脉瓣区收缩中期喷射性杂音。

三、辅助检查

（一）血液检查

大多数患者由于存在低氧血症，合并代偿性的红细胞增多。血红蛋白水平和发绀的程度成正比。动脉血气分析提示氧分压和血氧饱和度降低。以上改变在成人患者中最为明显。多数患者可合并血小板减少和凝血时间延长。

（二）胸部 X 线检查

胸部 X 线检查可表现为靴型心、肺动脉段缩小、肺血减少。

（三）心电图

心电图可呈现右心室肥厚表现。

（四）超声心动图

超声心动图是确诊法洛四联症的检查，可观察到所有典型的形态学改变，室间隔缺损、右心室流出道狭窄、主动脉骑跨、右心室肥厚。

（五）CTA

肺动脉 CTA 可以用来评估肺动脉干和肺动脉分支的发育情况。冠状动脉 CTA 可评估冠状动脉走行。以上检查对于手术设计具有重要意义。

四、诊断和鉴别诊断

诊断依据为发绀、典型的心脏杂音、超声心动图的典型表现。

鉴别诊断：主要需考虑与其他发绀型先心病鉴别，如单心室、肺动脉闭锁、三尖瓣闭锁、右心室双出口、永存动脉干。主要的鉴别手段是超声心动图检查。

五、治疗原则

原则上行一期解剖根治，包括室间隔缺损修补和右心室流出道扩大补片。部分患儿肺动脉发育不良时可先行体-肺分流术，以改善发绀并促进肺动脉发育。成人患者常须在肺动脉扩大补片同时行肺动脉瓣置换，以减少术后右心室负荷，减少右心衰竭的发生。术前存在大量体-肺异常分流的患者，可在根治术即刻前行体肺分流栓塞。

（刘　欢）

第五节　冠心病

冠心病是冠状动脉粥样硬化性心脏病的简称，指由冠状动脉血管壁增厚、弹性消失、管腔狭窄造成心肌供血受到限制引起的疾病。

一、临床表现

（一）稳定型心绞痛

典型的心绞痛表现为活动后心前区疼痛，呈压榨性，休息后或服用硝酸盐类药物后2～3分钟可缓解。

（二）不稳定型心绞痛

近期新出现的心绞痛，或疼痛的程度和持续时间较前明显增加，或出现静息状态下的心绞痛。

（三）心功能不全症状

由心肌缺血或心肌梗死并发症可造成心功能不全症状，如活动受限、夜间阵发性呼吸困难、端坐呼吸，甚至肺水肿和心源性休克。

二、体格检查

体格检查可以没有特殊阳性体征。缺血性心肌病或心肌梗死并发症可出现相应的体征，如肺底湿啰音、水泡音、颈静脉怒张、下肢水肿，二尖瓣关闭不全可出现心尖部收缩期杂音，室间隔穿孔可出现胸骨下段左缘粗糙收缩期杂音。

三、辅助检查

（一）血液检查

急性冠状动脉综合征可出现心肌酶和肌钙蛋白的升高。

（二）冠状动脉造影

冠状动脉造影是诊断冠心病的金标准，可评估冠状动脉狭窄的位置和程度，并为设计冠状动脉搭桥手术策略提供有价值的信息。

（三）冠状动脉CTA

冠状动脉CTA用于初步诊断冠心病，能够直观地呈现冠状动脉的异常走行，能够识别出心肌内冠状动脉。

（四）超声心动图

超声心动图可发现心肌梗死并发症的相关改变，如二尖瓣关闭不全、室间隔穿孔、室壁瘤形成。

四、诊断和鉴别诊断

典型的心绞痛症状。动脉硬化高危因素：糖尿病、高脂血症、高血压、高尿酸、吸烟、冠心病家族史、老年、男性或绝经后女性。冠状动脉造影或冠状动脉 CTA。

鉴别诊断：主要需考虑排除其他引起胸痛的疾病（表 7－2）。

表 7－2　冠心病常见鉴别诊断要点

常见急腹症	问诊	查体	辅助检查
主动脉夹层	撕裂样疼痛、发病突然	外周动脉不对称	主动脉 CTA
肺动脉栓塞	咯血、深静脉血栓史	低氧血症	D－二聚体、肺动脉 CTA
主动脉瓣狭窄	晕厥、黑矇	胸骨上段左缘收缩期杂音	超声心动图
带状疱疹	灼痛或刺痛	皮疹不超过中线	Tzanck 试验

五、治疗原则

（一）一般及药物治疗

包括抗血小板药物、抗心绞痛药物、β受体阻滞剂、他汀类药物等；控制相关危险因素，戒烟，休息。

（二）冠状动脉介入治疗

包括球囊扩张和冠状动脉支架植入，主要适用于病变相对局限的患者。

（三）冠状动脉搭桥手术

按是否需要体外循环分为非体外循环手术（off-pump）和体外循环手术（on-pump）；常用桥血管包括乳内动脉、大隐静脉、桡动脉、胃网膜右动脉。主要适应证包括：左主干狭窄；三支病变；糖尿病弥漫性血管狭窄；合并其他心脏疾病需同时手术者；合并心肌梗死并发症：室间隔穿孔、二尖瓣关闭不全及室壁瘤。

（刘　欢）

第六节 瓣膜性疾病

二尖瓣疾病

二尖瓣疾病是由于炎症、缺血性坏死、退行性改变、先天发育畸形、损伤等原因造成的二尖瓣瓣膜及附属结构（瓣叶、瓣环、腱索和乳头肌）等发生病理改变的疾病。它主要分为狭窄或关闭不全。

一、临床表现

（一）二尖瓣狭窄

①呼吸困难，由肺静脉高压、肺淤血引起。早期，多在运动、发热、妊娠等心排血量增加时出现。随病程进展，轻微活动，甚至静息时即可出现呼吸困难。合并阵发性心房颤动时心室率增快亦可诱发呼吸困难。②咯血，长期肺静脉高压所致的支气管小血管破裂有关。③咳嗽、声嘶，左心房极度增大压迫左主支气管或喉返神经引起。④如合并心房颤动，可有体循环栓塞表现：包括脑梗死、偏瘫等。

（二）二尖瓣关闭不全

①轻度二尖瓣关闭不全者可以持续终身没有症状。②较重的关闭不全可出现活动耐力下降，可伴有程度不等的呼吸困难；急性二尖瓣关闭不全可有急性左心衰竭的表现，即突然出现严重的呼吸困难、端坐呼吸、伴咳嗽、粉红色泡沫样痰等。

二、体格检查

（一）二尖瓣狭窄

①严重二尖瓣狭窄时患者可呈二尖瓣面容，即双颧处呈紫红色，口唇轻度发绀。②听诊，心尖区听到低调的舒张期隆隆样杂音，左侧卧位更明显。

（二）二尖瓣关闭不全

①心界，向左下扩大，心尖搏动向下向左移位，收缩期

可触及高动力性心尖搏动。②听诊，心尖区收缩期吹风样杂音，可向左腋下传导。

三、辅助检查

（一）超声心动图

超声心动图可判断狭窄或反流的严重程度，可观察房室大小、瓣叶形态及运动情况。

（二）X线检查

二尖瓣狭窄病变严重时左心房和右心室明显增大，后前位片示心影右缘呈双重阴影，肺门阴影加深，肺淤血，间质水肿，左心室一般不大；二尖瓣关闭不全者可有左心房、左心室扩大，肺淤血，间质肺水肿征。

（三）心电图

轻度二尖瓣狭窄者心电图可正常，可有心电图P波增宽且呈双峰形，提示左心房增大；轻度二尖瓣关闭不全者心电图可正常，严重者可有左心室肥厚和劳损，心电轴左偏。慢性二尖瓣病变伴左心房增大者多伴心房颤动。

四、诊断和鉴别诊断

（一）二尖瓣狭窄

患者心尖区有隆隆样舒张期杂音伴X线或心电图示左心房增大，确诊依赖于超声心动图。

鉴别诊断：①主动脉瓣关闭不全，严重的主动脉瓣关闭不全常常在心尖区闻及舒张中晚期柔和、低调的隆隆样杂音，是由于相对性的二尖瓣狭窄所导致的。②左心房黏液瘤，瘤体可以阻塞二尖瓣口，产生随着体位改变的舒张期杂音，其前可以闻及肿瘤扑落音，在超声心动图下可以见到左心房内团块状回声反射。③严重的二尖瓣反流、大量的左向右分流型先天性心脏病和高动力循环状态下，经二尖瓣口血流增加，心尖区可以出现舒张中期短促的隆隆样杂音。

（二）二尖瓣关闭不全

主要是根据心尖区典型的吹风样收缩期杂音，伴有左心房、左心室扩大，超声心动图检查可以明确诊断。

鉴别诊断：①三尖瓣关闭不全，为全收缩期杂音，在胸骨左缘第4、5肋间最清晰且吸气时增强，可见颈静脉搏动及肝脏扩张性搏动。②室间隔缺损，为全收缩期杂音，在胸骨左缘第4、5肋间最清晰，不向腋下传导，常伴收缩期震颤。③相对性二尖瓣关闭不全，发生于高血压性心脏病、主动脉瓣关闭不全、心肌炎、扩张型心肌病、贫血性心脏病等，多伴有左心室扩大及二尖瓣环扩大，但二尖瓣无增厚及钙化。④二尖瓣脱垂综合征，可在心尖区闻及收缩中晚期喀喇音，伴有收缩晚期杂音并广泛放散。

五、治疗原则

（一）二尖瓣狭窄

①药物治疗，当二尖瓣狭窄合并心力衰竭时，就应当遵循心力衰竭的治疗原则来进行治疗，如强心、利尿、扩血管、减轻水肿，必要的时候可以应用血管活性药物，来减轻心脏的负荷；当二尖瓣狭窄合并心房颤动，尤其是左心房血栓时，就采取合适的抗凝治疗，并控制心室率，争取恢复成窦性心律，预防血栓栓塞。②手术治疗，最根本的方法就是采取手术治疗，目前二尖瓣球囊扩张成形术较少，大多采用二尖瓣置换手术。

（二）二尖瓣关闭不全

①药物治疗，急性关闭不全治疗目标为减少反流量、恢复前向血流、减轻肺淤血，当病因为感染性心内膜炎、缺血性心脏病时，同时给予病因治疗；慢性关闭不全根据临床症状酌情给予利尿、扩血管、强心治疗。②手术治疗，手术治疗主要是二尖瓣修补术和二尖瓣置换术，经选择的病例可进行经导管二尖瓣修复及置换术。

主动脉瓣疾病

主动脉瓣疾病主要是由于先天性畸形、炎症、退行性病变、自身免疫性疾病等导致主动脉瓣叶结构和形态改变。它主要分为狭窄或关闭不全。

一、临床表现

（一）主动脉瓣狭窄症状

①劳力性呼吸困难，早期疲乏、无力和头晕，晚期可有劳力性呼吸困难，以及出现夜间阵发性呼吸困难和端坐呼吸。②心绞痛，在50%～70%患者中唯一出现的临床症状。③晕厥或眩晕，约1/4有症状的患者发生晕厥。它多发生于直立、运动中、运动后即刻或身体向前弯曲时，少数在休息时发生。

（二）主动脉瓣关闭不全症状

①呼吸困难，最早出现的症状是劳力性呼吸困难，随着病情的进展，可出现端坐呼吸和夜间阵发性呼吸困难。②心绞痛，可能是由于左心室射血时引起升主动脉过分牵张或心脏明显增大所致。心绞痛比主动脉瓣狭窄少见。③心悸，左心室明显增大者，由于心尖搏动增强，可致心悸，尤以左侧卧位或俯卧位时明显。出于脉压显著增大，患者常感身体各部有较强动脉搏动感，尤以头颈部为甚。

二、体格检查

（一）主动脉瓣狭窄

①主动脉瓣区可及收缩期吹风样杂音是主动脉瓣狭窄最重要的体征，可向左颈部传导。②主动脉瓣区可触及收缩期震颤。

（二）主动脉瓣关闭不全

①主动脉瓣区可及舒张期叹气样杂音，向主动脉瓣区及心尖部传导，坐位及呼气时明显。②收缩压增高，舒张压

降低，脉压大；周围血管征：点头征，水冲脉，股动脉枪击音和毛细血管搏动征，听诊器压迫股动脉可闻及双期杂音。

三、辅助检查

（一）X线检查

X线检查可显示出左心室增大，升主动脉是否伴有扩张。

（二）超声心动图

超声心动图可观察主动脉瓣的瓣膜情况，评估瓣膜狭窄或反流的程度，同时可评估升主动脉扩张情况。

（三）CT

主动脉瓣病变患者常常合并有升主动脉瘤样扩张和升主动脉瘤。

（四）心电图

绝大部分患者有左心室肥厚和劳损的心电图表现，左胸导联中T波倒置，伴有ST段压低。如ST段的压低超过0.3mV，则提示存在严重的左心室肥厚。

四、诊断和鉴别诊断

（一）主动脉瓣狭窄

主要依据临床听诊收缩期杂音，以及超声心动图可见主动脉瓣增厚钙化，瓣口减小，瓣上流速快，跨瓣压差增大，左心室后壁、室间隔增厚等。

鉴别诊断：①杂音的鉴别，肥厚型梗阻性心肌病、主动脉扩张、肺动脉瓣关闭不全、三尖瓣关闭不全、二尖瓣关闭不全。这些情况都有可能出现主动脉瓣区的收缩期杂音，但是杂音的性质和特点各不相同。②鉴别主动脉瓣狭窄由何原因引起，包括风湿性病变、感染性、退行性、先天性畸形等。

（二）主动脉瓣关闭不全

主要依据临床听诊舒张期杂音，脉压增大、周围血管征，以及超声心动图发现主动脉瓣反流。

鉴别诊断：①杂音的鉴别，肺动脉瓣关闭不全、主动脉窦瘤破裂、冠状动脉静脉瘘，可根据杂音部位、超声心动图及冠状动脉造影等进行鉴别。②鉴别主动脉瓣关闭不全由哪个原因引起，包括风湿性病变、感染性、退行性、先天性畸形、高血压、主动脉夹层、马方综合征等。

五、治疗原则

（一）主动脉瓣狭窄

①无症状且峰值跨瓣压差＜50 mmHg，可定期随访。②无症状的中、重度主动脉瓣狭窄，峰值跨瓣压差＞75 mmHg或平均压差＞40 mmHg，建议手术。③晕厥或心绞痛发作频繁者，建议手术。④手术方案可有外科置换或经导管主动脉瓣植入术（TAVI）。

（二）主动脉瓣关闭不全

①由感染性心内膜炎、主动脉夹层、外伤等引起的关闭不全，需尽快手术；合并其他需手术治疗的心血管病，可考虑同期手术。②单纯慢性中重度以上的主动脉瓣关闭不全患者，如出现临床症状，可考虑手术治疗；若无症状，左心室射血分数（LVEF）≤50％，或左心室扩张明显，也可考虑手术治疗。③手术治疗根据情况可进行外科修复、外科瓣膜置换及 TAVI。

（朱　铠）

第七节　缩窄性心包炎

缩窄性心包炎是由心包慢性炎症引起心包粘连、增厚、钙化，进而引起心脏舒张和收缩受限的疾病。常见病因为结核性或化脓性感染，亦可为放射治疗、病毒感染或心脏手术后所致。

一、病理生理

心脏舒张期充盈受限，收缩期每搏输出量减少，腔静脉系统淤血、重要脏器动脉供血不足。

二、临床表现

（一）症状

活动后气促、乏力，食欲减退、腹胀，甚至端坐呼吸。

（二）体征

心尖区心尖搏动减弱或消失，心率增快、心音低钝，早期可闻及心包叩击音。颈静脉怒张、肝大、胸腔积液、腹水和双下肢水肿。

三、辅助检查

（一）实验室检查

可有贫血、红细胞沉降率升高、低蛋白血症和肝功能异常。

（二）心电图

常见 QRS 波群低电压，T 波平坦或倒置，部分患者可有心房颤动。

（三）CT

推荐胸部 CT 作为术前常规，可见增厚、钙化心包。

（四）超声心动图

下腔静脉增宽，心包增厚、粘连、钙化。

四、诊断

颈静脉怒张、肝大、胸腔积液、腹水和双下肢水肿，中心静脉压升高。CT 提示心包增厚、粘连、钙化。超声心动图下腔静脉增宽，心包增厚、粘连。

五、治疗原则

缩窄性心包炎的治疗首选外科手术治疗。①手术原则：尽可能彻底剥离增厚、钙化心包，避免房室沟、大血管根部残留钙化缩窄环，注意保护双侧膈神经。②非手术治疗：调整水电解质平衡，加强营养，纠正贫血及低蛋白血症。抗结核和抗感染治疗，改善患者全身状况。

（陆树洋）

第八节 主动脉夹层

主动脉夹层是各种原因导致的主动脉内膜撕裂，血液由破口进入主动脉中膜，并沿主动脉纵向撕裂形成真腔与假腔，是一种危及生命的、罕见的、需要及时临床干预的主动脉疾病。

一、临床表现

（一）疼痛

疼痛是主动脉夹层患者最典型的症状，尽管传统教科书描述为“撕裂样”的疼痛，但是大多数患者仍然以胸背部的剧烈“刺痛”作为常见的主诉。仔细的记录患者疼痛初始时间、性质及相关的家族史是十分必要的。

（二）晕厥

主动脉夹层如果累及颈动脉，或者导致心脏压塞等并发症，晕厥则是重要的临床症状，应及时进行临床干预。

（三）血压异常

主动脉夹层患者的血压可以升高，也可以降低，但是后者常由于心脏压塞导致，死亡率也随之上升。夹层累及主动脉分支引起的闭塞也会导致患者四肢血压有所差异（>20 mmHg）。

（四）其他系统症状

不同主动脉夹层累及的范围与部位，也会导致患者出现不同的临床症状，这些应当由医师详细记录到病史当中。①消化系统：当夹层累及肠系膜上动脉时，可出现腹痛、呕血、黑便等症状。食管受到压迫时则会引起患者吞咽困难。

②呼吸系统：主动脉夹层导致主动脉瓣反流引起心力衰竭、心脏压塞时，可出现呼吸困难。③运动系统：主动脉夹层累及髂动脉时，可能会引起患者截瘫，导致运动功能受损。④泌尿系统：夹层累及肾动脉，可能会导致少尿、无尿、血尿等症状。

二、体格检查

（一）心脏杂音

主动脉瓣听诊区可闻及主动脉瓣反流的杂音。

（二）腹部压痛

夹层累及肠系膜上动脉时可引起患者腹部的压痛。

（三）血压异常

测量患者双上肢以及双下肢的血压，可有超过 20 mmHg 的血压差异。

三、辅助检查

（一）CT

当怀疑急诊患者出现主动脉夹层时，CT 检查应当作为首选的检查方式，可以迅速对患者是否出现夹层、夹层累及范围、破口位置、主动脉及分支血管整体情况等信息进行评估，以便于临床医师迅速做出临床决策。

（二）TTE

对于临床上高度怀疑主动脉夹层且血流动力学不稳定的患者，TTE（经胸超声心动图）是一种快速、简单的辅助检查，可以及时对患者心功能情况、瓣膜条件、近端升主动脉夹层的累及情况进行评估。但是此检查对操作者的技术水平要求较高，成像效果较差，因此仍然建议有条件的患者完善 CT 检查。

（三）TEE

相较于 TTE，TEE（经食管超声心动图）提供了更加完整、清晰的瓣膜和升主动脉成像，可以更好地评估患者主动脉撕裂产生的真假腔、内膜片位置、主动脉夹层累及的范围，是术中常用的辅助检查手段之一。

（四）MRI

MRI 对于主动脉夹层的诊断具有更高的敏感性与特异性，能够更加清晰、准确地对主动脉瓣、夹层范围、内膜片位置、破口位置、血栓、真假腔进行成像，并且不会产生电离辐射，不依赖碘化造影剂的使用。但是由于检测时间较长，无法应用于血流动力不稳定或其他急诊患者，因此不作为常规的首选检查。

（五）生物标志物检查

目前没有任何生物标志物被认为具有确诊意义，但是临床上较低水平的 D-二聚体（<500 ng/mL）对于排除急性主动脉综合征是有帮助的。

四、诊断和鉴别诊断

突发剧烈的胸背部疼痛和（或）伴有血压异常的症状。突发晕厥或休克，伴有少尿、血尿，突发肢体截瘫，CT/TTE 提示主动脉出现夹层。

鉴别诊断：①急性冠脉综合征（ACS），主动脉夹层患者最主要的表现是胸背部剧烈尖锐的疼痛，ACS 患者常伴有心前区剧烈的刺痛，使得部分主动脉夹层患者出现漏诊、误诊，尤其当夹层累及冠状动脉时，常常会被误认为 ACS。因此，急诊 CTA 与超声心动图等辅助检查有利于主动脉夹层的诊断。②消化系统疾病，当夹层累及肠系膜上动脉导致患者出现腹痛、便血、呕血等症状时，需与消化系统疾病如消化道恶性肿瘤、食管静脉破裂、消化道溃疡等疾病鉴别，全身 CTA、肿瘤标志物、内镜检查可以进行鉴别诊断。③肺栓塞，肺栓塞患者常表现为胸痛、咯血、呼吸困难，肺动脉造影成像有助于两者的鉴别。④神经系统疾病，突发的晕厥及截瘫患者要详细询问患者有无外伤史，必要时进行颅脑血管造影及 MRI 检查可以排除神经系统相关疾病导致的晕厥与截瘫。

五、治疗原则

临床上对于 Stanford A 型与 B 型主动脉夹层的处理方式、侧重点、手术时机都有所差异，不同类型夹层的内科与外科治疗也有差别。

（一）Stanford A 型主动脉夹层

①内科治疗，对于急性 Stanford A 型主动脉夹层患者，内科药物治疗不能延误外科手术治疗。初始的药物治疗以控制血压（收缩压＜120 mmHg）与心率（60～80 bmp）为主，并对患者生命体征实时监测。发病初期，推荐静脉使用 β 受体阻滞剂，可有效降低心肌收缩力与左心室收缩速度，对于 β 受体阻滞剂不耐受或有禁忌证的患者，也可以静脉使用非二氢吡啶类钙通道阻滞剂，同时必要的镇痛治疗，可以有效地帮助患者控制血压。②开放外科手术治疗，外科手术目前是治疗急性 Stanford A 型主动脉夹层患者的唯一有效方法，并且手术治疗效果是优于药物保守治疗的。手术旨在治疗撕裂的主动脉防止因主动脉破裂、心脏压塞、急性主动脉瓣反流、脑卒中等导致的死亡；其次，则是解决其他脏器血流灌注不良的问题。③血管腔内介入治疗，目前不是急性 Stanford A 型主动脉夹层的标准治疗方式，但是对于一些解剖上适合使用血管内介入治疗的急性 Stanford A 型主动脉夹层患者，在未来仍然有希望不进行开放手术治疗。

（二）Stanford B 型主动脉夹层

①内科治疗，Stanford B 型主动脉夹层较 A 型病情进展则缓慢很多，一旦诊断为 B 型夹层也需立即进行药物治疗，充分的镇静、镇痛、控制血压和心率，其原则大致与 A 型夹层的处理方式相同。对于非复杂型的 B 型夹层患者，药物治疗的病死率相对较低。②血管腔内治疗，对于复杂型 Stanford B 型主动脉夹层患者，胸主动脉腔内修复术（TEVAR）在围手术期死亡率方面显示出一定的优势，是目

前此类患者的标准治疗方式。③开放外科手术治疗，目前并非是大多数 B 型夹层患者的首选治疗方式，对于不合适保守治疗、解剖结构不适合腔内介入手术的患者，才需考虑进一步开放外科手术。但是由于开放手术较高的围手术期死亡率及并发症发生率，临床医师仍需慎重选择开放手术治疗。

（李　军）

第八章　泌尿外科

第一节　急性尿潴留

尿潴留是指膀胱内充满尿液而不能排出，尿潴留分为急性与慢性两种。前者发病突然，膀胱内胀满尿液不能排出，十分痛苦，临床上常需急诊处理；后者起病缓慢，病程较长。病因可分为机械性和动力性梗阻两类。其中以机械性梗阻病变最多见，如前列腺、膀胱颈部及尿道疾病所致的下尿路梗阻。动力性梗阻是指膀胱出口、尿道无器质性梗阻病变，尿潴留为排尿动力障碍所致。最常见的原因为中枢和周围神经系统病变，如脊髓或马尾损伤、肿瘤，糖尿病等，造成神经源性膀胱功能障碍。直肠或妇科盆腔根治性手术损伤副交感神经分支；痔或肛瘘手术，以及腰椎麻醉术后可出现排尿困难，引起尿潴留。此外，各种松弛平滑肌的药物如阿托品、普鲁本辛、山莨菪碱(654－2)等，偶尔亦可致排尿困难引起尿潴留。

一、临床表现

急性尿潴留发病突然，膀胱内充满尿液不能排出，胀痛难忍，辗转不安，有时从尿道溢出部分尿液，但不能减轻下腹疼痛。慢性尿潴留多表现为排尿不畅、尿频，常有排尿不尽感，有时出现尿失禁现象。少数患者虽无明显慢性尿潴留梗阻症状，但往往已有明显上尿路扩张、肾积水，甚至出现尿毒症症状，如全身衰弱、食欲不振、恶心、呕吐、贫血、血清肌酐和尿素氮显著升高等。

二、体格检查

耻骨上区常可见到半球形膨胀的膀胱，手按压有明显尿意，叩诊为浊音。

三、辅助检查

超声检查可以明确诊断。CTU：可观察膀胱、前列腺、尿道情况、上尿路积水程度，并可明确盆腔是否存在病变及病变性质。血生化检查，包括肾功能、电解质等，明确肾功能受损情况。

四、诊断

症状表现为排尿不畅、尿频、腹胀，可伴有充溢性尿失禁，肾功能受损可出现肾功能不全导致的全身症状下腹部膨隆，叩诊浊音，按压腹部有尿意。超声检查可见膀胱充满尿液。

五、治疗原则

解除病因，恢复排尿。如病因不明或梗阻一时难以解除，应先引流膀胱尿液解除病痛，然后进一步检查明确病因并进行治疗。急诊处理可行导尿术，是解除急性尿潴留最简便常用的方法。尿潴留短时间不能解除者，最好放置导尿管持续引流，1 周左右拔除。急性尿潴留患者在不能插入导尿管时，可采用粗针头耻骨上膀胱穿刺的方法吸出尿液，可暂时缓解患者的痛苦。有膀胱穿刺造瘘器械可在局部麻醉下直接或 B 超引导下行耻骨上膀胱穿刺造瘘，持续引流尿液。若无膀胱穿刺造瘘器械，可手术行耻骨上膀胱造瘘术，如梗阻病因不能解除，可以永久引流尿液。急性尿潴留放置导尿管或膀胱穿刺造瘘引流尿液时，应间歇缓慢地放出尿液，避免快速排空膀胱，内压骤然降低，引起膀胱内大量出血。

（陈　伟）

第二节　急性睾丸扭转

睾丸扭转确切病因未明，与睾丸系膜过长或附睾及部分精索位于鞘膜内过度活动等有关。它多发于青少年，常见于 13～18 岁。它常在安静状态下如睡眠中发病，起病突然、急，阴囊部疼痛明显。它多发生于左侧，分为鞘膜内型和鞘膜外型。

一、临床表现和体格检查

患侧阴囊红肿，睾丸肿大，与附睾分界不清，有明显触痛，睾丸向上移位或横位，睾丸上方精索增粗，触痛，提睾肌反射消失。托起阴囊时疼痛加剧（Prehn 证阳性）。透光试验阴性。

二、诊断和鉴别诊断

典型表现：睾丸突发剧痛，常发生在睡觉中或在剧烈运动后出现难以忍受的疼痛，疼痛为持续性，阵发加剧。疼痛可放射到腹股沟、下腹部及腰部，常伴恶心、呕吐。彩色多普勒超声是目前诊断睾丸扭转的首选，超声提示患侧睾丸内血流减少或消失，这种现象对睾丸扭转的诊断有非常强的敏感性和特异性。超声可显示急性炎症为血流增加，睾丸扭转时有缺血，血流减少。采用钼靶 X 线睾丸摄片或放射性核素锝-99m（^{99m}Tc）行睾丸显像有助于鉴别诊断。

三、治疗原则

阴囊急诊无法排除睾丸扭转时，应尽早积极手术探查。若扭转发生后 6 小时内，就有较高的睾丸存活率。如果扭转超过 24 小时，睾丸多无存活可能。

（杨念钦）

第三节 肾挫伤

肾损伤常是全身多发性损伤的一部分，多见于成年男性。其中肾挫伤是程度最轻的肾损伤，其损伤仅局限于部分肾实质，形成肾瘀斑和（或）包膜下血肿，肾包膜及肾盂黏膜完整。一般症状轻微，可以自愈。大多数患者属此类损伤。

一、临床表现

（一）血尿

可出现少量血尿，部分病例血尿可延续很长时间。

（二）疼痛

肾包膜下血肿、肾周围软组织损伤、出血或尿外渗引起患侧腰、腹部疼痛，血块通过输尿管时可发生肾绞痛。

（三）腰腹部肿块

血液、尿液渗入肾周围组织可使局部肿胀，形成肿块，有明显触痛和肌强直。

（四）发热

由于血肿、尿外渗易继发感染，甚至导致肾周脓肿或化脓性腹膜炎，有时伴有全身中毒症状。

（五）休克

持续长时间出血可能导致休克。

二、体格检查

任何腹部、背部、下胸部外伤或受对冲力损伤的患者，无论是否有典型的腰、腹部疼痛、肿块、血尿等，均要注意肾损伤的可能。患者可有腰腹部疼痛、肾区叩痛或输尿管行径区压痛。血液、尿液渗入肾周围组织可使局部肿胀并形成肿块，伴有明显触痛和肌强直。

三、辅助检查

（一）实验室检查

尿中含多量红细胞，血红蛋白与血细胞比容持续降低提示有活动性出血，血白细胞数增多应注意是否存在感染灶。

（二）B 超

B 超能提示肾损伤的部位和程度，有无包膜下和肾周血肿、尿外渗，其他器官损伤及对侧肾等情况。须注意肾蒂血管情况，如肾动静脉的血流等。

（三）CT

CT 可清晰显示肾皮质裂伤、尿外渗和血肿范围，显示无活力的肾组织，有助于了解与周围组织和腹腔内其他脏器的关系，为首选检查。

（四）动脉造影

动脉造影可显示肾动脉和肾实质损伤情况，尤其是有持久性血尿者，动脉造影有助于了解有无肾动静脉瘘或创伤性肾动脉瘤，同时可对肾损伤处行超选择性血管栓塞，以达到止血的目的。

四、诊断和鉴别诊断

有明确的外伤史，可有肉眼血尿。查体可有局部疼痛、叩痛或压痛，或伴有肿块或皮肤瘀斑。尿红细胞明显增多。超声或 CT 证实肾周或包膜下血肿。

鉴别诊断：肾挫伤需要和各种不同严重类型的肾脏损伤鉴别(表 8-1)。

表 8-1 肾挫伤的鉴别要点

肾损伤类型	损伤范围	病理生理改变	治疗措施
肾挫伤	局限于部分肾实质	肾瘀斑和(或)包膜下血肿	短期保守治疗
肾部分裂伤	实质部分裂伤伴有肾包膜破裂	肾周血肿	积极保守治疗多可自愈
肾全层裂伤	肾实质全层深度裂伤	广泛肾周血肿和尿外渗	手术治疗
肾蒂裂伤	肾蒂或肾段血管的部分或全部撕裂	大出血	急诊手术探查

五、治疗原则

轻微肾挫伤经短期休息可以康复，多数肾挫裂伤可用保守治疗，仅少数需手术治疗。①绝对卧床休息 2～4 周，恢复后 2～3 个月不宜参加体力劳动或竞技运动。②密切观察，定时测量血压、脉搏、呼吸、体温，注意腰部、腹部肿块范围有无增大。观察每次排出的尿液颜色深浅的变化。定期检测血红蛋白和血细胞比容。③及时补充血容量和热量，维持水、电解质平衡，保持足够尿量。必要时输血。④早期应用广谱抗生素以预防感染。⑤适量使用止痛药、镇静剂和止血药物。

（胡骁轶）

第四节　膀胱损伤

膀胱空虚时很少为外界暴力所损伤。膀胱充盈时壁紧张而薄，高出耻骨联合伸展至下腹部，易遭受损伤。病因分为开放性损伤、闭合性损伤和医源性损伤。

一、临床表现

膀胱壁轻度挫伤仅有下腹部疼痛和少量终末血尿，短期内自行消失。膀胱全层破裂时则症状明显。

（一）休克

膀胱破裂引起尿外渗及腹膜炎，或可合并骨盆骨折，伤势严重，常发生休克。

（二）腹痛

尿外渗及血肿可引起下腹部疼痛。

（三）血尿和排尿困难

有尿意，但不能排尿或仅排出少量血尿。

（四）尿瘘

开放性损伤可有体表伤口漏尿；闭合性损伤在尿外渗感染后破溃可形成尿瘘。

二、体格检查

体检发现耻骨上区压痛，直肠指检触及直肠前壁有饱满感，提示腹膜外膀胱破裂。全腹剧痛、腹肌紧张、压痛及反跳痛，并有移动性浊音，提示腹膜内膀胱破裂。导尿试验：导尿管可顺利插入膀胱，仅流出少量血尿或无尿流出。

经导尿管注入灭菌生理盐水200mL，片刻后吸出。若液体进出量差异很大，提示膀胱破裂。

三、辅助检查

（一）腹部X线检查

腹部X线检查可以发现骨盆或其他骨折。

（二）膀胱造影

自导尿管注入15%泛影葡胺300mL，拍摄前后位片，抽出造影剂后再摄片，可发现造影剂漏至膀胱外，腹膜内膀胱破裂时，则显示造影剂衬托的肠袢。

四、诊断和鉴别诊断

有明确的外伤史。有血尿和下腹部疼痛，疼痛范围随尿外渗的范围而不同。导尿试验阳性。膀胱造影发现有尿外渗。

鉴别诊断：膀胱破裂需要鉴别腹膜内型和腹膜外型膀胱破裂，见表8－2。

表8－2 膀胱破裂的鉴别要点

项目	腹膜外型	腹膜内型
损伤特点	膀胱壁破裂，但腹膜完整	膀胱壁破裂伴腹膜破裂
尿外渗范围	膀胱周围组织及耻骨后间隙	尿液流入腹腔
症状和体征	下腹部疼痛，压痛及肌紧张	急性腹膜炎症状
手术治疗	腹膜外入路修补膀胱穿孔	剖腹探查，同时处理腹腔脏器损伤，分层修补腹膜与膀胱壁

五、治疗原则

①完全的尿流改道；②膀胱周围及其他尿外渗部位充分引流；③闭合膀胱缺损。

（一）紧急处理

抗休克治疗如输液、输血、止痛及镇静，尽早使用广谱抗生素预防感染。

（二）保守治疗

膀胱挫伤或造影时仅有少量尿外渗，症状较轻者，可从尿道插入导尿管持续引流尿液 7～10 日，并保持通畅；使用抗生素，预防感染，破裂可自愈。

（三）手术治疗

膀胱破裂伴有出血和尿外渗，病情严重，须尽早施行手术。

（胡骁轶）

第五节 尿道损伤

尿道损伤多见于男性，以球部和膜部的损伤为多见。

一、临床表现

1. 疼痛 受损伤处疼痛，可放射至尿道口或伴有下腹部痛。

2. 尿道出血 可以出现明显的尿道口滴血或肉眼血尿。

3. 排尿困难 严重者可发生尿潴留。

4. 血肿和尿外渗 会阴、阴囊部出现血肿及局部尿外渗。

5. 休克 合并骨盆骨折者常因大出血引起创伤性、失血性休克。

二、体格检查

①会阴、阴囊部出现血肿。②会阴、下腹部局部可及尿外渗。③后尿道损伤患者直肠指检可触及直肠前方柔软、压痛的血肿，前列腺尖端可浮动。④前尿道损伤患者可行导尿试验。

三、辅助检查

(一) 尿液检查

可见尿红细胞明显增加。

(二) X 线

骨盆 X 线平片可见骨盆骨折,尿道造影可显示尿道损伤部位及程度。

(三) CT

CT 可见骨盆骨折或骨盆血肿,部分情况下可见断裂的尿道。

四、诊断和鉴别诊断

明确的外伤病史。尿道口滴血或肉眼血尿。排尿困难/尿潴留。

尿道局部疼痛和局部血肿形成。局部尿外渗。X 线或 CT 检查提示有骨盆骨折。

鉴别诊断:前尿道损伤和后尿道损伤的鉴别(表 8-3)。

表 8-3 尿道损伤的鉴别要点

项目	前尿道损伤	后尿道损伤
常见损伤特点	骑跨伤	骨盆骨折
尿外渗范围	会阴浅袋	耻骨后间隙和膀胱周围
合并症	局部血肿形成	骨盆骨折,休克
保守治疗措施	导尿,尿外渗切开引流	抗休克
即刻手术治疗	膀胱造瘘、经会阴尿道修补术	膀胱造瘘、尿道会师、吻合术

五、治疗原则

①严重出血者优先采取抗休克措施。②尿道挫伤及轻度裂伤一般不需特殊治疗,用抗生素预防感染。③尿道裂伤伴尿潴留者需插入导尿管引流 2~3 周,若导尿管不能插入,则行耻骨上膀胱造瘘术,造瘘后 3 个月再行尿道瘢痕切

除及尿道端端吻合术。

严重尿外渗者需要在尿外渗区做多个皮肤切口引流外渗尿液。尿道狭窄:尿道损伤患者拔除导尿管后,尿道狭窄发病率较高,需定期作尿道扩张术,或二期以腔内技术经尿道内切开,或经会阴部切口行尿道吻合术。

（胡骁轶）

第六节　尿石症

尿石症又称尿路结石,是肾结石、输尿管结石、膀胱结石和尿道结石的总称,是临床上很常见的泌尿外科疾病。其发病的典型表现之一为肾绞痛。尿石症的复发率较高,好发年龄在 25～40 岁,感染性结石以女性多见。

一、临床表现

（一）典型表现

肾绞痛发作时可表现为阵发性发作的疼痛,剧烈难忍,位于腰部或中下腹部,并沿输尿管行径,放射至同侧腹股沟,还可累及同侧睾丸或阴唇。结石处于输尿管膀胱壁段或输尿管口,可伴有膀胱刺激征及尿道和阴茎头部放射痛。

（二）血尿

多数患者伴有肉眼或镜下血尿。

（三）膀胱刺激征

结石伴感染或输尿管膀胱壁段结石时,可伴有尿频、尿急、尿痛。

（四）胃肠道症状

肾绞痛发作时常伴有恶心、呕吐。

（五）并发症表现

结石继发急性肾盂肾炎或肾积脓时,可有畏寒、发热、寒战等全身症状。双侧上尿路结石引起双侧尿路完全性梗阻或孤立肾上尿路完全性梗阻时,可导致无尿,出现尿毒症。

二、体格检查

肾区叩击痛为最常见的体征，患者多有患侧的肾区叩击痛。输尿管行径区压痛，较为少见。

三、辅助检查

（一）尿液检查

大部分肾绞痛发作的患者尿常规检查常能见到肉眼或镜下血尿。

（二）血液检查

大多数患者血常规检查无殊。肾绞痛发作时查肾功能会有肌酐的升高。

（三）超声

超声能显示结石的特殊声影，亦能评估肾积水程度，可发现泌尿系统 X 线平片不能显示的小结石和 X 线透光结石。对造影剂过敏、孕妇、无尿或肾功能不全者，B 超可作为首选的影像学检查方法。

（四）X 线

一般采用腹部仰卧正位片，亦可采用排泄性尿路造影或逆行肾盂造影，对结石的诊断有一定意义。同时可与消化道穿孔和肠梗阻鉴别。

（五）CT

CT 是目前较为常用的诊断方法之一，对结石诊断的准确率高于超声及 X 线检查。

（六）放射性核素肾显像

放射性核素肾显像可评估肾功能，可用于评估治疗前肾受损的肾功能和治疗后肾功能恢复状况。

（七）内镜

内镜包括肾镜、输尿管镜和膀胱镜检查。

四、诊断

典型肾绞痛表现。查体肾区叩击痛等。尿常规提示镜下血尿或肉眼血尿。影像学检查超声、CT等可辅助诊断。

五、治疗原则

肾绞痛发作时一般予以解痉、止痛、扩张输尿管等治疗。肾绞痛诊断明确的患者，可使用哌替啶、布桂嗪或吗啡等强效镇痛剂对症处理，同时辅以山莨菪碱（654-2）、间苯三酚等解痉治疗，口服α受体阻滞剂或大剂量黄体酮肌内注射亦可起到扩张输尿管的作用从而缓解疼痛。

（一）非手术治疗

一般适用于结石较小、无明显梗阻或梗阻程度不重的情况。①饮食疗法：调整饮食结构；水化疗法，大量饮水，保持每日尿量在2000 mL以上；饮食指导，限制草酸的摄入，限制钠的摄入等。②药物治疗：中医中药排石、α受体阻滞剂（坦索罗辛、萘哌地尔等）、枸橼酸氢钾钠颗粒等。③体外冲击波碎石（ESWL）：适用于最大径＜2 cm的肾结石和最大径＜1 cm的输尿管上段结石，ESWL有操作简便、痛苦少、费用低、非侵入性、无需麻醉等优点，配合体外物理震动排石。

（二）手术治疗

手术治疗包括输尿管镜碎石取石、经皮肾镜碎石取石、腹腔镜输尿管切开取石及开放手术治疗等。双侧上尿路结石引起急性完全梗阻致无尿的患者须及时行介入超声引导下穿刺造瘘以解除梗阻。

六、膀胱结石和尿道结石

典型症状为排尿突然中断，疼痛放射至远端尿道及阴茎头部，伴排尿困难和膀胱刺激症状。尿道结石可表现为点滴状排尿，伴尿痛，重者可发生急性尿潴留及会阴部剧痛。

治疗上一般均需手术治疗。膀胱结石可考虑行膀胱镜钬激光碎石取石，后尿道结石可用尿道探条将结石轻轻地推入膀胱，再按膀胱结石处理。

（鲁继东）

第七节 皮质醇增多症

皮质醇增多症是指由于机体长期处于过量糖皮质激素的作用而出现的临床综合征，又称库欣综合征。按其病因可分为促肾上腺皮质激素（ACTH）依赖性库欣综合征和ACTH非依赖性库欣综合征。前者包括垂体肿瘤引起的皮质醇增多症及垂体以外的肿瘤（如小细胞性肺癌、胸腺癌、甲状腺髓样癌、支气管类癌、鼻咽癌、各种神经嵴起源的肿瘤等）引起的异位ACTH综合征，后者包括肾上腺皮质腺瘤或腺癌、肾上腺皮质大结节样增生等。

一、临床表现

本病多见于青壮年，女性患者多于男性。

（一）脂肪代谢与分布异常

主要表现为向心性肥胖，以头面部和躯干部肥胖为主。典型的表现（库欣面容）是满月脸、水牛背、悬垂腹、颈部短粗，而四肢正常或偏瘦。

（二）蛋白质代谢异常

皮肤菲薄质脆，面部多血质；在腰、腹、股、腋窝等处有宽大紫纹，伤口不易愈合；肌肉萎缩无力、骨质疏松，会导致患者的极度疲倦、衰弱感。

（三）糖代谢异常

约60%以上的患者出现血糖升高或糖耐量异常。

（四）高血压和电解质紊乱

该病引起的高血压、低钾血症一般为轻至中度。

（五）性腺功能紊乱

面部及胸背部多毛、痤疮。男性性欲减退、勃起功能障碍、早泄、不育；女性继发闭经、月经紊乱或减少、唇须甚至男性化。

（六）精神症状

轻度，如失眠、记忆力减退、注意力不能集中；中度，如欣快、忧郁或躁狂；严重者抑郁症或精神分裂症。

（七）其他症状

①抗感染力下降，易罹患各种化脓性细菌、真菌、病毒感染，且感染易加重。②易骨质疏松，甚至病理性骨折。骨质脱钙会增加尿路结石的机会。③儿童患者生长发育障碍、生长停滞、青春期延迟。④消化道溃疡加重或出血。

二、体格检查

（1）库欣面容。

颈部短粗，满月脸、面部呈多血质、多毛、痤疮。

（2）向心性肥胖。

头面部和躯干部肥胖，呈水牛背、悬垂腹，而四肢偏瘦。

（3）皮肤紫纹。

常见于侧腰部、下腹部、股、腋窝等处，宽大。

（4）高血压。

三、辅助检查

（一）实验室检查

1. 血浆皮质醇测定　可表现为血浆皮质醇增高和（或）8:00、12:00、16:00、0:00 昼夜分泌节律消失。

2. 血 ACTH 测定　用于病因鉴别。本病表现为 ACTH 升高，肾上腺肿瘤引起者表现为 ACTH 低于正常水平。

3. 24 小时尿生化　包括尿游离皮质醇（UFC）、17-羟皮质类固醇（17-OHCS）、17 酮类固醇（17-KS），能客观地反映皮质醇的分泌量。

4. 小剂量地塞米松抑制试验（DST）　是本病最有价值的确诊指标，但不能用于病因诊断。目前常用的是隔夜地塞米松抑制试验（ONDST），即晚 23:00 至 0:00 服用地塞米松

1 mg，如次晨 8:00 血浆皮质醇水平不能抑制至＜50 nmol/L（1.8 μg/dL），或 24 小时尿 UFC 降低至＜27 nmol/d（10 μg/d），则可确诊为皮质醇增多症。

5. 大剂量地塞米松试验 是重要的病因诊断方法。晚 23:00 至 0:00 服用地塞米松 8 mg，如次晨 8:00 血浆皮质醇抑制超过 50%，提示为垂体性的皮质醇增多症，而肾上腺肿瘤或异位 ACTH 综合征则不被抑制。

（二）超声

超声可发现肿大阑尾或阑尾周围脓肿，同时与泌尿系统及妇科疾病鉴别。

（三）CT

皮质醇增多症及异位 ACTH 综合征患者常表现为肾上腺弥漫性增生和结节性增生。肾上腺皮质腺瘤多为类圆形，直径一般＞2 cm，可轻度强化，肿瘤旁腺体及对侧肾上腺萎缩。肾上腺皮质癌几乎没有＜3.5 cm 者，肿瘤呈类圆形、分叶状或不规则形，密度不均，伴有坏死或出血，增强后呈不规则强化，部分可有点状或结节状钙化。对可疑异位 ACTH 综合征的患者，胸部、腹部 CT 应列为常规。

（四）肾上腺 MRI

对肾上腺皮质癌及腔静脉癌栓的诊断有一定优势。

（五）垂体影像学检查

80%以上皮质醇增多症为垂体微腺瘤。蝶鞍部冠状位薄层 CT 增强扫描＋矢状面重建，微腺瘤发现率可达 50%。MRI 优于 CT，垂体微腺瘤发现率可达 90%以上。

四、诊断

中青年、无明显诱因的异常“发胖”，特别是出现满月脸、痤疮、水牛背等外貌改变者，应警惕该病。影像学发现肾上腺肿块≥2 cm，合并高血压、高血糖/糖耐量异常者，应警惕该病。实验室检查发现皮质醇升高或昼夜节律紊乱，小剂量地塞米松试验不能抑制可确诊为皮质醇增多症。临床上诊断思路：①CT 等影像学发现肾上腺肿块＋ACTH 降低＋大剂量地塞米松试验不能抑制，可确诊为肾上腺肿瘤引起的 ACTH 非依赖性皮质醇增多症。②CT 等影像学发现双侧肾上腺增生/正常＋ACTH 升高＋大剂量地塞米松试验可被抑制，可诊断为皮质醇增多症，需进一步检查头颅 CT/MRI 以明确垂体病变。③CT 等影像学发现双侧肾上腺增生/正常＋ACTH 升高＋大剂量地塞米松试验不能抑制，应考虑异位 ACTH 综合征，需进一步检查颈部、胸部、腹部。

五、治疗原则

皮质醇增多症的治疗目标是：切除致病的肿瘤，恢复血皮质醇的正常分泌；避免术后肾上腺皮质功能不全（肾上腺危象）；避免术后永久性的激素依赖。

（一）肾上腺肿瘤

良性肿瘤首选腹腔镜患侧肾上腺切除术，单发腺瘤可考虑肿瘤切除；肾上腺皮质癌首选开放手术，建议同时切除邻近的转移淋巴结，腹腔镜手术发生腹腔种植转移率高。

（二）垂体肿瘤

显微手术摘除垂体肿瘤是治疗库欣病的首选。垂体手术失败的患者，特别是肾上腺呈结节样或大结节样增生者，可行一侧肾上腺全切除＋对侧次全切除术，再加垂体放射治疗。

（三）异位 ACTH 综合征

手术切除原发肿瘤是首选治疗。有淋巴结转移者应一并切除，再加局部放疗。对于未能找到原发肿瘤或原发肿瘤已无法切除者，可行一侧肾上腺全切除＋对侧次全切除，以降低血皮质醇水平。

术后肾上腺功能不全很常见，激素替代治疗必不可少，如不纠正，将导致休克、心率快、急促、发绀、恶心、呕吐、腹痛、腹泻、高热、昏迷甚至死亡。肾上腺危象的发生率和恢复时间与血皮质醇增高的程度有关。同样，激素替代治疗的剂量和时间必须根据患者病程的长短、血皮质醇水平、症状的严重程度做出个体化方案。一般从高剂量开始，根据血皮质醇和 ACTH 的恢复水平逐步减量直至停药，一般需 1 年左右，长则数年。

非手术治疗适应以下情况：①无法切除的肾上腺皮质癌的辅助治疗，如口服密妥坦可抑制皮质醇合成、破坏肾上腺皮质细胞。②手术切除不彻底或不能切除的垂体瘤，如赛庚啶可抑制 ACTH 释放，并减少 Nelson 综合征的发生。

（刘宇军）

第八节　嗜铬细胞瘤/副神经节瘤

嗜铬细胞瘤起源于外胚层神经嵴的交感神经元细胞，发生在肾上腺髓质的称为嗜铬细胞瘤；发生在肾上腺以外的，称为副神经节瘤。嗜铬细胞瘤临床表现多变，是一种潜在致命的肿瘤，在各种刺激因素下突然分泌大量儿茶酚胺，引发高血压危象或低血压休克，甚至死亡。术前未明确诊断、未做好充分准备，是围手术期死亡的重要原因。

一、临床表现

嗜铬细胞瘤可见于各年龄段，20～49 岁最多见，男女发病率相似，家族性发病者占 6%～10%。临床症状复杂多变，被误诊和漏诊。

（一）高血压

阵发性高血压或持续性高血压阵发性加剧是其典型症状。发作时伴头痛、心悸、大汗、面色苍白者，诊断嗜铬细胞瘤的特异性可达 90%以上，但症状典型者仅占 25%～50%。严重时高血压危象，诱发脑出血、高血压脑病、昏迷、抽搐，甚至心力衰竭、肺水肿。

（二）体位性低血压

常合并快速型心律失常。约 10%的患者血压正常。

（三）心律失常

心动过速和快速型心律失常。

（四）儿茶酚胺性心肌病

儿茶酚胺性心肌病是嗜铬细胞瘤最严重的并发症，约占死亡病例的 58%。部分患者表现为扩张型心肌病，可伴有严重心律失常或心力衰竭，可诱发心室颤动。

（五）消化系统症状

高血压发作可伴有恶心、呕吐、腹痛、肠梗阻，严重者肠缺血或坏死出现急腹症。

（六）肿瘤分泌其他激素引起的症状

①分泌 ACTH 可产生库欣综合征；②分泌生长激素可引起肢端肥大症；③分泌促红细胞生成素可引起红细胞增多症；④分泌降钙素可引起低钙血症；⑤MEN－2 患者合并甲状旁腺功能亢进，引起高钙血症；⑥分泌血管活性肠肽及生长抑素可引起腹泻及低血钾。

（七）代谢异常

①基础代谢增高：发热、消瘦；②糖耐量降低、空腹血糖升高；③高乳酸血症。

二、体格检查

高血压发作时头痛、心悸、苍白、大汗、脉速、惊恐，持续数十分钟，甚至数小时。症状缓解后极度虚弱、皮肤潮红、全身出汗。心律失常：心动过速、室上性心动过速、室性期前收缩、心房颤动、心室颤动。高血压危象：昏迷、抽搐或脑血管以外体征。

三、辅助检查

（一）实验室检查

1. 尿儿茶酚胺（CA）代谢产物测定　①香草基扁桃酸（VMA），是常用的定性方法。以 24 小时尿 VMA＞9 mg 为标准，特异性达 90%以上，但假阴性率高达 56%。②甲氧基肾上腺素(MN),以 24 小时尿 MN>1.3mg 为标准,敏感性 98%,假阴性率 10%。

2. 血浆 CA 代谢产物测定 MN、甲氧基去甲肾上腺素(NMN)测定是目前公认的最佳实验室诊断方法。阴性者可基本排除嗜铬细胞瘤。

3. 联合检测 血浆 MN(MN+NMN)和 24 小时尿 MN 升高≥正常值上限 4 倍以上时,诊断准确性近 100%。

(二) 超声

作为初筛手段,对≥1 cm 的肿瘤检出率近 100%。

(三) CT

肾上腺嗜铬细胞瘤强化显著,肿瘤较大时密度不均,伴出血、坏死及液化区。三维重建可显示肿瘤形态、结构、范围、与周围脏器的关系,是手术治疗的重要参考。

(四) MRI

敏感性和特异性与 CT 相似。T1WI 等/低信号,T2WI 高信号、反相序列信号无衰减是其特点,但肾上腺皮质癌和转移癌也有类似表现。T2WI 呈明亮的“灯泡征”是嗜铬细胞瘤的特异表现,但不常见。MRI 冠状位和矢状位图像在明确肿瘤与周围血管关系方面有较大优势。

(五) ^{131}I - MIBG(间位碘代苄胍)显像

同时具有定性和定位的价值,尤其适用于家族性、肾上腺外、复发或转移性嗜铬细胞瘤的诊断。

(六) FDG - PET - CT 和^{68}Ga - DOTA -肽 PET - CT 功能成像

对于疑似的、肾上腺外、复发或转移性嗜铬细胞瘤的诊断有一定意义。

(七) 基因检测与筛查

①SDHB(琥珀酸脱氢酶复合体亚基 B)突变,是转移、复发、肿瘤多灶性的高危因素。②家族遗传基因筛查,家族性嗜铬细胞瘤占 6%~10%,甚至 30%。

四、诊断

诊断以高血压伴头痛、心悸、出汗、苍白等症状为基础，但近1/2的患者并无此典型表现。青壮年高血压、有家族史，伴肾上腺偶发瘤者应警惕该病。

（一）定性诊断

血浆MN（MN＋NMN）检测、24小时尿VMA检测或联合检测是主要手段。

（二）定位诊断

肾上腺嗜铬细胞瘤以CT诊断为主，副神经节瘤MRI及^{131}I－MIBG、PET－CT功能成像更具优势。

（三）遗传易感性诊断

必不可少。尤其是＜20岁、双侧肾上腺病灶、嗜铬细胞瘤家族史，以及患者或家属合并皮肤、黏膜、神经系统、内分泌腺体等部位病变者。

五、治疗原则

手术是唯一有效的治疗方法，否则患者将死于本病。术前充分准备是降低围手术期死亡率、保证手术成功的关键。

（1）常用药物为α受体阻滞剂酚苄明、多沙唑嗪、哌唑嗪，从小剂量开始，根据血压调整剂量。疗程至少2周，发作频繁者需4～6周或更久，合并扩张型心肌病、心力衰竭者，甚至需数月至1年。直至血压恢复或接近正常，心悸、多汗、肢端苍白发凉等症状消失，心功能接近正常。

（2）β受体阻滞剂不能单独或常规用于术前准备，可诱发高血压危象和心力衰竭。

（3）术前适当补液扩容，可减少术中血压波动，避免肿瘤切除后快速扩容导致的心力衰竭、肺水肿。

（4）宜采用全身麻醉或全身麻醉加硬膜外麻醉。留置中心静脉导管和桡动脉导管。至少开通两条输液通道。

术式选择：腔镜手术是肾上腺嗜铬细胞瘤的常用术式，并不加重血流动力学改变。影像学提示周围组织脏器侵犯者，仍首选开放性手术。术中出现任何严重的心律失常、心力衰竭、心肌损害表现，均应视作儿茶酚胺心肌病，立即停止手术操作并积极救治。待心肌损害恢复后再手术，多需半年以上。术后72小时内的低血压，需考虑：失血性休克、儿茶酚胺撤退导致的血容量相对不足、心源性休克（儿茶酚胺性心肌病、严重的心律失常、心肌梗死）、肾上腺功能不全（双侧肾上腺肿瘤术后）。

非手术治疗适应以下情况：①严重并发症不能耐受手术者，如心力衰竭、心肌梗死，保守治疗至心功能恢复后手术。②恶性肿瘤已经转移者。

（刘宇军）

第九节　原发性醛固酮增多症

原发性醛固酮增多症简称原醛症，又称 Conn 综合征，是指由于肾上腺皮质肿瘤或增生导致醛固酮分泌增多，引起水钠潴留、尿钾排出增多、肾素降低为表现的一类疾病。它是继发性高血压最常见的病因。高血压＋低血钾＋高醛固酮导致的心脑血管疾病远高于原发性高血压，早诊早治可显著改善该病的预后。原醛症的常见病因为肾上腺皮质肿瘤（主要为腺瘤）、单侧肾上腺结节样增生（UNAH）和特发性醛固酮增生症（IHA）。

一、临床表现

原醛症可发生在任何年龄，30～50岁多见，女性略多于男性。早期症状不典型，可仅有高血压而无低血钾。

（一）高血压

高血压是最常见、最早出现的症状，一般不呈阵发性加重，逐渐升高，以舒张压升高较明显，对一般抗高血压药物的疗效较差。

（二）低钾血症

低钾血症为原醛症的后期表现，早期血钾可正常。早期仅有感觉异常、麻木，随着病程进展，可出现典型的下肢阵发性肌肉软弱及麻痹，严重者累及上肢，甚至呼吸肌。可表现为手足搐搦、肌肉痉挛与阵发性麻痹交替出现。

（三）低比重尿、多尿、夜尿增多

与长期失钾引起肾小管重吸收功能减退有关。

（四）心脏表现

包括低血钾的心电图表现，如 QT 间期延长，T 波增宽、降低或倒置，U 波明显等。部分出现阵发性室上性心动过速、室性期前收缩等心律失常，严重时心室颤动。长期高醛固酮、高血压可导致扩张型心肌病、心力衰竭。

二、体格检查

顽固性、难治性高血压：舒张压明显升高，三种以上降压药控制不佳。肢体无力、麻木：下肢为主，严重时累及上肢，发作时呈双侧对称性、弛缓性瘫痪。很少影响脑神经支配的肌肉。

三、辅助检查

（一）实验室检查

1. 血电解质测定　原醛症早期血钾可以正常。低钾血症为间歇性，需连续多次测定。因此，无低血钾不能作为原醛症的排除标准。

2. 血浆肾素-血管紧张素-醛固酮系统（RASS）检测　原醛症的典型表现是肾素降低、醛固酮浓度升高。

3. 尿常规及生化　尿 pH 为中性或偏碱性，可见少量蛋白尿，尿比重偏低且较为固定，常在 1.010～1.020。尿钾升高，24 小时尿排钾 25 mmol 以上。

4. 筛查试验　疾病早期醛固酮正常，以血浆醛固酮与肾素活性比值（ARR）≥30（ng/dL）/［ng/（mL · h）］作为筛查试验，可明显提高原醛症的检出率。

5. 确诊试验　①钠负荷试验，适用于病情轻、无明显低血钾的疑似原醛症患者。口服或静脉补钠后血/尿醛固酮不能被抑制可确诊原醛症。②卡托普利试验，服药后血醛固酮抑制度≤30%为阳性。

6. 诊断试验　①诊断性治疗——螺内酯试验，螺内酯是原醛症的特效药，合理用药 1～2 周后，患者的血压可恢复正常。②体位试验，用于鉴别肾上腺醛固酮瘤（APA）和 IHA。站立 4 小时后，IHA 患者血浆醛固酮比站立前增加 33%以上，而 APA 患者则表现为降低或无明显变化。③地塞米松抑制试验，用于诊断糖皮质激素可抑制的醛固酮增多症（FH Ⅰ型，GRA）。

（二）超声检查

可发现≥1 cm 的肾上腺肿瘤或增生结节，>3 cm 者应考虑醛固酮癌（APC）。

（三）CT

CT 是原醛症首选定位方法，敏感性为 78%，特异性为 75%。APA 直径多在 1～2 cm 或以下，很少超过 3 cm，均质低密度，强化不明显，CT 值低于分泌皮质醇的腺瘤和嗜铬细胞瘤；IHA 可表现为双侧肾上腺增厚或结节、一侧结节对侧增厚、单侧弥漫性增厚、单侧结节状增生、双侧无异常。

（四）功能定位检查

肾上腺静脉采血，即选择性双侧肾上腺静脉插管采血测定醛固酮和皮质醇浓度，是功能定位诊断的金标准，敏感性为 95%，特异性为 100%。它适用于临床确诊原醛症、拟行手术治疗，但 CT 肾上腺肿块/结节<1 cm、不能明确醛固酮分泌来源于哪一侧者。

（五）基因检测

家族性原发性醛固酮增多症 FH Ⅰ型（GRA）：对于确诊原醛时年龄<20 岁、有家族史、<40 岁发生脑血管意外者，应做 FH 相应的基因 CYP11B1/CYP11B2 检测。

四、诊断

有以下情况者应考虑筛查原醛症：①难治性高血压；

②儿童、青少年高血压，或 40 岁之前发生脑血管意外家族史；③高血压伴低血钾或利尿剂容易促发低血钾；④高血压伴肾上腺偶发瘤。

ARR≥30(ng/dL)/[ng/(mL·h)]为筛查试验阳性。高血压如同时伴有低钾血症、血/尿醛固酮高、血浆肾素活性降低及肾上腺病变，则原发性醛固酮增多症诊断可基本成立。钠负荷试验、卡托普利试验血浆醛固酮不被抑制可确诊。CT 发现单侧肾上腺肿瘤≥1 cm，可明确定位。如果肾上腺表现为单侧结节＜1 cm、双侧结节、双侧增生、单侧增生、双侧无异常，且拟行手术治疗者，均需行 AVS 明确醛固酮分泌优势侧。

鉴别诊断：临床上原发性醛固酮增多症需与继发性醛固酮增多症进行鉴别，后者见于某些肾脏疾病、肾素分泌性肿瘤，表现为高血压、低血钾、高醛固酮血症，但其肾素水平明显升高。

五、治疗原则

（一）手术治疗

适用于 APA、UNAH、APC；AVS 证实单侧醛固酮分泌优势的肾上腺增生患者；因药物副作用无法坚持长期内科治疗的 IHA 和 GRA。保留肾上腺组织的手术（ASS）应慎重：①单发 APA 可单纯切除腺瘤；②多发性腺瘤或腺瘤伴增生者，宜行患侧肾上腺切除；③醛固酮癌应做肿瘤根治性切除术；④UNAH 行患侧肾上腺全切除术。肾上腺增生和单侧多发腺瘤 ASS 术后病灶残留是手术失败和复发的重要原因。腹腔镜手术已成为原醛症的金标准，经腹腔和腹膜后入路在手术时间、出血量、并发症、术后恢复时间、预后等方面并无明显差异。

术前准备：需口服补钾＋螺内酯纠正低血钾，同时控制血压至正常或接近正常水平。如血压控制不满意，可联合应用 ACEI、钙通道阻滞剂等。

（二）非手术治疗

适用于以下情况：①IHA 以药物治疗为主。②GRA 以地塞米松或泼尼松治疗为主。③肾上腺次全切除仍难以控制高血压和低钾血症的 IHA 和 GRA。④无法手术或术后复发的 APC，密妥坦、甲吡酮等可暂时减轻醛固酮分泌过多所致的临床症状。

（刘宇军）

第十节　肾细胞癌

肾细胞癌简称肾癌、肾腺癌等，占原发性肾恶性肿瘤的85%左右。引起肾癌的病因至今尚未明确，其发病可能与吸烟、肥胖、职业接触（如石棉、皮革等）、遗传因素（如抑癌基因缺失）等有关。

一、临床表现

30%～50%的肾癌缺乏早期临床表现，多在体检或做其他疾病检查时被发现。

（一）血尿、疼痛和肿块

间歇性无痛肉眼血尿为常见症状。疼痛常为腰部钝痛或隐痛，多由于肿瘤生长牵张肾包膜或侵犯腰肌、邻近器官所致；血块通过输尿管时可发生肾绞痛。肿瘤较大时在腹部或腰部易被触及。

（二）副瘤综合征

常见有发热、高血压、红细胞沉降率增快等。其他表现有高钙血症、高血糖、红细胞增多症、肝功能异常、消瘦、贫血、体重减轻及恶病质等。

（三）转移症状

临床上有25%～30%的患者因转移症状，如病理骨折、咳嗽、咯血、神经麻痹及转移部位出现疼痛等就医。

二、体格检查

体格检查对肾癌的诊断价值有限。在出现腹部包块、腹壁静脉怒张、平卧位不消失的精索静脉曲张和双下肢水肿时，应考虑肾癌可能，并进一步检查。

三、辅助检查

（一）B 超

B 超常表现为不均质的中低回声实性肿块，体积小的肾癌有时表现为高回声，需结合 CT 或肾动脉造影诊断。

（二）X 线检查

泌尿系统 X 线平片（KUB）可见肾外形增大，偶见肿瘤散在钙化。静脉尿路造影（IVU）可见肾盏肾盂因肿瘤挤压或侵犯，出现不规则变形、狭窄、拉长、移位或充盈缺损。

（三）CT

CT 对肾癌的确诊率高，能显示肿瘤大小、部位、邻近器官有无受累，是目前诊断肾癌最可靠的影像学方法。CT 表现为肾实质内不均质肿块，平扫 CT 值略低于或与肾实质相似，增强扫描后，肿瘤不如正常肾实质增强明显。

（四）MRI

MRI 对肾癌诊断的准确性与 CT 相仿。T1 加权像肾癌常表现为不均质的低信号或等信号；T2 加权像则表现为高信号改变。在显示邻近器官有无受侵犯，肾静脉或下腔静脉内有无癌栓则优于 CT。

四、诊断

血尿、疼痛和肿块是肾癌的主要症状，或存在副瘤综合征和转移症状。查体可有腹部包块、腹壁静脉怒张、平卧位不消失的精索静脉曲张和双下肢水肿。超声、CT 或 MRI 等提示肾占位性病变。

五、治疗原则

肾癌主要治疗手段包括肾部分切除术和根治性肾切除术。转移性肾癌以全身药物治疗为主，辅以原发灶或转移灶的姑息手术或放疗。转移性肾癌的治疗药物主要包括免疫治疗药物和靶向治疗药物。

（刘　立）

第十一节　肾盂及输尿管癌

泌尿系统从肾盏、肾盂、输尿管、膀胱及后尿道均被覆移行上皮，发生肿瘤的病因、病理相似。上尿路尿路上皮癌（UTUC）包括肾盂癌和输尿管癌。在肾盂输尿管的恶性肿瘤中最常见的病理类型为尿路上皮癌（即移行细胞癌）。UTUC 占所有尿路上皮肿瘤的 5%～10%，其中 90%以上为移行上皮肿瘤。

一、临床表现

UTUC 可能没有任何症状而单纯依靠检查发现。发病年龄大多数为 40～70 岁。男女比例约为 2∶1。早期即可出现间歇性无痛性肉眼血尿，偶可出现条形样血块，少数为显微镜下血尿。1/3 的患者有腰部钝痛，偶因血块堵塞输尿管引起肾绞痛。晚期患者出现消瘦、体重下降、贫血、衰弱、下肢水肿、腹部肿物及骨痛等转移症状。

二、体格检查

大多数患者在查体中常无明显异常，极少数病例可能会触及腰腹部的肿块，肿块可能来源于肿瘤本身或梗阻继发的肾积水。如果存在肿瘤转移可能会出现相关体征，一般不具有特异性。

三、辅助检查

（一）细胞学检测

取新鲜尿液标本或逆行插管收集患侧肾盂尿行尿细胞学检查，可以发现癌细胞。

（二）静脉尿路造影（IVU）

静脉尿路造影（IVU）可发现肾盂内充盈缺损，但需与肠气、凝血块与阴性结石等鉴别。

（三）膀胱镜

有时可见输尿管口喷血或发现同时存在的膀胱肿瘤。必要时逆行肾盂造影可进一步了解肾盂充盈缺损改变。

（四）其他检查

B 超、CT、MRI 检查对肾盂癌的诊断及与其他疾病的鉴别诊断有重要价值。影像学检查疑有肾盂肿瘤，但仍不能作出明确诊断时，输尿管肾镜有时可直接观察到肿瘤并可活检做病理检查。

四、诊断

间歇性无痛肉眼血尿，部分患者有腰部钝痛，IVU 或 CTU 发现上尿路有充盈缺损/占位性病变，膀胱镜检查可能发现患侧输尿管口喷血，尿液细胞学检查可能阳性。

五、治疗原则

①若疾病为局限性，建议根治性手术切除，手术切除范围应包括肾、全段输尿管及输尿管开口周围的部分膀胱。手术方式可选择腹腔镜手术、机器人手术或开放手术。②膀胱灌注治疗：UTUC 术后行预防性膀胱灌注治疗可有效降低膀胱癌发生率。如无禁忌，推荐在根治性切除术后行单次膀胱灌注化疗。③针对手术不可切除的局部晚期和转移性 UTUC，可选择铂类特别是顺铂为基础的联合化疗。近年来 PD－1/PD－L1 通路的免疫治疗在尿路上皮肿瘤领域中取得了很大的进展，目前已有很多 PD－1/PD－L1 药物被批准用于晚期尿路上皮癌，有望改善晚期尿路上皮癌患者的总生存率。但其在 UTUC 的疗效尚未得到大规模前瞻性随机对照临床研究的证实。

（姜　帅）

第十二节　膀胱癌

膀胱肿瘤是泌尿系统中最常见的肿瘤，绝大多数来自上皮组织，其中 90%以上为移行上皮肿瘤。

一、临床表现

发病年龄大多数为 50～70 岁。男性发病率显著高于女性，为(3～4)∶1。典型表现：血尿是膀胱癌最常见和最早出现的症状。患者常表现为间歇性肉眼血尿，可自行减轻或停止，易给患者造成“好转”或“治愈”的错觉而贻误治疗。出血量多少与肿瘤大小、数目及恶性程度不成比例。非上皮性肿瘤血尿一般较轻。尿频、尿急、尿痛多为膀胱肿瘤的晚期表现，常因肿瘤坏死、溃疡或并发感染所致。少数广泛原位癌或浸润性癌起始即有膀胱刺激症状，预后不良。有时尿内混有“腐肉”样坏死组织排出；三角区及膀胱颈部肿瘤可梗阻膀胱出口，造成排尿困难，甚至尿潴留。浸润癌晚期，在下腹部耻骨上区可触及肿块，坚硬，排尿后不消退。广泛浸润盆腔或转移时，出现腰骶部疼痛；阻塞输尿管可致肾积水、肾功能不全；下肢水肿、贫血、体重下降、衰弱等症状。

二、体格检查

膀胱癌患者一般无临床体征，体检触及盆腔包块是局部进展性肿瘤的证据，因此查体对早期患者(如 Ta、T_1 期等)的诊断价值有限。

三、辅助检查

(一) 尿液检查

在患者新鲜尿液中，易发现脱落的肿瘤细胞，简便易行，故尿液细胞学检查可作为血尿的初步筛选。近年采用尿液检查端粒酶活性、膀胱肿瘤抗原(BTA)、核基质蛋白(NMP22、BLCA－4)等有助于提高膀胱癌的检出率。

（二）影像学检查

经腹壁B超简便易行，能发现直径0.5 cm以上的肿瘤，可作为患者的最初筛选。CT和MRI多用于浸润性癌，可以发现肿瘤浸润膀胱壁深度，以及局部转移肿大的淋巴结。

（三）膀胱镜

可以直接观察到肿瘤所在部位、大小、数目、形态、有蒂还是广基，初步估计基底部浸润程度等。膀胱镜结果是手术方式选择的重要依据。

（四）膀胱双合诊

可了解肿瘤大小、浸润的范围、深度，以及与盆壁的关系。检查时患者腹肌应放松，检查者动作应轻柔，以免引起肿瘤出血和转移。由于影像学的广泛应用，此项检查现已较少应用。

四、诊断

无痛性肉眼血尿，膀胱镜检查发现膀胱新生物，影像学发现膀胱占位，部分患者尿细胞学有异常发现。

五、治疗原则

以手术治疗为主。根据肿瘤的临床分期、病理并结合患者全身状况，选择合适的手术方式。原则上Ta、T_1的膀胱肿瘤可采用保留膀胱的手术，如经尿道膀胱肿瘤切除术（TURBT）等。较大、多发、反复发作及分化不良的T_2期和T_3期肿瘤，以及浸润性鳞癌和腺癌，应行全膀胱切除术（腹腔镜手术、机器人手术、开放手术均可）。

针对表浅膀胱肿瘤（Tis、Ta、T_1），为预防肿瘤复发，术后可采用膀胱内药物灌注治疗。常用药物有表柔比星、吡柔比星、丝裂霉素、羟基喜树碱及卡介苗（BCG）等。针对有高危复发风险的膀胱肿瘤患者，术后膀胱灌注药物首选BCG。

针对浸润性膀胱肿瘤（T_2、T_3），若病情允许，建议根治性全膀胱切除术（腹腔镜手术、机器人手术、开放手术）。根治性全膀胱切除术是膀胱浸润性癌的基本治疗方法，除切除全膀胱、盆腔淋巴结外，男性还应包括前列腺和精囊（必要时全尿道）；女性应包括子宫、宫颈、阴道前穹隆及卵巢等，必要时全尿道切除，同时行尿流改道。回肠代膀胱（Bricker）术是尿流改道的经典术式。年老体弱者可行输尿管皮肤造口术，手术简单，但输尿管口易发生狭窄。需长期留置输尿管支架管并定期更换。

针对不可手术的局部晚期或转移性膀胱肿瘤，可选择铂类特别是顺铂为基础的联合化疗。近年来免疫检查点抑制剂在膀胱肿瘤治疗领域中取得了很大的进展，目前已有很多 PD－1/PD－L1 药物被批准用于晚期尿路膀胱肿瘤。另外靶向性的 ADC 治疗在膀胱肿瘤的治疗中也有很多进展，如维迪西妥单抗等药物已经在国内获批膀胱肿瘤的二线治疗适应证。

（姜　帅）

第十三节　前列腺癌

前列腺癌是男性老年人常见的疾病，我国近年发病率迅速增加。前列腺癌中 98％为腺癌，起源于腺细胞，其他少见的有移行细胞癌、鳞癌、未分化癌等。前列腺的外周带是癌最常发生的部位，大多数为多病灶。前列腺癌大多数为雄激素依赖型，其发生和发展与雄激素关系密切，雄激素非依赖型前列腺癌只占少数。雄激素依赖型前列腺癌后期可发展为去势抵抗性前列腺癌。

一、临床表现

前列腺癌多数无明显临床症状，常在直肠指检或检测血清 PSA 值升高进一步检查被发现，也可在前列腺增生手术标本中发现。前列腺癌可以表现为下尿路梗阻症状，如尿频、尿急、尿流缓慢、尿流中断、排尿不尽，甚至尿潴留或尿失禁。血尿少见。前列腺癌出现远处转移时可以引起骨痛、脊髓压迫神经症状及病理性骨折。其他晚期症状有贫血、衰弱、下肢水肿、排便困难、少尿或无尿等。少数患者以转移症状就医而无明显前列腺癌原发症状。

二、体格检查

直肠指检可以发现前列腺结节，质地坚硬。

三、辅助检查

（一）血清前列腺特异性抗原（PSA）测定

前列腺癌常伴血清 PSA 升高，有淋巴结转移和骨转移的，病灶随血清 PSA 水平增高而增多。

（二）经直肠超声

经直肠 B 超可以显示前列腺内低回声病灶及其大小与侵及范围。

（三）CT

CT 对早期前列腺癌的诊断价值不大。

（四）MRI

MRI 对前列腺癌的诊断优于其他影像学方法，在 T2 加权像上，如高信号的前列腺外周带内出现低信号结节或弥漫性信号减低区，可考虑前列腺癌的可能。

（五）全身核素骨显像

全身核素骨显像可早期发现骨转移病灶。

前列腺癌的确诊依靠经直肠 B 超引导下前列腺系统性穿刺活检，根据所获组织有无癌作出诊断。

四、肿瘤分期

前列腺癌的病理学分级，是根据腺体分化程度和肿瘤的生长形式来评估其恶性程度，其中以 Gleason 分级系统应用最为普遍。采用五级 10 分制的分法，将肿瘤分成主要类型和次要类型，每个类型分为五级计 5 分，最后分级的评分为两者之和。Gleason 1～3 级属于分化良好癌；4～5 级属于分化差或未分化癌。前列腺癌可经血行、淋巴扩散或直接侵及邻近器官，以血行转移至脊柱、骨盆为最常见。

对前列腺癌现多采用 TNM 分期系统，分为 4 期。①T_1 期：T_{1a} 期，偶发肿瘤体积<所切除组织体积的 5%，直肠指检正常；T_{1b} 期，偶发肿瘤体积>所切除组织体积的 5%，直肠指检正常；T_{1c} 期，单纯 PSA 升高，穿刺活检发现肿瘤，直肠指检及经直肠 B 超正常。T_2 期：T_{2a} 期，肿瘤局限于并<单叶的 1/2；T_{2b} 期，肿瘤局限于并>单叶的 1/2；T_{2c} 期，肿瘤侵犯两叶，但仍局限于前列腺内。T_3 期：T_{3a} 期，肿瘤侵犯并突破前列腺一叶或两叶包膜；T_{3b} 期，肿瘤侵犯精囊。T_4 期：肿瘤侵犯膀胱颈、尿道外括约肌、直肠、提肛肌和（或）盆壁。

五、诊断

前列腺癌常伴血清 PSA 升高，有淋巴结转移和骨转移的，病灶随血清 PSA 水平增高而增多。直肠指检可触及前列腺质地变硬或有硬结。MRI 可发现前列腺异常信号，骨扫描可发现骨转移病灶。前列腺穿刺活检阳性是确诊前列腺癌的依据。

六、治疗原则

（一）手术治疗

局限在前列腺包膜以内（T_{1b}、T_2 期）的癌可以行根治性前列腺切除术，也是治疗前列腺癌的最佳方法，但仅适于年龄较轻，能耐受手术的患者。近年来，随着手术技术的进步，无远处转移的局部进展期前列腺癌也可选择根治手术。

（二）内分泌治疗

远处转移的前列腺癌或不能耐受手术的早期前列腺癌以内分泌治疗为主，可行手术去势（睾丸切除术）或药物去势，每月皮下注射一次促黄体释放激素类似物（LHRH - A）缓释剂，如醋酸戈舍瑞林（goserelin acetate）、醋酸亮丙瑞林

(leuprorelin acetate)等，可以达到手术去睾的效果。配合抗雄激素制剂如比卡鲁胺(bicalutamide)、氟他胺(flutamide)等间歇治疗可提高生存率。

（三）放射性核素粒子(如^{125}I)植入治疗

主要适用于 T_2 期以内的前列腺癌，内放射疗效肯定，并发症少，微创而安全。

（四）外放射治疗

对前列腺癌的局部控制有效，适用于局部有扩散的前列腺癌，尤其适用于内分泌治疗无效的患者。

（五）化疗

对内分泌治疗失败的患者也可行化疗，常用化疗药物主要为有多西紫杉醇，大样本随机对照研究证实多西紫杉醇可提高去势抵抗性前列腺癌总生存期。

（陈　伟）

第十四节　睾丸癌

睾丸肿瘤比较少见，仅占全身恶性肿瘤的1%，是20～40岁青壮年男性最常见的实体肿瘤，几乎都属于恶性。

一、临床表现

睾丸肿瘤多发于20～40岁，左右侧发病率无明显差别。睾丸肿瘤较小时，临床症状不明显。肿瘤逐渐增大，表面光滑，质硬而沉重，有轻微坠胀或钝痛。附睾、输精管常无异常。

二、诊断

体格检查患侧睾丸增大或扪及肿块，质地较硬，与睾丸界限不清，用手托起较对侧沉重感，透光试验阴性。检测血甲胎蛋白(AFP)和β-人绒毛膜促性腺激素(β-HCG)等肿瘤标志物，有助于了解肿瘤组织学性质、临床分期、术后有无复发及预后。B超和CT对睾丸肿瘤的诊断与阴囊内其他肿物的鉴别，确定腹膜后淋巴结有无转移及转移的范围非常重要。胸部X线片可了解肺部和纵隔有无转移病变。

三、治疗原则

应根据睾丸肿瘤组织类型和临床分期选择不同的治疗方法。精原细胞瘤对放疗比较敏感，术后可配合放疗，亦可配合苯丙酸氮芥等烷化剂或以顺铂为主的综合治疗。胚胎癌和畸胎癌切除患睾后，应进一步行腹膜后淋巴结清除术，并配合化学药物综合性治疗。成人畸胎瘤应作为癌治疗。

（龙启来）

第十五节　阴茎癌

阴茎癌在西方国家较为少见，但在我国过去曾为男性最常见的恶性肿瘤。随着人民生活条件的改善和卫生保健工作的不断提高，阴茎癌的发病率日趋降低。

一、临床表现

发病多见于40～60岁有包茎或包皮过长的患者。早期不易发现，晚期呈菜花样，表面坏死形成溃疡，渗出物恶臭。肿瘤继续发展可侵犯全部阴茎和尿道海绵体。

二、体格检查

体检时常可触及双侧腹股沟质地较硬、肿大的淋巴结。

三、诊断

40岁以上有包茎或包皮过长，发生阴茎头部肿物或包皮阴茎头炎、慢性溃疡、湿疹等经久不愈，有恶臭分泌物者，应高度怀疑阴茎癌，与肿瘤不易鉴别时需行活组织检查。肿瘤转移至腹股沟淋巴结肿大，质地常较硬、无压痛、较固定；感染所致常有触痛，不能鉴别时需行淋巴结活检。B超、

CT 和 MRI 等检查有助于确定盆腔有无淋巴结转移，转移灶大小及范围。

四、治疗原则

肿瘤较小局限在包皮者，可仅行包皮环切术。瘤体较大一般需行阴茎部分切除术，至少在癌肿缘近侧 2 cm 以上切断阴茎；有淋巴结转移者应在原发病灶切除术后 2～6 周，感染控制后行两侧腹股沟淋巴结清除术。激光治疗适合于表浅小肿瘤及原位癌的治疗。早期和年轻人阴茎癌，有主张先行放疗，如失败再行手术。但放疗效果不理想，大剂量照射有可能引起尿道瘘、狭窄等。化疗用博来霉素（BLM）、顺铂（DDP）、5-氟尿嘧啶（5-FU）、甲氨蝶呤（MTX）、丝裂霉素（MMC）等。对阴茎癌有一定疗效，但单纯化疗效果并不理想，常用于配合手术和放疗。

五、预防

有包茎及包皮过长且反复感染的患者应及早行包皮环切术。包皮过长易上翻暴露阴茎头者，应经常清洗，保持局部清洁。对癌前病变应给予适当治疗并密切随诊。

（龙启来）

第十六节 良性前列腺增生

良性前列腺增生简称前列腺增生，是引起男性老年人排尿障碍原因中最为常见的一种良性疾病。前列腺增生主要发生于前列腺尿道周围移行带，增生组织呈多发结节，并逐渐增大。前列腺增生时，后尿道延长，精阜下移使前列腺尿道伸长、弯曲、受压变窄，尿道阻力增加，引起排尿困难。此外，前列腺内尤其是围绕膀胱颈部的平滑肌内含有丰富的 α 肾上腺素能受体，这些受体的激活使该处平滑肌收缩，可明显增加前列腺尿道的阻力。

一、临床表现

前列腺增生症多在50岁以后出现症状。症状与前列腺体积大小不完全成比例，而取决于引起梗阻的程度、病变发展速度，以及是否合并感染等，症状可时轻时重。尿频是前列腺增生患者最常见的早期症状，夜间更为明显。排尿困难是前列腺增生最重要的症状，病情发展缓慢。典型表现是排尿迟缓、断续、尿流细而无力、射程短、终末滴沥、排尿时间延长。

充溢性尿失禁：当梗阻加重达一定程度时，过多的残余尿可使膀胱逼尿肌功能受损，收缩力减弱，逐渐发生尿潴留并出现尿失禁。膀胱过度充盈致使少量尿液从尿道口溢出，称为充盈性尿失禁。血尿：增生腺体表面黏膜较大的血管破裂时，亦可发生不同程度的无痛肉眼血尿，应与泌尿系肿瘤引起的血尿鉴别。梗阻引起严重肾积水、肾功能损害时，可出现慢性肾功能不全，如食欲不振、恶心、呕吐、贫血、乏力等症状。长期排尿困难导致腹压增高，还可引起腹股沟疝、内痔与脱肛等。

二、体格检查

直肠指检是重要的检查方法，每例前列腺增生患者均需此项检查。指检时多数患者可触到增大的前列腺，表面光滑，质韧、有弹性，边缘清楚，中间沟变浅或消失，即可作出初步诊断。指检结束时应注意肛门括约肌张力是否正常。

三、辅助检查

（一）超声

可经腹壁、直肠或尿道途径进行超声检查。可以同时测定膀胱残余尿量，还可以了解膀胱有无结石以及上尿路有无继发积水等病变。

（二）尿流率检查

尿流率检查可以确定前列腺增生患者排尿的梗阻程

度。检查时要求排尿量在 150～200 mL，如最大尿流率＜15 mL/s 表明排尿不畅；如＜10 mL/s 则表明梗阻较为严重，常是手术指征之一。如果排尿困难主要是由于逼尿肌功能失常引起的，应行尿流动力学检查，通过测定排尿时膀胱逼尿肌压力变化等，可了解是否存在逼尿肌反射不能、逼尿肌不稳定和膀胱顺应性差等功能受损情况。

（三）前列腺特异性抗原（PSA）测定

PSA 测定对排除前列腺癌，尤其前列腺有结节或质地较硬时十分必要。血清 PSA 正常值为 4 ng/mL。

（四）放射性核素肾图

放射性核素肾图有助于了解上尿路有无梗阻及肾功能损害。

四、诊断

尿频，进行性排尿困难。直肠指检：前列腺增大。超声：前列腺体积增大，残余尿可增加。尿流率：最大尿流率及平均尿流率下降。有血尿的患者应行静脉尿路造影和膀胱镜检查，以除外合并有泌尿系统肿瘤的可能。

五、治疗原则

（一）主动监测

良性前列腺增生患者若长期症状较轻，不影响生活与睡眠，一般无需治疗。但需密切随访，如症状加重，应选择其他方法治疗。

（二）药物治疗

常用的药物有 α 受体阻滞剂、5α-还原酶抑制剂和植物类药等。常用药物有特拉唑嗪（terazosin）、哌唑嗪（prazosin）、阿夫唑嗪（alfuzosin）、多沙唑嗪（doxazosin）及坦索罗辛（tamsulosin）等，对症状较轻、前列腺增生体积较小的患者有良好的疗效。一般在服药 3 个月之后见效，需长期服药，对体积较大的前列腺与 α 受体阻滞剂同时服用疗效更佳。

（三）手术治疗

前列腺增生梗阻严重、残余尿量较多、症状明显而药物治疗效果不好，身体状况能耐受手术者，应考虑手术治疗。如有尿路感染、残余尿量较多或有肾积水、肾功能不全时，宜先留置导尿管或膀胱造瘘引流尿液，并抗感染治疗，待上述情况明显改善或恢复后再择期手术。开放手术多采用耻骨上经膀胱或耻骨后前列腺切除术。经尿道前列腺切除术（TURP）适用于大多数良性前列腺增生患者，有电切镜设备和有经验者可采用。

（四）其他疗法

①经尿道球囊高压扩张术；②前列腺尿道网状支架；③前列腺蒸汽消融治疗，适用于不能耐受手术的患者。

（陈　伟）

第十七节　男性泌尿系统结核

泌尿、男性生殖系统结核是全身结核病的一部分，其中最主要的是肾结核。肾结核常发生于20～40岁的青壮年，男性较女性多见，约90%为单侧性。泌尿生殖系统中其他器官的结核，大都继发于肾结核。泌尿、男性生殖系统结核病往往在肺结核发生或愈合后3～10年或更长时间才出现症状。

一、临床表现

（一）尿频、尿急、尿痛

尿频、尿急、尿痛是肾结核的典型症状之一。尿频往往最早出现，当结核病变侵及膀胱壁，发生结核性膀胱炎及溃疡时，尿频加剧，并伴有尿急、尿痛。晚期膀胱发生挛缩，尿频更加严重，每日排尿次数达数十次，甚至出现尿失禁现象。

（二）血尿

血尿是肾结核的重要症状，常为终末血尿。少数肾结核也可以出现全程肉眼血尿。

（三）脓尿

脓尿是肾结核的常见症状。肾结核患者均有不同程度的脓尿，也可以出现脓血尿或脓尿中混有血丝。

（四）腰痛和肿块

仅少数肾结核可引起腰部钝痛或绞痛。较大肾积脓或对侧巨大肾积水时，腰部可触及肿块。

（五）全身症状

肾结核患者的全身症状常不明显。晚期可以有发热、盗汗、消瘦、贫血、虚弱、食欲不振和红细胞沉降率快等典型结核症状。

二、辅助检查

（一）尿液检查

尿呈酸性，尿蛋白阳性，有较多红细胞和白细胞。尿沉淀涂片抗酸染色在50%～70%的病例可找到抗酸杆菌。

（二）B超

简单易行，对于中晚期病例可初步确定病变部位，常显示病肾结构紊乱，有钙化则显示强回声，B超也较容易发现对侧肾积水及膀胱有无挛缩。

（三）X线检查

泌尿系统X线平片（KUB）可能见到病肾局灶或斑点状钙化影或全肾广泛钙化。静脉尿路造影（IVU）可以了解分侧肾功能、病变程度与范围，早期表现为肾盏边缘不光滑如虫蛀状，随着病变进展，肾盏失去杯形，不规则扩大或模糊变形。

（四）CT和MRI

CT对中晚期肾结核能清楚地显示扩大的肾盏肾盂、皮质空洞及钙化灶，三维成像还可以显示输尿管全长病变。MRI水成像对诊断肾结核对侧肾积水有独到之处。在双肾结核或肾结核对侧肾积水，静脉尿路造影显影不良时，CT、MRI有助于确定诊断。

（五）膀胱镜检查

检查可见膀胱黏膜充血、水肿、浅黄色结核结节、结核性溃疡、肉芽肿及瘢痕等病变，以膀胱三角区和患侧输尿管口周围较为明显。结核性肉芽肿易被误诊为肿瘤，必要时取活组织检查明确诊断。患侧输尿管口可呈"洞穴"状，有时可见混浊尿液喷出。膀胱挛缩容量小于 50 mL 或有急性膀胱炎时，不宜行膀胱镜检查。

三、诊断

膀胱刺激症状：尿频、尿急、尿痛是肾结核最重要、最主要、最早出现的症状。全身症状：发热、盗汗、消瘦、贫血、虚弱、食欲不振和红细胞沉降率快等。尿白细胞计数增多。IVU 或 CT 等提示扩大的肾盂肾盏、空洞、钙化及管壁增厚的肾盂和输尿管。

四、治疗原则

肾结核是全身结核病的一部分，治疗时应注意全身治疗，包括营养、休息、环境、避免劳累等。肾结核的治疗应根据患者全身和患肾情况，选择药物治疗或手术治疗。

（一）药物治疗

药物治疗适用于早期肾结核，在正确应用抗结核药物治疗后多能治愈。首选药物有吡嗪酰胺、异烟肼、利福平和链霉素等杀菌药物，其他如乙胺丁醇、环丝氨酸、乙硫异烟胺等抑菌药为二线药物。药物治疗最好用三种药物联合服用的方法，并且药量要充分，疗程要足够长，早期病例用药 6～9 个月，有可能治愈。

（二）手术治疗

凡药物治疗 6～9 个月无效，肾结核破坏严重者，应在药物治疗的配合下行手术治疗。肾切除术前抗结核治疗不应少于 2 周。①肾切除术：肾结核破坏严重，而对侧肾正常，应切除患肾。②保留肾组织的肾结核手术：如肾部分切除术，适用病灶局限于肾的一极；结核病灶清除术，适用局限于肾实质表面闭合性的结核性脓肿，与肾集合系统不相通。

（龙启来）

第十八节　男性生殖系统结核

男性生殖系统结核大多数继发于肾结核，一般来自后尿道感染，少数由血行直接播散所致。首先在前列腺、精囊中引起病变，以后再经输精管蔓延到附睾和睾丸。附睾结核临床症状较明显，容易被患者和临床医师发现。

一、临床表现

男性生殖系统结核与肾结核患者的发病年龄相同，绝大多数为20～40岁。前列腺、精囊结核的临床症状多不明显。附睾结核一般发病缓慢，表现为阴囊部肿胀不适或下坠感，附睾尾或整个附睾呈硬结状，疼痛不明显。全身症状：消瘦、乏力、低热、盗汗等。

二、体格检查

直肠指检可扪及前列腺、精囊硬结，一般无压痛。触诊附睾尾部增大，质硬，不规则，累及输精管时可及串珠样改变。

三、诊断

有上述临床表现，疑有男性生殖系统结核时，应做尿常规，尿液中找抗酸杆菌、尿结核分枝杆菌培养和静脉尿路造影等检查以排除肾结核。前列腺液或精液中有时可发现结核杆菌；骨盆X线平片偶可发现前列腺结核钙化；尿道造影可显示前列腺部尿道变形或扩大，造影剂可进入前列腺空洞内。精囊造影价值不大，极少应用。

四、治疗原则

前列腺、精囊结核一般用抗结核药物治疗，不需要用手术方法，但应清除泌尿系统可能存在的其他结核病灶，如肾结核、附睾结核等。早期附睾结核应用抗结核药物治疗，多数可以治愈。如果病变较重，疗效不好，已有脓肿或有阴囊皮肤窦道形成，应在药物治疗配合下行附睾及睾丸切除术。手术应尽可能保留睾丸组织。

（龙启来）

第十九节　精索静脉曲张

精索静脉曲张是指精索内蔓状静脉丛的异常伸长、扩张和迂曲。它多见于青壮年，以左侧多见。它会影响精子产生和精液质量，是引起男性不育症的病因之一。

一、临床表现

原发性精索静脉曲张如病变轻，一般无症明显症状。症状严重时，主要表现为患侧阴囊有坠胀感、隐痛，步行或站立过久则症状加重，平卧休息后症状可缓解或消失。

二、体格检查

站立位时，可见患侧较健侧阴囊明显松弛下垂，严重者视诊和触诊时可及蚯蚓样团块。改平卧位后，曲张静脉随即缩小或消失。轻者体征不明显，可做 Valsalva 试验，即嘱患者站立用力屏气，则可显现曲张静脉。临床分型：亚临床型，肉眼、平时或 Valsalva 试验时不能触及，B 超检查可探及；Ⅰ级，Valsalva 试验触诊可及；Ⅱ级，休息位触诊可及，肉眼未及；Ⅲ级，肉眼可及，且休息位可触及。若平卧位后，曲张静脉仍不消失，应怀疑继发性静脉曲张，须检查同侧腰腹部，明确本病是否为腹膜后肿瘤、肾肿瘤压迫所致。

三、辅助检查

多普勒超声检查：可了解血管扩张程度及反流情况。同时与泌尿系统其他疾病鉴别。精液分析：明确患者精液质量，对拟生育的患者是否需手术提供参考依据。

四、诊断

查体发现阴囊内蚯蚓样团块。精液分析提示精液质量差、少精症、弱精症、畸形精子症等。超声提示精索静脉血管扩张，伴血液反流。

五、治疗原则

无症状或症状轻者，可仅用阴囊托带或穿紧身内裤等保守治疗。症状较重，或伴有精液异常者有生育需求者，应行手术治疗，术后部分患者精液质量可改善。目前有开放手术、腹腔镜及显微镜下精索静脉结扎术。

（杨念钦）

第二十节　前列腺炎

前列腺炎是一组疾病，其概念和分类密不可分，1995 年美国国立卫生研究院提出新的分类方法，将前列腺炎分为四型：Ⅰ型，急性细菌性前列腺炎，大多由尿道上行感染所致的急性炎症。Ⅱ型，慢性细菌性前列腺炎，没有急性炎症过程，主要是经细菌尿道逆行感染所致。Ⅲ型，慢性前列腺炎/慢性骨盆疼痛综合征(CPPS)，该型又分为ⅢA 型(炎症性 CPPS)和ⅢB 型(非炎症性 CPPS)两种亚型，临床上找不到细菌感染证据，可能与衣原体、支原体、病毒感染相关。Ⅳ型，无症状性前列腺炎。

一、临床表现

（一）全身症状

急性细菌性前列腺炎发病突然，有寒战和高热。

（二）排尿症状

急性细菌性前列腺炎常出现尿频、尿急、尿痛，会阴部坠胀痛，可发生排尿困难或急性尿潴留。临床上往往伴发急性膀胱炎。慢性细菌性前列腺炎可出现排尿改变及尿道分泌物。尿频、尿急、尿痛,排尿时尿道不适或灼热。排尿后和便后常有白色分泌物自尿道口流出,俗称尿道口“滴白”。合并精囊炎时,可有血精。

(三) 疼痛不适

部分患者出现会阴部、下腹隐痛不适,有时腰骶部、耻骨上、腹股沟区等也有酸胀感。

(四) 性功能减退和精神神经症状

勃起功能障碍、早泄等,部分患者出现头昏、头胀、乏力、疲惫、失眠、情绪低落、疑虑、焦急等。

慢性非细菌性临床表现类似慢性细菌性前列腺炎,所不同的是没有反复尿路感染发作。体格检查与临床表现不一定相符。

二、体格检查

急性细菌性前列腺炎直肠指检前列腺肿胀、压痛、局部温度升高,表面光滑,形成脓肿则有饱满或波动感。急性期切忌前列腺按摩。慢性前列腺炎直肠指检前列腺呈饱满、增大、质软、轻度压痛。病程长者,前列腺缩小、变硬、不均匀,有小硬结。同时应用前列腺按摩获取前列腺液送检验。

三、辅助检查

(一) 前列腺液检查

前列腺液白细胞>10/高倍视野,卵磷脂小体减少,可诊断为前列腺炎。

(二) 分段尿及前列腺液培养

检查前充分饮水,取初尿 10 mL(VB1),再排尿 200 mL 后取中段尿 10 mL(VB2)。尔后前列腺按摩,收集前列腺液(EPS),完毕后排尿 10 mL(VB3),均送细菌培养及菌落计数。菌落计数 VB3>VB1 10 倍可诊断为细菌性前列腺炎。若 VB1 及 VB2 细菌培养阴性,VB3 和前列腺液细菌培养阳性,即可确定诊断。此检查方法即 Meares-Stemey 的“四杯法”。

（三）超声

超声显示前列腺组织结构界限不清、混乱，可提示前列腺炎。

（四）膀胱镜

膀胱镜可见后尿道、精阜充血、肿胀。

四、诊断

下尿路及会阴部症状：尿频，排尿不畅，会阴不适。直肠指检：前列腺大小、质地变化。彩超：前列腺组织结构界限不清、混乱，可提示前列腺炎。前列腺液及分段尿培养：用于鉴别细菌性与非细菌性前列腺炎。

五、治疗原则

（一）全身治疗

急性细菌性前列腺炎需要积极卧床休息，输液，应用抗菌药物及大量饮水，并使用止痛、解痉、退热等药物，以缓解症状。如有急性尿潴留，避免经尿道导尿引流，应用耻骨上套管穿刺造瘘。

（二）抗菌药物

细菌性前列腺炎常选用复方磺胺甲噁唑；喹诺酮类，如环丙沙星、氧氟沙星；以及头孢菌素、妥布霉素、氨苄西林、红霉素等。淋球菌感染可用头孢曲松。厌氧菌感染则用甲硝唑。一疗程为 7 日，可延长至 14 日。预后一般良好，少数并发前列腺脓肿，则应经会阴切开引流。

（三）针对其他病原体的治疗

非细菌性前列腺炎致病原为衣原体、支原体则可用米诺环素、多西环素及碱性药物。其他可用红霉素、甲硝唑等。

（四）综合治疗

α 受体阻滞剂可以解痉、改善症状。此外，慢性前列腺炎可每日 1 次热水坐浴；每周 1 次前列腺按摩，以及去除易造成盆腔、前列腺充血的因素，往往也可有良好的疗效。

（陈　伟）

第二十一节　先天性肾盂输尿管连接部梗阻

肾盂输尿管连接部梗阻的基本病理主要是壁层肌肉内螺旋结构的改变，可能是先天性缺陷或由于外在因素如迷走血管、纤维束带对肾盂输尿管连接处的压迫造成梗阻，使肾盂蠕动波无法通过，逐渐引起肾盂积水。

一、临床表现

一般无症状，偶有腰部钝痛或轻微不适或输尿管区有疼痛或压痛。继发感染、结石或肿瘤时，可出现相应症状。

二、体格检查

在婴儿，腹部肿块可能会是唯一的体征。

三、辅助检查

（一）B超

B超可诊断肾积水，但需与肾囊肿鉴别。

（二）静脉尿路造影

静脉尿路造影可显示梗阻部位、范围，也能了解肾积水程度。延迟拍片显示患侧肾盂排空延迟，伴肾盂肾盏不同程度扩张，甚至不显影。

（三）放射性核素肾图

放射性核素肾图可了解肾脏的血运情况及其分泌、排泄功能。

四、诊断

腰部钝痛或轻微不适或输尿管区有疼痛或压痛。继发感染、结石或肿瘤时，可出现相应症状。查体：在婴儿，腹部肿块可能会是唯一的体征。B超、静脉尿路造影、放射性核素肾图可辅助诊断肾盂输尿管连接处梗阻。

五、治疗原则

对进行性加重的肾积水，肾功能持续下降，特别合并感染、结石、肿瘤者应考虑手术治疗。凡能保全肾功能的 1/5 以上者，应尽量保肾，施行肾盂输尿管连接狭窄切除，多余肾盂部分切除，输尿管与肾盂整复吻合术，并根据手术时发现的病理情况及手术者的经验选择做肾造瘘及吻合口支撑管放置和肾折叠术。

（刘　立）

第二十二节　先天性尿道下裂

尿道下裂是较常见的先天性畸形，由于生殖结节腹侧纵行的尿生殖沟自后向前闭合过程停止所致。有四个特征：①尿道开口异常；②阴茎向腹侧屈曲畸形；③阴茎背侧包皮正常而阴茎腹侧包皮缺乏；④尿道海绵体发育不全，从阴茎系带部延伸到异常尿道开口，形成一条粗的纤维带。

一、临床表现和体格检查

根据尿道开口异常可分为四种类型：①阴茎头型；②阴茎型；③阴囊型；④会阴型。

二、诊断

阴茎型、阴囊型和会阴型尿道下裂可影响到性功能和性行为，生活中需取坐位排尿，洗澡时回避别人看见畸形生殖器等，给患者心理上带来障碍。会阴型尿道下裂，阴部外表类似女性，应在婴儿期确定性别。

三、治疗原则

尿道下裂需做整形手术，以恢复正常站立排尿和成年后能进行性生活，睾丸有生精功能者还可获得生育能力。

手术宜在学龄前施行，可一期或分期完成。有些患者伴睾丸未降或腹股沟疝，也应行相应手术。

（杨念钦）

第二十三节　遗传性多囊肾病

多囊肾病是一种遗传性的囊性改变的慢性肾脏病，分婴儿型和成人型。婴儿型多囊肾病属常染色体隐性遗传，少见，发病率为1/10 000，儿童期可有肾或肝功能不全的表现。成人型多囊肾病属常染色体显性遗传，是常见的多囊肾病，发病率约为1/1 250，占晚期肾病的10%。主要表现为双侧（偶有单侧）肾内大小不一的囊肿，使肾功能降低，导致肾衰竭，治疗原则以对症治疗为主。

一、临床表现

多囊肾病主要表现为双侧肾脏多发的，大小不一的囊肿，患者早期多无明显症状，虽疾病进展可出现症状，以肾脏增大、腰腹疼痛为主要表现，血尿、蛋白尿：血尿一般较轻微，如出现血尿明显或者出现肉眼血尿时，应该考虑囊肿破裂、出血或尿路结石。蛋白尿一般较少见，如出现尿蛋白定量持续升高时，肾功能下降快。并发感染可导致膀胱炎、肾盂肾炎、囊肿感染、肾周囊肿等感染性病变。此外，还可能出现肝囊肿、胰腺囊肿、脾囊肿等肾外症状。

二、体格检查

部分患者可触及肿大、质硬的肾脏；囊肿多且数目明显者，触诊时腹部不平，有结节样隆起。

三、辅助检查

（一）血液检查

血红蛋白降低提示可能出现肾性贫血；白细胞计数增高，提示存在尿路感染。

（二）肾功能检查

肾功能检查包括血肌酐、尿素氮等，用于评估肾脏排泄废物的能力。

（三）尿液检查

若尿液当中有异常增多的红细胞和白细胞，提示可能有尿路或肾脏囊肿内结石或感染；如尿中有蛋白质，提示有肾小管和肾小球损害。

（四）超声

超声多表现为肾脏体积增大，肾内有多个大小不等的囊肿，肾实质回声增强，敏感性和特异性均较高，为首选诊断方法。

（五）CT 和 MRI

CT 和 MRI 分辨率高，在囊肿发生出血或者感染时，应用价值更大，MRI 检查也能评估疾病进展速度。

（六）基因检测

分子遗传学检查，明确异常基因的存在，判断疾病类型，广泛应用于临床表现不典型病例和产前诊断，以及无明显家族遗传史且与其他囊肿性疾病难以鉴别者。常用技术手段为二代测序。

四、诊断

双侧（偶有单侧）肾脏多发、大小不一的囊肿。随疾病进展出现以肾脏增大、腹部疼痛为主要表现的症状。腹部触诊时部分患者可触及肿大、质硬的肾脏；囊肿多且数目明显者，触诊时腹部不平，有结节样隆起。超声可见肾脏体积增大，肾内多个大小不等囊肿，肾实质回声增强。

五、治疗原则

目前尚无治愈或逆转该病的特效药物，治疗原则为对症治疗，预防并治疗并发症，尽可能延缓肾功能的恶化，当疾病进入终末期，可进行肾移植、腹膜透析、血液透析等肾脏替代治疗。

（一）一般治疗

低盐饮食、囊肿较大时避免剧烈运动及腹部外力撞击，以防囊肿破裂出血；疾病晚期时，建议低蛋白、低钾饮食，避免使用肾毒性药物，维持体内水、电解质、酸碱平衡。

（二）药物治疗

①囊肿破裂、结石、血凝块梗阻导致尿路绞痛或疼痛持续的患者，可给予解痉药、止痛药。②高血压：控制高血压可以延缓疾病的发展，首选降压药为普利类血管紧张素转换抑制剂、沙坦类血管紧张素Ⅱ受体拮抗剂。③感染：肾脏、囊肿或尿路感染时，根据药敏结果选择相应抗生素。

（三）手术治疗

止痛剂不能缓解的疼痛，不能控制的高血压，选择囊肿去顶术、肾脏切除术。囊肿出血量大、保守治疗效果差时可行选择性血管栓塞或出血肾脏切除。

（四）肾脏替代治疗

终末期肾病患者，可进行透析治疗，包括血液透析和腹膜透析。

（刘 立）

第二十四节 隐睾

隐睾是指睾丸下降异常，使睾丸不能降至阴囊而停留在腹膜后、腹股沟管或阴囊入口处。它可导致精子发生障碍。双侧隐睾引起不育达50%以上，单侧达30%以上。隐睾易发生恶变，尤其是位于腹膜后者，恶变的概率较普通人高20～35倍。

治疗原则：1岁内的睾丸有自行下降可能，若1岁以后睾丸仍未下降，可短期应用绒毛膜促性腺激素每周肌内注射2次，每次500U，总剂量为5000～10000U。若2岁以前睾丸仍未下降，应采用睾丸下降固定术；若睾丸萎缩，又不能被拉下并置入阴囊，且对侧睾丸正常，则可将其切除。双侧腹腔内隐睾不能下降复位者，可采用显微外科技术，行睾丸自体移植术。

（杨念钦）

第二十五节　睾丸鞘膜积液

鞘膜囊内积聚的液体增多而形成囊肿者，称为鞘膜积液，根据鞘状突在不同部位闭合不全，可形成睾丸鞘膜积液、精索鞘膜积液、睾丸和精索鞘膜积液（婴儿型）及交通性鞘膜积液（先天性）。

一、临床表现

鞘膜积液以一侧多见，表现为阴囊内有囊性包块，呈缓慢无痛性逐渐增大。积液量少时无不适，积液量多时可感到阴囊下坠、胀痛和牵扯感。巨大睾丸鞘膜积液时，阴茎缩入包皮内，可影响排尿、行走和劳动。

二、体格检查

睾丸鞘膜积液呈球形或卵圆形，表面光滑，有弹性和囊样感，无压痛，触不到睾丸和附睾。透光试验阳性。精索囊肿常位于腹股沟或睾丸上方，积液的鞘膜囊与睾丸有明显分界。交通性鞘膜积液，站立位时阴囊肿大，卧位时积液流入腹腔，鞘膜囊缩小，睾丸可触及。

三、辅助检查

B超呈液性暗区，有助于与睾丸肿瘤和腹股沟斜疝等鉴别。

四、诊断

有典型的临床表现和病史者，诊断较为容易。

睾丸鞘膜积液与睾丸肿瘤和腹股沟斜疝等鉴别，透光试验和B超可鉴别。睾丸肿瘤为实质性肿块，质地坚硬，患侧睾丸有沉重感，掂量时如秤砣，透光试验呈阴性。腹股沟斜疝的肿大阴囊，有时可见肠型、闻及肠鸣音，在卧位时阴囊内容物可回纳，咳嗽时内环处有冲击感，透光试验亦呈阴性。

五、治疗原则

婴儿的鞘膜积液常可自行吸收消退。成人如积液量少，无症状，亦无需手术治疗。积液量多，体积大伴明显的症状，应行睾丸鞘膜翻转术。精索囊肿需将鞘膜囊全部切除。交通性鞘膜积液应切断通道，在内环处高位结扎鞘状突。

（杨念钦）

第二十六节　重复肾

重复肾是最常见的泌尿系统先天畸形，大部分病例无特异症状和体征，部分患者伴有反复出现泌尿系统感染、发育不良、尿失禁等症状。

一、临床表现

（一）典型表现

不完全型的重复输尿管畸形或完全型重复输尿管畸形，输尿管均开口于膀胱内，且没有合并症，此类患者往往没有症状，仅在泌尿系统检查时发现畸形，此类患者约占 60%。

（二）伴合并症表现

可出现肾盂炎、肾结石、结核、肿瘤、积水等症状。

（三）输尿管异位开口症状

在女性可开口于尿道、阴道、外阴前庭等处，这些患者表现为有正常排尿，又有持续漏尿的尿失禁症状。患者自幼年就有遗尿史、夜晚尿湿床铺、白天短裤不干，但患者排尿不受影响。

二、辅助检查

（一）B超

B超可显示功能良好的重复肾畸形，确定病变部位、大小、形态和分布。

（二）静脉泌尿造影

静脉泌尿造影可显示肾脏、输尿管、膀胱的形态结构，了解肾脏的功能状况。

（三）逆行插管肾盂造影

逆行插管到输尿管交叉处，管口顺势进入上分叉输尿管，注入造影剂时，可以使上肾部显影；造影剂也可经过重复输尿管汇合部进入下分叉输尿管使下肾部输尿管显影。

（四）CT

CT可清晰地显示重复肾畸形及合并积水的双输尿管，连续层面观察确定输尿管的异位开口。

（五）磁共振尿路成像（MRU）

MRU为无创性检查，无需暴露于放射线下及碘对比剂，当输尿管上端扩张、末端狭窄时，MRU可以清楚地显示重复肾畸形，是诊断复杂重复肾、重复输尿管异位开口的最佳检查方法，适合于各种原因不能进行逆行插管肾盂造影检查的患者。

（六）膀胱镜

在完全重复肾、重复输尿管的患者可看到患处多一个输尿管口，位于外上方是低位肾盂的输尿管开口。

（七）尿道镜检查

如怀疑输尿管异位开口于尿道，应行尿道镜检查。

三、诊断

大部分患者无特异性症状和体征。部分患者反复泌尿系统感染、发育不良、尿失禁。部分患者合并肾盂炎、积水、结核、肿瘤、结石等。初诊一般首先行B超检查。

四、治疗原则

重复肾如无合并症，可终身不被发现，不需要治疗。已经明确诊断，但无临床症状，无肾功能损害者，也无需特殊治疗，定期随访观察即可。对于重复肾无功能且伴有泌尿系统症状，如反复感染、输尿管异位开口导致的尿失禁等，采取重复肾、重复输尿管切除是最有效的治疗方法。急性感染期必须采用各种适当的抗感染治疗，包括药物治疗及引流感染性脓液。

（一）一般治疗

仅尿路感染，而无严重肾积水、输尿管口异位的患者宜采用药物控制感染，无需手术。

（二）药物治疗

根据药敏结果选择合适的药物，由梗阻和膀胱输尿管反流可能造成的泌尿系统感染，可以预防性使用抗生素。

（三）手术治疗

一般情况差或因客观条件不允许，如合并严重心肺功能障碍时，可先行非手术治疗，密切观察病情变化。手术治疗包括重复肾切除术、重复肾部分切除术、患侧输尿管膀胱再植术。可以通过腹腔镜或传统开放手术。伴有重度肾积水和反复发作的泌尿系统感染时，可行重复肾及输尿管切除术。伴有输尿管异位开口，一般采取输尿管膀胱再植术。双侧重复肾、重复输尿管均异位开口的患者可分期进行手术治疗。

（刘　立）

第九章 骨科

第一节 肩关节脱位（盂肱关节脱位）

盂肱关节脱位约占人体所有关节脱位的50%，一般可分为前脱位、后脱位及盂下脱位，前脱位最常见，约占所有盂肱关节脱位的90%以上，后脱位较少见，盂下脱位更罕见一些。有研究统计表明，小于20岁者盂肱关节脱位，经常伴有关节盂唇的损伤；大于30岁者脱位，常常伴有盂肱关节周围肌腱的撕裂，如盂肱韧带等；大于50岁者脱位，肩袖撕裂及肱骨大结节骨折会更常见一些。

前脱位

盂肱关节前脱位一般发生在外伤后，患侧上肢处于外展外旋位时，最容易因外伤出现前脱位。小于20岁的年轻患者，经常会伴有前方关节囊及前盂唇的撕裂（Bankart损伤），如果上述损伤合并有关节盂前方或前下方的骨折，称为骨性Bankart损伤。盂肱关节前脱位，在造成关节盂前方损伤的同时，还可能累及肱骨头后上方，此时肱骨头后上方的压陷性骨折，称为Hill-Sachs损伤。

一、临床表现

通常有明确的外伤史，患肢一般处于略前伸外展位，有剧烈疼痛，且拒绝任何的患肢移动。

二、体格检查

典型的前脱位，可在体表触及空虚的关节盂，即方肩畸形；对侧搭肩试验（Dugals征）阳性也是重要的体征，但患者可能因疼痛而无法配合。体格检查时，我们还要特别关注患侧上肢有无肢体麻木及无力的表现，这些都可能是前脱位伴发神经损伤引起的。

三、辅助检查

应拍摄肩关节正位及穿胸侧位 X 线片,如果患者可耐受疼痛,或可在工作人员协助下拍摄肩关节腋位 X 线片,协助诊断。当然,如果患者因疼痛无法配合摄片,或者临床检查时高度怀疑合并肱骨及关节盂的骨折,也可行 CT 检查,并三维重建,以协助诊断。MRI 一般不作为急性检查的选项。

四、诊断

有明确的外伤史,患肢处于略前伸外展位,剧烈疼痛,X 线和 CT 检查可明确诊断。

五、治疗原则

前脱位诊断明确后,应尽早复位。目前临床上仍比较常用的是希波克拉底足蹬法,如果足蹬法无法复位,切忌反复暴力尝试,而应改为在静脉麻醉下行复位处理。完成复位后,应将患肢放在内收内旋位固定,避免外旋,一般需固定 3～4 周。固定结束后,康复锻炼仍需循序渐进,避免再次脱位发生。如果前脱位反复发生,则表明盂肱关节处于不稳定状态中,需要行手术治疗。

手术治疗包括常规开放手术及关节镜下手术。常规开放手术包括且不限于关节囊修补、Bankart 损伤修补、关节盂修补重建(Latarjet 手术)和肩袖修补等,这些手术目前越来越多地在关节镜下开展,手术成功率和并发症率,总体和开放手术相当。

后脱位

后脱位常发生在肩关节内收前屈位,可以有外伤史,但也可能没有明确外伤史。后脱位发生时,肱骨头滑移至关节盂后方并嵌顿,所以肱骨头前外侧可能出现压陷性骨折(反式 Hill-Sachs 损伤);同样道理,关节盂后方可能出现关节囊、后盂唇的损伤撕裂,同时可伴有关节盂的撕脱骨折(反式 Bankart 损伤、反式骨性 Bankart 损伤)。

一、临床表现

患者可无明确外伤史,疼痛症状也可能不明显。如遇到患者外旋受限明显,且能触发明显的疼痛,应高度警惕后脱位的可能性。

二、体格检查

方肩畸形和搭肩试验(Dugals 征)都不能用来诊断后脱位,所以凭借临床症状和体格检查来诊断后脱位有一定难度。

三、辅助检查

后脱位时肱骨头内旋,因此在 X 线上可表现出"空泡征"。CT 检查并行三维重建可显著提高诊断检出率。

四、治疗原则

盂肱关节后脱位诊断明确后,也需尽早复位。复位后,一般选择中立位患肢固定 3～4 周,避免内旋内收,及时复查 X 线明确复位固定是否可靠;如反复出现复位后再次脱位,应当选择将患肢固定在外展外旋位。盂肱关节复发性后脱位,可考虑常规开放手术及关节镜下手术治疗。

盂下脱位

盂下脱位非常少见,有文献统计占所有盂肱关节脱位的 0.2%～1%,常伴有神经损伤,主要累及腋神经,也可累及臂丛神经。临床表现与前脱位相近,明确诊断也需 X 线、CT 等影像学证据。治疗上,盂下脱位一般无法在局部麻醉及手法牵引下复位,需在静脉麻醉及肌松条件下完成复位。如合并肱骨头骨折,应当行切开复位及其他相应治疗措施。

(易嘉勇)

第二节 肩锁关节脱位

肩锁关节脱位十分常见，多见于青年。暴力是引起肩锁关节脱位的主要原因，其中直接暴力更为多见，根据暴力的大小可发生关节囊挫伤破裂、韧带部分断裂、完全断裂、锁骨远端骨折、肩锁关节半脱位或完全脱位。根据损伤的程度可将肩锁关节脱位分为3型（表9-1）。

表9-1 肩锁关节脱位的分型

分型	病因	体检	局部压痛	锁骨远端弹性感	X线
Ⅰ型	打击或跌倒	疼痛、肿胀、肩部活动疼痛加重	有	无	肩锁关节未发现明显移位
Ⅱ型	打击或跌倒	疼痛、肿胀、肩部活动疼痛加重	有	有	锁骨远端向上翘起，半脱位
Ⅲ型	打击或跌倒	疼痛、肿胀、肩部活动疼痛加重	有	更加明显	锁骨外端与肩峰完全性脱位

（一）Ⅰ型损伤

用三角巾悬挂患肢2～3周后开始相关的活动。

（二）Ⅱ型损伤

可以尝试手法复位加锁骨带外固定，但固定常不可靠，易发生压疮，患者感受较差。

（三）对难以复位的半脱位或Ⅲ型脱位患者

尤其是肩锁关节移位超过2 cm者可选手术治疗，可选择切开复位锁骨钩钢板固定或张力带钢丝固定。切开复位的同时可修复断裂的韧带，对于韧带无法修复者可行韧带重建术。

（刘 栋）

第三节　肘关节脱位

肘关节脱位多发生于青少年，10～20 岁发生率最高。在跌倒或撞击和猛烈牵拉等外力作用下，肘关节的桡骨、尺骨和肱骨脱离正常的位置，导致结构和功能的异常。由于肘关节脱位类型较复杂，常合并肘部其他骨结构或软组织的严重损伤，如肱骨内上髁骨折、尺骨鹰嘴骨折和冠状突骨折，以及关节囊、韧带或血管神经束的损伤。多数为肘关节后脱位或后外侧脱位。

一、临床表现

（一）典型表现

上肢外伤后，肘部出现疼痛、肿胀、活动受限（半弯曲状态）和肘关节畸形（后脱位或前脱位表现为肘关节向后或向前凸出，侧方脱位表现为肘关节向一侧凸出）。

（二）合并上肢神经损伤

前臂或手部的麻木感、感觉障碍或运动障碍等症状。

（三）合并血管损伤或骨折

骨折畸形、骨折断端摩擦的异常声音和淤血、血肿等症状。

二、体格检查

通过视诊和触诊检查患者的肘部，通过体格检查医师可能会发现患者的肘关节被迫处于半弯曲的状态、肘关节畸形、肿胀和肘后方空虚，鹰嘴部向后明显突出等体征。肘后三角异常：肘后三角是指肱骨的内上髁、外上髁及尺骨鹰嘴的尖端形成的三角。一般在屈肘 90°的时候，3 点呈等边三角形，肘关节完全伸直时 3 点为一条直线。如果肘关节出现脱位或骨折等情况，那么肘后三角的关系会丧失。临床上可以初步通过肘后三角的关系判断是否存在肘关节脱位或严重的骨折。

三、辅助检查

（一）X 线检查

肘关节正侧位 X 线片可发现肘关节脱位的移位情况，初步判断有无合并骨折的发生。

（二）CT 三维重建

可获得准确的骨折脱位信息，还有助于一些小的撕脱骨折的判断。

（三）MRI

部分怀疑有内外侧韧带损伤的患者建议行 MRI 检查。

（四）动脉造影

如果怀疑患者合并血管损伤，可建议患者行血管造影检查，明确损伤部位和严重程度。

四、诊断和鉴别诊断

有明确上肢外伤的病史，包括受伤的原因、时间、受伤的位置，可为肘关节伸直位手掌着地或肘关节屈曲位直接着地。受伤时患者肘部的情况，是否伴有肘关节疼痛、肿胀、淤血、活动受限和畸形的表现。通过影像学检查可进一步明确诊断。

鉴别诊断：主要需考虑排除以下疾病。①桡骨头脱位：多见于 5 岁以下的儿童，大多数患者常有上臂或手部受到猛烈牵拉或撞击的病史，受伤后出现肘关节疼痛和活动受限，通常没有急性肿胀和关节畸形的表现，肘后三角无异常。根据病史、体格检查和 X 线检查可以鉴别。②肱骨髁上骨折：患者常常有手着地受伤的病史，受伤后可以听到骨折后的骨相互摩擦产生的摩擦音，肘后三角无异常，完善 X 线后检查可予以鉴别。

五、治疗原则

（一）非手术治疗

单纯肘关节脱位的主要治疗方法为手法复位。嘱患者坐位，令助手双手紧握患肢上臂，术者紧握患者腕部，将肘关节屈曲 60°～90°，并予以旋前，可以听到复位响声。复位后用石膏将肘关节固定在功能位。3 周后可以拆除石膏，并做主动地功能锻炼。

（二）手术治疗

①手术适应证，闭合复位失败，多合并肘关节严重损伤，如尺骨鹰嘴骨折并有分离移位；肘关节脱位复位后，而肱骨内上髁撕脱骨折未能复位，应行手术将内上髁加以复位或内固定；陈旧性肘关节脱位，不适合行闭合复位者；某些习惯性肘关节脱位者。②手术复位，肘关节后方纵向切开，肱骨内上髁暴露并保护尺神经。切开肱三头肌，暴露肘关节后，将周围软组织和瘢痕组织剥离，清除关节腔内的血肿、肉芽和瘢痕。如果有骨折，骨折断端予以复位。为防止再脱位可采用 1 枚克氏针自鹰嘴至肱骨下端固定，1～2 周后拔除。

（田　波）

第四节　髋关节脱位

髋关节脱位指股骨和骨盆之间的关节失去了正常的位置，发生了错位，具体指球状的股骨头从骨盆的髋臼脱出来。髋关节脱位多见于青壮年。损伤原因往往由于高能量的创伤，如交通事故或从高处坠落。对于老年人，可能轻微的跌倒也会引起这类损伤。髋关节脱位也可能发生在髋关节置换术后。

一、脱位类型

根据股骨头脱位的方向可以分为前脱位、后脱位及中心性脱位，后脱位最常见，约占 90％以上。

（一）髋关节后脱位

发生事故时，患者体位处于膝关节及髋关节屈曲内收，当膝关节受到暴力，股骨头从关节囊的后下方薄弱区脱出来。分型：多采用 Epstein 分类法，共分为五型。Ⅰ型，单存脱位或只有髋臼后壁小骨折块。Ⅱ型，股骨头脱位合并髋臼后壁一大块骨折。Ⅲ型，股骨头脱位合并髋臼后壁粉碎性骨折，有或无一个主要骨折块。Ⅳ型，股骨头脱位合并后壁和髋臼底部骨折。Ⅴ型，股骨头脱位合并股骨头骨折。

（二）髋关节前脱位

少见。①交通事故，髋关节外展，膝关节屈曲并顶在前排椅背，股骨头从关节囊内下方薄弱区脱出来。②高处坠落，股骨外展外旋位髋关节后方受到直接暴力。分型：分为闭孔下脱位、髂骨下脱位与耻骨下脱位。

（三）髋关节中心脱位

常常是来自侧方的暴力于股骨大转子，使股骨头水平内移，穿过髋臼内侧壁而进入骨盆腔。中心脱位往往伴有髋臼骨折。分型：分为四型。Ⅰ型，单存髋臼内壁骨折。Ⅱ型，后壁有骨折，股骨头向后方脱出。Ⅲ型，髋臼顶部有骨折。Ⅳ型，爆破性骨折，髋臼全部累及。

二、临床表现

典型的症状包括髋关节疼痛、无法负重及下肢畸形。

三、体格检查

（一）髋关节疼痛、活动受限及畸形

这些是髋关节脱位最主要的体征。

（二）畸形

后脱位往往出现屈曲、内收、内旋、短缩畸形，臀部可以摸到脱出的股骨头。前脱位患者呈现伸直、外展、外旋畸形，腹股沟处可触及股骨头。中心脱位主要为短缩畸形。

（三）神经损伤

部分后脱位患者可伴有坐骨神经麻痹，出现足下垂、足趾背伸无力及足背外侧感觉障碍。前脱位患者也可出现股神经麻痹，但是并不常见。

（四）其他伴随体征

同侧膝关节损伤很常见，如半月板损伤、十字韧带损伤、副韧带损伤等体征。

四、辅助检查

（一）X线检查

大多数的髋关节脱位都可以通过X线检查来判断。

（二）CT

CT相比较于X线可以更加清楚地看到脱位的方向和程度，并判断脱位后髋关节内有无碎骨折块的存在，以及髋臼骨折的情况。

五、诊断和鉴别诊断

有明显的外伤病史。髋关节疼痛、活动受限及屈曲、内收和内旋、伸直、外展、外旋畸形等下肢畸形。臀部或腹股沟处触及股骨头。白细胞计数增多。X线或CT检查可明确诊断。

鉴别诊断：①股骨颈骨折，有摔伤史，髋关节疼痛，患肢出现短缩、外旋畸形，外旋一般在45°～60°，X线检查可进行鉴别。②股骨转子间骨折，与股骨颈类似，出现股骨转子间区的疼痛、肿胀、瘀斑等。下肢外旋畸形严重，可达到90°，下肢短缩。X线检查可进行鉴别。

六、治疗原则

及时复位对股骨头的存活很关键，复位包括手法复位及手术切开复位。

（一）手法复位

①髋关节后脱位，一般可以手法复位，可以采用仰卧位的Allis法或俯卧位的Stimson法，患者屈曲屈膝顺着股骨轴线的方向牵引。②髋关节前脱位，沿着患者下肢轴线牵引，助手可自前而后推动腹股沟处股骨头，使其向髋臼方位移

动，同时内收下肢复位股骨头。③中心脱位宜用骨牵引复位，并牵引4～6周。

（二）手术复位

适应证包括以下情况：①闭合复位失败或者复位不满意；②影像学检查发现关节内游离骨块；③陈旧性髋关节脱位；④髋臼和股骨头的同心结构未能恢复。

七、并发症

①创伤性骨关节炎，简单脱位后创伤性关节炎的发生率达到20%，复杂脱位的发生率更高。②股骨头缺血性坏死，股骨头缺血性坏死的发生率随着时间的增加而增加，发生率为5%～40%。③坐骨神经损伤，与长时间的脱位有关系，有8%～20%的发生率。④再脱位，整体的发生率低于2%。

（田 波）

第五节 踝关节脱位

踝关节由胫骨远端、腓骨远端和距骨构成。胫骨远端内侧突出部分为内踝、后缘唇状突起为后踝，腓骨远端突出部分为外踝。由内踝、外踝和胫骨下端关节面构成踝穴，包容距骨体。踝关节脱位是指由于外界暴力，距骨与踝穴的对应关系发生改变。踝关节脱位多由高能量暴力引起，极少单独发生，多合并骨折。根据是否合并骨折，分为单纯型脱位和复杂型脱位；根据踝关节是否和外界相同，可分为闭合性脱位和开放性脱位；根据脱位的方向不同，可分为内侧、外侧、前、后及上方脱位。

一、临床表现

伤后踝关节出现剧烈疼痛、肿胀、畸形和活动障碍。后脱位者胫腓骨下端在皮下突出明显，并可触及，胫骨前缘至足跟的距离增大；前脱位者距骨体位于踝关节前方皮下，踝关节背伸受限；向上脱位者外观可见患肢短缩，肿胀剧烈。若为开放性脱位，则有踝部伤口、软组织缺损、骨骼外露等。

二、体格检查

应对患者踝部进行仔细的体格检查，观察局部有无皮肤破损，有无骨骼外露，有无软组织肿胀，有无张力性水疱，有无畸形，有无肢体短缩，有无异常活动，有无骨擦音、骨擦感等。同时还应注意有无重要血管损伤、远端肢体的血供及感觉情况，足背动脉、胫后动脉搏动是否正常；有无远端肢体麻木、足趾运动障碍等。仔细检查足部有无压痛、皮下淤青，以判断是否合并足部损伤，应对患侧小腿全长及膝关节进行触诊，以判断是否合并高位胫腓骨骨折。

三、辅助检查

（一）X 线检查

首选检查，可以了解脱位方向及损伤范围，初步判断有无合并骨折。若怀疑合并足或膝部的损伤应同时摄片。

（二）三维重建 CT

可以更清楚地显示脱位及骨折情况，尤其易发现微小骨折。

（三）MRI

可以显示韧带的损伤情况，但通常不作为急诊的常规检查。

四、诊断

结合病史、体格检查、辅助检查，踝关节脱位的诊断并不困难，但由于踝关节脱位多因较大的暴力引起，多合并骨折，应重点关注软组织损伤情况、骨折的严重程度等方面。同时应及时发现是否合并足部、高位胫腓骨、重要血管/神经的损伤，避免漏诊。单侧内外侧韧带严重损伤时，出现踝关节不稳定，可能与踝关节内外侧脱位时症状相似，通过踝关节应力试验、MRI 等方法可鉴别。

五、治疗原则

踝关节脱位的治疗原则是尽早复位，选择合适的固定方式，重建踝关节稳定性，循序渐进地开展功能锻炼，恢复关节功能。

（一）保守治疗

适用于单纯脱位或骨折相对较轻、一般情况较差不适合手术治疗的患者，也可作为手术前的临时固定。目的是恢复和稳定踝关节的对合关系，采用手法复位，石膏外固定。石膏固定后应注意抬高患肢，促进消肿；观察患肢有无异常肿胀、远端肢体皮肤青紫、疼痛、麻木等血液循环障碍等表现。石膏固定 6～8 周后，可视情况拆除石膏，并逐步开始功能锻炼。

（二）手术治疗

适用于手法复位失败；合并严重软组织损伤、骨折、重要血管神经损伤的患者。目的是恢复踝关节正常的解剖关系，保留关节功能，包括切开复位内固定术及外固定架固定术。另外，当软组织损伤十分严重时，早期手术会出现伤口感染坏死、内固定外露等严重后果。此时，可先行闭合复位外固定支架临时固定，初步复位及稳定关节，待软组织情况好转后再行二期切开复位内固定术。

（梁 运）

第六节 锁骨骨折

锁骨骨折约占全身骨折的 4%，好发于青少年或老年人，多见于锁骨中段 1/3（约占 2/3）。主要受伤机制是外伤时肩周部受直接暴力撞击或患肢伸直外展支撑躯体时间接暴力所致。锁骨骨折可能伤及锁骨下血管及臂丛神经。

一、临床表现

外伤后锁骨患处局部的肿痛、畸形，常伴有伤肢痛性活动受限。因胸大肌牵拉故患侧肩部比健侧低，患者常用健手托住患侧肘部，头部向患侧偏斜。

二、体格检查

患侧锁骨区域局部皮下瘀血、瘀斑，锁骨区域的压痛，局部可扪及骨折端，有骨擦感。有时可见骨折断端刺破皮肤。同时由于锁骨保护其下的血管、神经及肺，还应仔细检查上肢的神经功能及血供情况，同时注意呼吸情况，对锁骨骨折合并血管、神经、胸膜内脏的损伤做出正确的判断。

三、辅助检查

（一）X线检查

常规拍摄肩关节正位（前后位）或锁骨正位X线片。少部分情况，如怀疑锁骨内侧的骨折，可加拍摄锁骨斜位片以进一步明确诊断。

（二）CT

可进一步明确锁骨骨折的形态，从不同角度、方向观察锁骨骨折断端的情况，对于排查隐匿性骨折及指导骨折的治疗具有重要的作用。

（三）MRI

锁骨骨折无需常规进行MRI检查，若怀疑隐匿性骨折或病理性骨折，可进一步行MRI检查加以鉴别。

四、诊断和鉴别诊断

肩部外伤史（直接外伤或间接暴力），肩部疼痛活动受限。锁骨区域的瘀血、瘀斑，压痛，注意排查可能合并的血管、神经、胸膜、肺损伤，影像学检查提示锁骨骨折。

鉴别诊断：①肩关节脱位，肩关节脱位是指肩胛盂和肱骨头失去正常的对合关系。呈方肩畸形，肩部弹性固定，关节窝空虚，Dugas 征阳性。可以合并有骨折或血管、神经损伤。通过体征及影像学检查明确。②肩锁关节脱位，多由直接暴力引起，当肩锁韧带或喙锁韧带损伤时发生。表现为肩部疼痛，锁骨外侧的抬高，按压锁骨外侧可有浮动感。影像学检查常需与健侧对比，更容易明确诊断。③肱骨近端骨折，包括肱骨头、大结节、小结节、肱骨颈的骨折。多由直接暴力引起。肩部肿胀，活动受限，局部压痛及轴向叩痛。可以合并血管神经的损伤。通过体征及影像学检查明确。④病理性骨折，轻微或无明确暴力而发生的骨折，可以由肿瘤性疾病及非肿瘤性疾病引起。

五、分型

锁骨骨折常用 Allman 分型，根据解剖部位划分：Ⅰ型，锁骨中段 1/3 骨折；Ⅱ型，锁骨外侧 1/3 骨折；Ⅲ型，锁骨内侧 1/3 骨折。

六、治疗原则

（一）保守治疗

对于无移位的锁骨骨折及儿童青枝骨折，可悬吊固定 3～6 周，早期进行活动范围训练和力量锻炼。对于有移位的锁骨中段骨折，可在手法复位后，行“8”字绑带固定 6 周。

（二）手术治疗

手术治疗的指诊包括：①开放性骨折；②骨折移位明显，即将穿破皮肤；③合并血管神经胸膜内脏损伤；④锁骨远端骨折合并喙锁韧带撕裂；⑤漂浮肩，锁骨骨折合并肩胛骨骨折；⑥陈旧性锁骨骨折不愈合；⑦保守治疗无效，复位后再移位。

常用的固定方法有经皮内固定及切开内固定。常用内固定材料有钢丝、克氏针、髓内钉和钢板螺钉。目前切开复位钢板螺钉内固定是锁骨骨折最常用的手术方案。内固定的选择应根据骨折部位及骨折类型而定。

（华秉譞）

第七节　肱骨近端骨折

肱骨近端骨折占全身骨折的2%～4%，可发生于各个年龄，多见于高龄人群及骨质疏松症患者。老年人的肱骨近端骨折一般为低能量损伤，多与骨质疏松相关；青壮年则多为高能量损伤所致。部分肱骨近端骨折可伤及旋肱前动脉及旋肱后动脉，造成肱骨近端血供的破坏，进而发生肱骨头坏死。

一、临床表现

受伤后患侧肩部疼痛、肿胀、畸形、活动障碍。因肩部软组织较厚，有时畸形表现并不明显。伤后局部可出现瘀斑、瘀血，并向上臂及胸部蔓延。患者常用健侧肢体托扶患侧臂。

二、体格检查

患侧肱骨近端区域局部皮下瘀血、瘀斑，患侧肩部肿胀，局部压痛，轴向叩痛，有时可扪及骨折断端，并有骨擦感。同时肱骨近端骨折可以合并血管神经的损伤，需检查患肢的血管神经。若有腋动脉损伤，则患肢出现苍白、发绀、桡动脉搏动减弱或消失等肢体远端缺血症状。若腋神经损伤，则出现患肢三角肌区域皮肤感觉异常，三角肌肌力减退。

三、辅助检查

（一）X线检查

肱骨近端骨折一般需拍摄3个平面的X线片，以明确骨折的情况和移位程度。包括肩关节正位、肩胛骨侧位及肱骨近端穿胸侧位片。

（二）CT

CT 对复杂肱骨近端可以提供更为准确的信息，在判断骨折移位程度、劈裂骨折、压缩骨折及骨折脱位方面具有很大的帮助，对骨折的分类和指导治疗意义重大。

（三）MRI

对于软组织损伤的诊断意义重大，尤其当考虑有肩袖、盂唇、肱二头肌肌腱等软组织损伤时，建议行 MRI 检查以明确。

四、诊断和鉴别诊断

肩部外伤史（直接外伤或间接暴力），肩部疼痛活动受限。肱骨近端区域的瘀血、瘀斑，压痛。注意排查可能合并的肩关节脱位，以及血管神经损伤，仔细检查上肢运动、感觉、血供情况。影像学检查提示肱骨近端骨折。

鉴别诊断：①肩关节脱位，肩关节脱位是指肩胛盂和肱骨头失去正常的对合关系。呈方肩畸形，肩部弹性固定，关节窝空虚，Dugas 征阳性。可以合并有骨折或血管、神经损伤。通过体征及影像学检查明确。需要注意肩关节脱位复位后的影像片，排除肩关节脱位合并肱骨近端骨折的情况。②肩锁关节脱位，多由直接暴力引起，当肩锁韧带或喙锁韧带损伤时发生。表现为肩部疼痛，锁骨外侧的抬高，按压锁骨外侧可有浮动感。影像学检查常需与健侧对比，更容易明确诊断。③锁骨骨折，锁骨骨折可由直接或间接暴力所致。有锁骨区域的肿胀、压痛，局部瘀血、瘀斑。可以合并血管、神经、胸膜、肺的损伤。通过体征及影像学检查明确。④病理性骨折，轻微或无明确暴力而发生的骨折，可以由肿瘤性疾病及非肿瘤性疾病引起。

五、分型

肱骨近端骨折最常用分型为 Neer 分型，此分型基于肱骨近端骨折4个解剖部分及其移位提出的。骨折移位的标准为骨折块之间移位>1 cm或成角>45°。

Neer分型可分为六型。Ⅰ型：极小移位；Ⅱ型：解剖颈骨折移位；Ⅲ型：外科颈骨折移位；Ⅳ型：肱骨大结节骨折移位；Ⅴ型：肱骨小结节骨折移位；Ⅵ型：肱骨上端骨折合并肱盂关节脱位。

同时Neer分型又依据骨折的部位划分。一部分骨折：无论骨折部位多少，但无移位，或未超过上述标准。二部分骨折：一处骨折发生移位或多处骨折只有一处移位，超过上述标准。三部分骨折：两处骨折移位超过上述标准。四部分骨折：三处骨折移位超过上述标准或三处骨折伴肱骨脱位。

AO/OTA分型：A型，关节外单处骨折；B型，关节外双处骨折；C型，关节内骨折。

六、治疗原则

肱骨近端骨折的治疗方法取决于骨折的类型、软组织条件、患者一般情况，以及患者的依从性和预期等。

（一）保守治疗

非移位的稳定骨折一般无需手术，采用悬吊固定4～6周，早期开始主动活动，肌肉收缩练习及康复锻炼。若对于高龄患者，骨质疏松严重患者及后期对肩关节功能要求很低的移位性骨折患者，也可酌情选择保守治疗，如果有需要可以行闭合复位悬吊固定。

（二）手术治疗

手术治疗的指征包括：①移位型骨折（骨折块之间移位>1 cm或成角>45°）；②头劈裂型骨折；③合并血管神经损伤；④开放性骨折；⑤漂浮肩；⑥复位困难的肱骨近端骨折伴脱位。

常用手术方法包括：张力带固定、髓内钉固定、钢板螺钉内固定、半肩置换术、反肩置换术等。依据不同患者的一般情况及骨折分型选择适当的治疗方案。

（华秉譞）

第八节　肱骨干骨折

肱骨髁上 2 cm 至肱骨外科颈下 1～2 cm 段的骨折称为肱骨干骨折。肱骨干中下段有营养动脉经滋养孔进入骨干，该段骨折常使该血管损伤，使骨折段血供不良，是骨折愈合不良或不愈合的原因之一。肱骨干中下 1/3 段后外侧有桡神经沟，此处骨折易发生桡神经损伤。

一、病因与分类

肱骨干骨折可由直接暴力或间接暴力引起。直接暴力常由外侧打击肱骨干中段，致横行骨折或粉碎性骨折。间接暴力常由于手部着地或肘部着地，力向上传导，导致中下 1/3 骨折。

AO/OTA 分类：根据骨折粉碎程度，将肱骨干骨折分为三大类：A 型，简单骨折；B 型，蝶形骨块；C 型，粉碎性骨折。每一大类再依据骨折形态被分为不同的亚型。

二、临床表现和体格检查

上臂疼痛，上臂肿胀，畸形，皮下瘀斑，上肢活动障碍。可触及反常活动，骨摩擦感。若合并桡神经损伤，可出现垂腕，手指掌指关节无法背伸，拇指不能伸，手背桡侧 3 个半指皮肤感觉减退或消失。

三、辅助检查

（一）X 线检查

常规的正、侧位 X 线平片可确定骨折的类型、移位方向。拍摄 X 线平片应包括肱骨的近端肩关节或远端肘关节。

（二）CT 三维重建

更能清楚地显示骨折线的分布及骨折类型及移位

程度。

四、治疗原则

肱骨干骨折的治疗目的是取得良好的对位对线、获得骨性愈合、恢复患肢功能。一部分肱骨干骨折可以采用非手术治疗。但对于不稳定骨折，由于其延迟愈合、骨不连发生率较高，常需手术治疗，以恢复肱骨解剖结构，维持骨折稳定性，允许早期功能锻炼，促进功能康复。治疗方法的选择上，考虑多种因素，包括患者年龄、合并伤情况、软组织条件及骨折类型等。

（一）手法复位外固定

经过持续牵引，纠正骨折重叠移位及成角移位。持续牵引下，侧方加压手法复位，整复骨折侧方移位。复位成功后，减小牵引力，维持复位，应用外固定。外固定方法包括带领和袖口吊带的上臂管型石膏、功能支架、皮肤牵引或骨牵引、外展夹板和肩人字石膏、上臂悬垂石膏和接骨夹板等。

（二）手术指征

①反复手法复位失败，骨折端对位对线不良，估计愈合后影响功能。②骨折有分离移位，或骨折端有软组织嵌入。③合并神经血管损伤。④陈旧骨折不愈合。⑤影响功能及外形的畸形愈合。⑥同一肢体或其他部位有多发性骨折。⑦8～12 小时污染不重的开放性骨折。⑧病理性骨折，在处理病灶的同时固定骨折。

（三）手术入路

肱骨干骨折切开复位钢板内固定时可采用前外侧入路、内侧入路和后方入路。闭合复位髓内钉内固定时可采用近端经三角肌入路或远端经肱三头肌入路。

（四）内固定方法

①接骨板螺钉内固定。②外固定架固定，适用于合并广泛软组织损伤的肱骨干开放性骨折，合并烧伤及感染性

骨折不愈合患者。③髓内钉固定，包括弹性髓内钉和带锁髓内钉，后者有助于防止骨折端短缩、分离和旋转移位，适用于大多数长管状骨骨干部骨折。

（强敏菲）

第九节　肱骨髁上骨折

肱骨干与肱骨髁的交界处发生的骨折称为肱骨髁上骨折。肱骨髁的内侧有尺神经，外侧有桡神经，骨折的侧方移位可引起损伤。肱骨髁上骨折多发生于儿童，根据受伤机制和骨折移位方向的特点，临床上将其分为伸直型和屈曲型。

一、病因与分类

（一）伸直型

它多为间接暴力引起。肘关节处于过伸位跌倒，手掌着地，暴力经前臂向上传递，身体向前倾，由上向下产生剪式应力。通常是近折端向前下移位，远折端向后上移位。

（二）屈曲型

它多为间接暴力引起。跌倒时，肘关节处于屈曲位，肘后方着地，暴力经肱尺关节向上传导至肱骨下端导致骨折。

二、临床表现

症状：儿童有手着地受伤史，肘部出现疼痛。体格检查：肿胀、皮下瘀斑，肘部向后突出。局部明显压痛，有骨摩擦音及反常活动，局部可扪及骨折断端，肘后三角关系正常。

三、辅助检查

（一）X 线检查

肘部正、侧位 X 线片可确定骨折，而且可以准确判断骨折移位情况。骨折线由后上斜向前下的斜形骨折，伸直型：

骨折线由后上斜向前下的斜形骨折。屈曲型：近折端向后移位，远折端向前移位，骨折线呈由前上斜向后下的斜形骨折。

（二）CT 三维重建

更能清楚地显示骨折类型及移位程度，为选择治疗方法提供依据。

四、治疗原则

（一）手法复位外固定

受伤时间短，局部肿胀轻，无血液循环障碍者，可进行手法复位外固定。伤后时间较长，局部组织损伤严重，出现骨折部严重肿胀时，不应立即行手法复位。应卧床休息，抬高患肢，采用尺骨鹰嘴悬吊牵引，同时加强手指活动，待肿胀消退后进行手法复位。手法复位后可继续牵引维持复位，或加用过肘关节的小夹板固定。

（二）手术指征

手法复位失败；合并神经血管损伤；小的开放伤口，污染不重。

（强敏菲）

第十节　肘关节骨折

肘关节骨折是儿童常见的一种损伤，最常见的是肱骨髁上骨折，最常发生于 5～7 岁的儿童，因为跌倒时手掌着地造成肘关节负荷过重，可能与远端桡骨损伤同时发生。

一、临床表现

（一）疼痛

肘关节骨折以后，可能会导致骨质周围骨膜出现损伤，而骨膜神经比较丰富，所以会出现明显疼痛。并且骨折以后，会引起骨折周围软组织损伤，可能会加重疼痛症状。

（二）局部肿胀、瘀血

肘关节骨折后，骨折断端及周围软组织损伤出现出血、水肿，可引起局部肿胀、瘀血。

（三）功能障碍

若肘关节骨折较重，使骨性支架结构被破坏，失去支撑作用，会引起上肢功能障碍，导致伸曲动作无法完成。

（四）肘关节畸形

如果肘关节骨折有移位，会导致肘关节正常解剖结构破坏，出现畸形。在肘关节部位查体时，会出现肘关节骨质异常活动，以及出现骨擦音、骨擦感。

二、临床分型

肱骨髁上骨折是肘关节骨折比较多见的类型，肱骨髁上骨折都是间接暴力导致，根据它受暴力的方向和受伤的机制分为两种。

（一）伸直型骨折

在摔倒的过程中，如果手是伸直、肘关节伸直的情况下，出现间接暴力导致的肱骨髁上骨折，这种骨折比较常见，大概占90%以上。骨折后远侧的骨折端会往后方近端移位，近端骨折骨折根容易向前方、向远侧移位。骨折容易导致肘关节前方的正中神经和肱动脉，容易受到骨折断端的挤压，甚至刺破或者损伤，容易激发产生神经血管损伤的并发症。对于伸直型的骨折，根据受力的方向往尺侧偏还是往桡侧偏，分为尺偏型和桡偏型，不同类型的处理方法是不太一样。

（二）屈曲型骨折

摔倒时肘关节处于一个屈曲的状态，摔倒时会导致尺骨鹰嘴后方受力，引起肱骨髁上骨折。这种骨折的远端是往近端、往前方移位，近侧骨折端的话远端往后方移位，多发生于8岁以上的儿童。区域性的这种骨折比较少见，引起血管神经的损伤是它的一个特点。

三、体格检查

医师应该在限制受损手臂活动的情况下，仔细视诊手臂前部和后部，以检查有无提示开放性骨折的伤口。臂前内侧的瘀斑提示肱动脉损伤。非移位性骨折可能只有轻微肿胀，但可观察到患者无法正常使用患肢。完整的神经血管评估包括评估桡动脉和肱动脉的搏动，以及评估正中神经、桡神经和尺神经的感觉和运动功能；同时，尽量减少患者的不适感。损伤引起剧痛时，检查前可给予镇痛药物。此外，出现以下症状提示发生骨筋膜室综合征：①肘部过度肿胀和瘀斑；②前臂疼痛不断加剧；③手指被动背伸时疼痛加剧；④手部冰冷且血流灌注差，皮肤苍白，以及脉搏减弱/消失（晚期表现）。

四、辅助检查

正、侧位 X 线片即可确诊，在影像学检查排除移位性骨折之前，不建议患者进行主动或被动肘关节活动。怀疑血管损伤的患者应接受血管超声检查。

五、治疗原则

该病需根据患者病情给予相对应的治疗。一般而言，非移位性骨折可予以保守治疗并定期复查，严重移位性骨折、开放性骨折、骨折合并血管损伤、骨畸形患者，则需手术治疗。肘部骨折是临床常见情况，多由于外力直接或间接作用所导致，肘关节骨折患者是否需要手术治疗，需要根据骨折类型、严重程度等进行分析、判断，骨折程度较轻的患者可进行保守治疗，骨折程度较重的患者建议进行手术治疗。

（一）保守治疗

如果是稳定性关节外骨折，通过 X 线片检查确认骨折未出现明显移位，骨折程度较轻，患者可以保守处理，一般行手法复位后，可通过石膏固定或支具固定，固定持续 1 个月左右，观察骨痂愈合情况。固定期间可使用血脉通胶囊、骨康胶囊等活血化瘀和促进骨折愈合的药物，一般 3 个月左右骨折可完全愈合。

（二）手术治疗

若患者发生关节内骨折或开放性骨折，骨折移位比较明显，骨折程度较重，则建议患者进行手术治疗，恢复骨的连续性，避免关节内骨折愈合较差的情况，从而避免患者日后出现肘关节活动受限、疼痛、肿胀及创伤性关节炎等一系列并发症。

（江立波）

第十一节　尺桡骨骨折

尺桡骨骨折是上肢骨折中非常常用的损伤类型，尺桡骨骨骨折往往会导致前臂的肿胀、疼痛、畸形，以及活动的受限。

一、临床表现

受伤后，前臂出现疼痛、肿胀、成角畸形及功能障碍。检查局部明显压痛，可扪及骨折端、骨摩擦感及反常活动。用听诊器可检查到骨传导音减弱或消失。严重尺骨、桡骨干骨折可合并神经血管损伤，或因严重肿胀发生骨筋膜室高压，应仔细观察临床症状及检查手的血液循环及神经功能。

二、体格检查

有明确外伤史，局部肿胀、畸形、疼痛、活动障碍、局部压痛、甚至活动时可触及骨擦音。

三、辅助检查

（一）X 线检查

X 线平片可确诊骨折，正位及侧位 X 线平片检查可发现骨折的准确部位、骨折类型及移位方向，以及是否合并有挠桡骨头脱位或尺骨小头脱位。尺骨干上 1/3 骨折可合并桡骨头脱位，称为孟氏骨折。桡骨干下 1/3 骨折合并尺骨小头脱位，称为盖氏骨折。

（二）超声检查

尺桡骨骨折对手部的血液供应的影响。

（三）肌电图检查

尺桡骨骨折对前臂桡神经、正中神经及尺神经的影响。

四、治疗原则

对成人的尺桡骨骨折应该采取积极的手术治疗，对移位不明显的或稳定的小儿尺桡骨骨折才采用保守治疗。

（江立波）

第十二节 桡骨远端骨折

桡骨远端骨折多是发生于桡骨远端距桡骨关节面 2.5 cm 以内的骨折，此处多为松质骨，皮质骨薄弱，容易因受伤发生骨折，多见于 60 岁以上老年人，占到骨折总数的 1/6 左右。老年人常合并骨质疏松，因此多继发于低能量，如地面摔伤等。年轻人多见于高能量损伤，如车祸伤、高处坠落伤、高强度运动损伤等。桡骨远端骨折机制复杂，分型多样，治疗方法突出个性化。如治疗不恰当容易遗留慢性疼痛，伸屈旋转障碍，影响手腕功能，造成患者腕部和手功能丧失。

一、临床表现

（一）典型表现

除了一般骨折的疼痛肿胀、异常活动和骨摩擦感表现外，特定移位的桡骨远端骨折科表现出特有的畸形，如“餐叉手”“枪刺手”。

（二）合并神经血管损伤症状

桡骨远端骨折合并神经血管损伤的概率不高，但在体检时要给予重视。远折端向掌侧移位可能导致正中神经、桡动脉损伤，向背侧移位可卡压伸肌腱，畸形愈合后还能导致腕管综合征。

（三）全身症状

老年患者多有骨质疏松症，需要进行骨密度检查。

二、特殊命名桡骨远端骨折

（一）Colles 骨折

临床最多见，多发生于桡骨远端 2.5 cm 范围内，受伤时手掌撑地，腕关节处于背伸内旋位，骨折远端向背侧和桡侧移位，外观出现“餐叉手”畸形。

（二）Smith 骨折

移位方向与 Colles 骨折相反，骨折远端向掌侧和尺侧移位，多见于撞击性外伤或腕背部着地，又称反 Colles 骨折。

（三）Barton 骨折

Barton 骨折多由于跌倒时手腕纵向着地，桡骨远端关节面纵斜向断裂，常伴有腕关节半脱位。根据骨折移位方向又分为掌侧型和背侧型，其中掌侧型常见。

（四）Chauffeur 骨折

Chauffeur 骨折又称 Hutchinson 骨折、Back-fire 骨折、Crank 骨折。它是桡骨茎突斜行骨折，累及桡腕关节。最早常见于司机在手动启动时汽车回火时受伤。

（五）Cotton 骨折

Cotton 骨折又称 Rutherford 骨折，指桡骨远端中央关节面的骨折和凹陷移位，通常是月骨窝的背侧位置，受伤时受月骨撞击所致。

三、辅助检查

（一）X 线检查

大部分的骨折、脱位、力线不佳、不稳定等均可从标准 X 线检查中看出。通过标准的腕关节正侧位 X 线片可以测量出桡骨远端的尺偏角、掌倾角、桡骨高度、关节面塌陷程度等重要参数。

（二）CT

尤其是三维CT、矢状面和冠状面CT检查，可以发现隐匿性骨折，尤其对发现传统X线检查易遗漏的关节面中央骨折有重要意义。

（三）MRI

MRI对于桡骨腕骨间韧带、三角纤维复合体（TFCC）损伤、软骨和损伤的评估具有不可替代的作用。

四、诊断

外伤史，患者疼痛、肿胀、活动受限。骨折特有体征：畸形、异常活动和骨摩擦感等。体格检查：腕关节肿胀、特有畸形、淤青，活动受限，注意血管神经症状。X线和CT可以明确骨折类型。

五、治疗原则

根据每种骨折的“个性”制定具体化治疗方案，包括患者全身情况、局部软组织情况及骨折本身，年龄越大越倾向于保守治疗，年轻患者往往为高能量损伤且功能要求高，往往需要手术治疗。原则上无论是否需要手术，骨折早期均需手法试行复位、石膏或支具固定，抬高、冷敷，这些方法都能减轻患者疼痛，促进肿胀消退。对于没有明显移位或复位后稳定的骨折类型，可以采用石膏固定保守治疗。对于存在以下情况者则需考虑进行手术治疗，手术的目的是恢复下尺桡关节的正常解剖关系，恢复桡骨远端关节面完整性。

手术指征：桡骨短缩超过10 mm，或尺偏角减少超过20°；关节面掌倾角减小超过20°或关节面背倾；桡骨移位超过4～6 mm；桡腕关节面在正位和侧位像上粉碎超过50%；关节面台阶超过2 mm；合并尺骨骨折；伴有神经功能损伤症状，如腕管综合征；复位后又移位的不稳定骨折，尤其是累及关节面的不稳定骨折。

（王会仁）

第十三节　骨盆骨折

骨盆骨折是一种严重的骨折类型，多由高能量损伤引起，如车祸或坠落伤，约占全身骨折的 2%。骨盆主要由髂骨、耻骨、坐骨和骶骨及相互联结的韧带组成，受伤时主要为内外旋和垂直剪切力，每一种力传导或多种复合传导能导致不同的骨折类型。骨盆内脏器、血管、神经众多，骨折时容易损伤静脉丛和大动脉引起失血性休克，因此急救时需关注血流动力学稳定性，一旦接诊时怀疑骨盆骨折立即建立静脉通路，进行补液。同时，对于盆内的直肠、膀胱、尿道、骶丛神经在检查时注意鉴别有无损伤。

一、临床表现

多有明确的外伤史，髋部、下腹部、会阴部会有明显的疼痛、肿胀、皮下淤血，压痛明显，严重移位的患者有会阴畸形。

（一）骨科检查

需注意会阴部是否有瘀斑；骨盆是否有变形；双下肢是否不等长或有旋转畸形；两侧髂前上棘到脐的距离是否相等；耻骨联合间隙是否变宽或变形有台阶；骨盆挤压分离试验是否阳性，局部有骨摩擦感或摩擦音等。

（二）全身症状

是否合并休克前期或休克期症状；患者留置导尿尿液是否清亮或血尿，或无尿液引流出；直肠指诊时指套是否染血；是否有下肢神经症状等；下腹部有无压痛反跳痛。

二、辅助检查

（一）血液检查

失血性表现，红细胞计数、血红蛋白和红细胞压积（血细胞比容)均降低。

（二）尿液检查

留置导尿时若导尿管无法插入或尿道有血性液体流出,提示尿道损伤。导尿管插入成功有血尿提示可能存在膀胱损伤。

（三）X线检查

可发现骨折部位、移位程度和骨折类型。骨盆前后位片需常规检查,骨盆出口位和入口位片可进一步了解骨折情况。

（四）CT

比X线片可更好地显示细小骨折,尤其骶髂关节压缩骨折。三维CT对于骨盆骨折更有帮助,对于多发损伤的患者可在行头颅、胸部CT检查同时进行骨盆三维CT检查,对于确定骨折类型和制定治疗方案具有指导性意义。

三、诊断

外伤史,尤其是车祸伤或坠落伤史。全身症状:失血性休克表现,局部疼痛、肿胀、畸形和活动受限。体格检查:会阴部瘀斑;骨盆变形;双下肢不等长或有旋转畸形;两侧髂前上棘到脐的距离不相;耻骨联合间隙变宽或变形有台阶感;骨盆挤压分离试验阳性,局部有骨摩擦感或摩擦音等。血常规提示失血性表现。X线或CT等可以发现骨折部位和类型。

四、治疗原则

治疗原则主要是稳定骨盆环和处理合并脏器伤。首先要救治威胁生命的大出血导致的出血性休克和脏器损伤,对不稳定的骨盆骨折需进行简单闭合复位,缩小骨盆容积,使用骨盆带或床单等在股骨大转子部位进行收紧,减少出血可能。对于合并的直肠、膀胱、尿道、阴道破裂需多学科会诊,在治疗时需充分考虑骨盆骨折时的手术切口,避免延误骨折的治疗。在治疗时考虑使用“损伤控制理论”，使机体遭受手术治疗的二次打击减少到最小。

（一）早期救治原则

受限处理危及生命的合并伤，急诊抢救时可按照ABCDEF进行，A（通畅呼吸道）、B（控制出血、纠正容量）、C（观察中枢神经系统）、D（观察消化道）、E（观察排泄器官，如直肠、膀胱、尿道）、F（处理骨折本身）。

（二）骨盆骨折的处理

①对于不稳定的骨盆骨折，尽可能早期可使用外固定支架稳定骨折断端，缩小骨盆容积，控制出血、减轻疼痛，可明显降低死亡率。但外固定支架只能固定骨盆前环，对于后环的骶髂关节不能作为终极治疗。②对于外固定支架无效的休克患者，需要再抗休克的同时进行手术治疗，怀疑动脉出血可以通过介入造影明确后进行血管栓塞止血，如仍无效需要手术探查止血，必要时需留置纱条压迫，待二期手术再行内固定治疗。③骨盆骨折切开复位内固定的绝对手术适应证为开放性骨折或合并有内脏穿孔；伴有血流动力学不稳定或垂直不稳定的骨折患者。相对适应证为：耻骨联合分离＞2.5 cm；骶髂关节脱位或骶骨骨折移位＞1 cm，双下肢长度差在 1.5 cm 以上。④手术方法可采用前路、后路或前后路联合切开复位钢板内固定，固定效果确切。近年来，对于易复位的骨折越来越多的医师采用经皮螺钉固定，手术微创，但存在复位不理想、固定强度不够或医患射线暴露量大等缺点。

（王会仁）

第十四节　髋部骨折

髋部骨折是指发生在髋关节部位的骨折，包括股骨颈骨折、股骨转子间骨折和股骨转子下骨折，是一类好发于老年人的低能量骨折，轻微的创伤即可导致伴有骨质疏松的高龄患者发生髋部骨折。

一、临床表现

（一）典型表现

髋部疼痛、肿胀、活动受限。

（二）局部症状

局部皮肤破损或瘀斑，局部压痛和叩击痛，肢体短缩，外旋畸形。

（三）全身症状

发热、失血性休克。

二、体格检查

（一）外旋畸形

最常见、最重要的体征，通常髋部外旋45°～90°，因具体骨折的位置而发生改变；一般股骨颈骨折外旋角度小，股骨转子间骨折外旋角度更大。

（二）肢体短缩

通过大转子上移和Bryant底边缩短可判断肢体发生短缩畸形。在平卧位，由髂前上棘向水平画垂线，再由大转子与髂前上棘的垂线画水平线，构成Bryant三角。发生髋部骨折时，Bryant三角的底边缩短。

（三）其他间接体征

髋部活动受限，发生髋部骨折后，患者往往因疼痛，抗拒主动和被动活动，活动范围也受限。

三、辅助检查

（一）X线检查

它是诊断髋部骨折最重要的检查手段，可明确骨折的部位、类型、移位情况，也是选择治疗方法的重要依据。髋部的正位片不能发现骨折的前后移位，需加摄侧位片，才能判断移位情况。

（二）CT

比X线更能清楚地显示骨折线的位置和走形。在股骨颈骨折无移位或扦插时，X线检查时往往骨折线不清晰，需要CT重建协助诊断。

（三）MRI

在骨折线模糊不清晰的髋部骨折诊断中，可用于协助判断陈旧性或新鲜骨折。

四、诊断和鉴别诊断

多有明确外伤史，多为低能量损伤。髋部症状：疼痛，肿胀，活动受限。体格检查：肢体短缩和外旋畸形。X线或CT是诊断的重要工具。

鉴别诊断：①髋关节脱位，分为后脱位和前脱位，大多发生于交通事故或高处坠落伤；后脱位时髋关节短缩，屈曲、内收、内旋畸形，前脱位较少见，髋关节处于外展、外旋和屈曲畸形。②髋臼骨折，一般由强大暴力作用于髋臼和股骨头之间造成，一般较少出现肢体短缩畸形，可通过X线和CT进行鉴别诊断。

五、治疗原则

原则上移位的髋部骨折一经确诊，应尽早进行手术治疗。无移位髋部骨折，可选择保守治疗，如下肢牵引、丁字鞋、石膏等。非手术治疗适用于以下情况：一般情况差或因客观条件不允许，如合并严重心肺功能障碍时，近期发生过心脏、脑部梗死等，可先行非手术治疗。

（曹　露）

第十五节　股骨干骨折

股骨干骨折是指发生在转子下、股骨髁上这一段股骨干的骨折。股骨是人体最粗、最长、承受应力最大的管状骨，一般为强大暴力才能发生股骨干骨折。

一、临床表现

（一）典型表现

大腿中段疼痛、畸形、异常活动。

（二）局部症状

股骨干骨折一般由巨大暴力引起，如重物打击等，常伴有广泛软组织损伤。间接暴力引起的股骨干骨折常为斜形或螺旋形骨折，软组织损伤较轻。

（三）全身症状

发热、失血性休克。

二、体格检查

大腿肿胀畸形是最常见、最重要的体征。肢体短缩：由于股骨干骨折可分为上 1/3、中 1/3 和下 1/3 骨折，不同骨折时由于骨折远端和近端牵拉的肌群不同，会发生不同类型的移位。大多情况下骨折断端重叠，形成短缩畸形。而移位的方向除受肌肉牵拉影响外，与暴力作用的方向、大小、肢体所处的位置、急救搬运等诸多因素有关。

三、辅助检查

（一）X 线检查

它是诊断股骨干骨折最重要的检查手段，可明确骨折的部位、类型、移位情况，也是选择治疗方法的重要依据。需要注意的是，股骨干骨折往往是不稳定的，患者疼痛剧烈不能耐受在拍摄 X 线片时固定体位，通常无法获得理想的正侧位。

（二）CT

CT 比 X 线更能清楚地显示骨折线的位置和走形。

（三）血常规

发生股骨干骨折时通常伴随大量出血，易导致失血性休克，因此需注意检查血红蛋白等。

四、诊断

多有明确的暴力外伤史，多为高能量损伤。局部症状：大腿疼痛，肿胀，异常活动。体格检查：肢体高度肿胀和短缩畸形。X线或CT是诊断的重要工具。

五、治疗原则

3岁以下儿童采用垂直悬吊皮肤牵引。牵引过程中要定时测量肢体长度和进行床旁X线检查，了解牵引力是否合适。原则上移位的髋部骨折一经确诊，应尽早进行手术治疗。成人和3岁以上儿童的股骨干骨折多采用手术内固定治疗。对存在手术禁忌证的，可先行持续牵引8～10周。卧床期间，需加强肌肉锻炼，预防深静脉血栓、坠积性肺炎等。成人股骨干骨折的手术多采用钢板或髓内钉固定。儿童骨折多采用弹性钉内固定。开放性骨折可采用外固定支架治疗。

（曹　露）

第十六节　膝关节周围骨折

膝关节周围骨折包括股骨髁上骨折、髌骨骨折及胫骨平台骨折。它多由间接暴力或直接暴力所致。膝关节周围骨折查体可以发现骨折部位的肿胀、压痛、瘀斑、膝关节活动受限，对于股骨髁上骨折需要关注膝关节附近血管神经损伤情况。

一、股骨髁上骨折

股骨下端在腓肠肌止点以上2～4 cm范围内发生的骨折，常发生膝内外翻畸形。

（一）分型

股骨髁上骨折分为屈曲型和伸直型。腓肠肌止点附着位置决定了骨折块的移位形态。屈曲型的骨折线由前下斜向后，上方远折端因收腓肠肌牵拉意向后移位，有损伤和压迫过动静脉的危险。伸直型骨折线由后下斜向前上方，远折段在前近折段在后重叠移位。

（二）治疗

股骨髁上骨结构主要由松质骨构成。骨密度较薄导致复位不稳定，如果是高能量暴力损伤骨折线可波及髁部及关节内，形成T型或Y型的骨折。对于稳定型骨折，采用胫骨结节牵引6～8周，积极训练股四头肌活动，直至骨折愈合。对于成人股骨髁上移位明显和不稳定骨折、陈旧性骨折及骨折不愈合，常用切开复位钢板内固定。防止关节粘连挛缩、僵直、晚期继发性骨关节炎影响膝关节功能。

二、髌骨骨折

髌骨骨折多为髌骨中部横行骨折，也可发生在髌骨的上级或下级，髌骨骨折后伸膝功能丧失，膝关节呈半屈曲状。

如髌骨骨折无明显移位，可以通过长腿石膏固定，固定期间骨头肌主动收缩，4周后下床功能锻炼，一般骨折6周拆除石膏。如髌骨骨折出现移位，可行切开复位内固定治疗，如张力带固定术。

三、胫骨平台骨折

胫骨平台骨折多发生于青壮年老年人较少，骨折主要由间接暴力所致，往往合并半月板及膝关节韧带损伤。胫骨外侧平台骨强度不及内侧平台强，因此外侧平台骨折较内侧平台多见，同时合并腓骨头骨折及腓神经损伤。

胫骨平台骨折分为六型。Ⅰ型，单纯外侧平台劈裂骨折；Ⅱ型，外侧平台劈裂骨折伴有塌陷；Ⅲ型，单纯平台中央塌陷骨折；Ⅳ型，内侧平台骨折，可为单纯劈裂或塌陷骨折；Ⅴ型，双侧平台骨折；Ⅵ型，平台骨折并胫骨干骨折。

四、治疗原则

对于骨折无移位，关节面不平整，小于 3 mm，可先抽出关节腔积血，用长腿石膏固定，一般 4～6 周即可达到稳定。如果存在关节面塌陷，倾斜粉碎性骨折，容易诱发创伤性关节炎，建议早期手术，单侧平台骨折应用单侧支撑钢板联合松质骨拉力螺钉固定，双侧平台骨折采用双侧支撑钢板联合松质骨螺钉固定。

（马易群）

第十七节 胫腓骨骨折

胫骨两端膨大，密质骨薄，抗压能力弱，中段密质骨，抗压能力强。胫骨中下 1/3 交界处是三棱形与四边形骨干形态，移行部为骨折多发部位，胫骨结节及前缘的锐性胫骨棘是骨折复位的标志。胫骨中上段的前外侧及后侧有丰富的肌肉包裹，肌肉与骨膜之间侧支循环丰富，此处骨质血供丰富；胫骨中下断骨质几乎只靠滋养动脉、骨膜血管及下干骺端动脉供应，血供较差。胫骨干与腓骨干之间有骨间膜联系。胫骨负重时腓骨有屈从作用，并向外侧弯曲，最大可达 36°。小腿的筋膜间室以骨间膜为中心，分为胫前肌间隔、腓侧肌间隔、后侧浅间隔和深间隔 4 个筋膜间室。

一、病因及分类

胫腓骨干骨折最多见，损伤往往以高能量居多，直接暴力所致。它占人体骨折的 10%～14%，其特点是损伤暴力大，骨折移位和粉碎性骨折多，开放性骨折多，软组织损伤重，常合并软组织及骨缺损。骨折的部位通常为胫骨中、下 1/3 骨折，上 1/3 骨折相对较少。分类：胫腓骨双骨折、单纯胫骨干骨折和单纯腓骨骨折。胫腓骨干双骨折最常见。

二、临床表现

伤后局部肿胀明显、疼痛，严重畸形和功能障碍多见。应关注有无血管及神经损伤，有无急性骨筋膜式综合征。

三、治疗原则

成人胫腓骨骨干骨折，尤其是中下段骨折愈合缓慢，需要几个月时间才能达到坚固愈合，骨折固定时间长，往往会引起踝足膝关节的功能障碍。骨折延迟愈合、不愈合、畸形愈合及骨筋膜室综合征等并发症发生率高。

（一）非手术治疗

主要适用于稳定性骨折，手法复位后用长腿石膏外固定维持对位对线。但石膏对骨折固定适度尤为重要，石膏松动易导致骨折进一步移位，石膏固定过紧压迫动静脉易引起血液循环障碍。

（二）手术治疗

①对于软组织条件较差，短期内无法进行内固定胫腓骨骨折，可以选择外固定支架进行临时固定。②闭合或开放性胫骨干骨折，应用带锁髓内钉内固定已被广泛接受。③软组织损伤较轻的骨折，骨折断端相对稳定，可用钢板螺钉内固定。④腓骨骨折的处理，单纯腓骨干骨折如无上下胫腓关节分离，用石膏固定 3～4 周；不稳定的胫腓骨干双骨折的腓骨处理，近年来主张腓骨骨折，应解剖复位，并运用短钢板或髓内针进行钢板内固定。

（马易群）

第十八节　踝关节骨折

踝关节由胫腓骨下端与距骨组成，踝关节骨折与脱位是骨科急诊最常见的损伤之一，多由间接暴力引起。由于踝关节周围韧带和肌腱众多，其骨折通常不是孤立的损伤，而是伴随着明显的韧带和肌腱断裂，在治疗时需要充分评估软组织损伤情况。

一、临床表现

几乎所有的踝关节骨折必然存在明确的外伤史，符合骨折三联征表现（疼痛、畸形和异常活动）和外伤的一般表现（肿胀、淤青），需注意的是，由于软组织肿胀的存在，畸形与异常活动通常表现不明显，应重视体格检查。因疼痛患肢通常无法负重、踝关节活动受限，呈现避痛步态或需拄拐或轮椅助行。

二、体格检查

仔细的体格检查有助于指导进一步的影像学检查和避免漏诊，体格检查的思路可遵循渥太华踝关节准则。踝关节应力检查有助于判断关节稳定性，但在急性期因疼痛和肿胀通常无法获得较准确的信息。需仔细检查是否存在中足或足底压痛、淤青，以鉴别足部损伤。应常规触诊腓骨近端以排除高位的腓骨骨折。

三、辅助检查

（一）X线检查

包括踝关节正侧位、足正内斜位，需要重点关注骨折线的走行、踝穴内外侧间隙的对称性，以及下胫腓联合是否增宽。若存在腓骨近端压痛，需加拍摄小腿X线片排除高位腓骨骨折。

（二）三维CT

三维CT可准确地显示骨折碎片的大小、骨折线走行和下胫腓联合，有利于术前规划。对后踝骨折的发现和评估帮助较大。

（三）MRI

MRI用于对韧带损伤、隐匿性骨折的评估。

四、诊断

根据影像学检查，踝关节骨折的诊断并不困难，需重点关注骨折严重程度的评估。三维 CT 可对骨折进行充分评估，MRI 可评估隐匿骨折及韧带损伤情况。

五、治疗原则

踝关节骨折属于关节内骨折，且为负重关节，要获得令人满意的长期预后，需要保持踝关节踝穴的准确复位，直到骨折愈合。只要能达到这一目的，保守治疗和手术治疗均是可以的。急性损伤的一般性处理：PRICE 原则，若有踝关节脱位，应尝试即刻进行手法复位，临时支具或石膏外固定，早期复位有助于肿胀消退，避免软组织损伤的加重。

（一）保守治疗

踝关节骨折的保守治疗通常采用手法复位，并使用小腿石膏托进行外固定。待局部肿胀消退后更换为小腿管型石膏继续固定，通常需要固定 6～8 周，在随后的 6 周中逐步进行负重功能锻炼。

（二）手术治疗

采用切开复位钢板螺钉内固定。手术适应证：①三踝或双踝骨折；②Weber B 骨折合并内踝压痛或踝穴内侧间隙增宽；③Weber C（高位腓骨骨折）合并下胫腓联合增宽。手术目的为恢复踝关节踝穴的解剖结构并维持至骨折愈合。

（姜　畅）

第十九节　Pilon 骨折

Pilon 是法语的“杵”的意思，指胫骨远端像“杵”一样以高能量垂直方向暴力撞击距骨后产生的累及胫骨远端关节面的骨折。Pilon 骨折往往又被称为踝关节“天花板”骨折，预后较一般踝关节骨折更差，且多伴随严重的软组织损伤。

一、临床表现

往往存在高能量轴向暴力的外伤史，相较于踝关节骨折，Pilon 骨折的疼痛、肿胀及畸形更加严重。

二、体格检查

通过触诊对潜在的骨折部位、韧带损伤部位进行初步评估。关注软组织肿胀情况、是否存在开放性骨折,据此可决定手术时机。排除骨筋膜室综合征(剧烈疼痛、皮肤苍白、足趾被动牵拉痛、动脉搏动消失)。

三、辅助检查

X 线平片:主要用于诊断;三维 CT:有助于识别关节损伤的程度,帮助术前规划。

四、诊断

根据影像学检查,Pilon 骨折的诊断并不困难。需要注意从损伤机制、影像学表现上将其与踝关节骨折鉴别。

五、治疗原则

除遵循急性损伤的 PRICE 处理原则外,应尽早进行骨折初步复位并采用合适的外固定措施(包括跟骨牵引、桥接式外固定支架等)。执行严格的抬高消肿措施,以促使软组织肿胀消退,方可进行最终的切开复位内固定手术(通常需要 7～14 日)。切开复位内固定手术应在充分评估和准备后进行,其治疗目的为恢复胫骨长度、重建胫骨远端关节面、填充干骺端骨缺损,并使用坚强的固定装置固定至骨折愈合。

(姜 畅)

第二十节 Lisfranc 损伤

跗跖关节又被称为 Lisfranc 关节。广义上的 Lisfranc 损伤包括所有累及跖跗关节复合体的损伤,主要包括第 1～5 跖骨、3 块楔骨、骰骨及骨间韧带和关节囊,狭义上的 Lisfranc 损伤特指内侧楔骨与第 2 跖骨基底部的 Lisfranc 韧带受到损伤。Lisfranc 损伤可从单纯扭伤、韧带损伤脱位到难复性骨折脱位,均可发生。特别是单纯韧带损伤极易漏诊,处理不当将影响中足横弓完整，最终带来难以忍受的痛苦。Lisfranc 损伤均需要手术治疗。

一、临床表现

外伤史通常符合 Lisfranc 损伤机制，包括直接损伤和间接损伤。直接损伤通常为高能量暴力导致，如车祸、坠落等。间接损伤通常为跖屈位后足受到轴向暴力或后足固定前足受到外展暴力下发生关节移位，多见于运动员和舞者，较多见，容易漏诊。中足严重肿胀、疼痛、局部畸形。

二、体格检查

需重点描述压痛及肿胀淤青的位置，特别是足背侧和足底。足底瘀斑是中足损伤的特征性表现。因未累及踝关节，多数患者踝关节压痛及活动受限体征不显著。肿胀疼痛严重的患者，需检查跖侧感觉及足趾被动牵拉痛，若阳性需考虑骨筋膜室综合征可能。

三、辅助检查

（一）X 线检查

包括足正、内斜位及侧位，轻微的韧带损伤需负重双足对比 X 线检查。

（二）三维 CT

更有利于避免漏诊及评估各足骨损伤脱位情况。

四、诊断

单纯韧带损伤的 Lisfranc 损伤极易漏诊，需熟悉正常中足 X 线片影像学特点，结合患者外伤特点、查体表现进行诊断。必要时进行 CT 检查以避免漏诊。

五、治疗原则

不论半脱位还是完全脱位的 Lisfranc 损伤均需要手术

治疗(切开复位内固定),其目的是解剖复位。若能解剖复位,多数人可获得良好预后。根据三柱结构理论,第1跖骨与内侧楔骨构成内侧柱,中间楔骨、外侧楔骨与第2～3跖骨构成中柱,骰骨与第4～5跖骨构成外侧柱。其中内侧柱、中柱作为非必要关节可采取融合术恢复稳定,而外侧柱因存在关节活动,多建议保留关节活动,可使用克氏针固定外侧柱,4～6周拆除,其间辅以短腿石膏固定。

(姜　畅)

第二十一节　上颈椎损伤

上颈椎损伤一般是指寰椎(C1)和枢椎(C2)的损伤,因为寰枢椎无论是在解剖上还是在损伤机制和预后上,都和其他颈椎[第3颈椎(3)～第7颈椎(C7)]存在较大差异,所以一般把寰枢椎损伤单独列章。同时C1、C2与颅底直接交界,常常把颈枕结合部损伤也包括在上颈椎损伤内,即所谓颅颈交界损伤(C0～C2,其中C0代表枕骨基底部)。

寰椎骨折

少见,多为垂直暴力通过颅骨出传达于侧块上,使寰椎被挤压于枕骨与寰椎之间,前后弓断裂,脊髓损伤少见。

一、要点

①由于此处容纳脊髓的可用空间很大,所以罕见有神经损伤。②骨折可以单纯发生在前弓、后弓,或者同时发生(又称Jefferson骨折)。③翼状横韧带的状态是决定是否手术的关键。④大多数C1骨折都可以接受非手术治疗。⑤翼状横韧带损伤的迪克曼分型:Ⅰ型,翼状横韧带中间断裂,韧带将不会愈合;Ⅱ型,翼状横韧带附着点的撕脱,骨损伤可能会愈合。

二、临床表现和体格检查

通常不会导致神经缺陷。严重骨折情况下，完全或不完全的神经损伤是有可能发生的，包括延髓功能的障碍。

三、辅助检查

（一）X线检查

张口位摄片评估C1侧块与C2的关系，一般认为两侧侧块位移分离之和大于7mm表明存在寰椎横韧带的损伤。

（二）三维CT

冠状位和矢状位重建能够代替张口位摄片，寻找韧带附着点的撕脱对判断寰椎横韧带的愈合潜能是很重要的。

（三）MRI

MRI是评估寰椎横韧带损伤的最好的方法。

（四）CTA或MRA

如果怀疑存在血管损伤，则术前需要进行CTA或MRA评估椎动脉的完整性。

四、治疗原则

如果寰椎横韧带完整或寰椎横韧带迪克曼Ⅱ型损伤，可保守治疗，选用坚强的颈椎支具或Halo架。如果是寰椎横韧带迪克曼Ⅰ型损伤或非手术治疗后持续不稳定或临床畸形（旋转半脱位），建议行C1～C2融合术。

枢椎骨折和外伤性滑脱（又称Hangman骨折）

一、要点

与高速创伤相关。枢椎骨折是老年人最常见的骨折之一。过伸、压缩及回弹屈曲外力的结合是其损伤机制。

二、临床表现和体格检查

①非成角、非移位的骨折通常仅表现为颈部疼痛。②严重骨折可以伴有完全或不完全的损伤。③小脑症状

(恶心、呕吐、非对称检查、共济失调)可能提示椎动脉损伤。

三、神经影像学

CT扫描及重建,如果怀疑,行CTA检查排除椎动脉夹层/闭塞。

四、分型及治疗原则

(一) Ⅰ型

微小移位(<3 mm)——硬颈托。

(二) Ⅱ型

明显移位(>3 mm)及成角>11°。非手术治疗:复位及Halo架或硬颈托固定。手术治疗:C2/C3椎间盘破裂或复位无法维持的话可以考虑手术。依据C2椎弓根直径,如果可以进行C2椎弓根螺钉置入,首选单纯C2/C3的融合;如果不能进行C2椎弓根螺钉置入,则可以选择C1～C3后路融合或C2/C3前路颈椎间盘切除融合术。

(三) Ⅱa型

微小移位(<3 mm)但成角>11°。非手术治疗:Halo架。手术治疗:如果C2/C3椎间盘破裂或者复位无法维持,首选C2/C3融合。

(四) Ⅲ型

相关的关节突关节脱位,需要前路C2/C3或后路C1～C3融合。

(五) 非典型骨折

包括骨折延伸到椎体和与椎弓根相连的椎体后方部分的移位明显缩小椎管面积,增加神经损伤的风险,特别是脊髓半切损伤。

齿状突骨折(C2骨折)

一、要点

老年人摔倒后最常见的脊柱骨折。有时候同时伴发C1

骨折。机制:过度屈曲或者过度后伸。

二、临床表现和体格检查

典型症状是颈痛和触痛。不常引起神经缺损症状,该区域椎管比较宽大。严重的成角移位的骨折会引起完全或不完全的神经损伤。

三、辅助检查

如果 X 线检查显示骨折比较模糊,则推荐进行三维 CT 检查,MRI 有助于评估寰枢十字韧带的完整性。

四、分型

Anderson D'Alonzo 分型:Ⅰ型:齿突尖部骨折;Ⅱ型:齿突基底部与枢椎体交界处骨折;Ⅲ型:齿突骨折延伸及枢椎体部。

五、治疗原则

1. Ⅰ型和Ⅲ型　硬颈托或 Halo 架,如果Ⅰ型损伤伴有严重的韧带断裂,则需要明确寰枢椎之间没有自发性的分离减少。

2. Ⅱ型　一般认为移位大于 5 mm、成角大于 10°、年龄大于 50 岁和后移位是骨折不愈合风险因素。年轻患者没有不愈合的风险因素时可以用硬颈托或 Halo 架治疗。年轻患者伴有不愈合的风险因素:前路齿状突螺钉固定或者后路 C1/C2 融合。老年人齿状突骨折:如果能够耐受全身麻醉,则行 C1/C2 融合,但如果不能,千万不要用 Halo 架治疗,增加吞咽困难和死亡的风险。

寰枕关节脱位

一、要点

临床上最需要警惕,机制:高能量旋转和屈伸暴力。

二、临床表现和体格检查

常见即刻心肺功能紊乱，猝死。幸存者中40%四肢瘫痪，40%偏瘫，20%神经功能正常。有高达35%的患者在初次损伤之后会发生神经功能的恶化。

三、辅助检查

（一）X线检查

已经描述过多种基于X线的测量方法，但是没有任何一种被广泛接受作为首选。Powers比值：颅底到C1椎板的距离与枕骨（颅后点）到C1前环的距离之比，如果比值>1，则确诊为前半脱位。Wackenheim线：起源于斜坡后面，通常其向下的延长线几乎不接触齿状突尖的后方。如果该线在齿状突后方行走，则有后脱位。如果该线在齿状突前方行走，则有前脱位。Harris的12法则：颅底枢椎间距或颅底齿突尖间距大于12，则预示着存在寰枕脱位。

（二）CT

校正枕骨髁与C1的间距，矢状位上枕骨髁至C1侧块的距离超过2.5 mm被认为是脱位。

四、治疗原则

枕颈融合。

（冯振洲）

第二十二节　下颈椎损伤

下颈椎是指第3～7颈椎，系颈椎损伤最多发生的部分。伸展、屈曲、旋转、压缩和剪切等各种暴力都可能造成下颈椎各种类型的损伤，以脱位为主，也会出现骨折或骨折脱位同时发生。通常合并不同程度的脊髓和神经根损伤。除移位的骨性结构外，突出椎间盘也是压迫神经的主要因素。椎动脉损伤不常见。

一、临床表现

（一）局部表现

颈部疼痛，头颈部呈畸形僵直状态，活动明显受限。

（二）神经症状

合并脊髓、神经根等神经结构的压迫或损伤者，表现出不同严重程度的四肢瘫、下肢瘫或部分瘫痪，以及损伤平面以下的皮肤麻木、过敏、疼痛，或表现为相应神经根分布区域的皮肤麻木、过敏、疼痛，严重者肢体瘫痪。

二、体格检查

颈部强迫性固定于畸形体位。仔细检查前额、面部、枕部有无擦伤，这些与颈椎损伤的机制有密切关系。颈部周围肌肉痉挛，压痛广泛，以损伤节段的棘突、棘突间隙最为明显。颈部伸屈、旋转、侧屈运动功能受限。神经损伤体征：损伤平面以下感觉减退、肌力下降，括约肌功能障碍，或相应神经根分布区域的感觉减退，严重者肢体肌力下降。

三、辅助检查

以影像学检查为主，标准而全面的影像学评估（包括第1胸椎）是非常重要的。常需要CT扫描。对于双侧关节突正常，但有神经症状或轻度瘫痪的患者，应行急诊MRI检查，以明确有无椎间盘突出压迫神经。X线片上要注意观察以下几个指标：颈椎椎体序列的变化；颈椎椎间关节线间隙消失；颈椎椎体前缘与食管后壁间距变宽；颈椎椎体或后结构的骨折线；颈椎棘突间距变大；正位X线平片上头端棘突向单侧脱位的一侧移位；侧位X线平片上一椎体相对另一椎体向前移位，常提示单侧或双侧椎间关节脱位或骨折脱位。两椎体间移位超过椎体长度的一半，为双侧椎间关节脱位，椎体极度不稳。

四、治疗原则

（一）药物治疗

一旦确认神经损害与颈椎外伤有关，应该立即使用非口服皮质激素。伤后 8 小时内治疗有效。甲泼尼龙的初始剂量为 30 mg/kg，1 小时内用完，后续 23 小时内使用 5.4 mg/kg。

（二）牵引治疗

无论有无神经损伤，任何颈椎脱位都应复位。无论单侧还是双侧脱位或骨折脱位，建议行颅钩牵引，但需要先明确无椎间盘组织突入椎管，特别是神经功能正常的双侧椎间关节脱位患者。如果在 MRI 确认无突出椎间盘组织前进行颈椎脱位复位，有可能导致脊髓损伤。若复位成功，且为稳定性损伤，可行头颈胸石膏或 Halo 支架外固定治疗。否则需手术。

（三）手术治疗

颈椎脱位或骨折脱位未能复位者；能复位但不稳定者；有神经压迫者，均需手术治疗。即使为稳定性损伤，为了早期功能锻炼，可考虑手术治疗。手术方式包括前路、后路或前后路联合。①前路手术：一侧椎间关节脱位，前路可以复位者；前方有神经压迫者或伴有椎间盘损伤者，需行前路复位、减压及植骨融合内固定术。②后路手术：无法复位者；后方有神经压迫者，需行后路复位、减压及植骨融合内固定术。③前后路联合手术：伴有椎间盘突出的无法复位者，复位过程中有加重神经损伤的风险；伴有椎间盘损伤的无法复位者；极度不稳定者，均需前后路联合复位、减压、植骨融合内固定术。

（顾宇彤）

第二十三节　胸腰椎损伤

脊柱的胸腰段是指第 11 胸椎（T11）～第 2 腰椎（L2）这一节段，胸腰椎损伤是临床常见的脊柱损伤之一，由于脊柱的解剖结构、功能及损伤机制复杂、损伤并发症严重，因而在诊断治疗上具有特殊性。

一、临床表现

（一）症状

局部剧烈疼痛，不能站立，翻身困难，骨折部位具有明显的压痛及叩击痛。

（二）体征

可见后凸畸形甚至局部肿胀和皮下淤血，损伤部位压痛及叩击痛，若为单纯压缩性骨折，则压痛不明显，叩击痛较为明显；后方韧带复合体断裂可导致棘突间距增大；腰背部活动受限、腰背部肌肉痉挛也是重要体征。

（三）神经症状

胸腰椎损伤的患者可能同时损伤脊髓和马尾。表现为损伤平面以下的感觉、运动和膀胱、直肠功能出现障碍，其程度随脊髓损伤的程度和平面而异，可以是部分损伤，也可以是完全损伤，也可以是单纯的马尾神经损伤。

（四）腹膜后自主神经症状

常因腹膜后血肿刺激自主神经，致肠蠕动减弱，出现损伤以后数日内腹胀、腹痛、便秘等症状。

二、体格检查

检查所有皮节/肌节感觉运动功能、反射（包括球海绵体反射），直肠指检和鞍区麻木检查，评估膀胱功能。

三、辅助检查

（一）X 线检查

除非无法获得 CT，不然运用正侧位 X 线平片进行损伤筛查应该予以避免。

（二）CT

CT 是筛查胸腰椎损伤的首选检查手段：必须包含轴位、冠状位及矢状位重建，但 CT 对评估韧带损伤无用。

（三）MRI

MRI 是评估脊髓损伤和椎间盘韧带的最好方法（比如怀疑椎间盘的 Chance 损伤时）。

四、胸腰椎损伤分型和严重度评分（TLIC－SS）

见表 9－2。

表 9－2　胸腰椎损伤分型和严重度评分

分类	表现	分数
影像学表现	压缩性骨折	1
	爆裂部分/向外成角＞15°	1
	牵张性损伤	2
	平移性/旋转性损伤	3
神经功能状态	完整	0
	神经根损伤	2
	完全性脊髓损伤	2
	不完全性脊髓损伤（包括马尾）	3
后方韧带复合体	完整	0
	不确定	2
	损伤	3

注：TLIC－SS 评分小于 3 选择非手术治疗；而 TLIC－SS 评分等于 4 被认为是“灰色区域”，这一区域的患者可以选择手术治疗，也可以选择保守治疗。另一方面，TLIC－SS 大于 5 通常需要手术治疗。

五、骨折分型

（一）依据损伤机制分类

压缩骨折、屈曲-分离骨折、旋转骨折和伸展-分离骨折。

（二）依据骨折稳定性分类

稳定性骨折和不稳定性骨折。

（三）依据骨折形态分类

压缩性骨折、爆裂性骨折、撕脱性骨折、Chance 骨折和骨折-脱位。

六、诊断

有创伤后腰背部疼痛的病史，尤其脊柱有局部压痛，但老年人的外伤史可能不明确。脊柱叩痛。出现脊柱角状后凸应怀疑本病。X 线、CT 或 MRI 检查可明确胸腰椎骨折。

七、治疗原则

（一）压缩性骨折

当前柱压缩小于Ⅰ度、后凸成角小于 30°，可选择手法复位、在脊柱过伸下用石膏或胸腰骶支具固定 3 个月，然后去除外固定后加强腰背肌肉功能锻炼。若前柱压缩近Ⅱ度或Ⅲ度、后凸成角大于 30°，则需手术复位固定。

（二）暴力性骨折

如果脊柱后凸成角较小、椎管受累小于 30%，神经检查正常，嘱患者卧床休息 2 个月，后可带支具下床活动。如果椎管受累超过 30%、脊柱后凸明显或有神经症状，则需手术治疗，行脊柱前路或后路复位、减压和内固定术。

（三）Chance 骨折

可用过伸位石膏或支具外固定 3～4 个月。当有明显的脊柱韧带结构断裂及椎间盘损伤的脊柱属不稳定性骨折，可行脊柱后路复位、内固定和植骨融合术。

（四）骨折-脱位

此类损伤常合并脊髓神经损伤，大部分需行手术治疗。少数无神经损伤时，应行手术复位恢复脊柱正常序列并行脊柱稳定性手术；当有不完全性脊髓神经损伤时，需行复位、减压和脊柱稳定性手术。

（五）附件骨折

此类骨折采用卧床休息治疗，并制止活动，当疼痛症状缓解后可下地活动。

（曹渊武）

第二十四节　骨关节炎

骨关节炎是一种非炎症性的关节退变性疾病，既往又称退行性骨关节炎、变形性关节炎等。病理机制为关节软骨发生退行性改变，关节边缘有骨赘形成。骨关节炎多见于老年人，随着人类平均寿命的延长，骨关节炎的发病率越来越高，它严重妨碍工作，成为50岁以后丧失劳动力的第二常见原因，仅次于心脏病。

一、临床表现

骨关节炎最显著的症状是疼痛，改变姿势后加剧，不负重活动后常症状减轻，过度活动疼痛又会加重。下肢骨关节炎如膝部、髋部等疼痛时可有跛行。各处关节都可能发生不同程度的活动障碍，但很少见骨性强直。

二、体格检查

受累关节外观肥大，如炎症发作期，可有关节肿胀，但一般不会发红，受累关节周围可有压痛，严重者可出现关节活动度受限，但很少出现完全强直。关节畸形，如膝关节出现内外翻畸形。

三、辅助检查

X线检查：常见关节间隙狭窄，有软骨下骨质增生和囊性改变。MRI检查：可发现关节软骨面的损伤、剥脱，严重者软骨缺失，骨髓水肿。

四、诊断

排除炎症性关节病变。影像学检查提示或明确关节软骨受损，软骨下骨质增生。

五、治疗原则

（一）基础治疗

包括减轻体重、运动和生活习惯改变。

（二）理疗、按摩、热疗、肌肉训练

对于轻症有一定的效果。

（三）药物治疗

一线药物包括 NSAID 类镇痛药，可以明确缓解症状，但不改变疾病进展。二线药物有口服硫酸氨基葡萄糖、透明质酸钠关节腔内注射等，各国指南有不同的解读。类固醇药物注射对于炎症明显的患者可以使用，但不建议反复使用。

（四）干细胞及富血小板血浆（PRP）注射治疗

干细胞治疗目前有良好的病例结果，但证据尚不充分，多数处于临床试验阶段。PRP 的应用近年越来越多，但仍无大宗病例确实明显的疗效证据。

（五）手术治疗适应以下情况

①疼痛症状严重，保守治疗后仍持续 3 个月以上。②关节畸形较明显，严重影响基本生活。③X 线 KL－3 级或以上。④MRI 见软骨大范围损伤或缺失。

（六）手术方法

各关节的手术方法不一。①对于较大的关节，关节镜探查，清理骨性撞击区域是可以选择的，软骨移植、干细胞与支架复合移植等虽有争议，但一直有部分报道获得良好结果。②如果关节畸形严重或承受应力异常，截骨术亦可改善部分关节炎的症状，如髋关节周围截骨、膝关节高位截骨等。③如果关节功能严重受损，但周围软组织条件尚可，人工关节置换是一个不停进步的手术。膝、髋关节置换均已超过 50 年，手术方法及材料均已非常成熟。对于合适的患者，踝、肘、肩、指间关节等置换也能得到良好的长期结果。④对于关节损毁，周围韧带条件不佳，不适合关节置换的情况，关节融合可以解除疼痛，保留部分负重功能，下肢关节更常用。关节旷置成形术也是一类挽救手术，更适用于上肢关节。

（王晓峰）

第二十五节 发育性髋关节发育不良

髋关节发育不良的病程贯穿整个生命周期，其起病与外源性（或机械性）与内源性（或遗传性）因素之间的相互作用有关，已知的危险因素包括女性、臀位产、阳性家族史、初产等，新生儿与婴幼儿时期即有明显临床表现的情况，通常被称为先天性髋关节发育不良，而成人则为发育性髋关节发育不良（DDH）。

一、临床表现

（一）典型表现

40 岁前后的女性，无明显诱因出现的单侧/双侧腹股沟区慢性疼痛、僵硬与功能障碍，与活动量呈正相关，随年龄增长而较快进展。男性的发病率要远低于女性。

（二）起病年龄

跨度非常大，因双下肢不等长所致的跛行可能自幼存在。非跛行症状的起病年龄可以低至 20 余岁，晚至 60～70 岁，但 40 岁前后是最常见的年龄段，比原发性髋关节骨性关节炎要早 10～20 年。

（三）疼痛

与原发性骨性关节炎的疼痛相似，以患侧腹股沟区疼痛为典型部位，也可以累及整个髋周，亦可以因骨盆倾斜与脊柱侧弯而致腰痛，或向下传导至膝关节致膝痛。疼痛初起时较为隐匿，程度较轻，下蹲、爬楼等高负荷活动后更明显，休息后好转；随年龄增长而逐渐加重，后期出现静息痛、夜间痛等更严重的疼痛表现。高脱位患者完全失去关节对合关系，其负重由软组织承担，年轻时并无疼痛，晚期时疼痛也往往并不严重。

（四）肿胀与僵硬

髋关节位置深在，其周围软组织丰厚，肿胀感一般并不明显。但关节活动范围受限会因继发的骨性关节炎而日渐明显。

（五）功能障碍

跛行的严重程度与双下肢不等长有关，也与疼痛的严重程度有关；爬楼梯、平地行走、穿袜、穿裤等功能障碍也会日益加重。

二、体格检查

关节活动度：受限较为明显，其程度与骨性关节炎的程度相关。双下肢不等长、骨盆倾斜与脊柱侧弯：单侧发病者较明显，两侧股骨头上移的差异越大，不等长就越明显，继发性骨盆倾斜与脊柱侧弯的可能性也就越大。解剖不等长与功能不等长之间亦会存在较大差异。两侧骨盆的发育亦会有差异。

三、辅助检查

（一）X 线检查

X 线检查是明确诊断的最基本检查，通常需要拍摄双髋平片，以便与双侧对比。不等长与其他畸形明显时，还需要拍摄双下肢全长站立位片，存在骨盆倾斜与骨盆发育不良时，需要拍摄骨盆平片，存在脊柱侧弯时则需要拍摄腰椎正侧位片与脊柱全长片。

（二）CT 三维重建

对于骨性结构的细节有很好的显示能力，有助于了解骨赘的大小与方位、股骨近端的扭转，以及髋臼与股骨头的具体对合方式等，CT 三维重建对诊断的帮助不大，对手术治疗有一定帮助。

（三）MRI

MRI 可以显示关节囊、盂唇、软骨、骨髓内损伤等软组织的细节，由于髋关节的轴位与标准解剖平面并不在同一个方向，因此需要对此进行调整，单髋 MRI 才能有效显示。双髋 MRI 对软组织的显示情况相对较差。保髋手术时常需用单髋 MRI 辅助诊断与治疗方案的决策。

四、诊断

髋前疼痛与髋关节功能障碍：女性多于男性，可见于所有成人，以 40 岁前后最为常见。全身症状：与双下肢不等长相关的骨盆倾斜与脊柱侧弯，可出现明显的跛行或相关的腰痛。体格检查：髋关节活动范围受限、双下肢不等长、骨盆倾斜、脊柱侧弯。影像学检查有助于诊断。

五、治疗原则

①早期症状较轻时可行保守治疗，包括保暖、控制体重、减少活动与运动量、卧床休息、肌力训练等非药物措施，以及消炎镇痛药、止痛药等药物措施。②40 岁以前发病的年轻轻度发育不良者（Hartofilakidis Ⅰ型），可考虑截骨等保髋手术治疗，以增加头臼覆盖。③符合指征的股骨髋臼撞击综合征（FAI），可考虑髋关节镜手术。④继发性中重度骨性关节炎、症状较重、保守治疗效果不佳、对生活质量影响明显者，可行全髋关节置换手术（THA）。THA 是目前主流与最重要的外科手段，微创化手术技术、加速康复管理措施、优异的假体长期生存率与术后功能状态是促成 THA 普遍化的重要推动因素。

（邵云潮）

第二十六节　股骨头坏死

股骨头坏死是指股骨头血供中断或受损，引起骨细胞及骨髓成分死亡，继之随后修复，从而导致股骨头结构改变，股骨头塌陷，关节功能障碍的疾病。

一、临床表现

早期症状表现为腹股沟区疼痛，或臀部深处的疼痛，部分患者表现为大腿前方或膝关节的疼痛而容易出现漏诊。随着病变的进展，股骨头塌陷变形，患者的疼痛将进行性加重，继而出现跛行。

二、体格检查

腹股沟韧带中点处压痛明显，或股骨大粗隆、臀部出现压痛点，髋关节内旋活动明显受限，髋关节"4"字试验(＋)，晚期患侧下肢有短缩畸形，髋关节出现屈曲挛缩时 Thomas 征(＋)。

三、辅助检查

(一) X 线检查

髋关节正位和蛙式位是诊断股骨头坏死的 X 线基本体位，早期通常表现为囊变、"新月征"，坏死区和正常区域之间可见硬化征象，晚期因股骨头塌陷表现为关节面不平，至出现骨关节炎症状时表现为关节间隙变窄或消失，股骨头边缘骨赘增生明显。

(二) CT

通常可见股骨头星芒征缺失，负重区骨小梁缺失断裂，骨硬化带包绕囊变区或软骨下骨断裂，坏死骨与修复骨交错存在等征象。

(三) MRI

具有很高的敏感性和特异性，是目前股骨头坏死早期最准确的影像学诊断方法。在股骨头坏死的早期，T1 加权像软骨下区出现三角形、楔形和不规则的低信号区，典型的是出现线样或带状低信号。在 T2 加权像上，这个带状信号外围表现为低信号，而内侧为高信号，即 T2 加权像上表现为"双线征"，对诊断股骨头坏死有高度特异性。

(四) 核素骨扫描

对早期股骨头坏死有较高的敏感性，但特异性没有 MRI 高。在股骨头坏死中心区由于血供破坏，核素摄入少，表现为"暗区"，而在坏死骨周围存在成骨细胞修复活动，则核素摄入增高，表现为"亮区"。

四、分期

ARCO 分期。

（一）1 期

X 线片正常，但 MRI 上可见坏死区域周围低信号带改变，骨扫描可见缺血的冷区。

（二）2 期

X 线片异常，可见骨硬化，局灶性骨质疏松或股骨头囊性改变等细微表现，但没有软骨下骨折、坏死区骨折或股骨头扁平的表现。

（三）3 期

X 线或 CT 可见软骨下或坏死区骨折、塌陷。①3A 期：早期，股骨头塌陷≤2 mm；② 3B 期：晚期，股骨头塌陷＞2 mm。

（四）4 期

X 线表现为骨关节炎改变，关节间隙变窄，髋臼改变和（或）关节破坏。

五、诊断

①病史：患者有髋部外伤史，如股骨颈骨折、皮质激素使用史或酗酒史。②症状：髋部疼痛，呈持续性或间歇性，有时疼痛放射至膝部，后期出现跛行。③体征：髋部可见肌肉萎缩，双下肢不等长，腹股沟区有压痛点，髋关节旋转活动明显受限。④辅助检查：MRI 可见股骨头内“双线征”，核素骨扫描可见股骨头内缺血冷区，X 线早期可见硬化、囊变，晚期可见股骨头关节面塌陷、股骨头密度不均或升高、关节间隙变窄。

六、治疗原则

（一）保守治疗

包括避免髋关节负重、使用抗凝和增加纤溶的药物、降血脂药物、抑制破骨细胞活性的药物如二磷酸盐、高频电磁场或体外冲击波治疗等。

（二）手术治疗

①股骨头髓芯减压术，适用于股骨头坏死病变早期（1、2期）和坏死范围小于30%的患者，髓芯减压能缓解股骨头内的压力并促进股骨头的修复，对缓解疼痛和推迟人工关节置换有不错的疗效。②带血管蒂植骨术，可以加强坏死区域的再血管化，促进植入骨的存活和对坏死区域的修复。带血管蒂的植骨来源于腓骨、股骨转子间或髂骨。③不带血管蒂植骨术，这类手术较带血管蒂植骨术简便，清除股骨头内的死骨后可以植入自体骨、异体骨或人工骨，植入骨愈合后可以起到股骨头修复的作用。④股骨近端截骨术，手术通过在股骨近端进行截骨并旋转股骨头，将股骨头的坏死区从负重区域转移到非负重区域，让正常的关节面承担负重功能。⑤人工髋关节置换术，对于晚期的股骨头坏死，可以手术切除塌陷变形的股骨头，代之以人工髋关节以恢复髋关节的行走功能。

（陈及非）

第二十七节　类风湿关节炎

类风湿关节炎是一种原因不明的自身免疫性疾病。以侵犯有滑膜组织的可活动性关节为其特征，偶尔亦可侵犯上颈椎。

一、临床表现

典型表现：大小关节均可累及，特点是多发性、对称性关节肿胀，疼痛与僵硬，最常累及的关节包括：掌指关节、近侧指（趾）间关节、腕关节、跖趾关节。晚期可出现关节损毁与畸形，在手部可出现手指尺偏、鹅颈畸形与纽扣状畸形。上颈椎病变会引起颈椎不稳定。关节外表现常发生于重症患者，有类风湿血管炎、心脏病变、胸膜炎、肺间质炎、眼炎等。

二、体格检查

需要仔细检查关节有无压痛、皮温升高、肿大等症状，以及关节畸形表现。约30%的患者在炎症附近皮下出现坚硬的肿块，即类风湿结节，通常出现在承受压力部位，如肘部后方。

三、辅助检查

（一）血液检查

红细胞沉降率增快，C反应蛋白升高。约85%类风湿因子阳性，75%以上患者存在抗CCP抗体阳性。血清球蛋白增多，免疫球蛋白（IgG、IgA、IgM）均增高。抗核抗体滴定度增高。

（二）影像学检查

四肢关节的类风湿关节炎X线表现可有：出现关节间隙变窄；软骨下边缘性骨腐蚀出现，软骨下囊性变与关节腔沟通提示关节已严重损毁；关节损毁重度，有半脱位与畸形出现。上颈椎病变需做MRI。

四、诊断

目前常用的诊断标准：①晨僵至少1小时，病程超过6周；②3个或3个以上关节肿超过6周；③腕、掌指关节和近端指间关节肿超过6周；④对称性关节肿超过6周；⑤皮下小结；⑥手部X线片改变；⑦类风湿因子阳性。具备上述7项中的4项标准即可诊断为类风湿关节炎。

五、治疗原则

（一）内科治疗

类风湿关节炎是全身性疾病，除需注意一般支持疗法外，应以药物治疗为主。RA的治疗原则为早期、规范治疗，定期监测与随访。药物可分为两大类：非甾体抗炎药（NSAID）与改善病情药（DMARD）。

（二）外科治疗

早期外科处理为滑膜切除术。晚期处理为关节置换术，如膝关节中至重度破坏，行全膝关节置换术；以及关节融合术，如寰、枢关节半脱位行颈枕融合，或 C1～C2 融合。

（杨　轶）

第二十八节　强直性脊柱炎

强直性脊柱炎是一种病因未知的慢性炎性疾病，主要累及脊柱、骶髂关节和髋关节等，引起脊柱强直，活动困难。有时可累及周围关节、眼（虹膜炎或葡萄膜炎）、心脏及肺。

一、临床表现

在疾病初期，晨僵是首发症状。其他早期症状包括腰背慢性疼痛和僵硬，骶髂关节的臀部疼痛，这些症状都是非特异性的。随着病情进展，骶髂关节和脊柱会出现强直，强直一般从尾侧向头侧进展。强直出现后疼痛症状有所改善。髋关节炎时髋部疼痛，偶尔进展为髋关节自发融合。由于肋软骨和肋椎关节融合，患者的呼吸可能会受到限制。腰椎前凸消失及进展性的颈胸椎的后凸，这种改变与髋关节的屈曲畸形联合导致矢状面平稳的丢失和致残的活动功能缺损，如不能水平目视前方或平躺于床上。骨外表现可有肺纤维化、淀粉样变可造成肾功能损伤、眼葡萄膜炎、大动脉和心脏传导的改变。

二、体格检查

早期在骶髂关节处有深压痛。胸肋关节受累，测量胸围的呼吸差可减小（正常值 6～8 cm）。脊柱或髋关节的活动度变小，甚至消失。典型体态是胸椎后凸，完全骨性强直，头部前伸，侧视时必须转动全身。髋关节受累，可呈摇摆步态。

三、辅助检查

发作期血沉加快，白细胞增多，可继发贫血。HLA－B27阳性。X线：骶髂关节融合，双侧受累。骨质疏松表现。脊柱呈竹节样改变。

四、诊断

好发于16～30岁，50岁以后极少发病，男性占90%。腰痛和骶髂关节疼痛，伴晨僵。脊柱活动受限，活动丧失，直至强直。HLA－B27阳性。X线：竹节样改变。

五、治疗原则

原则上早诊断，早治疗。采用措施对症治疗，预防畸形，改善生活质量。注意睡姿，预防腰背的后凸畸形。通过运动锻炼及姿势保持维持脊柱的正常对线。通过髋关节屈曲肌群和腘伸肌的拉伸维持关节的柔软性。

1. 药物治疗　非甾体抗炎药缓解疼痛、缓解病情的抗风湿药，如类氮磺胺吡啶、甲氨蝶呤、肿瘤坏死因子α。

2. 手术治疗　严重驼背而影响平视可以行脊柱的截骨手术。髋关节强直可以行全髋关节置换术。

（姜允琦）

第二十九节　化脓性骨髓炎

化脓性骨髓炎多发于儿童，以血源性感染最多，最常见的致病菌为溶血性金黄色葡萄球菌。往往发病前有外伤史，骨外伤可能是本病的诱因。而生活条件和卫生状况差的地区，发病率较高。而椎体的化脓性骨髓炎多发于成人。

一、临床表现

80%以上为12岁以下的小儿。好发于下肢，以胫骨上段和股骨下端最多见。起病急剧，有寒战，继而高热至39℃以上，有明显的脓毒症状。早期只有患区剧痛，后逐渐出现局部水肿，压痛更为明显，说明该处已形成骨膜下脓肿。但如果脓肿穿破形成软组织深部脓肿后，疼痛反而减轻，但局部红、肿、热、痛更为明显。邻近的关节可有反应性积液。急性期维持3～4周后，转为慢性期，可有窦道形成。椎体的化脓性骨髓炎多发于成人，以腰椎最为常见，其次为胸椎。病变多局限于椎体，可通过椎间盘向上下椎体扩散，也可侵入椎管内。

二、辅助检查

（一）实验室检查

白细胞计数升高，中性粒细胞占90%以上；血培养可获得致病菌，但阳性率不高，尤其是使用过抗生素的患者。通过药敏试验，调整抗生素；局部脓肿分层穿刺，在压痛最明显的干骺端刺入，边抽吸边深入。任何性质的穿刺液都应做细菌培养和药敏试验。

（二）X线检查

发病14日内意义不大，只有当形成较大脓肿时才可观察到虫蛀样骨破坏。

（三）MRI

可发现早期的炎性异常信号和骨膜下脓肿。

（四）核素显像

发病后48小时即可有阳性结果。

三、诊断

早期高热，全身症状重。患处局部疼痛，拒动。骨脓肿破溃后反而症状缓解。白细胞计数增多，MRI、核素显像可早期诊断。

四、治疗原则

（一）抗生素治疗

一旦怀疑，立即开始足量抗生素治疗，要联合应用抗生素，一般一种针对革兰阳性球菌，另一种为广谱抗生素。全身及局部症状消失后，继续抗生素治疗至少3周。如抗生素治疗无效，则手术引流。

（二）手术治疗

目的是引流脓液，减少脓毒血症症状，也阻止畸形转变为慢性。抗生素治疗24～72小时，局部症状不能控制，即采取手术。手术可为钻孔引流或开窗减压。

（三）全身辅助治疗

降温，补液，补充能量，纠正贫血、低蛋白血症等。

（四）局部辅助治疗

石膏或皮肤牵引，可止痛，防止关节挛缩畸形，防止病理性骨折。

（万盛成）

第三十节　化脓性关节炎

化脓性关节炎多见于儿童，好发于髋、膝关节。最常见的致病菌为金黄色葡萄球菌。细菌进入关节的途径有：血源性传播、邻近关节的感染蔓延至关节内、开放性关节损伤、医源性感染。根据病理阶段，病程可分为：浆液性渗出期、浆液纤维素性渗出期、脓性渗出期。三个阶段无明显的分界线。如在浆液性渗出期即控制感染，则关节功能不会受到影响。

一、临床表现

一般找不到原发感染病灶，但大多都有外伤诱发病史。常见于儿童和婴儿。髋、膝关节多见，其次为肘、肩、踝。多为单发。起病急骤，高热寒战，小儿惊厥。关节疼痛与功能障碍，红、肿、热、痛，拒检。关节腔积液。如穿破关节囊甚至于穿破皮肤形成窦道后，全身与局部症状会迅速缓解，病变转入慢性阶段。

二、辅助检查

（一）实验室检查

周围血中白细胞增高，中性粒细胞为主。C 反应蛋白、红细胞沉降率升高。关节液外观可呈浆液性、纤维蛋白性或脓性。镜检可见大量脓细胞。寒战期血培养可检出病原菌。

（二）影像学检查

早期经可见关节周围软组织肿胀的阴影。骨骼改变第一征象为骨质疏松。继而出现关节骨质破坏、骨质增生、关节挛缩畸形等。MRI 可早期发现骨骼有异常信号或关节腔积液。

（三）关节镜检查

可见滑膜充血水肿、血管扩张、脓苔等。

三、诊断

根据症状和体征，一般诊断不难。关节穿刺＋关节液检查对早期诊断很有价值，并可行细菌培养＋药敏试验来明确致病细菌。目前基因测序可增加检出率。

四、治疗原则

早期足量全身性抗生素使用。原则同急性血源性骨髓炎。全身支持疗法也很重要，纠正贫血、低蛋白血症、电解质紊乱等，补充足够的能量。

（一）清创引流

对于浅表关节如膝关节，可以穿刺植入两根塑料管或硅胶管，一根用于冲洗，另一根用于引流，每天抗生素溶液 2 000～3 000 mL 灌洗。如感染较严重，或者深部关节感染如髋关节，则需切开引流，同时彻底清创。同样也可置入两根管进行持续灌洗。为防止关节粘连，尽可能保留关节功能，可早期使用 CPM 机器进行被动运动。如没有 CPM 机器，则早期用石膏固定于功能位以防关节挛缩。待急性期过后

(3周左右),可行主动运动锻炼。

(二)手术治疗

对于关节破坏严重、关节畸形的患者,可行矫形手术或关节置换术。但该类患者关节置换术后感染风险高,需谨慎,术前、术中、术后应给予足量有效的抗生素预防感染。

(万盛成)

第三十一节 骨与关节结核

骨与关节结核是常见的肺外结核,大部分发生于发展中国家,常见发病部位是脊柱,约占1/2,其次是膝关节、髋关节、肘关节。骨与关节结核大部分发生于青壮年,随着老龄化社会的到来,老年人的发病率有升高趋势。

一、临床表现

(一)全身表现

由于骨关节结核发病缓慢,早期无明显全身症状。活动期可有午后低热、全身无力、体重减轻、夜间盗汗、贫血及食欲缺乏等结核中毒症状。

(二)局部表现

表现为疼痛、肿胀、肌肉痉挛、运动障碍、寒性脓肿和畸形。在四肢关节结核,关节四周明显肿胀。位置表浅的如膝关节、肘关节,因关节上下肌肉呈失用性萎缩,关节呈梭形肿胀。脊柱骨破坏严重可出现后凸畸形。寒性脓肿即将破溃或合并混合感染时,可有急性炎症表现。脊柱结核的脓肿可沿着筋膜间隙流注到远离病灶部位,如腰大肌、髂窝、大腿等部位。脓肿破溃后即形成窦道;病灶压迫到脊髓和神经时可以出现相应的神经功能障碍甚至截瘫。

二、体格检查

(1)关节肿胀、运动障碍。

(2)“冷脓肿”形成。

关节或病灶的远隔部位出现寒性脓肿，脓肿破溃后形成窦道，肉芽创面薄而苍白，边缘潜行。

（3）畸形。

在关节常因肌肉保护性痉挛、骨端破坏或骨骺发育障碍出现关节畸形和融合。在脊柱则因椎体破坏后负重线受影响而导致后凸和(或)侧凸畸形。

（4）神经功能障碍。

脊柱结核病灶压迫到脊髓和神经时可以出现相应的神经功能异常。

三、辅助检查

（一）外周血检查

可有不同程度的血红蛋白、白蛋白降低，混合感染和活动期红细胞沉降率、C 反应蛋白、血白细胞升高。γ-干扰素释放试验(IGRA)敏感性可超过 90%，不受接种受卡介苗影响，但是无法区分潜伏和活动性结核，阴性不能排除活动性结核。

（二）影像学检查

①X 线早期征象不明显，在不同病变时期可发现软组织肿胀影、关节周围骨质疏松、关节间隙狭窄、死骨形成、后凸畸形等表现。②CT 和 MRI 具有更高的敏感性，能在更早期发现病变，并显示病灶周围的组织改变。③PET - CT：可进行全身骨显像，更有利于发现跳跃性病灶，能更好地显示病变的活动性，但由于其成像原理限制，还不能很好地区分脊柱感染和肿瘤性病变。④病原学检查：痰液、脓液行厚涂片＋抗酸染色可能发现结核杆菌。但是结核菌培养才是结核病诊断的金标准。有条件者可将病灶送分子检测，如细菌二代测序、Xpert MTB/RIF 检测，敏感性大大提高。⑤病理学检查：相当部分患者病原学检查阴性，需要依靠病理诊断。特征性表现为结核性肉芽肿、朗格汉斯巨细胞、干酪样坏死，有条件者可行特殊染色和核酸扩增检测。

四、诊断

诊断主要依靠临床表现、外周血检查、影像学检查、结核分枝杆菌病原学检测及病理学检查等。在临床实践中，相当部分的患者缺乏典型表现，需要结合多种线索，谨慎进行临床诊断。

五、治疗原则

（一）药物治疗

对于骨与关节结核的治疗，手术仅仅是其中的一方面，更重要的是抗结核药物治疗，应该严格遵循 WHO 倡导的早期、联合、适量、规律、全程的原则，以防结核复发，抗结核治疗的周期应为 12～18 个月。耐药结核菌感染需使用 18 个月以上的长疗程方案。

（二）全身支持治疗

全身支持治疗包括注意休息，改善患者营养状况，改善贫血和低蛋白血症。

（三）局部治疗

包括：①病变关节和脊柱的制动，减少负重，防止病变扩散，减轻疼痛和肿胀，有利于组织修复。②手术治疗：主要为病灶清除术，如骨缺损或畸形严重，还需要进行关节和脊柱的畸形纠正、重建和内固定，但必须在有效抗结核药治疗的基础上进行。

（李　娟）

第三十二节　脊柱畸形

脊柱畸形是指由于各种原因造成的脊柱在三维结构上的畸形。

一、临床表现

患者可诉行走时两条腿不等长、平视困难等。成年脊柱侧弯患者多有难以忍受的腰背痛，无法长时间站立、行走；可有明显的下肢神经刺激症状、间歇性跛行等。

二、体格检查

站立位见明显的双肩不等高、躯干有偏移、背部隆起后凸、双下肢不等长、无法平视等。Adam 试验：患者背向检查者，身体前屈 90°，双肘关节自然下垂，双手掌心相对。背部一侧明显隆起提示该试验阳性。背部两侧差距越大，说明畸形程度越严重。

三、辅助检查

（一）X 线检查

X 线检查为脊柱畸形患者最简单也是非常重要、非常直观的检查。需要的检查项目为站立位脊柱全长正侧位：用于测量侧弯的大小、躯干的偏移程度；仰卧位脊柱全长侧屈正位片：以评估畸形的柔韧度，但对设备的要求较高。卧位脊柱正侧位、过伸过屈侧位：用于评估畸形的柔韧度、脊柱的稳定性，以帮助决定手术方式。

（二）CT 三维重建

评估畸形的骨性解剖结构，以帮助决定手术方式、内固定器械的选择。

（三）MRI

评估神经结构的异常，明确椎管减压范围。对于先天性疾病如脊髓空洞症、脊髓栓系等的诊断格外重要。

（四）心脏超声及其他内脏系统检查

先天性畸形患者常伴有心血管系统、泌尿生殖系统等畸形，应考虑予以相应的检查。

四、诊断

成人患者腰背痛、下肢放射痛、长时间行走站立困难。查体：躯干偏移、双下肢不等长、驼背畸形等。Adam 试验阳性。影像学检查提示脊柱畸形。心脏超声等提示合并其他系统的畸形。

五、治疗原则

根据脊柱畸形的分类决定脊柱畸形的治疗方案。青少年特发性脊柱侧弯根据畸形大小、患者年龄、生长发育潜能决定随访、支具治疗、手术矫形治疗。先天性脊柱畸形一经发现，在能够耐受手术的前提下尽早行手术矫形。对于创伤后脊柱后凸或其他畸形者，根据临床症状，即畸形对患者生活质量的影响，决定是否或何时行矫形手术治疗。对于退行性脊柱畸形患者，应根据患者症状、患者一般情况、对手术期望、影像学检查等综合考虑治疗方案。对于神经肌肉型脊柱畸形患者应慎重手术。对于强直性脊柱炎患者、脊柱感染后遗症患者在内科药物治疗的基础上，可予以脊柱畸形矫形。

（蒋　淳）

第三十三节　颈椎病

颈椎病是指颈椎间盘、椎骨及椎间关节出现退行性变，刺激或压迫周围结构，造成一系列功能障碍的临床综合征。

一、临床表现

由于压迫神经根和脊髓产生的症状不同，分为神经根型和脊髓型两种类型。以往还有椎动脉型和交感型两种类型，但后两者由于症状不典型，往往缺乏明确的影像学依据，目前这两型通常不再做临床诊断。除了颈椎退变即可造成颈部疼痛、僵硬和活动受限等共同表现之外，神经压迫症状两型有较为明显的不同。

（一）神经根型颈椎病

神经根受压后沿神经根分布区域出现相关症状：①放射痛，往往从颈部向肩部及上肢部位放射。疼痛严重时可能由于头部姿势诱发“触电样”刺痛。②上肢沿神经根分布区域出现麻木。③严重时出现上肢无力、握力减退，有时可出现持物坠落，精细动作不能。

（二）脊髓型颈椎病

出现锥体束受压表现：①四肢及躯干均可出现感觉异常和减退，可出现感觉平面。②下肢症状较上肢常见和明显，多有麻木、沉重感，典型表现行走时“踩棉花感”。③肩颈部和上肢肌力乏力，精细动作障碍。④四肢可由于肌张力增高而表现出强直和活动障碍，通常下肢多见。⑤严重脊髓受压可出现平衡障碍、本体觉减弱、大小便障碍，甚至瘫痪。

二、体格检查

（一）神经根型颈椎病

①压颈试验（Spurling 征）阳性，神经根牵拉试验（Eaton 征）阳性。②上肢神经根分布区域感觉异常。③按神经根分节区域可出现肩部及上肢肌力减退。

（二）脊髓型颈椎病

①四肢感觉减退，可出现感觉平面。②可出现四肢肌力下降。③可出现四肢肌张力增高。④腱反射亢进，可出现踝阵挛（+），髌阵挛（+）。⑤病理征阳性：霍夫曼征（Hoffmann 征）、巴宾斯基征（Babinski 征）、Chaddoc 征、Gordon 征、Oppenheim 征。

三、辅助检查

（一）X 线片

正侧位可显示颈椎曲度改变，椎间隙狭窄，骨质增生；过伸过屈位判断颈椎有无不稳；斜位片可观察椎间孔形态。

（二）MRI

颈椎病首选检查，一般平扫即可，可以清晰地显示出椎管形态，椎间盘有无突出，脊髓和神经根有无受压，以及脊髓内部形态改变，对于神经根型颈椎病、脊髓型颈椎病与脊髓损伤、脊髓肿瘤、脊髓炎症的诊断和鉴别诊断具有重要价值。如果怀疑脊髓肿瘤时需行增强。

（三）CT

需要行三维重建扫描。可判断椎管矢状径大小，可显示病变节段椎体前后缘、钩椎关节是否有骨质增生，后纵韧带和黄韧带骨化情况。

（四）肌电图

通常为神经根受损表现。

四、诊断

（一）神经根型颈椎病

一般40～60岁多见，可急性起病。以肩颈放射痛为典型表现，严重时头颈部活动受限。Spurling征（＋），Eaton征（＋）。可伴有上肢感觉肌力减退。

（二）脊髓型颈椎病

老年人多见，起病较缓，病程相对较长。如有外伤可急性加重，甚至发生瘫痪（不全瘫多见）。常可出现四肢及躯干感觉减退，可出现感觉平面。精细动作不能，典型症状行走乏力，有"踩棉花感"。症状逐渐加重。可出现锥体束受损表现：腱反射亢进，肌张力增高，出现病理反射和病理征。

五、治疗原则

（一）神经根型颈椎病

①通常以保守治疗为主，包括颈椎牵引、理疗。药物可选用非甾体抗炎止痛药物；神经营养药物：甲钴胺；神经根消肿药物：激素和甘露醇等。如保守治疗无效或出现无力等神经损伤表现加重可手术治疗。②手术治疗选择对神经根受压区域进行减压。主要手术方案包括前路颈椎间盘切除＋植骨融合内固定术（ACDF）、前路椎体次全切除＋植骨融合内固定术（ACCF）、后路椎间孔镜下髓核摘除术等。

（二）脊髓型颈椎病

原则上一旦诊断明确尽早行手术减压。手术方案根据压迫部位、严重程度不同和节段长短可选择前路 ACDF、ACCF 或后路单开门减压内固定；后路椎板切除椎管成形＋内固定术等方案。

（周晓岗）

第三十四节　颈椎后纵韧带骨化症

后纵韧带骨化症是指因为一些原因，如椎间盘变性、全身骨质肥厚、机械损伤、糖代谢紊乱或遗因素传等，所引起的脊柱后纵韧带变性、矿化和增生。颈椎后纵韧带骨化可以进一步导致脊髓受压、脊髓前动脉等损害，导致四肢感觉或肌力的异常。颈椎后纵韧带骨化症好发于 50～60 岁人群，是临床较为常见的脊柱退行性疾病之一。

一、临床表现

（一）一般特点

早期可无症状，当骨化到一定程度，引起颈椎椎管狭窄时，或是病变进程较快或遇到外伤时，可出现神经症状。

（二）局部表现

颈部酸痛不适；颈部活动度正常或轻度受限，后期可有后伸受限。

（三）四肢神经症状

主要表现为脊髓压迫症状，一般先从下肢开始渐出现上肢症状；少数病例发展较快者或以血管性改变为主者亦可先出现上肢症状，或四肢同时发病。上肢表现为一侧或双侧肌力减弱、麻木，可见肌肉萎缩。下肢表现为双下肢麻木、行走无力、肌张力增高、步态不稳，有胸口束带感、“脚踩棉花感”。

（四）大小便障碍

一般较晚出现，早期为无力，晚期出现尿潴留、失禁。

二、体格检查

(一) 一般检查

可有颈椎曲度改变、活动度降低、局部压痛。感觉:可有明显的感觉平面,表现为平面以下浅感觉减退。运动:四肢肌力减退,肌张力增高。生理反射:生理反射减弱或消失。病理反射:Hoffmann 征、Babinski 征阳性,可出现髌阵挛、踝阵挛。

(二) 特殊检查

如同时伴有神经根受压情况,可行以下体格检查鉴别,即臂丛神经牵拉试验(Eaton 征)阳性,颈椎间孔挤压试验(Spurling 征)阳性。

三、辅助检查

(一) X 线片

颈椎侧位片上,可见椎体后方有异常高密度阴影。可呈连续的条索状、片状或局灶状。

(二) CT

颈椎 CT 扫描对于诊断极为重要。在横切面和在三维重建的矢状位图像上,可显示不同角度上骨化物的形态、在椎管内的突出程度和对脊髓的压迫程度。

(三) MRI

骨化影在 MRI T1WI、T2WI 图像上均为低信号,较难与其周围的硬膜囊、正常的后纵韧带鉴别,但可以反映脊髓受压的程度和变细的脊髓形态,并且可以观察到脊髓脱髓鞘等的变化。

四、诊断

①典型症状,四肢乏力、麻木、胸口束带感、“脚踩棉花感”。②查体,感觉、肌力减退,肌张力增高,生理反射减弱,Hoffmann 征、Babinski 征(+),髌阵挛、踝阵挛。③影像学可见后纵韧带硬化、增厚表现。

五、治疗原则

原则上先采取非手术治疗，如脊髓受压、神经症状明显，保守治疗效果不佳，考虑手术治疗。

（一）对症治疗

消炎镇痛药物、肌肉松弛药物、神经营养类药物等。

（二）对因治疗

纠正不良姿势，佩戴颈托。牵引和推拿有加重症状的可能，应慎重。

（三）手术治疗

在选择手术疗法时，必须对患者的全身情况、颈椎椎管局部的病理解剖特点和脊髓受损程度等予以全面判定。主要分为前入路手术和后入路手术，目的均为对脊髓进行减压及对颈椎结构稳定性的重建。

（徐沁同）

第三十五节　腰椎间盘突出症

腰椎间盘突出症是临床常见的脊柱疾病，是引起下腰痛和腰腿痛的最常见原因。发病主要原因为各种原因导致腰椎间盘的退变后，其最外层的纤维环部分或全部破裂引起其内部髓核突出刺激或压迫神经根、马尾神经引起一系列症状。本病以青壮年男性多发。

一、临床表现

（一）典型表现

主要表现为腰痛、下肢放射痛、马尾神经症状。

（二）腰痛

由于纤维环外层及后纵韧带受到髓核刺激，经窦椎神经而产生下腰部疼痛，有时可伴有臀部疼痛。

（三）下肢放射痛

坐骨神经、股神经因髓核压迫、缺血或无菌性炎症产生的下肢放射痛，以单侧坐骨神经多见，表现为从下腰部向臀部、大腿后方、小腿外侧直到足部的放射痛。

（四）马尾神经症状

马尾神经受到向正后方突出的髓核或脱垂、游离椎间盘组织压迫，出现大小便障碍，会阴和肛周感觉异常。严重时可出现大小便失禁、双下肢不完全性瘫痪等。

二、体格检查

（一）腰椎侧凸

患者为减轻疼痛可能发展出此种姿势性代偿畸形，具有辅助诊断价值。如髓核突出在神经根的肩部，上身向健侧弯曲，腰椎凸向患侧可松弛受压的神经根；当突出髓核在神经根腋部时，上身向患侧弯曲，腰椎凸向健侧可缓解疼痛。

（二）腰部活动受限

多见于急性期，前屈位时可促使髓核向后移位，增加对受压神经根的牵拉，因此腰部活动受限中以前屈受限最明显。

（三）压痛、叩痛及骶棘肌痉挛

压痛及叩痛的部位基本上与病变的椎间隙相一致，80%～90%的病例呈阳性。叩痛以棘突处为明显，系叩击振动病变部所致。压痛点主要位于椎旁 1 cm 处，可出现沿坐骨神经放射痛。约 1/3 患者有腰部骶棘肌（又称竖背肌）痉挛。

（四）特殊检查

①直腿抬高试验及加强试验阳性。②股神经牵拉试验阳性。

三、辅助检查

（一）MRI

其可清晰显示椎间盘的病损及其轮廓，也可显示神经根的形态。可以全面地观察腰椎间盘突出的形态及其与硬膜囊、神经根等周围组织的关系，并可鉴别是否存在其他椎管内占位性病变。

（二）CT

其可以清晰显示骨组织结构及其轮廓，可清楚显示钙化组织，但对脊髓、神经根、椎间盘的影像显示较差，是鉴别其余腰椎疾病的重要依据。

（三）X线检查

通过X线检查可以除外骨质破坏性病变，也可以观察椎间隙狭窄、骨质增生、脊柱稳定性及脊柱生理曲线的变化情况。此外，X线平片可以发现有无结核、肿瘤等疾病。

（四）电生理检查

肌电图、神经传导速度与诱发电位可协助确定神经损害的范围及程度，观察治疗效果。

四、诊断

本病需要结合病史、体格检查和影像学检查进行诊断，如仅有CT、MRI等影像学表现而无临床症状，不应诊断本病。

五、治疗原则

（一）非手术疗法

适应证包括：①年轻、初次发作或病程较短。②症状较轻，休息后症状可自行缓解。③影像学检查无明显神经压迫。非手术治疗的方法包括：①绝对卧床休息，初次发作时，应严格卧床休息，卧床休息3周后可以在佩戴腰围保护下起床活动，3个月内不做弯腰持物动作。②药物治疗，在医师指导下选用非甾体抗炎药、肌松药、营养神经药物等可以暂时缓解患者症状。③牵引治疗，骨盆牵引可以减少椎间盘内压，增加椎间隙宽度，椎间盘突出部分回纳，减轻对神经根的刺激和压迫。此疗法需在医师指导下进行。④理疗和推拿、按摩可缓解肌肉痉挛，减轻椎间盘内压力，但注意暴力推拿按摩可以导致病情加重，应在医疗机构由专业医务人员进行。⑤皮质激素硬膜外注射。

（二）手术治疗

手术适应证：①病史超过 3 个月，严格保守治疗无效或保守治疗有效，但经常复发且疼痛较重者，影响患者正常生活及工作。②首次发作，但疼痛剧烈，尤以下肢症状明显，患者难以行动和入眠，处于强迫体位者。③合并马尾神经受压表现。④出现单根神经根麻痹，伴有肌肉萎缩、肌力下降。⑤合并椎管狭窄者。

手术方法：①传统的手术治疗通常经后路腰背部做切口，切除部分椎板和关节突，在此间隙中行椎间盘切除。合并腰椎不稳者，需要同时行脊柱融合术。②显微椎间盘摘除、显微内镜下椎间盘摘除、经皮椎间孔镜下椎间盘摘除等微创外科技术使手术损伤减小，取得了良好的效果。

（周　健）

第三十六节　腰椎管狭窄症

腰椎椎管狭窄症是各种原因造成的腰椎椎管管径变窄，引起该部位神经压迫而产生相应症状的一种疾病。最常见的病因是退变，常见于老年人，少数为先天性狭窄。根据神经受压部位不同，分为中央管狭窄、侧隐窝狭窄和椎间孔狭窄。椎管狭窄有时可合并椎间盘突出、腰椎滑脱，导致椎管进一步狭窄，后两者本身也能造成椎管狭窄。

一、临床表现

（一）神经源性间歇性跛行

患者典型的主诉是单侧或双侧腿痛，麻木及肌力下降。在站立及行走时诱发，体格检查常正常。腰椎前屈（如推购物车）时可以使行走距离延长。

（二）根性疼痛

见于侧隐窝狭窄和椎间孔狭窄的患者，根据受压神经根的不同，患者出现相应神经根支配区的疼痛、麻木、肌力下降等表现。站立或行走时加重，卧床时好转。

（三）腰痛

通常伴随下肢症状，或仅有向臀部的放射痛，加重和缓解因素和下肢症状一致。部分患者可以没有明显腰痛。

（四）脊柱畸形

一些患者可合并脊柱侧弯、脊柱后凸畸形。

（五）膀胱和直肠功能障碍

椎管狭窄特别是中央管狭窄严重时，引起马尾神经功能障碍，出现排尿、排便困难和会阴部麻木，需要尽早手术减压。

二、体格检查

（一）腰椎活动度检查

腰椎后伸范围减小。

（二）神经功能检查

可没有明显异常，呈现“症状重、体征轻”的特点。椎间孔狭窄患者可出现受压神经根支配区的感觉减退和肌力下降、膝反射或跟腱发射不对称。

（三）下肢血管检查

腰椎管狭窄多发生于老年人，如合并周围血管闭塞性疾病，也可表现为间歇性跛行，这类血管源性跛行需要与神经源性跛行鉴别，应常规触诊下肢动脉搏动情况，以免误诊或漏诊。

三、辅助检查

（一）MRI

其可清晰显示椎管形态和增生的黄韧带、突出的椎间盘，也可显示神经根的形态，并可鉴别是否存在其他椎管内占位性病变。在有条件时可作为首选。

（二）CT

其可以清晰显示骨组织结构及骨性椎管轮廓，可清楚显示钙化组织、小关节增生情况，但对脊髓、神经根、椎间盘的影像显示较差。

（三）X 线片

通过 X 线检查可以排除骨质破坏性病变，也可以观察椎间隙狭窄、骨质增生、脊柱稳定性及脊柱生理曲线的变化情况。

（四）电生理检查

肌电图、神经传导速度与诱发电位可协助确定神经损害的范围及程度，观察治疗效果。

（五）下肢动脉彩超或 CTA

当怀疑存在血管源性跛行或难以鉴别时，可加行血管检查。

四、诊断

本病需要结合病史、体格检查和影像学检查进行诊断，三者相符才能诊断，如仅有 CT、MRI 等影像学表现而无临床症状，不应诊断本病。

五、治疗原则

（一）保守治疗

症状较轻时可通过生活方式调整、理疗、药物治疗或激素注射缓解症状。

（二）手术治疗

如保守治疗效果不佳，症状较重影响生活质量可采用保守治疗，出现膀胱直肠功能障碍时也应及早手术。术式包括：内镜下神经减压、开放手术单纯减压和减压后植骨融合内固定等，需结合患者神经压迫部位、脊柱稳定性、身体状况等综合考虑来选择合适的手术方案。

（李　娟）

第三十七节　腰椎滑脱

腰椎滑脱是后方椎弓峡部的病变造成的疾病，是腰背部疼痛和行动不便的常见原因。慢性机械负荷所导致的椎弓根峡部疲劳性骨折进而引起的滑移也被归类于一种退变性脊柱滑脱。

一、临床表现

腰痛是腰椎滑脱的主要症状。通常腰痛为局部的疼痛，当提重物、腰部受力时，疼痛会加重，偶尔会放射至臀部及两侧大腿后方，卧床休息后缓解。当因腰椎滑脱，神经嵌压可出现坐骨神经痛，或出现类似于椎管狭窄症症状，即间歇性跛行症状。部分患者有过腰部外伤史。

二、体格检查

退变性腰椎滑脱，棘突间无明显台阶感，但可合并有腰椎侧凸或后凸畸形，腰椎前屈运动正常，后伸受限。较严重的先天性腰椎滑脱，可触及明显的棘突间台阶感。当出现神经根受损时，会出现对应的损伤表现，如当第 4 腰椎（L4）神经根受累时，膝上前内侧感觉减退，膝反射减弱，当第 5 腰椎（L5）神经根受累时表现为小腿外侧及足背内侧痛觉减退，踇趾背伸肌力减弱。当第 1 骶椎（S1）神经根受累时，足外侧感觉减退，跟腱反射减弱或消失。

三、辅助检查

（一）X 线片

侧位片上椎弓根峡部可见到明显的透亮线影。这条透亮线影在斜位片上像衣领，又被称为“苏格兰犬断裂的脖子”。过伸过屈位动力片可帮助评估受累节段的稳定性。

（二）CT

其可以更清晰地显示发育不良的关节突以及峡部缺损。

（三）MRI

其可了解硬膜囊及马尾神经受压情况。

四、诊断

临床症状主要为腰痛。X线和CT均能发现滑脱，合并峡部断裂者能清晰显示椎弓峡部断裂。

五、治疗原则

（一）保守治疗

制动休息，支具保护，腰背肌、腹部肌肉的力量训练，口服镇痛药物等。

（二）手术治疗

对于经过保守治疗，仍出现反复腰痛不能缓解的，或伴有明显神经根症状的患者，可以选择手术治疗，手术方式包括了神经减压、内固定及植骨融合术。对于先天性滑脱，若滑脱程度较重，还需做适当的复位。

（孟德华）

第三十八节 椎管内髓外肿瘤

椎管内肿瘤是指生长于脊髓内或脊柱和脊髓相邻组织如神经根、脊膜、血管、脂肪组织及胚胎残余组织等的原发性或转移性肿瘤，其中以髓外肿瘤为主。本病可发生于任何年龄，最多见于20～40岁，男女之比约为1.5∶1。椎管内肿瘤好发于胸段，占42%～67%，腰段与颈段椎管内肿瘤的发病率相似为12%～24%。腰椎管内肿瘤主要引起圆锥综合征和马尾综征，其诊断与治疗原则依肿瘤类型的不同而不同，并与肿瘤在椎管内的发生部位密切相关。

一、椎管内肿瘤的分类

（一）髓内肿瘤

发生于脊髓内。大多数原发性髓内肿瘤为室管膜瘤或星形细胞瘤。主要由于影像学技术的进步,转移瘤的发现率越来越高。

（二）髓外硬膜内肿瘤

源于硬膜内,但位于真脊髓外。此类型中最常见的肿瘤为脊膜瘤和神经鞘膜肿瘤。

（三）硬膜外肿瘤

通常为转移瘤,通常起自椎体。转移性病变可引起脊髓压迫,通过肿瘤在硬膜外生长造成外源性脊髓或马尾压迫,少数情况下为硬膜内侵犯。

二、临床表现

肿瘤所处位置不同,可产生不同的临床症状。最常见的局部影响是疼痛,可造成夜间觉醒。患者常将此种疼痛描述为不间断性疼痛。疼痛的部位可提示肿瘤的解剖学位置。病变远端的神经系统功能障碍是由上行和下行性脊髓通路受到扰乱所导致。最常见的症状为感觉倒错和肌无力,特别是髂腰肌。患者常诉进行性行走困难,也可能出现严重的远端感觉丧失及括约肌功能障碍。虽然开始时神经系统表现可能为单侧,但可进展到累及脊髓双侧,从而导致双侧症状和体征。

三、体格检查

全面的体格检查以确定肿瘤很可能累及的部位,记录术前的神经功能障碍,以及确定进展性的神经功能恶化。患者的走动状态有重要的预后意义。

四、辅助检查

脊柱对比增强 MRI 是目前首选的诊断性检查,可以很好地显像脊髓和周围结构。几乎所有脊髓原发性肿瘤和转移性肿瘤使用钆对比剂时均可见强化。

五、诊断

主要依据是腰背部疼痛，尤其是夜间痛，以及进行性加重的神经症状及体征，腰骶部肿瘤可出现圆锥综合征或马尾综合征，影像学上尤其是 MRI 能提供极为有价值的依据，应行增强扫描进行鉴别。

六、治疗原则

对于原发性椎管内肿瘤治疗应该手术切除肿瘤，手术应该尽量行整体切除或广泛切除，对于放、化疗敏感的肿瘤术后可行相应治疗。对于不能整体切除的肿瘤可于术后行放疗或化疗。对于髓外硬膜内的肿瘤，整体切除可能会损伤脊髓，引起神经功能进一步受损，手术可以采取刮除术。转移癌的具体治疗应综合考虑到肿瘤的恶性程度、患者的一般状况、骨转移的多少、内脏转移的情况及神经功能障碍的程度，决定行整体切除或姑息性治疗。

（肖 剑）

第三十九节 腕管综合征

腕管综合征是最常见的周围神经卡压性疾病，任何原因导致腕管内压力增高均可引起正中神经受压、缺血从而造成正中神经功能障碍，从而导致腕管综合征。其病因有：①腕管容量减少，腕骨骨折或脱位、腕横韧带增厚等。②腕管内容物增多，占位性病变、炎症、解剖异常、内分泌障碍或代谢紊乱等。本病好发于职业性搬运、托举、扭拧、捏拿等工作的人群，表现为以拇指和桡侧手指为主的麻木和刺痛、掌侧腕部和前臂掌侧酸痛、疼痛及手部乏力等症状。

一、临床表现

此病是成人常见病，典型表现为正中神经支配区（包括第 1、2、3 指及第 4 指桡侧半）的疼痛和（或）感觉异常（麻木和麻刺感)。症状在夜间明显并常有半夜痛或麻醒史,疼痛亦可向肩肘部放射。由于正中神经的掌皮支在前臂的下端发出,在腕横韧带的表面经过,所以常先表现为指端的感觉障碍而手掌的感觉一般正常。

二、体格检查

(一)感觉障碍

轻者感觉减退,重者消失,累及正中神经支配的手指,但不累及小鱼际隆起。

(二)运动障碍

拇短展肌及拇对掌肌的肌力减弱或麻痹,晚期见大鱼际肌萎缩。

(三)Tinel 征、Phalen 征和止血带试验

Tinel 征、Phalen 征和止血带试验等阳性。

(四)神经营养性改变

少数病史长者可出现如指端间歇性发白和发绀或萎缩性溃疡。

三、辅助检查

(一)电生理检查

神经传导检查(NSC)有助于发现正中神经损伤及其严重程度,辅以针极肌电图检查来排除鉴别神经丛病变和神经根病等。

(二)高频超声技术

在明确神经受压部位、进行鉴别诊断以手术方式的选择上能提供帮助。

四、诊断

当出现特征性的症状和体征时则考虑为该诊断。神经传导检查和肌电图有助于明确诊断。

五、治疗原则

（一）非手术治疗

对于症状较轻至中度的患者，可先在夜间采用夹板保护腕关节于中立位、口服或局部注射皮质类固醇药物等。

（二）手术治疗

经保守治疗无效的持续麻木和疼痛、握力或捏力减退所致运动功能障碍，以及鱼际萎缩者；重度正中神经损伤（表现为神经传导检查显示严重轴突变性或针极肌电图显示去神经支配）；临床疑有肿瘤压迫者等切开腕横韧带减压并探查病因者。手术以增加腕管容积或减少腕管内容物体积为目的从而解除对正中神经的压迫，手术方式分以下两类：①开放性腕管松解减压术，可通过标准切口或小切口进行。重度正中神经卡压患者还需进行正中神经外膜切开减压。②内镜下腕管松解减压术，可以通过单入路或双入路进行。

（陈增淦）

第四十节　肘管综合征

肘管综合征是由于各种原因导致肘部尺神经受到卡压而发生的一组临床综合征。常见病因为：①肱骨内、外髁骨折、髁上骨折等骨折，以及肱骨内侧髁不连骨赘、异位骨化、肿瘤和腱鞘囊肿、肘内翻或外翻畸形、肱骨内上髁炎、外伤、骨性关节炎、类风湿关节炎等。②各种原因导致的尺侧腕屈肌两头之间的腱膜、Osborne 韧带和内侧副韧带、Struthers 弓状韧带等软组织压迫。此外，糖尿病、麻风病等全身性疾病也可以伴发肘管综合征。

一、临床表现

（一）症状

患侧小指、环指尺侧半及手背尺侧疼痛、感觉丧失、刺痛等感觉异常，症状常在夜间及在重复屈肘和肘外翻的动作下加重。严重时可出现尺侧腕屈肌及环指、小指指深屈肌力弱，手内在肌萎缩。

（二）体征

①环指、小指感觉减退。②尺神经缺失导致内在肌肉萎缩（拇收肌、拇短屈肌深侧头，骨间肌、第 3 和第 4 蚓状肌、小鱼际肌）导致握力及捏力减少、Froment 征（+）。③激发试验：肘管处 Tinel 征（+）、屈肘试验（+）。

二、辅助检查

（一）电生理检查

尺侧腕屈肌、小指展肌、第 1 背侧骨间肌的肌电图检查可以出现失神经电位，此外尺神经运动和感觉神经传导速度的延长有助于诊断。

（二）高频超声检查

可以测量神经横截面积、回声变化、有无异常回声、肿胀率、血流情况及压平比等指标，可直观判断神经形态学变化及有无异常解剖结构，还可帮助确定神经压迫的病因。

（三）MRI 检查

MRI 也有助于明确诊断。

三、诊断

综合患者的病史、症状、体征及神经传导检查和肌电图有助于诊断。

四、治疗原则

（一）保守治疗

保守治疗是对于病程短、症状轻微患者的首选方法，如应用神经营养药物、非甾体抗炎药、局封、针灸、理疗、矫正不良姿势、夜间肘部使用伸展夹板等。

（二）手术治疗

对于因创伤、结构异常或神经受压所致中至重度肘部尺神经病变，同时有可靠临床和电生理学证据（如明确的无力、感觉缺失和肌电图发现显著轴突缺失）的患者及保守治疗无效者建议行原位尺神经减压。若原位减压失败或因肿瘤、骨赘异位骨所致尺神经床不良者，可行尺神经前置术，包括皮下、肌间、肌下前置三种，一般以尺神经松解深筋膜瓣下前置术最为常用。对于伴有肱骨内上髁严重畸形患者，可同时行肱骨内上髁切除术。

（陈增淦）

第四十一节　糖尿病周围神经病变

糖尿病周围神经病变（DPN）是糖尿病最常见的慢性并发症，且随着糖尿病病程的延长，其发病率呈明显上升趋势。DPN 是由多种因素综合作用引起的继发于多种相关代谢和炎症损伤的结果，包括多元醇通路激活，晚期糖基化终产物累积，氨基己醣通路和蛋白激酶 C 的激活，以及过量葡萄糖和（或）脂肪酸对外周神经的损伤，这些通路会引起线粒体氧化还原状态的紊乱并导致线粒体和胞质内活性氧的过度形成。

一、临床表现

DPN 主要分为两类，即全身对称性的多神经病变和局灶性/多灶性多神经病变。前者以慢性感觉运动糖尿病周围神经病变为最常见的类型，此外还包括急性可逆性糖尿病神经病变和糖尿病自主神经病变。后者常累及四肢周围神经，如正中神经、尺神经、桡神经和腓总神经；亦可累及脑神经或胸腰神经根；还可累及近端运动神经导致肌无力或萎缩。

DPN 最典型的症状以对称性肢体远端麻木、感觉异常或疼痛为主要特征。体格检查显示手套/袜套样感觉缺失，足趾的震动觉和本体觉受损，跟腱反射减弱或消失，下肢力弱或肌肉萎缩，导致足部异常，如弓状足或槌状趾。向心性分布进展的症状和体征不符合单神经支配或者皮节分布的特征。

二、诊断

DPN诊断标准：①有明确的糖尿病病史；②诊断糖尿病时或之后出现周围神经病变；③临床症状和体征与糖尿病周围神经病变的临床表现相一致；④在下列5项检查中，如果有≥2项以上异常则诊断为DNP，包括温度觉异常、尼龙丝检查足部感觉减退或消失、振动觉异常、踝反射消失、神经传导速度，有≥2项以上减慢。

三、治疗原则

在控制好血糖的基础上，对进展期DPN，特别是以疼痛为主要症状的患者，可采用缓解疼痛、改善微循环及营养神经的药物，以消除不适症状。目前常用的缓解疼痛的药物是普瑞巴林等，此外还可应用硫辛酸、依帕司他等药物改善微循环，用甲钴胺等药物营养神经等。此外，采用中医中药的方法也可以取得一定的疗效。对药物治疗无效的患者，可考虑建议行手术治疗，即周围神经减压术，对大部分疼痛或麻木症状明显的患者疗效显著，还可以一定程度上改善肢体微循环来预防溃疡的形成。早期进行神经减压手术疗效更好。

（陈增淦）

第四十二节 良性骨肿瘤

最常见的良性骨肿瘤包括骨软骨瘤、软骨瘤、骨化性纤维瘤及骨样骨瘤。通常生长较慢，无侵袭性，破坏小，愈后良好。

一、临床表现

（一）疼痛

良性骨肿瘤中除骨样骨瘤因反应骨的生长有剧痛外，

其他通常无明显疼痛或程度轻。并且疼痛通常不具有持续性，没有夜间痛和静息痛。部分情况如发生恶变或合并病理性骨折，疼痛可突然加重。

（二）肿块和局部肿胀、畸形

良性骨肿瘤常表现为质地硬而无压痛的肿块，生长缓慢，通常被偶然发现。在靠近骨骺端的部位，会影响骨骺生长，引起骨的畸形。

（三）功能障碍和压迫症状

邻近关节的肿瘤，由于疼痛和肿胀可使关节活动功能障碍。

二、辅助检查

（一）X 线片

其仍是骨肿瘤的关键检查之一。其可早期发现肢体骨肿瘤。对脊柱和骨盆的病变不敏感。良性骨肿瘤病灶有界限清楚、密度均匀的特点。它多为膨胀性病损或外生性生长。周围可有硬化骨，无明显骨膜反应。

（二）CT

比 X 线片进一步评估骨破坏程度，显示病灶内部的骨小梁结构等。

（三）MRI

良性骨肿瘤边界清楚，T2 信号较均一，坏死不明显，骨壳多完整，无明显骨膜反应。

（四）病理检查

首选穿刺活检，在 CT 引导或 X 线透视下进行。

三、诊断

诊断应结合临床表现、影像学和病理结果综合判断。其特征有：①症状轻微或无症状。发病人群多为青少年。②单房或多房透光病变，边缘清楚伴不同程度的膨胀。成骨者表现为规则性和结构性的骨小梁。骨皮质完整，无明显骨膜反应，无软组织肿块。③软骨类肿瘤常有钙化。纤维性肿瘤多为半透明结构，边缘硬化。④外生性病变可压迫邻近组织但不侵犯。

四、治疗原则

原则上以外科分期为指导，选择手术界限和方法。对于病灶无明显症状的良性骨肿瘤如骨软骨瘤也可随访观察。外科治疗方法：①刮除植骨术，适用于骨内良性病灶。刮除后常用植骨材料有同种异体骨和人工骨。②外生性骨肿瘤切除，如骨软骨瘤切除术。

（车　武）

第四十三节　原发性恶性骨肿瘤

最常见的原发性恶性骨肿瘤为骨肉瘤、软骨肉瘤和尤因肉瘤。

一、临床表现

（1）疼痛。初始为间歇性疼痛，逐渐进展为持续性疼痛。患者常有夜间痛和静息痛。

（2）局部肿胀和肿块。发展较迅速，常伴局部血管怒张，皮温增高。呈硬橡皮样感。压痛明显，边界不清。

（3）功能障碍和压迫症状。靠近关节的骨肿瘤，可使关节活动出现障碍。骨盆肿瘤可引起内脏（消化道和泌尿生殖道）的机械性梗阻症状。

（4）病理性骨折。

（5）全身症状。晚期恶性骨肿瘤可有贫血、消瘦、食欲缺乏、体重下降、低热等。

二、辅助检查

（一）X线片

病灶多不规则，呈虫蚀样或筛孔样。密度不均匀，界限不清。骨膜反应明显，包括以下："Codman 三角"多见于骨肉瘤；骨膜阶段性掀起形成"葱皮"现象多见于尤因肉瘤；有时肿瘤骨和反应骨呈放射状沉积形成"日光射线"形态。

（二）CT 和 MRI

其更清楚地显示肿瘤范围，识别侵袭程度及软组织肿块。恶性骨肿瘤常沿骨纵轴生长，边界模糊，T2 像信号不均一。骨皮质中断破坏。常伴有骨膜反应、软组织肿块和肿瘤周围的水肿带。

（三）发射体层仪（ECT）

三相骨扫描中，恶性骨肿瘤特点为晚期灌注相摄取。

（四）病理检查

首选在 CT 引导或 X 线透视下穿刺活检。如果穿刺活检不能得到准确的诊断或与此前的临床及影像学诊断不符合时，应进行切开活检，而不是反复穿刺活检。穿刺点应考虑到在下一步手术切口范围内。

三、诊断

诊断必须是临床、影像学和病理学相结合。病理检查是确诊的唯一可靠检查。原发性恶性骨肿瘤有以下特点：骨肉瘤好发于青少年的膝关节周围及肱骨近段，软骨肉瘤好发于成人的骨盆，而尤因肉瘤好发于儿童的长骨骨干和骨盆。临床特征：①疼痛症状较明显，进行性加重，常静息痛和夜间痛。②病灶不规则，密度不均匀，呈虫蚀样或筛孔样，成骨者表现为无结构的云絮状高密度影。边缘不清。③骨膜反应明显。④常侵犯软组织形成软组织肿块。

四、治疗原则

以外科分期为指导，择手术界限和方法，尽量达到既切除肿瘤又保全肢体。对临床表现和影像学怀疑为恶性骨肿瘤者，首先行穿刺活检取得病理学证据（性质和细胞学类型）。围手术期的新辅助化疗已成为骨肉瘤等恶性肿瘤的标准治疗流程。尤因肉瘤放疗敏感，可有效控制局部病灶，在化疗后或与化疗同时进行。

原发性恶性骨肿瘤外科手术方法：①保肢治疗，手术关键是合理的外科边界以完整切除肿瘤。截骨平面应在肿瘤边缘 3～5 cm，软组织切除范围为反应区外 1～5 cm。常见重建方法包括：肿瘤型人工假体置换术、瘤骨骨壳灭活再植术、异体骨半关节移植术和异体骨假体复合体。②截肢术，对就诊晚，破坏广泛和对辅助治疗无效的恶性骨肿瘤，截肢术仍是重要且有效的治疗方法。

（车　武）

第四十四节　转移性骨肿瘤

转移性骨肿瘤是最常见的骨肿瘤，约占恶性骨肿瘤的 70%。骨骼是第三常见的癌转移部位，仅次于肺和肝。乳腺癌、前列腺癌、肺癌、肾癌和甲状腺癌骨转移约占骨转移瘤的 80%。30%～90%的常见癌症患者在整个病程中会发生骨转移。黑色素瘤、骨肉瘤和软组织肉瘤也会发生骨转移。

一、临床表现

（一）年龄

老年患者较常见，60%以上为 51～70 岁。小于 40 岁相对少见，小于 5 岁的儿童罕见。

（二）部位

可以累及任何含红骨髓的骨骼，常累及中轴骨（约 70%），包括颅骨、椎骨、肋骨、胸骨和骨盆；四肢骨约占 30%，往往位于近中轴处。肾癌和甲状腺癌常常累及颅骨、胸骨、骨盆、肩胛带及骨盆扁骨。膝关节和肘关节以远少见，约 50%来源于支气管肺癌或乳腺癌。手足骨罕见，可见于肺癌、肾癌和乳腺癌的转移；累及远节指（趾）骨者（肢端转移瘤）多为肺癌。

（三）局部症状

疼痛时间常常超过 6 周，多为夜间痛，平躺后可出现疼痛加剧；伴或不伴有局部的肿胀；病理性骨折；脊髓或神经压迫症状。

（四）全身症状

高钙血症，常继发于骨溶解和颅底骨转移；骨软化症，常继发于前列腺癌的钙耗竭。

二、放射影像学

（一）溶骨性病灶

最常见，约占转移瘤的 75%。原发灶常见肾癌、肺癌、乳腺癌、胃肠道癌或甲状腺癌。

（二）混合性病灶

约占转移瘤的 10%；任何一种原发肿瘤均可形成混合性转移。最常见的原发肿瘤是乳腺癌和肺癌。

（三）硬化性病灶

约占转移瘤的 15%。男性常见前列腺癌和精原细胞瘤，女性常见乳腺癌、子宫癌（特别是子宫颈癌）和卵巢癌。其他如类癌、膀胱癌、神经源性肿瘤、骨肉瘤。

三、治疗原则

（一）一般治疗

纠正高钙血症，处理病理性骨折，缓解疼痛，恢复功能。

（二）放疗

治疗后 30%～40%病理性骨折可愈合，不建议用于负重骨的病理性骨折。

（三）药物治疗

如双膦酸盐药物和狄诺塞麦、放射性同位素（甲状腺癌骨转移）、内分泌药物、靶向药物。

（四）手术

多针对局限性孤立性病灶。①开放手术，如脊柱肿瘤分离手术或 En Bloc 手术；②微创手术，如椎体成形术和射频消融术。

（张　亮）

第四十五节　滑膜囊肿

滑膜囊肿是关节囊的连续和疝出，与邻近关节相通，囊壁成分与关节囊一致。囊壁为连续的真正的滑膜细胞层，内容物为滑液，被认为是真正的囊肿。滑膜囊肿的存在总是伴随着关节积液的增加，后者可引起关节内压力增高，从而导致关节液和滑膜通过关节囊“最小抵抗部位”疝出。Baker 囊肿或腘窝囊肿是最具典型的滑膜囊肿。它是充满液体的囊性肿物，可能是腘窝先天存在的滑囊（腓肠肌内侧头-半膜肌囊肿）膨大的结果。它是由于滑液通过腓肠肌内侧头和半膜肌肌腱之间的缺口挤压而出所致。与关节腔的联通存在“球阀”样机制，即屈膝时开放、伸膝时关闭。其他部位的滑膜囊肿如脊柱、肩、肘、髋、手、足和踝等较为少见，通常与关节病变有关，如盂唇撕裂、骨关节病及炎症性和创伤性关节病变。

（张　亮）

第四十六节　腱鞘囊肿

腱鞘囊肿是起自关节囊或腱鞘的良性囊肿性病变，最常见于四肢关节，罕见于脊柱。内容物为黏液性液体，高度黏稠，是富含蛋白质的液体，富含透明质酸、氨基葡萄糖、白蛋白和球蛋白。囊壁由变扁的非连续性的假性滑膜细胞层所组成，周围被致密的纤维结缔组织（假包膜）所包绕。它不是真正的囊肿，因为缺乏细胞性内衬，内容物为凝胶状黏稠物质，且并不总是与邻近关节腔相通（40%～100%）。病因可能为胚胎发生时滑膜组织的位移、多能间充质细胞的增生、胶原的黏液样退变、结缔组织在创伤和重复性微创伤后的退变(退变理论),以及滑液迁移入囊肿(滑膜疝出理论)。

以上皆为良性非肿瘤性病变,病灶较小、不影响关节功能或无症状者通常定期随访观察。必要时手术切除,术后可有一定复发率。

(张　亮)

第四十七节　腱鞘巨细胞瘤

腱鞘巨细胞瘤被定义为一个良性增生性和炎性病变家族,起自关节滑膜、滑囊和腱鞘。目前该病变归为软组织肿瘤中的纤维组织细胞性肿瘤,分为局限型腱鞘巨细胞瘤(局灶性结节性滑膜炎)和弥漫型腱鞘巨细胞瘤(普通的色素沉着绒毛结节性滑膜炎、弥漫性巨细胞瘤、关节外的色素沉着绒毛结节性滑膜炎)。

局限型腱鞘巨细胞瘤

局限型腱鞘巨细胞瘤是关节外滑膜细胞局灶性增生所致的一种包膜完整的软组织肿瘤,又称结节性腱鞘炎或黄色瘤。它是一种良性病变,是手部常见软组织肿物,仅次于腱鞘囊肿。它可以累及任何部位的腱鞘组织,最为常见的部位还是手的腱鞘,特别是手指掌侧面。较少情况下,肿瘤起自关节或滑囊的滑膜内衬组织。病灶一般位于指间关节附近,右手第1～3指更常见些。少见部位如足踝、膝、肘关节和髋关节。女性多见,最常见于31～60岁。临床典型表现为手指无痛或微痛的肿物,起初为一个结节性滑膜病灶突入腱鞘内,由于狭窄的解剖空间和邻近肌腱的阻碍逐渐变成多结节样。病变与深部结构粘连紧密,甚至侵蚀邻近骨皮质,但很少累及皮肤。手部病变通常最大直径小于4cm,其他部位可以更大些。通常单纯局部切除可以治愈。不完整切除的患者复发率可达10%～20%。

弥漫型腱鞘巨细胞瘤

弥漫型腱鞘巨细胞瘤是关节滑膜内衬增生性病变，会导致滑膜的弥漫性乳头状和结节样增厚。它可以累及所有的滑膜关节，最常见于膝关节（80%），罕见于颞颌关节和脊柱。它通常是良性病变，一般不发生转移，但恶变类型可有转移。该病变临床上较少见，发病率约为 2/100 万，绝大多数发生于 11～40 岁。临床表现往往与关节破坏的程度有关，如疼痛、肿胀和活动受限。常见邻近骨的侵蚀核软骨下囊肿。异常滑膜容易出血并导致关节腔大量渗出性积液。治疗主要是手术切除，术后可关节腔内注射钇 90 标记的胶质辅助治疗。难以手术切除的病例可以使用低剂量放疗。滑膜的弥漫性累及致使其难以完整切除，因此术后局部复发率高（>50%）。近年来，CSF－1R 单克隆抗体作为靶向药物逐渐应用于临床，有望提高该病变的治疗效果。

（张　亮）

第十章　神经外科

第一节　神经系统查体

一般检查

一、意识状态

（一）嗜睡

睡眠状态，轻微刺激可唤醒。

（二）昏睡

熟睡状态，较强刺激可唤醒，能简单答题。

（三）昏迷

不能唤醒。①浅昏迷：对疼痛刺激有反应，生理反射存在，生命体征多无改变。②中昏迷：重刺激可有反射，生理反射减弱，生命体征轻度改变。③深昏迷：对各种刺激无反应，生理反射和病理反射消失，生命体征改变。

二、精神状态

包括理解力、计算力、定向力（时间、空间定向）、判断力、注意力等。

三、脑膜刺激征

（一）颈强直

它是脑膜刺激征中重要的客观体征。其主要表现为不同程度的肌强直，尤其是伸肌。头前屈明显受限，即被动屈颈遇到阻力，头侧弯也受到一定的限制，头旋转运动受限较轻，头后仰无强直表现。

（二）克氏征（Kerning 征）

它是脑膜刺激征中的一种，患者采用去枕仰卧位，一侧髋关节和膝关节成 90°角弯曲，检查者将患者小腿上抬伸直，正常应该能够达到 135°，如果遇到阻力或疼痛，则为阳性。

（三）布氏征（Brudzinski 征）

患者去枕仰卧，下肢伸直，检查者一手托起患者后枕部，另一手按于其胸前，当头部被动上托，使颈部前屈时，双髋与膝关节同时不自主屈曲则为阳性。

十二对脑神经检查

一、嗅神经

①先询问患者有无主观感觉障碍。②嘱患者闭目，检查者用手按压患者一侧鼻孔，如用香皂、香烟等置于另一侧鼻孔，嘱患者说出嗅到的气味。

二、视神经

（一）视力

国际标准视力表。

（二）视野

手试对比检查法粗略测定视野，必要时行视野计测定。正常范围：鼻侧 65°；上方 56°；颞侧 91°；下方 74°。

（三）眼底检查

使用检眼镜（眼底镜）。注意点：视神经乳头的形状、大小、边缘、颜色、血管和有无出血点等。正常眼底的视神经乳头为圆形或卵圆形，边缘清楚，色淡红，生理凹陷清晰。动脉色红，静脉色暗，其比例为 2∶3。

三、动眼神经、滑车神经和展神经

（一）外观

观察双侧眼裂大小，是否对称，有无眼睑下垂、眼球凸陷、斜视。

（二）眼球运动

按左、左上、左下、右、右上、右下 6 个方向运动，最后检查辐轴动作，观察有无眼球运动受限、复视、眼球震颤。

（三）瞳孔及反射

瞳孔正常为 3～4 mm；光反射：直接/间接；调节反射：两眼平视远处时，再突然注视近处，出现两眼会聚，瞳孔缩小。

四、三叉神经

（一）运动

①咀嚼肌运动，观察有无颞肌、咬肌萎缩；②嘱患者张口，以上下门齿中缝为标准，评估下颌有无偏斜，如下颌偏斜提示该侧翼肌瘫痪。

（二）感觉

检查三叉神经分布区痛觉、触觉及温度觉三种感觉，两侧及内外对比，观察有无过敏、减退或消失。

（三）反射

①角膜反射：用棉絮轻触角膜外缘，双眼瞬目动作；直接/间接。②下颌反射：患者微张口，轻叩置于患者下颌中央检查者拇指，观察下颌有无上提。

五、面神经

（一）面肌运动

①观察患者额纹、鼻唇沟是否变浅、对称，口角有无低垂。②嘱患者做睁闭眼、蹙额、示齿、鼓腮、吹口哨等动作，观察有无瘫痪及是否对称。

（二）味觉（舌前 2/3）

酸、甜、苦、咸。

六、前庭蜗神经（位听神经）

（一）蜗神经

①Rinne 试验，比较气导和骨导。②Weber 试验，将振动音叉置于患者额顶正中，比较两侧骨导。

（二）前庭神经

冷热水试验、转椅试验。

七、舌咽神经及迷走神经

（一）运动

有无声音嘶哑、饮水呛咳、吞咽困难；双侧腭弓是否对称、悬雍垂是否居中；嘱患者发“啊”音，观察双侧软腭抬举是否一致，悬雍垂是否偏斜。

（二）味觉（舌后 1/3）

检查法同面神经。

（三）感觉

棉签轻触软腭和咽后壁。

（四）反射

①咽反射，用压舌板轻触咽后壁，正常时引起恶心反射（咽肌收缩）。②眼心反射，嘱患者仰卧，闭眼，医师用右手中指及示指置于患者眼球两侧，逐渐施加压力，但不可使患者感到疼痛，加压 20～30 秒后计数 1 分钟脉搏次数，正常每分钟脉搏可减少 10～12 次，减少 12 次/分以上提示迷走神经功能增强，减少 18～24 次/分提示迷走神经功能明显亢进。如压迫后脉率不减少或增加，称为倒错反应，提示交感神经功能亢进。③颈动脉窦反射：中指与示指压一侧颈总动脉分叉处引起心率减慢。

八、副神经

嘱患者对抗阻力向两侧转颈和耸肩，检查胸锁乳突肌及斜方肌功能。

九、舌下神经

观察有无伸舌偏斜、舌肌萎缩和肌束颤动。

运动系统检查

一、肌容积和营养

观察、触摸、两侧对称肢体、躯干及颜面的肌肉外形及体积，有无肌萎缩、假性肥大及其分布范围。

二、肌张力

肌张力是肌肉静止松弛状态的紧张度和关节被动运动时遇到的阻力，包括肌张力增高、肌张力减低。

三、肌力

肌力是指患者主动运动时肌肉的收缩力，一般以关节为中心检查肌群的伸、屈、内收、外展、旋前和旋后等功能。肌力六级（0～5 级）记录法：0 级，完全瘫痪；1 级，肌肉可收缩，但不能产生动作；2 级，肢体能在床面上移动，不能抬起，即不能抵抗自身重力；3 级，肢体能抵抗重力离开床面，但不能抵抗阻力；4 级，肢体能作抗阻力动作但不完全；5 级，正常肌力。注意点：检查时须排除因疼痛、关节强直或肌张力过高所致的活动受限。

四、共济运动

（一）指鼻试验

嘱患者将一侧上肢外展，以伸直的示指尖触碰自己的鼻尖，用不同方向、速度、睁眼与闭眼反复进行，两侧比较。

（二）快复轮替试验

嘱患者前臂快速旋前和旋后，或一手用手掌、手背连续交替拍打对侧手掌。

（三）跟膝胫试验

患者取仰卧位，抬起一侧下肢至一定高度，用足跟置于对侧膝盖上，再沿胫骨前缘下移。

（四）闭目难立征（Romberg 征）

嘱患者双足并拢站立双手向前平伸同时闭目。①后索病变：出现感觉性共济失调，睁眼站立稳，闭眼时不稳，称为 Romberg 征（＋）。②小脑病变：睁眼闭眼均不稳，闭眼更明显。

五、姿势步态改变

观察患者坐位、平卧、站立和行走有无异常。共济运动除与小脑有关外，尚有视觉和深感觉参与，故检查时应睁眼、闭眼各做一次；肌力减退、肌张力异常和不自主运动者，此项检查意义不大。

感觉系统检查

检查时患者闭目，进行左右、近远端对比，自感觉缺失部位查向正常部位检查，自肢体远端查向近端。

一、感觉

（一）痛觉

通常用大头针的针尖以均匀的力量轻刺患者皮肤，让患者立即陈述具体的感受。为了避免主观或暗示作用，患者应闭目接受测试。测试时注意两侧对称部位的比较，检查后记录感觉障碍的类型（正常、过敏、减退、消失）和范围。如为局部疼痛，则为炎性病变影响到该部末梢神经之故。如为烧灼性疼痛则见于交感神经不完全损伤。

（二）温度觉

通常用盛有热水（40～50℃）及冷水（5～10℃）的试管测试，让患者回答自己的感受（冷或热）。正常人能明确辨别冷热的感觉。温度觉障碍见于脊髓丘脑侧束损伤。

（三）触觉

用棉签轻触患者的皮肤或黏膜，让患者回答有无一种轻痒的感觉。正常人对轻触感很灵敏。触觉障碍见于后索病损。

二、深感觉

（一）运动觉

患者闭目，检查者用手指轻轻夹住患者手指或足趾两侧，上下移动 5°左右，嘱其说出移动的方向。

（二）位置觉

患者闭目，检查者将一侧肢体摆成某一姿势，请患者描述该姿势或用对侧肢体模仿。

（三）振动觉

将振动着的音叉（128 Hz）置放在患者肢体的骨隆起处如内外踝、腕关节、髋骨、锁骨、桡骨等处的皮肤上，让患者回答有无振动的感觉，检查时要上、下对比，左、右对比。正常人有共鸣性振动感。振动觉障碍见于脊髓后索损害。另外，正常老年人下肢的振动觉减退或消失也是常见的生理现象。

三、复合感觉

（一）皮肤定位觉

它是测定触觉定位能力的检查，医师用手指轻触皮肤某处，让患者用手指出被触位置。皮肤定位觉障碍见于皮质病变。

（二）两点辨别感觉

患者闭目，用分开的双脚规刺激两点皮肤，如患者有两点感觉，再将两脚规距离缩短，直到患者感觉为一点为止。身体各部对两点辨别感觉灵敏度不同，以舌尖、鼻端、手指最明显，四肢近端和躯干最差。如触觉正常而两点辨别觉障碍，见于额叶病变。两点辨别觉检查法。

（三）图形觉

嘱患者闭目，检查者用竹签或笔杆在患者皮肤上画一几何图形（圆形、方形、三角形等）或数字，看患者能否辨别。如有障碍，提示为丘脑水平以上的病变。

（四）实体觉

它是测试手对实体物的大小、形状、性质的识别能力。检查时嘱患者闭目，将物体如铅笔、橡皮、钥匙等置于患者手中，让其触摸后说出物体的名称。检查时应先测患侧。

实体觉缺失时，患者不能辨别出是何物体，可见于皮质病变。

反射检查

一、深反射

刺激肌腱和骨膜引起的肌肉收缩的一种反应。

（一）肱二头肌反射

患者前臂曲肘90°，手掌朝下，检查者以左手托住该臂肘部，左拇指置于肱二头肌肌腱上，右手持叩诊锤叩击左手拇指，正常反应为肱二头肌收缩，前臂快速屈曲。反射中枢在颈髓5～6节。

（二）肱三头肌反射

患者上臂外展，前臂半屈，检查者左手托住患者肘关节，然后叩诊锤直接叩击鹰嘴上方的肱三头肌肌腱，反应为肱三头肌收缩，前臂稍伸展。反射中枢在颈髓6～7节。

（三）桡骨膜反射

患者的前臂半屈半旋前位，检查者用叩诊锤轻叩其桡骨茎突。正常反应为屈肘、前臂的旋前。反射中枢在颈髓5～6节。

（四）膝反射

患者取坐位时，小腿完全松弛下垂与大腿成直角。仰卧位时检查用左手托起两则膝关节使小腿屈成120°，然后用右手持叩诊锤叩击股四头肌肌腱。正常反应为小腿伸展。若患者精神过于紧张，反射不出时，可嘱患者两手扣起，用力拉紧再试即可引出。反射中枢在腰髓2～4节。

（五）踝反射

患者取仰卧位时，髋及膝关节稍屈曲，下肢取外旋外展位，检查者用左手轻托患者足底，使足呈过伸位，右手持叩诊锤叩击跟腱。正常反应为腓肠肌收缩，足向跖面屈曲。如卧位不能测出时，可嘱患者跪于椅面上，双足空悬椅边，然后轻叩跟腱，反应同前。反射中枢在骶髓1～

2 节。

二、浅反射

（一）角膜反射

嘱被检查者向内上方注视，医师用细棉签毛由角膜外轻触患者的角膜。正常时可见被检查者眼睑迅速闭合，称为直接角膜反射。如刺激一侧角膜，对侧也出现眼睑闭合反应，称为间接角膜反射。

（二）腹壁反射

嘱患者仰卧，两下肢稍屈以使腹壁放松，然后用火柴杆或钝头竹签按上、中、下三个部位轻划腹壁皮肤。正常人在受刺激的部位可见腹壁肌收缩。

（三）提睾反射

用火柴杆或钝头竹签由下向上轻划股内侧上方皮肤，在正常人可引起同侧提睾肌收缩，使睾丸上提。

（四）跖反射

嘱患者仰卧，髋及膝关节伸直，医师以手持患者踝部，用钝头竹签由后向前划足底外侧至小趾掌关节处再转向趾侧，正常表现为足跖向足跖面屈曲。

（五）肛门反射

检查者用棉花签轻划或用大头针轻刺患者肛门周围会阴部皮肤，正常时，即刻见肛门收缩。若上述反应迟缓或不发生反应，即为肛门反射减弱或消失。

三、病理反射

（一）巴宾斯基征

检查方法同跖反射。阳性表现为踇趾背屈，其余四趾呈扇形散开。

（二）奥本海姆征

检查者用拇指、示指两指沿患者胫骨前缘由下向下加压推移，阳性表现同巴宾斯基征。

（三）戈登征

用拇指和其他四指分置于腓肠肌部位，然后以适度的力量捏压，阳性表现同巴宾斯基征。

（四）查多克征

用钝头竹签在外踝下方向后向前划至趾跖关节处炎上。阳性表现同巴宾斯征。

（五）霍夫曼征

检查者用左手托住患者腕部上方，以右手中指和示指夹持患者中指，稍向上提，使腕部处于轻度过伸位，然后用拇指迅速弹刮患者中指的指甲。

（杨瀚涛）

第二节　神经外科急诊处理

神经外科急诊患者病情危急、变化迅速，若诊治不及时必将导致严重后果。神经外科值班医师和护士必须具有正确而迅速诊断、判断病情的能力和准确敏捷的处理技能。

外伤性颅内血肿

首先，应参照颅脑外伤患者接诊规范及颅脑损伤接诊参考流程（图 10－1）评估病情，如影像学检查见外伤性颅内血肿则须进一步处理。

一、接诊规范

①监测生命体征，观察意识状态。昏迷患者需要优先处理。②询问病情，确定 GCS 评分。需向患者本人，如昏迷向随行人员、救护车医护人员询问受伤情况。根据格拉斯哥昏迷量表，做出准确评分。③全身系统检查，确定有无多发伤、复合伤。如车祸或坠落伤，一定考虑有无合并肋骨骨折、血气胸等。④及时行头颅 CT 检查，如遇多发伤，则须完善多部位 CT 检查（头部、胸部、腹部、盆腔等）。此对判断患者有无颅内出血、颅骨骨折很重要。

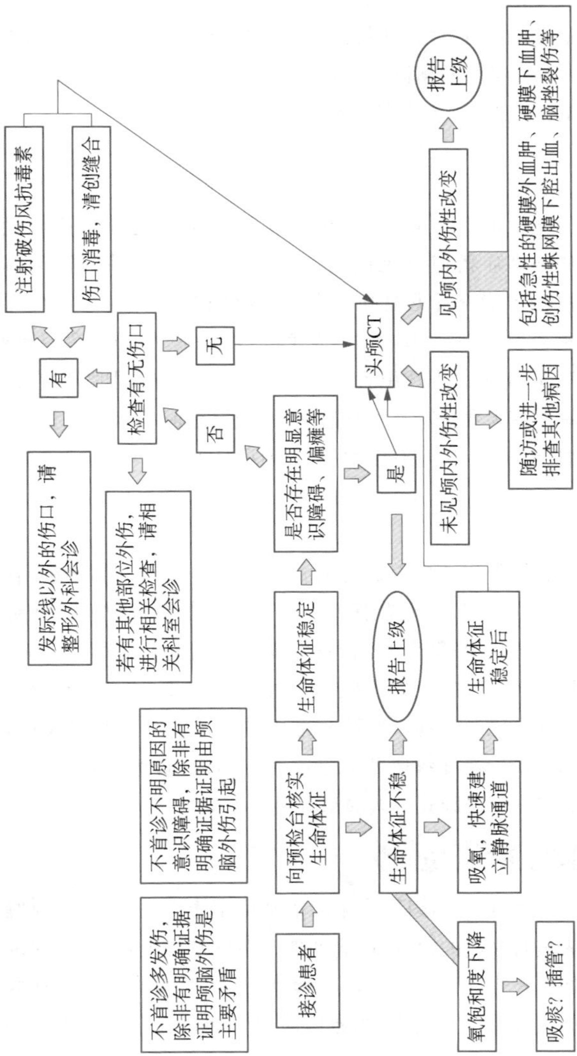

图 10-1　颅脑损伤接诊参考流程

二、救治原则

①抢救生命。②解除脑疝。针对创伤性颅内血肿，需降低颅内压，因颅内压持续增高容易导致脑疝，最后危及患者生命。要及早解除脑疝对于脑组织的压迫。③重视复合伤的治疗，不能单考虑头部情况。

三、保守治疗

无意识障碍或颅内压增高症状，或虽有意识障碍或颅内压增高症状但已见明显减轻好转；无局灶性脑损害体征；且 CT 检查所见血肿不大，中线结构无明显移位，也无脑室或脑池明显受压情况；颅内压监测压力＜2.67 kPa（273 mmH_2O）。上述患者在采用脱水等治疗的同时，须在留观室严密观察及特殊检查监测，并做好随时手术的准备，如备血、剃头等，一旦有手术指征，须尽早手术。

四、手术时机

急性外伤性颅内血肿通常合并脑挫裂伤及脑水肿，在严密观察期间，如患者意识障碍进行性加重或已有一侧瞳孔散大的表现；复查 CT 检查发现中线结构明显移位、脑室明显受压；或在脱水等治疗过程中病情恶化，应考虑积极手术治疗。已经出现一侧瞳孔散大的小脑幕切迹疝征象时，更以最快的速度将血肿清除或去骨瓣减压，否则将产生严重后果。双侧瞳孔散大的患者预后不佳。

高血压性脑出血

患者到达急诊后，应采取措施稳定患者生命体征，对躁动者进行必要的镇静、镇痛处理。在此基础上，进行快速的影像学检查和必要的实验室检查，尽快明确诊断并迅速收入相关专业科室救治，在急诊滞留时间过长会影响患者的预后。

一、处理流程

（1）常规持续监测生命体征、心电图及血氧饱和度等；动态评估意识状况、瞳孔大小及肢体活动情况；清理呼吸道，防止舌根后坠，保持呼吸道通畅；如患者意识状态差（刺痛不能睁眼，不能遵嘱），或常规吸氧及无创辅助通气不能维持正常的血氧饱和度，则需进行气管插管保护气道，防止误吸，必要时进行机械通气辅助呼吸。建议采用格拉斯哥昏迷量表（GCS）、美国国立卫生研究院卒中量表（NIHSS）或脑出血评分量表评估病情的严重程度。

（2）迅速建立静脉通道，昏迷患者应留置导尿管。

（3）快速进行头颅 CT，以明确诊断。病情稳定可安排 CTA、MRI、MRA、MRV 及 DSA 可用于诊断或排除动脉瘤、动静脉畸形、肿瘤、烟雾病及颅内静脉血栓形成等引发的继发性脑出血。

（4）完善必要的急诊常规实验室检查，主要包括：①血常规、血糖、肝肾功能和电解质；②心电图和心肌缺血标志物；③凝血酶原时间、国际标准化比值和活化部分凝血活酶时间等。

（5）若患者存在脑疝表现，濒临死亡，除进行心肺支持外，应迅速降低颅压，常用的降颅压药物有甘露醇、甘油果糖等；同时立即评估手术指征。

（6）在排除脑疝和颅内高压所导致的库欣反应后，可考虑在维持正常脑灌注的前提下，进行控制性降血压。

（7）神经外科专科治疗，以预防血肿扩大、控制脑水肿、防止并发症、降低颅内压（ICP）、防止脑疝的形成等。

二、保守治疗

（1）积极控制脑水肿、降低颅内压是高血压脑出血急性期治疗的重要环节。甘露醇和高渗盐水等药物可减轻脑水肿，降低颅内压，降低脑疝发生风险；可根据具体情况选择药物的种类、治疗剂量及给药次数。

(2) 对重症高血压脑出血患者，特别是伴躁动者，行镇静、镇痛治疗。

(3) 动态监测血压，根据指南推荐调整收缩压范围在合理区间。

(4) 适当应用止血药物(氨甲环酸等)。

(5) 检测血糖；防止患者高热；皮质区出血预防癫痫发作；评估吞咽功能防止吸入性肺炎；防止下肢静脉血栓形成。

三、手术时机

对于严重颅内高压甚至已经发生脑疝的患者，手术必须争分夺秒，越早越好。

(一) 幕上出血手术指征

①颞叶钩回疝；②CT、MRI 等影像学检查有 ICP 显著升高的表现(中线结构移位超过 5 mm；同侧侧脑室受压闭塞超过 1/2；同侧脑池、脑沟模糊或消失)；③ICP＞25 mmHg。符合上述手术指征中任何一项即可尽快或紧急手术。

(二) 幕下出血手术指征

①血肿直径＞3 cm 或＞10 mL，第四脑室受压或完全闭塞，有显著的占位效应及颅内高压；②脑疝(枕骨大孔疝为主)；③合并显著梗阻性脑积水。

(三) 脑室出血手术指征

①少量到中等量出血，意识清楚，GCS＞8 分，无梗阻性脑积水，可采用内科治疗或行腰池持续外引流；②出血量较大，超过侧脑室 50%，GCS＜8 分，合并梗阻性脑积水，可行脑室钻孔外引流术；③出血量大，超过脑室容积 75%，甚至全部脑室血肿铸型，GCS＜8 分，显著颅内高压，可考虑开颅手术直接清除脑室内血肿。

(四) 脑干出血手术指征

①血肿量＞5 mL，血肿相对集中；②GCS＜8 分，伴神经功能进行性恶化；③生命体征不平稳，特别是出血早期出现

中枢性血压、体温、呼吸等显著异常；④家属有强烈的手术意愿。

（赵普远）

第三节 颅脑损伤

颅脑损伤（TBI）是指颅脑受到外部暴力所引起的一系列病理损伤和病理生理变化，包括：①原发性损伤，如头皮伤、颅骨骨折、脑震荡、脑挫裂伤、丘脑损伤、弥漫性轴索损伤等。②继发性损伤，如脑缺血、出血、水肿、变性、颅内压增高、脑疝等。颅脑损伤发生率和致死致残率高，是全球年轻人群死亡和病残的主要原因。

一、临床表现

颅脑损伤患者一般都有明确且典型的头部外伤病史，需快速简洁进行了解。轻症者一般神志清楚，流畅对答，可有头晕、头痛和轻度呕吐；稍重者可有短暂昏迷，较剧烈的头晕、头痛、烦躁不安、多次呕吐、神志淡漠、不愿对答或嗜睡；重者出现昏迷或深昏迷、严重躁动或完全无活动、频繁呕吐、频繁或持续癫痫发作、尿失禁、偏瘫等。颅底骨折患者可有耳鼻流血或脑脊液表现。应注意颅脑损伤患者临床表现变化快，需动态评估以了解病情变化。部分颅脑损伤患者可同时伴有其他部位损伤，如肢体脊柱骨折、出血、胸腹盆部脏器损伤等，可表现出活动障碍、截瘫、休克、呼吸困难、腹痛、腹胀、血尿等多种相关症状。

二、体格检查

对病情较轻者应做详细的体格检查，参见神经系统查体，病情重者进行下述重点检查。

（一）生命体征检查

下丘脑损伤常有高热，脑干损伤可出现早期呼吸抑制和节律紊乱，颅内压增高患者可有脉搏减慢，血压升高；危重患者可有呼吸循环不稳表现。

（二）局部检查

如挫伤引起的局部肿胀、青紫、淤血、压痛，开放性伤口，鼻腔、外耳道出血和脑脊液漏。

（三）全身检查

检查颈、胸、四肢、脊柱、腹盆等部位的合并伤。

（四）神经系统检查

意识状态由轻到重表现为淡漠、嗜睡、昏迷，临床多采用 GCS 评分评估；脑神经检查：主要包括视力、瞳孔大小和对光反射、面部和眼球运动等；肢体运动和感觉、肌张力的检查；生理和病理反射检查。

三、辅助检查

（一）CT

CT 是最重要的影像学检查，对于病情不稳定者需短期甚至数小时内再次复查 CT。怀疑有蛛网膜下腔出血但 CT 显示不清者，可由腰椎穿刺检查血性脑脊液确诊，并可测定颅内压，但需注意避免颅内压增高者脑疝发生。

（二）经颅多普勒超声（TCD）

可通过评估颅底血管的血流间接观察颅内压指标。

四、诊断和鉴别诊断

对于有明确头颅外伤病史者，诊断即明确，但需根据症状严重程度、GCS 评分、体征、CT 等综合判断轻型、中型、重型或特重型。需明确是否有原发性和继发性损伤，尤其需快速诊断是否颅内压增高、脑出血及其类型，包括硬膜外出血、创伤性蛛网膜下腔出血、硬膜下出血、创伤性颅内血肿等。

五、治疗原则

轻症患者如 CT 无明显异常，可院外或留院观察。颅底骨折致脑脊液漏者注意头部抬高卧床，预防性抗生素治疗及必要时腰椎穿刺引流，绝大部分患者会自行好转。保守治疗无效者可考虑行脑脊液漏修补术。如有继发性损伤，但尚无外科手术指征者，进行针对性药物治疗，包括止血、过度通气、出入量控制、甘露醇降颅压、激素治疗、适当镇静、神经营养药物、脑血管痉挛预防药物、预防癫痫、抗生素治疗等，同时注意颅内压监测和并发症的防治。对符合外科手术干预的患者，尤其快速进展的脑出血和重度脑挫裂伤等易引起颅内压增高，需迅速进行以减压和清除血肿、止血和持续颅内压监测为目的的开颅手术。危重生命体征不稳患者，立即予以生命支持治疗，包括心肺复苏、抗休克、呼吸支持等，同时积极评估手术。

（杨亮亮）

第四节　创伤性颅内血肿

创伤性颅内血肿是神经外科常见的急症，是颅脑损伤最严重的继发性病变之一。它主要由直接或间接暴力导致颅内血管破裂，出血汇集于一定部位，产生占位效应及继发性脑损伤，危及生命。创伤性颅内血肿按病情发展速度分为：急性（3 日内）、亚急性（3 日至 3 周）、慢性血肿（3 周以上）。按血肿的解剖位置主要可分为硬膜外血肿、硬膜下血肿、脑内血肿等。

一、临床表现

（一）硬膜外血肿

典型表现为外伤后短暂意识丧失，清醒后数小时的“中间清醒期”，再次出现意识障碍、对侧偏瘫、同侧瞳孔散大等（典型表现只占 10%～27%）。其他表现：头痛、呕吐、癫痫发作等。

（二）硬膜下血肿

大多数急性/亚急性硬膜下血肿表现为意识障碍和局部

神经症状，加重时往往有对侧肢体偏瘫及同侧瞳孔散大。慢性硬膜下血肿患者数周前有明确外伤史，常表现为一侧肢体神经功能症状、反应迟钝、言语不清等（意识障碍＋颅内压增高症状＋局部神经体征＋高级皮质功能症状），仅考虑创伤性慢性硬膜下血肿。

（三）脑内血肿

脑内血肿根据出血不同，临床表型稍有差异。大部分表现为头痛、意识障碍、癫痫发作等，症状不具有特异性（意识障碍＋颅内压增高症状＋局部神经体征＋高级皮质功能症状）。

二、体格检查

（一）意识

大多数创伤性颅内血肿出现意识障碍，轻者表现为嗜睡、昏睡，重者表现为昏迷。少数患者表现为意识内容改变。

（二）瞳孔

出现脑疝患者大多表现为一侧瞳孔散大，对光反射迟钝或消失。若出现双侧瞳孔散大，直接和间接对光反射消失提示脑疝晚期。部分患者合并动眼神经损伤可表现为患侧瞳孔散大，眼球运动受限，直接和间接对光反射消失。

（三）GCS 评分

13～15 分为轻度，9～12 分为中度，3～8 分为重度。

三、辅助检查

（一）头颅 CT

创伤性颅内血肿的主要诊断手段，典型硬膜外血肿表现为双凸高密度影，常伴有颅骨骨折；典型硬膜下血肿表现为新月形密度影（急性为高密度，亚急性为等密度，慢性为低密度）；脑内血肿表现为脑实质内的散在分布的高密度影。

（二）血液检查

多数患者白细胞计数和中性粒细胞百分比升高；重症

患者可有凝血功能障碍。

（三）头颅 MRI

急诊不适合进行 MRI 检查。MRI 表现根据血肿的不同时期表现不同。慢性硬膜下血肿分隔较多者可行 MRI 检查进一步确定分隔情况。

四、诊断和鉴别诊断

明确头部外伤史，有意识障碍或颅内压增高症状或局部神经体征或高级皮质功能症状。查体：可有意识障碍、瞳孔改变、GCS 评分下降等。辅助检查：头颅 CT 可明确颅内出血类型及严重程度。

鉴别诊断见表 10－1。

表 10－1 创伤性颅内血肿的鉴别诊断

鉴别点	急性硬膜外血肿	急性硬膜下血肿	急性脑内血肿
血肿位置	颅骨内板与硬脑膜之间	硬脑膜与蛛网膜之间	脑组织内部
损伤血管	硬脑膜动静脉、板障静脉、静脉窦	脑皮层动静脉、桥静脉	脑挫裂伤引起脑组织内动静脉破裂
常见部位	局限，一般不跨越颅缝	广泛，常跨越骨缝	局限于脑组织内，脑挫裂伤位置；若出血破入脑室可分布于脑室系统
临床表现	典型表现可有中间清醒期，大多数无特异性表现	无特异性表现	无特异性表现
头颅 CT	梭形、双凸型高密度影	新月形高密度影	脑挫裂伤组织内散在分布高密度影，周围常有低密度水肿区域

（一）创伤性蛛网膜下腔出血

患者有明确外伤史，可有头痛、意识障碍、高级皮质功能减退等症状，头颅 CT 可见蛛网膜下腔高密度影。

（二）高血压脑出血

患者常有高血压病史，突发头痛、一侧肢体偏瘫、面瘫，头颅 CT 常见基底节区高密度影。

（三）内动脉瘤破裂出血

患者常无特殊病史，突发剧烈头痛，颅内压增高表现，严重者可出现意识障碍，明显神经系统体征，头颅 CT 可见蛛网膜下腔高密度影，颅内动脉 CTA 可见动脉瘤。

（四）肿瘤性出血

患者多有脑肿瘤病史，或其他部位恶性肿瘤病史，表现为突发头痛，可伴有偏瘫等神经系统体征，头颅 CT 可见等密度占位，其中可见高密度影，周围伴有低密度水肿区域。头颅 MRI 平扫＋增强、MRS 等可进一步明确肿瘤性质。

（五）非创伤性硬膜下血肿

患者多为老年人，常有抗血小板或抗凝药物使用史，或出血风险较高，常表现为逐渐加重的一侧肢体乏力，高级皮质功能减退，如记忆力、计算力下降等。

五、治疗原则

（一）手术治疗

各种手术指征见表 10－2。

表 10－2 手术指征

急性硬膜外血肿 • 血肿＞30 mL，颞部血肿＞20 mL • 昏迷和瞳孔不等大 血肿＜30 mL，血肿厚度＜15 mm，中线结构移位＜5 mm，患者 GCS 评分＞8 分且无局灶性神经功能障碍可考虑保守治疗 手术方式：开颅硬膜外血肿清除术（＋去骨瓣减压）	急性硬膜下血肿 • 血肿＞30 mL，颞部血肿＞20 mL、血肿厚度＞10 mm，或中线移位＞5 mm • 伤后进行性意识障碍，GCS 评分下降＞2 分 血肿＜30 mL、颞部＜20 mL、血肿最大厚度＜10 mm，中线移位＜5 mm、GCS 评分＜9 分急性硬膜下血肿患者，可以先行非手术治疗 手术方式：开颅硬膜下血肿清除术（＋去骨瓣减压）

（续表）

脑内血肿	慢性硬膜下血肿
• 进行性意识障碍和神经功能损害，药物无法控制颅内压增高，CT 出现明显占位效应 • 额颞顶叶挫裂伤体积＞20 mL，中线移位＞5 mm，伴基底池受压 • 通过脱水等药物治疗后颅内压≥25 mmHg，脑灌注压≤65 mmHg 患者无意识改变和神经损害表现，药物能有效控制颅内压增高，CT 未显示明显占位效应，可在严密观察意识和瞳孔等病情变化下，继续药物保守治疗 手术方式：开颅脑内血肿清除术（十去骨瓣减压）	• 临床出现颅内压增高症状和体征，伴有或不伴有意识改变和大脑半球受压体征 • CT 或 MRI 扫描显示单侧或双侧硬膜下血肿＞10 mm、单侧血肿导致中线移位＞10 mm 无临床症状和体征、CT 或 MRI 扫描显示单侧或双侧硬膜下血肿厚度＜10 mm、中线移位＜10 mm 患者可采取保守治疗（阿托伐他汀钙土地塞米松） 手术方式：颅骨钻孔引流术

（二）保守治疗

保持呼吸道通畅，监测生命体征、意识、瞳孔，定期随访 CT，止血，脱水，护胃，神经营养，补液，对症支持等。

（谢　强）

第五节　高血压性脑出血

高血压性脑出血是自发性脑出血中最常见的类型，常发生于 50～70 岁，男性略多，冬春季易发。高血压常导致脑底的小动脉发生病理性变化，突出的表现是在这些小动脉的管壁上发生玻璃样或纤维样变性和局灶性出血、缺血和坏死，削弱了血管壁的强度，出现局限性的扩张，并可形成微小动脉瘤。因情绪激动、过度脑力与体力劳动或其他因素引起血压剧烈升高，导致已病变的脑血管破裂出血。其中，豆纹动脉破裂最为多见，其他依次为丘脑穿通动脉、丘脑膝状动脉和脉络膜后内侧动脉等。最常见的高血压性脑出血发生于基底节区。

一、临床表现

高血压性脑出血常在活动时、激动时、用力排便等时刻发病，起病急骤，往往在数分钟或数小时内病情发展到高峰。临床表现视出血部位、出血量、全身情况等因素而不同。一般发病为突然出现剧烈头痛，恶心、呕吐，并且多伴有躁动、嗜睡或昏迷。血肿对侧出现偏瘫、瞳孔的变化，早期两侧瞳孔缩小，当血肿扩大，脑水肿加重，遂出现颅内压增高，引起血肿侧瞳孔散大等脑疝危象，出现呼吸障碍，脉搏减慢，血压升高。

二、体格检查

根据脑出血的部位和出血量的不同，高血压性脑出血患者意识情况可能有清醒、嗜睡、昏睡，甚至昏迷，早期瞳孔可能出现缩小的表现，随着出血的进展、脑水肿颅高压的进展，可能出现瞳孔扩大等脑疝的表现，通常患者还可能伴有偏瘫、偏身感觉障碍、偏盲等“三偏症状”、口齿不清、鼻唇沟不对称、伸舌不居中等，病理征可呈阳性。

三、辅助检查

首选 CT 检查，CT 能快速准确地显示出血的部位、出血量、有无破入蛛网膜下腔及脑室、有无脑积水、血肿的占位效应及周围脑组织水肿的情况。对于高血压性脑出血，MRI 检查也能提供一些重要信息，但通常不作为首选检查手段。对于特殊病例，脑血管造影或 CTA 也可作为重要的辅助检查手段，帮助鉴别动脉瘤、动静脉畸形、海绵状血管瘤等引起的出血。

四、诊断和鉴别诊断

中老年患者、有高血压病史、突发起病、单侧肢体偏瘫或伴有意识改变等，头颅 CT 提示颅内出血的患者，要考虑高血压性脑出血的诊断。

鉴别诊断：①脑梗死，老年患者多见，可有 TIA 发作史，有动脉粥样硬化的危险因素，可伴有偏瘫、言语不利、意识改变等，早期通常不伴有头痛、恶心、呕吐等颅内压增高表现。CT 及 MRI 有助于鉴别。②蛛网膜下腔出血，常见于颅内动脉瘤破裂等，起病可急骤并迅速出现意识障碍，头痛、恶心、呕吐多见，CT 可见出血部位位于蛛网膜下腔，也可破入脑实质内，CTA 及 DSA 有助于鉴别。③颅内占位性病变，脑肿瘤、脑脓肿等占位性病变也可造成偏瘫意识障碍等，但通常此类患者起病相对较缓，病情逐渐加重，并可伴有癫痫、发热、性格改变等其他伴随症状，CT 及 MRI 有助于鉴别。④其他昏迷的病因，中毒、低血糖、肝昏迷、尿毒症、低氧血症等亦可引起患者昏迷，可根据相应病史、体格检查、生化检查及影像学检查鉴别。

五、治疗原则

（一）非手术治疗

①控制性降压，高血压性脑出血患者，急性期通常由于库欣反应导致血压进一步升高，增加了再出血的风险，根据 AHA/ASA 2015 版指南，收缩压在 150～220 mmHg 并且无急性期降压治疗禁忌的患者，收缩压控制于 140 mmHg 是安全的；对于收缩压超过 220 mmHg 的患者，连续静脉用药强化降压和频繁血压监测是合理的。②纠正凝血功能异常，部分患者伴有凝血功能异常、血小板降低等，应予以纠正。③降低颅内压，对于伴有颅内压增高表现的患者，可使用甘露醇、甘油果糖、白蛋白、利尿剂等降低颅内压，控制脑水肿。④预防应激性溃疡，可使用 PPI 制剂预防应激性溃疡。⑤维持水电解质平衡，由于高血压性脑出血患者大量应用脱水药并且患者可能伴有意识障碍、吞咽困难等影响进食的情况，易造成水电解质紊乱。

（二）外科治疗

①颅内压监测，高血压性脑出血患者如伴有颅内压增高表现，可放置颅内压监测，对控制颅内压的治疗起到指导作用。②大骨瓣开颅血肿清除，适用于出血量大、中线移位

明显或伴有脑疝、严重颅内压增高等表现的高血压性脑出血患者，可迅速降低颅内压，并且可同时行去骨瓣减压，但手术创伤大，手术时间长。③小骨瓣开颅血肿清除，根据出血部位个性化设计手术切口及骨窗，对脑组织的损伤较小，但对于脑疝、严重颅内压增高的患者，降低颅内压的效果较差。④脑室外引流术，对于高血压性脑出血破入脑室的患者，放置脑室外引流装置可降低颅内压、治疗急性脑积水、引流脑室内血肿，后期亦可经引流管注入溶栓药物辅助脑室内血肿的清除。⑤Endoport 辅助神经内镜下脑血肿清除术，近年来逐渐兴起的治疗手段，根据出血部位设计手术入路，小骨窗开颅，Endoport 作为工作鞘可显著减少周围脑组织的损伤，神经内镜直视下进行血肿清除具有手术野清晰的特点，有利于迅速准确地清除颅内血肿、控制出血责任血管等优势。

（李　宸）

第六节　垂体腺瘤

垂体腺瘤是常见的鞍区良性肿瘤，人群发病率为 8.2/10 万～14.7/10 万，好发于青壮年，近年来发病率有增高趋势，在颅内肿瘤中发病率仅低于胶质细胞瘤和脑膜瘤，约占颅内肿瘤的 10%。

一、临床表现

催乳素、生长激素、促肾上腺皮质激素、促甲状腺激素等垂体激素过量分泌引起一系列的代谢紊乱和脏器损害。肿瘤压迫使其他垂体激素低下，引起相应靶腺的功能低下。压迫蝶窦区域结构，如视交叉、视神经、海绵窦、颈内动脉、下丘脑、第三脑室，甚至累及额叶、颞叶、脑干等，导致相应功能严重障碍。

二、体格检查

（一）视野改变

这是垂体瘤压迫使神经及视交叉引起，早期压迫视交叉下方及后方，将视交叉推向前上方，压迫视交叉下方的视网膜内下象限纤维，导致颞侧上象限视野缺损。肿瘤继续生长可累及视交叉中层的视网膜内上象限纤维，此时可以产生典型的双颞侧视野偏盲；肿瘤进一步生长，陆续累及视交叉外上象限及外下象限，导致鼻侧下象限、上象限偏盲，最后导致完全的视野缺损。如果肿瘤向一侧生长，压迫视束，导致同向性视野缺损，较少见。

（二）视力改变

视力减退与视野缺损的程度并不平行，两侧不对称，直到晚期才出现视力下降，并可发展到失明，这是视神经原发性萎缩的结果。

（三）视神经乳头改变

由于视神经受压及血液循环障碍，多数患者有视乳头原发性萎缩，且多从双侧同时开始，但程度不等。少数病例肿瘤偏向一侧，可导致同侧视神经原发性萎缩，对侧视神经乳头水肿（称为 Foster-Kennedy 综合征）。

（四）邻近结构压迫症状

①向外侧发展，压迫或侵犯海绵窦，产生第Ⅲ、Ⅳ、Ⅵ对脑神经及三叉神经第一支的障碍，其中动眼神经最常受累，引起一侧眼睑下垂、眼球运动障碍。②向前方发展，可压迫额叶产生精神症状，如神志淡漠、欣快、智力锐减、健忘、癫痫、大小便无法自理、单侧或双侧嗅觉障碍。③向后方发展，压迫大脑脚及动眼神经，引起一侧动眼神经麻痹，对侧轻偏瘫，即 Weber 综合征。④向上方发展，侵犯第三脑室，导致嗜睡、近事遗忘、虚构、幻觉、定向力差、反应迟钝和视乳头水肿、昏迷等。⑤向下方发展，可破坏鞍底长入蝶窦、鼻咽部，产生反复少量鼻出血、鼻塞及脑脊液鼻漏等。⑥向外上生长：可累及内囊、基底节等处，产生偏瘫和感觉障碍等。

（五）功能性垂体瘤特殊体征

①催乳素型垂体瘤，女性出现闭经-泌乳-不孕三联症（Forbis-Albright 综合征），男性出现阳痿、毛发稀少、睾丸萎缩、肥胖、乳房发育及溢乳。②生长激素型垂体瘤，儿童阶段发病出现巨人症，成人阶段发病表现为肢端肥大症。③促肾上腺皮质激素，出现高皮质醇血症，出现典型的库欣综合征。④促甲状腺激素，甲状腺肿大，扪及震颤，闻及杂音，出现突眼。

三、辅助检查

（一）内分泌检查

无功能性垂体瘤激素水平无明显异常，对于垂体卒中，部分患者有可能出现垂体功能减退表现，一般表现为皮质醇或甲状腺激素水平降低。对于功能性垂体瘤，需要评估生长激素全套、甲状腺激素前 5 项、催乳素、皮质醇、促肾上腺皮质激素＋睾酮（男）/雌激素、孕激素、卵泡刺激素、黄体生成素（女）。

（二）尿液检查

包括检查 24 小时尿量和尿渗透压，垂体后叶减退患者的尿渗透压显著降低。

（三）MRI

MRI 是目前诊断垂体瘤的首选方式，能发现垂体瘤的微小组织差别，可供三维观察。

（四）CT

鞍区 CT 平扫可以观察到垂体瘤对蝶鞍骨质的破坏，可以显示蝶窦内骨性结构，对于指导经鼻垂体瘤切除手术入路有意义，颅内 CTA 可以发现颈内动脉动脉瘤、狭窄及变异。

（五）视力视野检查

直观反映肿瘤对视功能的破坏程度。

（六）心脏超声

评估生长激素型垂体瘤的心脏受累程度。

（七）甲状腺超声

评估生长激素型垂体瘤的甲状腺肿大情况。

（八）睡眠呼吸监测

评估患者呼吸道黏膜增厚程度。

四、诊断和鉴别诊断

出现视野缺损及视力减退。全身症状：性功能障碍、泌乳闭经、肢端肥大症、巨人症、库欣综合征、甲亢。体格检查：典型变现为双颞侧视野缺损。功能性垂体瘤变现为激素水平升高。CT 或 MRI 提示鞍区肿瘤，不同程度地侵犯海绵窦。

鉴别诊断：①Rathke 囊肿，Rathke 囊的残留物可在鞍上或鞍内生长成为大小不等的囊性病变，该病常无临床症状而被偶然发现，但也可发展为占位性病变而出现垂体功能低下等占位效应。本病在 CT 上表现为低密度边界清楚的无强化鞍内囊性病变，可向鞍上扩展。在 MRI 上通常在 T2 呈高信号，但可呈混杂信号。②颅咽管瘤，常见于儿童，但该病还有一个年龄发病高峰为 60 岁，患者可出现多食、多尿等与糖尿病相关的症状，可有垂体功能减退、发育不良等表现，通常为鞍上囊性病变，增强 MRI 上可见强化的正常垂体被肿瘤压向下方或侧方。CT 上病变钙化可提示本病该现象可出现于多达 70%的患者。③脑膜瘤，好发于女性，年龄发病高峰为 40～50 岁。MRI 上病变明显均匀强化、病变存在硬膜尾征及 CT 上病变钙化可提示本病。增强 MRI 上可见强化的正常垂体。④动脉瘤，起源于颈内动脉床突上段、前交通动脉或后交通动脉的动脉瘤可向鞍上或鞍内突出，引起与垂体瘤类似的临床表现。根据突出方向的差别，可出现视野缺损或垂体功能低下等占位效应。鞍区动脉瘤在部分血栓形成时会在 MRI 扫描时表现为典型的流空现象和不同的信号强度 MRA 或 DSA 检查均有助于诊断。⑤转移性病灶，患者通常有恶性肿瘤病史，典型病变来源于乳腺、肝、肺和肾。CT和MRI可发现广泛的骨质破坏、垂体柄增粗和密度不均的鞍区占位鞍区转移癌患者中糖尿病很常见，多达70%的患者合并糖尿病。定期MRI检查，若肿瘤快速生长常提示转移癌。

五、治疗原则

垂体瘤的治疗包括药物治疗、手术治疗、放疗和随访观察。催乳素型垂体瘤诊断后可以考虑多巴胺受体激动剂，垂体功能减退及垂体瘤术后患者使用甲状腺激素及糖皮质激素替代治疗。

（一）手术治疗

适应于各种类型较大或侵袭性生长、已有视神经及其他压迫症状、已出现下丘脑反应和脑积水的垂体瘤、微腺瘤中的ACTH瘤、无法承受药物治疗的生长激素瘤（GH瘤），以及不耐受或治疗不敏感的催乳素瘤（PRL瘤）和GH瘤亦可采取手术治疗；无功能腺瘤如有压迫症状一般均需手术治疗。目前常用的是内镜下或显微镜下经鼻-蝶窦入路或经颅入路。

（二）放射治疗

适应于术后肿瘤残留的患者、不愿意手术且药物治疗无效的患者、高龄且一般情况较差的患者。放疗可分为外放疗和内放疗两种。外放疗常用的有超高压照射的^{60}Co和直线加速器、重粒子放疗（α粒子、质子、中子），以及γ刀、射波刀等。内放疗有放射性核素（^{198}Au、^{90}Y）等。

（三）保守治疗

对于无治疗需求的患者可采取保守观察及随访，如男性PRL微腺瘤无明显性功能障碍者、女性PRL微腺瘤无生育要求者，以及影像学上无明显压迫的无功能腺瘤患者。

（高 洋）

第七节 胶质瘤

中枢神经上皮肿瘤为颅内最常见的原发性肿瘤，其中胶质瘤为最常见的中枢神经上皮肿瘤。过去根据组织病理将胶质瘤分为WHO Ⅰ～Ⅳ级肿瘤，其中低级别胶质瘤包括WHO Ⅰ、Ⅱ级肿瘤，主要为星形细胞肿瘤、少突胶质细胞瘤、毛细胞型星形细胞瘤、室管膜下巨细胞型星形细胞瘤、多形性黄色星形细胞瘤；高级别胶质瘤包括WHO Ⅲ、Ⅳ级肿瘤，主要包括间变性星形细胞瘤、间变性少突胶质细胞瘤、胶质母细胞瘤、巨细胞胶质母细胞瘤、胶质肉瘤。随着胶质瘤分子病理研究开展，目前在最新2021年第5版中枢神经系统肿瘤分类中引入*IDH*突变、1p19q染色体共缺失、*EGFR*扩增、*TERT*突变等分子指标，重点推进了分子诊断在中枢神经系统肿瘤分类中的作用，分子参数可以提高组织学分级，CNS WHO分级不再像以往仅局限于组织学分级。

一、临床表现

不同类型的胶质瘤根据肿瘤的生长速度表现不同，低级别胶质瘤通常生长缓慢，病程较长；高级别胶质瘤通常生长迅速，症状发展较快。

（一）癫痫

通常为低级别胶质瘤患者的首发症状，高级别胶质瘤患者也可出现癫痫，但更多的以颅高压症状和局灶性神经症状为主。

（二）颅高压症状

因肿瘤的占位效应或引起梗阻性脑积水引起头痛、呕吐，严重的患者可出现意识障碍。

（三）局灶性神经症状

脑组织局部病变引起的脑神经功能障碍，一侧的肢体感觉或运动障碍、言语障碍、视力障碍、记忆力减退、精神改变等。

（四）其他

肢体乏力、间脑肿瘤可出现内分泌的紊乱、智力发育落后、累及小脑走路不稳等共济失调。

二、体格检查

可参考神经系统查体。颅高压患者可出现视乳头水肿。根据不同的肿瘤位置可出现脑神经损害、偏瘫、偏身感觉障碍、视力障碍、共济失调等。

三、辅助检查

（一）CT

胶质瘤通常在 CT 上呈低或等低密度，部分可含有钙化或出血呈高密度，CT 也可因囊变、坏死表现密度不一。

（二）MRI

胶质瘤通常在 T1WI 呈低信号，在 T2WI 呈高信号，低级别胶质瘤通常在 T1WI 增强上不显强化，高级别胶质瘤通常在 T1WI 增强上可出现表现不一的强化。同时 MRI 随着组织病理的特征可出现囊变、坏死等影像学特征。

（三）MRS

目前更多运用于胶质瘤的鉴别诊断，尤其是对于不增强的低级别胶质瘤与非肿瘤性病变的鉴别，胶质母细胞瘤术后假性进展的。对于肿瘤性病变，MRS 往往出现 Cho 峰增高、NAA 峰降低的倒置现象。

（四）PET－CT

常运用于胶质瘤的鉴别诊断，^{18}F－FDG PET－CT 可用于胶质瘤与转移性肿瘤、原发性中枢神经系统淋巴瘤的鉴别，MET PET－CT 等放射性标记氨基酸示踪迹的 PET－CT 也能更好地提示胶质瘤诊断。

（五）其他影像学技术

随着影像学技术的发展，包括灌注成像、弥散成像、脑功能成像等技术也运用在胶质瘤术前诊断与鉴别诊断、提示肿瘤分级、肿瘤边界的预测、手术方案评估制定中。

四、诊断和鉴别诊断

注意患者的病程与首发症状及体格检查，此对于患者术前诊断以及病情进展评估（是否需要急诊处理）非常重要。脑肿瘤的手术方案并非一成不变，详细的病史询问、仔细的术前查体及完善的术前检查对于胶质瘤手术方案的设计意义重大。

鉴别诊断：①与颅内常见良性肿瘤脑膜瘤的鉴别，脑膜瘤为颅内脑外的病变，肿瘤在 T1WI 增强上通常为均匀强化，可见“脑膜尾征”。脑膜瘤通常为良性肿瘤，起病慢，病程长。②与其余颅内占位性病变鉴别，包括脑内转移瘤，注意患者的病史尤其是既往肿瘤病史，颅内可呈多发病变，肿瘤在 T1WI 增强上可出现表现不一的强化方式，通常伴有“小肿瘤大水肿”的特征。颅内感染性疾病如脑脓肿，患者既往可有发热病史，影像学上形成脓肿壁后可见 T1WI 增强上光滑且显著增强的脓肿壁，周围伴明显水肿，DWI 可以病灶呈明显的弥散受限。原发性中枢神经系统淋巴瘤，患者通常病情进展较快，肿瘤在 T1WI 增强上可出现表现不一的强化方式，通常显著强化，病灶边界清楚，表面尚光滑，DWI 因肿瘤密度高出现弥散受限，FDG PET - CT 表现显著的葡萄糖高摄取。使用地塞米松等激素后，肿瘤在影像学上可出现强化灶的消失，需注意此并非为肿瘤的治愈，对于考虑淋巴瘤的患者建议进行活检，在活检前需避免激素的使用。③与颅内非肿瘤性病变鉴别，如脑梗死、脑炎、脑内脱髓鞘样病变等。注意患者病史及体格检查，结合 MRS、PET - CT 等影像学资料鉴别，必要时需行相关脑脊液检查。

五、治疗原则

手术治疗为胶质瘤最主要的治疗方案，需要尽可能做到“安全范围内的最大切除”。对于无法进行手术切除治疗的患者可以采取活检的方法获得病理明确诊断。根据病理情况后续将采取放疗和（或）化疗，或进行定期随访观察。胶质瘤复发后可以考虑再次手术治疗，但再手术的适应证需要把握。在胶质母细胞瘤的MRI随访中若出现新的强化灶或原先强化灶的增大，需要注意与假性进展的鉴别。除了放疗和化疗，BRAF和MEK抑制剂、贝伐珠单抗及电场治疗（TTF）也运用于特定类型的胶质瘤患者。靶向治疗、免疫治疗等治疗手段也在研究中，NCCN指南也鼓励特定的胶质瘤患者参加临床试验。

（李泽阳）

第八节　急性脊髓炎

急性脊髓炎是各种感染后引起自身免疫反应所致的急性横贯性脊髓炎病变。

一、临床表现

以青壮年多见，发病前1～2周有病毒感染史或预防接种史，急性起病。起病时可有低热，病变部位神经根痛，肢体麻木无力，病变节段束带感。大多数在数小时或数日内出现受累平面以下运动障碍，感觉缺失，括约肌功能障碍。

二、体格检查

（一）运动障碍

早期处于脊髓休克期，2～4周后出现上运动神经元障碍症状。肌力恢复始于下肢远端，逐步上移。休克期的长短取决于脊髓损害程度和有无其他并发症。

（二）感觉障碍

受累平面以下感觉缺失，后期感觉功能恢复慢且差，恢复时感觉平面逐步下移。

（三）自主神经功能障碍

早期呈无张力性神经源性膀胱（容量＜1000 mL）发展为

充盈性尿失禁，疾病恢复后尿容量在 300～400 mL 或以下时出现反射性神经源性膀胱。病变平面以下少汗、无汗、角化过度等。病变平面以下发作性出汗过度，皮肤潮红，反射性心动过缓称自主神经反射异常。

三、辅助检查

（一）脑脊液检查

细胞数和蛋白质正常或略升高，以淋巴细胞为主。

（二）电生理检查

①视觉诱发电位（VEP），与视神经脊髓炎及多发性硬化鉴别；②下肢体感诱发电位（SEP），波幅明显下降；③运动诱发电位（MEP），判断疗效和预后的指标；④肌电图。

（三）MRI

病变节段内多片状或较弥漫的 T2 高信号，强度不均。

四、诊断

发病前 1～2 周有腹泻、上呼吸道感染或预防接种史；急性起病，迅速出现脊髓横贯性损害症状。脑脊液检查符合急性脊髓炎的改变。MRI、电生理检查等排除脊髓病。

五、治疗原则

（一）一般治疗

加强护理，防治各种并发症是保证功能恢复的前提。①高颈段脊髓炎有呼吸困难者，应及时吸氧，保持呼吸道通畅，选用有效抗生素来控制感染，必要时气管切开进行人工辅助呼吸。②排尿障碍者，应保留无菌导尿管，每 4～6 小时放开引流管 1 次。当膀胱功能恢复，残余尿量少于 100 mL 时不再导尿，以防止膀胱痉挛，体积缩小。③保持皮肤清洁，按时翻身、拍背、吸痰，易受压部位加用气垫或软垫以防发生压疮。皮肤发红部位可用 10％酒精或温水轻揉，并涂以 3.5％安息香酊，有溃疡形成者应及时换药，应用压疮贴膜。

（二）药物治疗

①皮质类固醇激素：急性期，可采用大剂量甲泼尼龙短程冲击疗法，连用3～5日，之后逐渐减量维持4～6周后停药。②大剂量免疫球蛋白，3～5日为一疗程。③B族维生素，有助于神经功能恢复。常用维生素B_1、甲钴胺肌内注射。④抗生素。

（刘腾飞）

第九节 脊髓空洞症

脊髓空洞症就是脊髓的一种慢性进行性的病变。病因不十分清楚，其病变特点是脊髓（主要是灰质）内形成管状空腔，以及胶质（非神经细胞）增生。本病常好发于颈部脊髓。当病变累及延髓时，则称为延髓空洞症。

一、临床表现

发病年龄为31～50岁，儿童和老年人少见，男性多于女性，曾有家族史，脊髓空洞症的临床表现有三方面，症状的程度与空洞发展早晚有很大关系，一般病程进展较缓慢，早期出现的症状多呈节段性分布，最先影响上肢，当空洞进一步扩大时，髓内的灰质和其外的白质传导束也被累及，于空洞腔以下出现传导束功能障碍。因此，早期患者的症状比较局限和轻微，晚期症状则表现广泛甚至出现截瘫。

（一）感觉症状

根据空洞位于脊髓颈段及胸上段，偏于一侧或居于中央，出现单侧上肢与上胸节之节段性感觉障碍，常以节段性分离性感觉障碍为特点，痛觉、温觉减退或消失，深感觉存在，该症状也可为两侧性。

（二）运动症状

颈胸段空洞影响脊髓前角，出现一侧或两侧上肢弛缓性部分瘫痪症状，表现为肌无力及肌张力下降，尤以两手的鱼际肌、骨间肌萎缩最为明显，严重者呈现爪形手畸形，三叉神经下行根受影响时，多发生同侧面部感觉呈中枢型痛，温觉障碍，面部分离性感觉缺失形成所谓“洋葱样分布”，伴咀嚼肌力弱，若前庭小脑传导束受累，可出现眩晕、恶心、呕吐、步态不稳及眼球震颤，而一侧或两侧下肢发生上运动元性部分瘫痪，肌张力亢进，腹壁反射消失及巴宾斯基征阳性，晚期病例瘫痪多加重。

（三）自主神经损害症状

空洞累及脊髓（C8 和 T1）侧角之交感神经脊髓中枢，出现 Horner 综合征，病变损害相应节段，肢体与躯干皮肤可有分泌异常，多汗或少汗症是分泌异常的唯一体征，少汗症可局限于身体的一侧，称为“半侧少汗症”，而更多见于一侧的上半身，或一侧上肢或半侧面部，通常角膜反射亦可减弱或消失，因神经营养性角膜炎可导致双侧角膜穿孔；另一种奇异的泌汗现象是遇冷后排汗增多，伴有温度降低，指端、指甲角化过度，萎缩，失去光泽，由于痛觉、温觉消失，易发生烫伤与创伤，晚期患者出现大小便障碍和反复性泌尿系统感染。节段性分离性感觉障碍，病变节段支配区肌肉萎缩，营养障碍。

二、临床分型

脊髓空洞伴第四脑室正中孔堵塞和中央管扩大。本病分为特发性脊髓空洞症、继发性脊髓空洞症和单纯性脊髓积水或伴脑积水。

三、辅助检查

（一）MRI

首选检查，评估脊髓空洞节段及原因。

（二）CT

平扫或增强检查：判断骨性结构变化，用于鉴别诊断。

（三）脊髓造影

目前已极少使用。

四、诊断

根据慢性发病和临床表现的特点，有节段性分离性感觉障碍，上肢发生下运动神经元性运动障碍，下肢发生上运动神经元性运动障碍等，多能做出明确诊断，结合影像学的表现，可进一步明确诊断。

五、治疗原则

（一）一般治疗

采用神经营养药物，过去曾试用放疗，但疗效皆不确切。鉴于本病为缓慢进展性，以及常合并环枕部畸形及小脑扁桃体下疝畸形，而且这些又被认为与病因有关，因此在明确诊断后应采取手术治疗。

（二）手术治疗

手术的理论依据是：①进行颅颈交界区域减压，处理该部位可能存在的畸形和其他病理因素，消除病因，预防病变发展与恶化。②做空洞切开分流术，使空洞缩小，解除内在压迫因素，以缓解症状。

（三）其他治疗

包括B族维生素、血管扩张剂、神经细胞代谢功能活化剂等，均可应用。

（刘腾飞）

第十节　椎管内肿瘤

椎管内肿瘤是指发生于脊髓本身及椎管内与脊髓邻近组织（脊神经根、硬脊膜、脂肪组织、血管、先天性残留组织等）的原发性肿瘤或转移性肿瘤的总称。椎管内肿瘤通常分三类：①髓内肿瘤，起源于脊髓实质，占椎管内肿瘤的5%～10%，其中胶质瘤最常见，如室管膜瘤、星形细胞瘤。

②髓外硬脊膜下肿瘤，肿瘤位于脊髓外硬脊膜内。此类肿瘤最多，占椎管内肿瘤的65%～70%，大多数为良性肿瘤，如神经鞘瘤、脊膜瘤；少数为先天性肿瘤。③硬脊膜外肿瘤，肿瘤位于椎管内硬脊膜外，约占椎管内肿瘤的25%。大多数为恶性肿瘤，如转移瘤、淋巴瘤和多发性骨髓瘤；少数为良性肿瘤如海绵状血管瘤和肉芽肿。

一、临床表现

椎管内肿瘤压迫神经根和脊髓产生各种临床表现。随着肿瘤生长，其临床表现可以分为三期：①刺激期，最常见的症状是神经根痛，沿神经根分布区扩展。②脊髓部分受压期，即脊髓传导束受压症状，典型体征为脊髓半切综合征（布朗-塞卡综合征），表现为肿瘤节段以下同侧上运动神经元性瘫痪及触觉、深感觉减退，对侧肿瘤平面2～3个节段以下的痛温觉丧失。③脊髓瘫痪期，肿瘤平面以下深、浅感觉丧失，肢体完全瘫痪，自主神经功能障碍如大小便障碍，并出现皮肤营养不良征象。

不同类型椎管内肿瘤临床表现略有不同。如硬脊膜外肿瘤常引起椎体和椎板结构破坏时，可导致病理性骨折，压迫脊髓或神经根，引起相应的临床表现。最早症状常为椎旁疼痛或根性放射性肢体疼痛，最终出现脊髓半切综合征和脊髓瘫痪。髓外硬脊膜下肿瘤生长缓慢，典型表现为脊髓压迫或神经根压迫症状。脊髓半切综合征是最为典型的脊髓压迫症状。静息性根性疼痛是神经根受压表现。髓内肿瘤以缓慢进展的阶段性、非根性疼痛最为常见。肿瘤平面以下运动、感觉等功能障碍发展顺序与髓外肿瘤不同，它是由肢体远端向近端发展。

二、体格检查

各节段脊髓肿瘤的主要症状及体征的特征如下：①高颈段肿瘤（C1～C4），枕颈区放射性痛，四肢痉挛性瘫痪、感觉障碍,可出现呼吸困难。②颈膨大段肿瘤(C5～T1),肩及上肢放射性痛,上肢弛缓性瘫痪,下肢痉挛性瘫痪,病灶以下感觉障碍,Horner 综合征。③胸髓段肿瘤(T2～T12),胸腹部放射痛和束带感,上肢正常,下肢痉挛性瘫痪,并有感觉障碍。④腰骶段肿瘤(L1～S2),下肢放射痛,弛缓性瘫痪及感觉障碍,会阴部感觉障碍,明显的括约肌功能障碍。

三、辅助检查

(一) MRI

MRI 是最具诊断价值的方法,可以直观显示肿瘤位置及与周边结构关系,对指导手术切除肿瘤有积极意义。

(二) CT

清晰显示肿瘤周边骨性结构(如椎体、椎弓根等)破坏程度,肿瘤是否有钙化。

(三) 脊柱 X 线平片

可见椎间孔扩大、椎体破坏或塌陷征象,判断脊柱稳定性及病变节段定位有辅助价值。

(四) 脊髓血管造影

可显示肿瘤病理性血管及其供血动脉、引流静脉情况,对手术也有指导意义。

四、诊断和鉴别诊断

主要依据病史、临床症状和体征及神经影像学检查。椎管内肿瘤的诊断应包括定位诊断和定性诊断两部分。定位诊断包括:①横向定位诊断,如硬脊膜外肿瘤、髓外硬脊膜下肿瘤和髓内肿瘤。②纵向定位诊断,即节段性定位,如颈髓、胸髓、腰骶髓、圆锥部和马尾部肿瘤。定性诊断即组织学诊断,如神经鞘瘤、脊膜瘤、神经胶质瘤等。

鉴别诊断:横向定位诊断的鉴别,见表 10－3。

表 10-3　椎管内肿瘤横向定位诊断的鉴别要点

临床表现	髓内病变	髓外病变
神经根痛	少见，晚期出现，定位意义不明确	出现较早，比较顽固，有定位意义
感觉障碍	自上而下发展，有感觉分离现象	自下而上发展，感觉分离现象少见
脊髓半切综合征	少见，且不典型	多见且典型，多从一侧开始
下运动神经元性瘫痪	广泛而明显，有肌萎缩	只限于病变所在节段，不明显
锥体束征	出现较晚，且不显著	早而显著
括约肌障碍	早期出现	出现较晚
椎管内梗阻	不明显	明显，造影呈杯口状
脑脊液蛋白质含量	不明显增多	明显增多
腰椎穿刺放液后反应	影响较少，症状改变不明显	常使症状加重
营养性改变	大多显著	不明显
脊柱骨质改变	一般无改变	较多见

常见椎管内肿瘤的影像鉴别诊断：①室管膜瘤，可发生于脊髓的各段，以脊髓圆锥、马尾和终丝最常见。T1WI 呈均匀低信号或等信号，T2WI 呈高信号，其内可见囊变、坏死、出血信号。增强扫描肿块均匀强化，囊变、坏死区无强化。②星形细胞瘤，多见于儿童，常见于颈胸段。肿瘤常位于脊髓后部，呈偏心非对称性，部分呈外生性。T1WI 呈低信号，T2WI 呈高信号，肿瘤内合并囊变或出血时信号不均匀。增强后肿瘤明显强化。少数恶性程度的胶质母细胞瘤可见脑脊液种植转移。③神经鞘瘤/神经纤维瘤，两者均可发生于椎管内各个节段。神经鞘瘤常呈卵圆形或分叶状，多单发，有蒂，有完整的包膜，常累及神经根。有时肿瘤从硬脊膜囊向神经孔方向生长，使相应神经孔扩大，延及硬膜内外的肿瘤常呈典型的哑铃状。肿瘤在 T1WI 上呈等信号，T2WI 上呈高信号，增强后呈明显强化。神经纤维瘤在脊髓的侧方顺

沿神经根生长，较易引起邻近椎弓根与椎体的侵蚀。T1WI呈低或等信号，T2WI呈高信号，增强后强化明显，靶征为其特征性表现，即病灶中心在T1WI上呈低信号，周边呈环形高信号，其中心低信号为胶原纤维组织，周边高信号为黏液基质成分。④脊膜瘤，好发于胸段脊髓蛛网膜下腔背侧。肿瘤为实性，表面光滑，有完整包膜，右时可见钙化。肿瘤信号在T1WI和T2WI上与脊髓信号相似，呈强化后明显强化，邻近的硬脊膜可见线形强化，即脊膜尾征。

五、治疗原则

对于绝大部分椎管内肿瘤而言，手术切除是最有效的治疗手段。椎管内肿瘤手术原则是在最大限度地保留脊髓和神经功能的前提下最大限度地切除肿瘤，同时最小限度地影响脊柱稳定性。患者全身情况差、不能耐受手术或已有广泛转移的患者，需行姑息治疗。恶性肿瘤可经手术行肿瘤大部分切除并行外减压，术后根据病理结果辅以放疗和(或)化疗。

（刘腾飞）

第十一章　整形外科

第一节　外伤及手术创面处理

颌面是人体的暴露部位，易受损伤。该部位器官种类多、对称性较强，生理功能及对容貌影响大，且造成的损伤常为严重的复合损伤。因此，对颌面部损伤的救治水平要求较高，要求在救治生命的同时，尽可能地重建功能和减少畸形。

一、临床特点

颌面部和头皮部为暴露部位，创伤种类多，有切割伤、撞击伤、火器伤、烧伤、冻伤、咬伤、放射性损伤等。因是暴露部位，创面易受污染，易有异物存留。颌面部与呼吸道关系密切，颌面部损伤中的出血、异物、组织肿胀等均可影响气道通畅，甚至造成窒息。颌面部与颈部相邻，可能会合并有颈椎损伤、脊髓损伤、气管损伤、颈部大血管损伤等颈部重要组织器官的损伤。

颌面部的器官种类多，眼、耳、鼻、口等，头面部常出现多器官复合损伤。颌面部和头皮部血供非常丰富，该部位损伤出血多，有时即使创口很小亦是“血肉模糊”，导致误判病情；易形成血肿，肿胀明显。同时因血供丰富，组织抗感染能力强、愈合能力强。

二、体格检查

对颌面部损伤和头皮损伤患者应给予全面快速的检查。强调生命体征，根据患者神志、步态等做出对患者的初步判断。首先检查呼吸、脉搏、血压等生命体征，以及有无威胁患者生命的紧急情况。不能仅被头面部伤情所吸引，应按顺序检查各部位。车祸、群殴、爆炸等易引起多部位损伤，尤应注重全面检查。强调迅速及时判定伤情，区分轻重缓急。病情危急时，边救治边检查，甚至先抢救后检查。检查的同时，应注意尽量阻止病情发展。

头面部检查应注重头面部整体的观察，同时观察头颅、面部的对称情况，头皮或其他组织的缺损大小和严重程度等。基本可按眼、耳、鼻、口的顺序进行。外伤范围累及眼部时，眼部的检查应特别细致，除对上下睑外伤的检查外，接诊医师应重点注意眼球、角膜有无损伤及眼球的运动和反射是否正常，必要时请眼科医师对眼底、视力等进行检查。需要强调的是，面部多器官复合伤诊治时，眼部外伤的诊治应先予以考虑。耳部和鼻部为突出体表的器官，损伤时常有局部缺损，应注意收集保护离断的组织。严重头皮撕裂伤可伴有耳部及前额甚至睑部的撕脱。鼻部检查时应注意有无鼻骨骨折。鼻、耳部有否无色或血性液体流出，此时应注意鉴别是否为脑脊液漏。口腔的检查范围包括口腔前庭、口腔本部，以及上、下颌骨。

注意把对泪小管、腮腺及导管、面神经、面部肌肉、颅颌面骨的检查融入上述检查过程中。对患者面部的整体观察并嘱其做特定的表情，可对面神经和面部肌肉的损伤做初步的判断。对于颅颌面骨折的诊断，除观察对称情况、张口运动及咬合关系外，触诊检查非常重要。

三、辅助检查

（一）B超

用于诊断血肿和脓肿。

（二）X线摄片

对颌面骨骨折的诊断有着重要作用，同时可对面部异物残留做出诊断。

（三）CT

对颅脑损伤诊断方面不可缺，特别是三维重建等技术将颅颌面骨损伤的诊断提高到一个新的水平。同时可对面部异物残留做出诊断。

四、治疗原则

对出现窒息、颅脑损伤、出血及血容量不足的患者先行急救。原则上清创缝合越早越好，因面部血供丰富，颌面部清创缝合的时限弹性较大，部分损伤时间大于 48 小时的创口都可以一期缝合。应当强调的是，伤后时间不是考虑是否一期缝合的决定因素，创口的实际情况才是主要决定因素。即便创伤后时间短，但伤口有明显感染者，也只能做换药处理后延期缝合。

清创时应对创口进行仔细的“清洗”和“清理”。创口的清理主要包括清除创口内的异物、清除坏死或即将坏死的组织、对参差不齐的创缘的适当修整。清理的目的是防止感染、促进创口愈合、方便缝合及减小术后瘢痕。清除异物主要是清除肉眼可见的外来杂物及一些碎齿和骨片。防止异物残留的关键是仔细探查，必要时可进行影像学检查。对于部位较深或贴近重要解剖结构的异物，应谨慎处理，如手术条件不允许，可记录在案，待日后处理。对于坏死组织原则上应彻底清除。因头面部血供丰富，且解剖关系特殊，对头面部坏死组织清除与其他部位有所不同。例如，眼睑部的细小损伤组织伤后已成暗紫色，只要能对位缝合，均可存活，若被清除，则会造成眼睑明显畸形。同样的，耳部、鼻部的细小游离组织亦应谨慎处理，切勿随意丢弃。

（一）口腔颌面部外伤处理

口腔颌面部外伤的清创及对创缘修整有别于其他部位。一方面，面部整复要求瘢痕不明显，需要对创缘进行修整；另一方面，面部对称性强、器官紧凑，组织切除稍多即显畸形，所以修整创缘时，要特别“珍惜”组织。头颅颌面部的生理功能和社会功能（即美容、表情、语言等）重要，对该部位损伤的整复目的就是要最大限度地恢复这些功能，将损失降低到最低。所以整复缝合的也要求不同于其他部位。①整复时要重视解剖标志和解剖结构的复位和对正，减少畸形。②缝合时尽量减少周围组织损伤，尽量使用小针细线(如 5-0 的带针尼龙线),尽量减小瘢痕,缝合时注意采用减张技术。③对组织缺损的病例,根据实际情况使用组织瓣进行整复。④口内外贯穿伤应先闭合口内创口及覆盖裸露界面,减少术后感染。⑤对于无法进行一期缝合的创口,可考虑做丝线纽扣、金属丝纽扣等形式的减张定向拉拢缝合,便于二期处理。⑥颌面部不同软组织的整复也各有特点。唇部创伤应先将口轮匝肌缝好,再缝合皮肤和黏膜。先对合唇红,再缝合它处。因与牙齿相邻,应注意有无触碰牙齿造成的贯穿伤。⑦颊部的贯穿伤处理应当谨慎。注意探查有无涎腺和面神经的损伤。颊部大范围缺损应予以皮瓣修复,如条件不允许,可直接将创缘的口腔黏膜与皮肤对缝,消灭创面。舌部损伤清创时应尽量避免对舌运动的影响。尽量不要缩短舌的长轴,所以缝合时尽可能纵向缝合而不做横行缝合;舌腹面损伤应仔细处理创面,避免日后与口底粘连。舌结构较脆,缝合时应用较粗的缝线,缝得宽、深一些。腭部创伤的整复可以参照先天腭裂整复的手术技术。⑧睑部缺损常需要做一些精细的局部皮瓣或进行组织瓣移植。耳、鼻部的外伤常有组织离断,一般长度不超过 1 cm 小块的离断组织直接缝合后即可成活。大的离断组织应予以显微外科技术进行再植。无整复条件时,可将离断的耳廓软骨组织埋于皮肤下,作为以后再造手术时的自体材料。⑨面神经、腮腺、泪小管的损伤应尽量予以手术修复,这类手术对显微外科器材技术要求较高。⑩头面部外伤清除缝合手术时,对部分易积血积液的创口应放置引流,但引流的放置也易诱发感染和瘢痕形成。对额部、颞部等易于包扎的部位,一般不放引流,应以加压包扎防止出血、血肿和积液。

(二) 颌面骨骨折的治疗原则

骨折的解剖复位、功能性稳定固定、无创外科、早期无痛性功能运动。头皮损伤的修复:头皮局部缺损创面可以分为部分头皮缺损(颅骨膜存在)和全层头皮缺损(颅骨膜缺失）两大类。①对于条索状小面积头皮缺损（＜2 cm），沿原创口两侧，潜行分离帽状腱膜下层各 4～5 cm，使皮肤向中心滑行靠拢而能直接缝合伤口。②较小的头皮缺损（＜6 cm），有骨膜存在时，可行游离植皮或局部皮瓣进行修复，骨膜缺失时，应必须行局部皮瓣进行修复。③对于较大的头皮缺损（＞6 cm），如果骨膜存在，可以用游离植皮进行修复。④对于缺损大于全头皮 1/3 范围的重度头皮缺损，可以行吻合血管的游离组织瓣进行修复。

（三）头皮撕脱伤的处理

首要的是对失血性休克等危及生命的状况进行急救，其次才是局部的整复处理。处理头皮撕脱伤时，根据局部创面及离体组织具体状况的不同，采取相应的整复方法。

（葛怡宁　杨燕文）

第二节　皮肤游离移植术和皮瓣转移术

皮肤游离移植术

皮肤游离移植术又称皮片移植术或游离植皮术。皮肤组织自母体断离后移植到缺损区重新建立血液循环而存活。根据移植皮肤的厚度，它常分为刃厚、中厚和全厚皮片。刃厚皮片（表层皮片）包括表皮层和部分真皮乳头层。皮片最薄易成活，但移植后质地、外形、色泽均欠佳。中厚皮片包括表皮层和部分真皮层，其成活能力、质地、色泽介于表层皮片与全厚皮片之间，兼有后两者的优点，临床应用最为广泛。全厚皮片包括皮肤全层，成活后质地、色泽好，但其取皮量受限。

裸露的骨面、肌腱、韧带、重要的血管神经上不宜直接植皮。游离植皮的适应证极为广泛，包括各种新鲜及肉芽创面。应根据创面的性质、各种皮片的性能、供受区条件及患者全身一般情况和局部条件综合考虑，灵活应用。皮片可用解剖刀片、剃须刀片、滚轴刀或取皮机切取。皮片移植后早期依靠创面渗出维持营养，最终形成血管联系建立血供。

皮瓣转移术

皮瓣指包括皮肤及其附着的皮下脂肪层所组成的组织块。在其形成转移过程中有一部分与供区保持蒂连，又称为皮肤的带蒂移植。通过此蒂可完全维持皮瓣的血供和营养，待 2～3 周后皮瓣与受区逐渐建立血液循环后可以将蒂切断。有些皮瓣也可以不必断蒂。蒂部含知名血管的称为带血管蒂皮瓣或轴型皮瓣。以吻合血管的方式即时建立血供的皮瓣特称为吻合血管的游离皮瓣，常简称为游离皮瓣。

一、皮瓣转移术的适应证

①皮瓣包含皮下脂肪，有一定厚度和组织量，且带有自身血液供应，可用于修复凹陷性缺损、覆盖保护裸露的深部重要组织如肌腱、血管、神经、骨面、关节或贴近骨面的不稳定瘢痕、溃疡或为下一步肌腱、血管、神经、骨关节修复准备软组织条件。可用于改善局部血运及营养状态。②血运贫瘠的部位，如放射性溃疡、压疮及由于神经血管因素致的溃疡等，可通过皮瓣增加局部血运。③皮瓣能耐受压力及负重，常用于修复足底或指端。皮瓣有一定的组织量，且可包含骨、软骨等其他组织，是器官再造的基础材料。皮瓣还常作为覆盖组织修复洞穿性缺损，有时还用来制作衬里组织。

二、皮瓣的分类

（一）任意皮瓣

皮瓣蒂部无知名血管，依靠肌皮血管或皮肤皮下组织的血供。蒂部的位置多不受限制。

（二）局部皮瓣（邻近皮瓣）

利用皮肤的弹性和松动性将皮肤皮下组织转移重新

配置达到修复缺损的目的。皮瓣取自缺损适的边缘或邻近部位,色泽、厚薄、质地与受区基本相同,修复效果较为理想。

（三）邻位皮瓣

取自缺损邻近部位的皮瓣。转移时,皮瓣的蒂部一般需要较大限度的折曲或旋扭,但不需用肢体携带。

（四）远位皮瓣

缺损部位邻近缺乏适当的组织以供修复缺损时必须应用距离较远的组织来修复,如交臂皮瓣、交腿皮瓣等,这供、受区之间有一段正常皮肤间隔,待支持组织与受区建立血供后必须断蒂。

（五）管状皮瓣

将皮瓣两侧边相对缝合呈管状,故又称为皮管。皮管可修复距离较远的大面积缺损且转移过程中无暴露创面,感染的机会大大减少。其缺点是皮管在形成、转移和修复是过程中需要多次手术,整个疗程时间太长。随着吻合血管的游离皮瓣的广泛应用,皮管的适应证已日渐减少。

（六）轴型皮瓣

以某些知名血管(动脉及其伴行静脉)为轴形成的皮瓣称为轴型皮瓣。如切断皮肤仅余供养血管作蒂时又称岛状皮瓣。因皮瓣内包含知名血管,其血液供应更为充分。不同于传统的任意皮瓣,轴型皮瓣的范围不受传统皮瓣长宽比例的限制,而且易成活,抗感染力强,转移更灵活,手术多可一次完成。与游离皮瓣相比轴型皮瓣不需吻合血管,手术操作简便、安全,成功率高。因此,轴型皮瓣在临床上应用广泛。

三、几种较为特殊的皮瓣

（一）皮下蒂皮瓣

其为一种任意皮瓣,在完全切开皮肤而以皮下组织为蒂。常用于修复面部、指端小缺损。

（二）瘢痕皮瓣

某些瘢痕皮肤其皮下的血供仍属正常，以此瘢痕皮肤形成的皮瓣又称瘢痕皮瓣。多用于大面积烧伤后患者供区皮源缺乏时，可利用瘢痕皮瓣修复松解挛缩瘢痕后的创面，仍有较好的效果。

（三）筋膜皮瓣

此种皮瓣包括皮肤、皮下组织和深筋膜。深筋膜上下均有血管网并与皮下血管网广泛交通，故筋膜皮瓣较一般皮瓣血供更为丰富，在头面部血运丰富的部位其长宽比例可达3∶1～4∶1，旋转角度可以增大达180°。筋膜皮瓣亦无肌皮瓣之臃肿。如颈胸部筋膜皮瓣、小腿内、外、后侧筋膜皮瓣用于修复颈部、小腿胫前区、膝部缺损。因血供丰富也适用于修复深部组织缺损、骨髓炎及慢性溃疡等。

（四）真皮下血管网薄皮瓣

真皮下血管网薄皮瓣是一种带蒂的任意皮瓣或轴形皮瓣，但将皮下脂肪层予以修薄，仅余3～5 mm，而保留真皮下血管网，故移植后皮瓣不臃肿，外形及功能均较传统皮瓣和皮片移植为佳。真皮下血管网薄皮瓣既有通过蒂部的早期血供，又有密集丰富的血管网，易与受区基底和创缘的微小血管自然吻接，皮瓣血供建立较快，同时因减轻了皮肤脂肪组织的供血负担，皮瓣更易成活，断蒂时间可以提早到5～8天。真皮下血管网薄皮瓣的长宽比例也可打破传统任意皮瓣的限制，在1∶1～2∶1或以上。目前对真皮下血管网薄皮瓣的成活机制、技术和适用范围还在进行深一步的研究。

（葛怡宁　杨燕文）

第十二章　重症监护

第一节　血流动力学监测

血流动力学监测的目标是维持足够的器官灌注。在危重患者中,重要器官灌注不足可能导致多系统器官功能障碍和死亡。

一、器官灌注

器官灌注是通过动脉和静脉压力之间的差值除以其流动阻力来确定。由于无法测定单个器官的血流,临床上使用平均动脉压(MAP)值作为最接近的实际的灌注压。对于大多数患者而言,MAP 大于 65 mmHg 是一个合理的目标值。

二、基于动脉压力的血流动力学监测

低血压可能由于低心排量(CO)或血管张力低导致。低心排量可能由心率(HR)下降或每搏量(SV)减少所致,而每搏量的减少可能由静脉回流减少或心功能下降所致。有创血流动力学监测可为血流动力学不稳定(如休克)的患者提供有用的信息。

三、上游与下游监测工具

休克的主要特征表现为组织和细胞缺氧,分为“上游”和“下游”相关指标。上游指标评估心脏、腔静脉、肺动脉和主动脉的血流和血压,是用于评估危重患者血流动力学状态的传统变量。下游指标是指休克伴器官功能不全发生在毛细血管和组织水平,主要表现为组织氧合的改变。

四、机械通气时的心肺相互作用

在正压通气的吸气相,胸内压增高,右心房压被动增高,静脉回流减少及腔静脉扩张。容量反应性提示静脉补液后会出现心输出量增加及组织灌注改善。

(一) 容量反应性

脉压随正压通气的呼吸而变化，脉压出现变化表示患者在 Frank-Starling 曲线的上升支，提示患者对前负荷有反应性。当患者处于 Frank-Starling 曲线的平台期，对机械通气诱导的前负荷变化不敏感，脉压变化率低，提示对补液治疗无反应。相反，处于曲线上升支的患者对机械通气诱导的前负荷周期性改变敏感，因此脉压变化大。

(二) 每搏输出量变异度

在控制性机械通气期间，最大的每搏量与最小的每搏量的差值与每搏量平均值的比值。

(三) 被动抬腿试验或快速补液

评估患者是否对补液治疗有反应。

(四) 床旁即时超声检查

心肺超声评估是血流动力学不稳定患者的重要评估内容。

(五) 心输出量

脉搏指示连续心排血量(PiCCO)是将经肺热稀释技术与动脉搏动曲线分析技术相结合，采用热稀释法测量单次心输出量，并通过分析动脉压力波型曲线下面积与心输出量存在的相关关系，获取个体化的每搏量(SV)、心输出量(CCO)和每搏量变异(SVV)，以达到多数据联合应用监测血流动力学变化的目的。

(六) 主动脉多普勒超声

可根据主动脉直径、心输出量分布到降主动脉的量和主动脉血流的流速测定值来计算心输出量。

(七) 即时超声心动图

除整体评估血流动力学异常患者的心室和瓣膜功能外，床旁超声心动图还可评估心输出量。

五、肺动脉导管监测血流动力学

肺动脉导管(PAC，又称 Swan-Ganz 导管)测量的血流动力学指标包括肺动脉和肺动脉闭塞(楔形)压、右心房和右心室压、心输出量和心指数、体循环和肺循环血管阻力,以及混合静脉氧合血红蛋白饱和度(SvO_2)。

六、组织灌注

在氧输送和氧利用显著异常的情况下,代偿性休克患者动脉血压和心输出量也可能正常,但会出现组织灌注异常。

(一) 微循环血流的监测

舌下黏膜是评估危重症患者微循环的最佳部位,因其与内脏循环系统的胚胎起源一致,且在床旁较易评估。通常采用先进显微技术获取舌下微血管图像。

(二) 乳酸

长久以来都作为休克时组织灌注的标志物。

(贺赟裕)

第二节　循环支持治疗

循环功能监测

循环功能监测常用的项目主要包括心率、血压、心电图、中心静脉压和心功能。

一、心率

心率快慢受多种因素影响,除了心脏本身病变外,心率加快通常表明患者存在血容量不够或过多、体温增高、疼痛不适、电解质紊乱等。心率减慢可能是体温降低、颅内压增高、内分泌功能减退如甲状腺功能减退所致。

二、血压

由于危重患者和术后早期患者的血压波动较大,所以应定期对血压加以监测,必要时使用有创动态血压监测。

对血压监测的数值进行判读时应该注意结合患者的其他生命体征，并了解患者基础血压加以判读，如四肢血压差别过大，则应注意患者有无大动脉方面的疾病。

三、心电图动态监测

可以及时发现患者心率和心律的变化，帮助判断患者是否存在心律失常的情况，以及对抗心律失常药物治疗的反应。

四、中心静脉压监测

中心静脉压可用于评估血容量、右心前负荷及右心功能，临床主要用于指导危重患者的液体复苏抢救。必须注意，中心静脉压的测定受多种因素的影响，如机械通气、疾病引起胸腹腔压力增高、三尖瓣反流性疾病等。因此，中心静脉压对治疗的反应性，其变化值较之其绝对值更有意义。

五、漂浮导管（Swan-Ganz 导管）监测

漂浮导管可以测得右心室心输出量，即心输出量，还可测定肺毛细血管楔压从而间接了解患者的左心功能。还可通过右心房血液测定混合静脉血氧饱和度，了解患者的组织氧耗，对病情判断有重要的指导意义。

六、PiCCO 监测

该监测仪采用热稀释方法测量单次的心输出量（CO），并通过分析动脉压力波型曲线下面积来获得连续的心输出量（PCCO），还可计算胸内血容量（ITBV）和血管外肺水（EVLW）等参数。

循环系统支持

一、容量复苏

容量复苏可以使用晶体液或胶体液。晶体液可以是生

理盐水和林格液，胶体液如白蛋白和琥珀酰明胶。等渗晶体液如生理盐水和乳酸林格液，是标准的容量复苏时使用的液体，但是只有 1/3 的液体量留在血管内，为保持循环内的血容量势必需要大量的液体。由于晶体液导致胶体渗透压的减低，因此大量输注会导致血管外肺水显著增加。胶体液通常扩张血管内容量比等渗晶体液明显，大约 50% 的液体可以留在血管内。

二、血管活性药物和正性肌力药物

（一）多巴胺

小剂量的多巴胺，2～5 μg/(kg・min)，作为起始用药不仅能够提高灌注压，通过 α 受体和 β 受体的作用增强心肌收缩力，提高外周血管阻力；还可通过多巴胺受体维持内脏的循环。主要的副作用是增加心率引起心动过速，肺动脉收缩造成肺动脉嵌压(PCWP)升高。常用剂量：1～3 μg/(kg・min)(多巴胺受体作用)，3～10 μg/(kg・min)(β 受体作用)，＞10 μg/(kg・min)(α 受体作用)。

（二）多巴酚丁胺

多巴酚丁胺的(＋)异构体具有 β_1 和 β_2 作用，而多巴酚丁胺(－)异构体直接作用于心脏的 α_1 受体。多巴酚丁胺的 α_1 和 β_1 正性肌力作用相加，在临床应用中可以明显提高心输出量，而相对于多巴胺其变时作用较弱，较少发生心动过速。同时，其 β_2 作用可能造成血管扩张，而需要另外的 α_1 和 β_1 作用更强的儿茶酚胺类药物作为辅助。在充血性心力衰竭患者，使用 72 小时之后，对其正性肌力作用将产生耐受。

（三）去甲肾上腺素

去甲肾上腺素是脓毒症休克治疗的一线药物，低剂量的该药有助于增加全身各脏器灌注压，维持或提高心功能。推荐的使用剂量：开始 1 μg/min，继以调节速度至所期望的效果，一般用药范围为 2～4 μg/min，最大剂量 12 μg/min。

（四）肾上腺素

可直接兴奋肾上腺素 α 受体和 β 受体。通过 α 受体激动，可引起血管极度收缩，使血压升高，冠状动脉血流增加；通过 β 受体的激动，使心肌收缩加强，心排出量增加。抢救时可直接静脉注射，维持用药时开始以 16～24 μg/min 的速度静脉滴注，评估患者反应并调整剂量，以维持预期的血流动力学效果。实时监测患者血压，直至达到预期的血流动力学效果。停止输注时，应逐渐降低流速，避免突然停药。

（五）血管加压素

在顽固性休克的患者可能有用。血管加压素的起始输注速度为 0.04 U/(kg · min)，根据患者血流动力学的反应调整用药剂量。

（六）磷酸二酯酶抑制剂

如氨力农和米力农，增加细胞内的 cAMP 水平。在充血性心力衰竭或扩张型心肌病，可增强左心室收缩力，但是在脓毒症休克患者中，其扩张血管作用，降低后负荷，有可能使原本就难以处理的高动力循环问题加剧。在脓毒症休克患者中应用，仅是用其加快左心室舒张速度从而影响舒张期充盈的作用。

（七）一氧化氮合酶(NOS)抑制剂

机体发生感染性休克后，有大量炎性因子、一氧化氮(NO)合成释放，其中 NO 的过量生成是引起顽固性休克的主要原因之一。抑制 NO 的生成便成为抗休克治疗的一种重要手段。很多研究采用非选择性 NOS 抑制剂及选择性诱导型一氧化氮合酶(iNOS)抑制剂对感染性休克进行治疗。

（八）糖皮质激素

激素替代治疗仅限于严重脓毒症或脓毒症休克出现儿茶酚胺依赖的“相对肾上腺功能不全”的情况下。对这些儿茶酚胺依赖患者采用 200～300 mg/d 持续 1 周的氢化可的松替代治疗，可以明显减轻这些对肾上腺素敏感性差的患者的全身炎症反应，缩短休克病程，提高生存率。

三、体外机械循环辅助

（一）主动脉内球囊反搏术（IABP）

IABP 是使用比较广泛的左心室辅助治疗方法，原理是由动脉系统植入一根带气囊的导管至降主动脉内左锁骨下动脉开口远端，进行与心动周期相应的充盈扩张和排空，使血液在主动脉内发生时相性变化，从而达到治疗目的。适应证包括：心源性休克、顽固性心力衰竭、冠心病高危患者的介入治疗、缺血性顽固性室性心律失常、体外循环脱机、心肌顿抑、心外科手术后的心脏支持、高危心脏病患者施行重大非心脏手术、危重心脏病手术前的预防性措施等。禁忌证包括：中度以上主动脉瓣关闭不全、主动脉夹层、主动脉瘤、主动脉窦瘤破裂、心脏停搏、心室颤动、严重出血倾向和出血性疾病、主动脉或髂动脉严重梗阻性病、终末期心脏病不宜施行心脏移植等。目前 IABP 的临床应用比较成熟，尤其在 PCI 循环支持、心外科围手术期循环辅助方面发挥重要作用。

（二）体外膜氧合（ECMO）

根据其管路连接方法和作用不同分为静脉-静脉 ECMO（VV - ECMO）和静脉-动脉 ECMO（VA - ECMO）。ECMO 的基本工作原理是：将患者血液从体内引流到体外，经膜式氧合器（膜肺）氧合和二氧化碳排出后，再用泵将血液灌入体内，与普通体外循环不同的是，其可进行长时间心肺支持，治疗期间，全身氧供和血流动力学处于相对稳定状态，患者自身心、肺得到充分休息，并为后续治疗赢得宝贵时间。既往 ECMO 技术较多运用于新生儿、婴幼儿的危重症抢救，近几年，成人各种重症呼吸、循环功能衰竭的救治也渐渐开始依赖于 ECMO 的使用，包括重症肺炎、肺动脉栓塞、心肌炎、大面积心肌梗死导致急性心力衰竭、终末期心脏病，以及等待心脏移植期间的循环支持等。ECMO 的并发症主要包括：①出血，因全身肝素化、血小板减少、凝血因子缺乏所致，出血部位主要包括：手术部位、插管部位、消化道及最严重的颅内出血等。②溶血，可以由长时间高流量、静脉引流负压过大、滚压泵泵头调节不当及管路内血栓形成等引起。③感染、肾功能损害、电解质紊乱和心脏压塞、血气胸等亦可发生。机械并发症包括：血栓形成、插管时血管受损、接头脱落、气栓、驱动泵失灵、变温器异常等。

（宋洁琼）

第三节　心肺复苏

复苏领域历经 2 个多世纪的发展已取得很大进步，1963 年美国心脏协会正式认可心肺复苏（CPR），过去几十年高级心脏生命支持（ACLS）指南不断更新。

一、CPR 原则

高质量 CPR 的重要性——高质量胸外按压和对可除颤的心律失常尽早除颤仍是复苏成功的关键。有效胸外按压指：足够深度（5～6 cm）和频率（100～120 次/分），同时必须确保胸廓在按压间隙完全回弹。胸外按压时间在总 CPR 时间的占比，应在 80%以上，尽量不要中断 CPR；但气道阻塞必须立即处理，可能需要中断心脏按压。单次双相波除颤仍是心室颤动（VF）或无脉性室性心动过速（VT）的推荐治疗。应持续 CPR，直至除颤器充好电，并在电击后立即恢复 CPR，2 分钟后再检查脉搏和心律。复苏过程中患者常存在过度通气，引起胸内压过高，这可能会减少静脉回流并导致心输出量降低、大脑和心脏灌注不足。对于没有建立高级气道的患者，推荐胸外按压 30 次后给予 2 次人工呼吸。若放置有气管内导管或声门外气道，ACLS 指南建议以 8～10 次/分的频率给予非同步通气，同时持续胸外按压。

二、胸外按压

胸外按压是 CPR 中最重要的部分，以下目标对实施高质量胸外按压非常重要：①速度维持在每分钟 100～120 次。

②按压胸部的深度为 5～6 cm 或以上。③每次按压胸部后，要让胸廓完全回弹。④尽量减少任何中断。

为了实施高质量胸外按压，施救者和患者须处于最佳体位。患者必须躺在硬质平面上或背部垫以硬板；调整床的高度或使用踏凳，使进行胸外按压的施救者体位合适。施救者用一只手掌根部置于患者胸部中央，覆盖胸骨中下 1/3，另一手掌根部叠放其上。施救者自身的胸部应处于其双手正上方，利用其身体重量按压患者胸部，而非仅靠其手臂肌肉，因为手臂肌肉很快就会疲劳。在每次按压结束时双手略微但完全离开胸壁，则可更好地使患者胸部完全回弹。指南建议，现场施救者超过 1 人时，应每 2 分钟轮换实施胸外按压。实施 CPR 过程中胸外按压中断，无论时间多短，都会导致冠状动脉和脑的灌注压出现下降，并导致患者结局更差。除非是实施某些干预（如除颤、分析心律等），中断不得超过 10 秒。

三、通气

在心搏骤停初期，肺泡很可能还含有足量水平的氧，这时胸外按压比通气更重要，尤其是当非专业施救者实施复苏或施救者只有 1 人时。然而，伴随缺氧的心搏骤停患者，其氧储备可能已经耗尽，这时就需要实施有通气的高质量 CPR。成人恰当的通气包括以下内容：①对于未建立高级气道的患者，每 30 次胸外按压后通气 2 次，通气时中断按压。②每次通气持续时间不超过 1 秒。③给予的潮气量仅足以观察到胸廓上抬即可（500～600 mL 或 6～7 mL/kg）。④避免过度通气，对患者已建立高级气道（如声门上设备、气管内导管），每 8～10 秒给予 1 次非同步通气（每分钟 6～8 次）。

四、除颤

医护人员应该评估患者心律，对于心室颤动/室性心动过速引起的心搏骤停，除了高质量 CPR 外，除颤在并发症或死亡方面的益处大于其他任何干预措施，如插管、静脉导管置管或使用药物。对于院外 CPR，使用自动体外除颤仪（AED）给予一次电击后（图 12－1），应立即恢复高质量胸外按压。对于院内 CPR，无论使用双相波除颤仪还是单相波除颤仪，推荐实施一次电击；通常单相波除颤仪为 360 J，双相波除颤仪为 200～360 J，该方法可减少 CPR 中断。

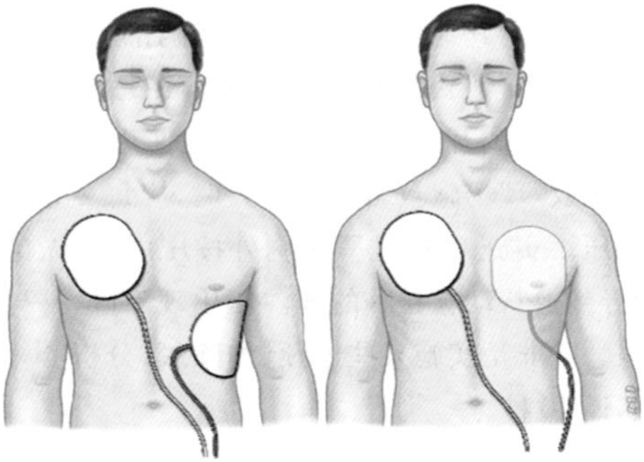

图 12－1　除颤

五、脉搏检查与心律分析

实施高质量胸外按压时，尽量减少延迟和中断至关重要。在完成 2 分钟 CPR 周期后，可中断时进行心律分析。实施 CPR 时，即便是较短的延迟启动或较短中断都可影响脑和冠状动脉的灌注压并降低生存率。任何中断之后，都需要持续胸外按压至少 1 分钟，才能恢复中断前的血流速率。即使是医生，准确有效地确定动脉搏动消失的能力也存在很大差异。因此指南推荐，未经过训练的施救者一旦确定患者无反应且呼吸异常，则应立即开始 CPR 而不用检查脉搏，并呼叫他人帮助。医护人员检查脉搏的时间切勿超过 10 s，并呼叫他人帮助；如果未感觉到脉搏或不确定有无脉搏，则应立即开始 CPR。

六、CPR期间的用药

（一）肾上腺素

肾上腺素是心搏骤停时所需的唯一不考虑停搏心律的药物。ACLS指南推荐，对于具有可电击心律的患者，实施了首次抢救性电击并完成2分钟CPR后，给予肾上腺素1 mg，静脉注射或骨髓腔内给药，每3～5分钟1次。

（二）阿托品

对于有症状的心动过缓，阿托品初始剂量为1 mg，静脉注射，可每3～5分钟追加1次，总剂量不超过3 mg。

（三）胺碘酮和利多卡因

对于除颤、CPR和肾上腺素治疗均无效的心室颤动或室性心动过速患者，若使用抗心律失常药物，可给予胺碘酮（300 mg，静脉注射或骨髓腔内给药，必要时追加150 mg静脉注射），或给予利多卡因（1～1.5 mg/kg，静脉注射或骨髓腔内给药，然后每5～10分钟追加0.5～0.75 mg/kg）。

（四）镁剂

硫酸镁（2～4 g，静脉注射或骨髓腔内给药，随后持续输注）适用于治疗符合尖端扭转型室性心动过速的多形性室性心动过速，但不推荐常规用于治疗成人心搏骤停。

（五）加压素

ACLS指南当前没有推荐使用加压素和糖皮质激素，但这些药物可能适用于院内心搏骤停的复苏。

（六）钙剂

CPR期间不应常规使用氯化钙（1 g静脉注射），但某些特殊情况可能需要使用，如高钾血症、钙通道阻滞剂毒性。

（七）碳酸氢钠

碳酸氢钠可缓解酸中毒和高钾血症，而后两者既可能引发心搏骤停，也可能在心搏骤停期间加重。若临床怀疑或实验室检查证实已存在显著代谢性酸中毒或高钾血症，可选择性使用碳酸氢钠（50～100 mmol，静脉注射）。

（黄俊锋）

第四节　呼吸治疗

术后呼吸机初始设置及术后呼吸衰竭

术后患者入 ICU 后根据术前患者肺部情况和术中状态设置术后呼吸机初始模式和参数(表 12－1)。

表 12－1　术后呼吸机初始设置

模式和参数	推荐设置
模式(Mode)	SIMV(VC)＋PSV 或 SIMV(PC)＋PSV
吸入气氧浓度(FiO_2)	50%～60%,根据患者 PaO_2 调节
潮气量(V_T)	6～8 mL/kg(标准体重)或吸气压(Pi)10～15 cmH_2O
呼吸频率(RR)	15～18 次/分,根据患者 pH、$PaCO_2$ 调节
吸气时间(Ti)	1.0～1.2 秒
吸气末屏气时间	0～0.2 秒
呼气末正压(PEEP)	4～8 cmH_2O,根据患者肺部和氧合情况综合调节
压力支持(PS)	8～12 cmH_2O

注:PC,压力控制;PSV,压力支持通气;SIMV,同步间歇指令通气;VC,容量控制。

及时复查动脉血气,适时拍摄床旁胸部 X 线片,合理镇静镇痛,动态调整呼吸机模式和参数。

外科术后常出现呼吸衰竭,需要高度警惕,及时诊断和处理。

一、常见原因

有肺不张(阻塞、膨胀不全、压迫等)、心源性肺水肿、胸腔积液、气胸、肺实变、肺内分流、膈肌障碍、肺梗死等。

二、高危因素

BMI＞30 kg/m^2、阻塞性睡眠呼吸暂停、年龄＞65 岁、ASA 分级Ⅳ级、肺功能中重度降低、咳嗽能力差、术前感染或生命支持状态、重度吸烟史、术前急性心肌梗死、术前低氧、术中（特别是心外科体外循环或停循环）时间过长、大量输血。

撤机筛查试验

准备撤机患者需满足或基本满足下列条件：①无明显外科相关问题或导致机械通气的病因已去除处于恢复期。②良好的精神活动，如可唤醒的，GCS≥13分。③血流动力学稳定，没有心肌缺血动态变化；没有低血压（不需要血管活性药的治疗或只需要小剂量的血管活性药物）；无严重心律失常（如频发室性期前收缩、室性心动过速）。④有较强的自主呼吸的能力 $Pi_{max}>25\ cmH_2O$；咳嗽能力良好；双手握力恢复正常。⑤氧合指标，如 $PaO_2/FiO_2>150\sim200$ mmHg，PEEP≤5～8 cmH_2O，$FiO_2\leq50\%$。⑥没有明显的呼吸性酸中毒，pH>7.35，$PaCO_2<45\ cmH_2O$。⑦胸管引流<50 mL/h，血红蛋白≥70 g/L（7 g/dL）。⑧温度>35.5℃，没有高热。⑨稳定的代谢状态（如可接受的电解质水平，特别是钾水平）。

自主呼吸试验（SBT）

一、常规实施方法

①先给予充分吸痰、清除气囊上分泌物。②选择低水平 PSV、FiO_2 40%～50%、PEEP 4～6 cmH_2O、PS 4～6 cmH_2O。③试验持续时间30分钟至1小时。SBT成功后可给予气管拔管，对于存在拔管失败高危因素的患者可在早期预防性给予相应的无创呼吸支持。SBT成功标准见表12-2。

表12-2　SBT成功标准

主观标准	客观标准
未出现呼吸功增加的体征：如胸腹矛盾运动、辅助呼吸肌过度活动 未出现其他呼吸窘迫体征：如大汗、焦虑、烦躁	$FiO_2\leq0.5$，PEEP≤5～8 cmH_2O，$SaO_2\geq90\%$ 或 $PaO_2\geq60$ mmHg；或 $PaO_2/FiO_2>150$ mmHg
	$PaCO_2$ 增加≤10 mmHg 或 pH 降低≤0.1
	HR在120～140次/分或以下；HR改变<20%
	90 mmHg≤收缩压≤160 mmHg；或较基础血压改变<20%

SBT失败患者应给予充分的通气支持，并查找失败原因，通常包括ABCDE筛查：A(airway)，气道和肺部受损；B(brain)，脑/认知功能障碍；C(cardiac)，心功能障碍；D(diaphragm)，膈肌/呼吸肌功能障碍；E(endocrine)，内分泌及代谢功能障碍。SBT失败标准见表12-3。

表12-3 SBT失败标准

<table>
<tr><th>主观标准</th><th>客观标准</th></tr>
<tr><td rowspan="5">出现以下临床症状：
激动不安、焦虑、大汗、发绀
过度呼吸用力表现
辅助呼吸肌活动幅度增大
呼吸窘迫的面部体征
呼吸困难</td><td>$FiO_2 \geq 0.5$，$SaO_2 < 90\%$或$PaO_2 \leq 60$ mmHg</td></tr>
<tr><td>$PaCO_2 > 50$ mmHg或$PaCO_2$增加≥ 10 mmHg；pH<7.30或降低>0.1</td></tr>
<tr><td>$f/V_T > 105$次/分($f/V_T < 80$次/分拔管成功率高；在80～105次/分，拔管后可能需要再插管；>105次/分，不建议拔管)
RR>35次/分或增加幅度$\geq 20\%$</td></tr>
<tr><td>HR>140次/分或增加幅度$\geq 20\%$</td></tr>
<tr><td>收缩压>180 mmHg或增加幅度$\geq 20\%$；或收缩压<90 mmHg
严重心律失常</td></tr>
</table>

对于主动脉夹层患者若满足撤机筛查指标，虽然初次SBT尝试失败，但可在排除和处理相关撤机失败原因后，给予早拔管和序贯无创通气(NIV)。

二、撤机难易分类和相关处理

①简单撤机，患者第一次开始撤机就拔管成功。②困难撤机，初次撤机失败的患者需要额外高达3次的SBT或最多需要7日才能成功脱机；对于困难撤机的患者，撤机拔管后应该早期预防性给予相应的无创呼吸支持措施，以避免撤机拔管失败。③延迟撤机，≥3次SBT失败或第一次SBT后>7日才能成功撤机；如果患者延迟撤机，需要气管切开和长期机械通气，呼吸支持应采用逐步降低支持水平和延长自主呼吸时间的撤机策略，优化其他器官功能如循环、肾

脏等，优化滴定镇静深度，促进早期活动等。

拔管及拔管后处理

一、拔管步骤

（一）评估气道通畅程度

气囊漏气试验，用注射器抽尽气囊，监测漏气情况（呼吸稳定情况下：检测的呼出端潮气量相差绝对值大于120mL，相对值大于15%，则表示上气道状况良好）。

（二）评估气道保护能力

足够的呼出气量和呼气流速，咳嗽峰流量>60L/min。

（三）拔管操作程序

适当增加吸入氧浓度，充分清理口鼻腔和气道分泌物，充分抽空气囊，插入吸痰管一边带负压，一边拔除插管，拔管后立即给予患者吸氧。

二、拔管后观察和处理

①观察患者神志、心率、血压、有无发绀，有无呼吸困难。②观察患者是否有声嘶、喉鸣，必要时给予患者肾上腺素或激素雾化治疗。③嘱患者坐位或半坐位，给予患者氧疗，指导患者深吸气和有效咳嗽，必要时给予呼吸训练器训练和排痰辅助装置。④拔管后普通氧疗之鼻导管：吸氧流量1～6L/min，FiO_2 21%～45%，恒定氧流量但吸入氧浓度不确定，流量大了可能导致鼻腔黏膜干燥。需检查鼻孔是否通畅或耳廓有无压迫。可能引起皮肤刺激或破溃，应避免固定过紧。当氧流量>4L/min时，使用湿化瓶可使患者感觉舒适。⑤拔管后普通氧疗之简易面罩：吸氧流量5～10L/min，FiO_2 35%～60%，提供略高于鼻导管的氧浓度，但依然不恒定。密闭性差，通气孔较大，利于空气进入。使用时将面罩覆盖口、鼻及下颌，并将可弯曲金属条固定在鼻梁，调整头上的弹力带以利固定。具有一定的储氧功能，但也因此可能会导致CO_2蓄积引起高碳酸血症，建议氧流量>5L/min。

⑥定时复查动脉血气分析对于可能出现或已经出现呼吸衰竭的患者，为了避免拔管失败，可尽早给予相应的无创呼吸支持，如经鼻高流量氧疗（HFNC）或无创通气（NIV）。

拔管失败和无创呼吸支持的应用

一、拔管失败

术后患者通常在满足所有撤机相关指标并成功通过自主呼吸实验后决策拔管，但仍然有一定比例的患者在拔管后会出现呼吸衰竭，需要相应的呼吸支持，甚至紧急再插管，出现拔管失败。关于拔管失败不同文献定义不同，通常为计划性拔管后 48 小时内需要再插管或死亡，有其他研究定义为 72 小时或 7 日内。另外，由于临床上无创呼吸支持的广泛应用，如经鼻高流量氧疗或无创通气，因此有研究将拔管失败定义为计划性拔管后 48 小时内需要其他呼吸支持（HFNC、NIV、再插管）或死亡。拔管失败会导致患者机械通气时间延长、呼吸机相关性肺炎发生风险增加、死亡率增加及 ICU/院内停留时间增加，其原因有：①气道状态的改变，其中上呼吸道阻塞（尤其是喉头水肿）是拔管失败的最常见原因（2%～16%），可以通过在拔管前 2～4 小时应用激素来预防。气道分泌物过多伴随咳嗽无力或无自主咳嗽也是造成拔管失败的关键因素。②脱机状态的改变，分为肺通气变化、血流动力学改变及神经肌肉功能改变，这些分别是影响拔管效果的独立因素。每个患者的情况不尽相同，因此需要在拔管前和拔管后早期仔细评估患者情况，对于可能会出现或者已出现的拔管后呼吸衰竭的患者，尽早干预给予无创呼吸支持非常重要。

二、无创呼吸支持

近年来运用越来越多的就是经鼻高流量氧疗。它是一种通过鼻塞持续为患者提供相对恒定的并可以调控吸氧浓度（21%～100%）、一定的温度（29～37 ℃）和湿度、高流量

（2～100 L/min）气体的治疗方式。该治疗设备主要包括空氧混合装置、湿化治疗仪、高流量鼻塞、连接呼吸管路及湿化水。无创通气是通过面罩或鼻罩等口鼻接口将氧气和空气混合后送入患者肺部的一种呼吸支持技术。NIV 设备包括无创呼吸机、单管路或双管路、患者界面（口鼻罩、鼻罩、头罩），应根据患者的具体情况选择合适的设备。

无创呼吸支持相比于普通氧疗或气管插管，具有非常多的优点。无插管可以改善患者舒适度、减少镇静需求、降低院内感染发生率、减少与插管相关的并发症；通过正压作用可以改善肺通气、减少通气血流比失调、改善氧合、减少呼吸做功；通过心肺交互作用增加胸腔内压、减少右心静脉回流（右心前负荷）、降低左心室跨壁压（左心后负荷）。术后患者应用无创呼吸支持的应用时机有三大类：①促进性策略，SBT 失败患者采用早拔管序贯无创通气方式。②预防性策略，SBT 成功的高危患者在拔管后预防性地给予经鼻高流量氧疗或无创通气。③治疗性策略，SBT 成功的患者在拔管后出现了呼吸衰竭，给予无创呼吸支持（倾向无创通气）。

根据患者高危程度，无创呼吸支持方式选择存在差异，具体措施有：①对于非高危患者，术后常规采用鼻导管、面罩的普通氧疗方式。②对于高危患者，优先选择经鼻高流量氧疗，如效果不佳可及时转为无创通气。③对于极高危或存在呼吸增加、呼吸肌疲劳的患者，优先选择无创通气。④另外在 NIV 间歇期或 NIV 不耐受时，可尝试间歇经鼻高流量氧疗。

另外，在术后患者无创呼吸支持的管理过程中，分泌物过多或咳嗽能力差是无创呼吸支持患者失败的高危因素，因此气道廓清治疗（药物性和非药物性）是非常重要的，必要时需要给予纤支镜治疗。对于患者出现不舒适或不耐受，需要及时调节模式、参数及界面（特别是面罩是否漏气），并给予足够宣教和指导消除患者恐惧，增加依从性，必要时还可以给予一定的镇静镇痛治疗。无创呼吸支持过程中需要对患者皮肤进行一定的保护，以及保证足够的营养支持。在使用过程中特别是早期需要密切的床旁监测，尤其是呼吸频率、吸氧浓度、氧饱和度，及时预测可能出现的治疗失败，尽快切换成高一级呼吸支持或气管插管。

三、拔管后再插管常见原因

①上气道严重阻塞，呼吸窘迫伴有喘鸣音。②严重低氧，$FiO_2>60\%$时，$SpO_2<90\%$或 $PaO_2<60$ mmHg。③严重呼吸性酸中毒，持续 pH<7.25 且 $PaCO_2$ 大于 50 mmHg。④临床体征表现为呼吸做功增加，呼吸窘迫。⑤大量分泌物或气道廓清障碍。⑥循环不稳定或心力衰竭表现。⑦意识状态下降或丧失。⑧心搏骤停。

（刘　凯　张诗敏）

附录

附录一　营养风险筛查 2002 评分系统(NRS－2002 评分)

NRS－2002 评分包括三方面内容:①营养状况受损评分(0～3 分);②疾病的严重程度评分(0～3 分);③年龄评分(年龄≥70 岁者加 1 分)。总分为 0～7 分。NRS－2002 评分≥3 分,作为评定存在营养风险的指标;<3 分表示不存在营养风险(附录表 1)。

附录表 1　NS－2002 评分

1. 疾病严重程度评分
评 1 分:□一般恶性肿瘤　□髋部骨折　□长期血液透析　□糖尿病　□慢性疾病(如肝硬化、慢性阻塞性肺疾病)
评 2 分:□血液恶性肿瘤　□重度肺炎　□腹部大手术　□脑卒中
评 3 分:□颅脑损伤　□骨髓移植　□重症监护患者(APACHE>10)
2. 营养受损状况评分
评 1 分:□近 3 个月体重下降>5%,或近 1 周内进食量减少 1/4～1/2
评 2 分:□近 2 个月体重下降>5%,或近 1 周内进食量减少 1/2～3/4,或 BMI<20.5 kg/m^2 及一般情况差
评 3 分:□近 1 个月体重下降>5%,或近 1 周内进食量减少 3/4 以上,或 BMI<18.5 kg/m^2 及一般情况差
3. 年龄评分
评 1 分:□年龄>70 岁

注:营养风险筛查评分＝疾病严重程度评分＋营养受损状况评分＋年龄评分。

附录二　营养不良的 GLIM 标准

GLIM 标准第一步是营养筛查,第二步则是在筛查阳性的基础上对患者进行营养不良评定及严重程度分级。营养不良诊断至少需要符合 1 项表现型指标和 1 项病因型指标。营养不良分级则需要进一步利用 3 个表现型指标对营养不良严重程度进行等级划分。营养不良评定标准见附录表 2,营养不良严重程度进行等级划分见附录

表3。

附录表2　营养不良的表型和病因评定标准

表现型指标			病因型指标	
体重丢失(%)	低机体体质指数(kg/m²)	肌肉质量减轻	食物摄入减少或消化	炎症
6个月内>5%,或6个月以上>10%	<70岁,<20或≥70岁,<22 亚洲:<70岁,<18.5或≥70岁,<20	低于各种机体组成测定方法正常测定值	<50%能量消耗超过1周,或摄入减少超过2周;或慢性消化道功能障碍影响食物消化吸收	急性疾病/创伤;或相关慢性疾病

附录表3　营养不良严重程度分级标准

分级	表现型指标		
	体重丢失(%)	低机体体质指数(kg/m²)	肌肉质量减轻
1级(中度)营养不良	6个月内5%～10%,或6个月以上10%～20%	<70岁,<20或≥70岁,<22	轻～中度下降
2级(重度)营养不良	6个月内>10%,或6个月以上>20%	<70岁,<18.5或≥70岁,<20	重度降低

附录三　美国麻醉师协会(ASA)手术危险性分级

美国麻醉师协会(ASA)于麻醉前根据患者体质状况和对手术危险性进行分类,共将患者分为六级,具体见附录表4。

附录表4　手术危险性分级

级别	体质状况	围手术期死亡率
Ⅰ级	体格健康,发育营养良好,各器官功能正常	0.06%～0.08%
Ⅱ级	除外科疾病外,有轻度并存病,功能代偿健全	0.27%～0.40%

（续表）

级别	体质状况	围手术期死亡率
Ⅲ级	并存病情严重，体力活动受限，但尚能应付日常活动	1.82%～4.30%
Ⅳ级	并存病严重，丧失日常活动能力，经常面临生命威胁	7.80%～23.0%
Ⅴ级	无论手术与否，生命难以维持 24 小时的濒死患者	9.40%～50.7%
Ⅵ级	确证为脑死亡，其器官拟用于器官移植手术	—

注：一般认为Ⅰ、Ⅱ级患者麻醉和手术耐受力良好，麻醉经过平稳。Ⅲ级患者麻醉有一定危险，麻醉前准备要充分，对麻醉期间可能发生的并发症要采取有效措施，积极预防。Ⅳ级患者麻醉风险极大，即使术前准备充分，围手术期死亡率仍很高。Ⅴ级为濒死患者，不宜行择期手术。

附录四　手术并发症严重程度分级：Clavien-Dindo 分级

并发症严重程度根据并发症评分系统分级（Clavien-Dindo 分级），Ⅲa 级及以上为严重并发症。

Ⅰ级：术后出现不需要药物、外科、内镜及放射介入治疗的并发症，但包括药物治疗止吐药、退热药、止痛药、利尿药、电解质、理疗，同样包括切口感染在床边打开。

Ⅱ级：需要药物治疗不包括 1 期用药的患者，切口感染需要抗生素治疗，输血和全肠外营养包括在内。

Ⅲ级：需要外科、内镜、放射介入治疗。Ⅲa：不需要全身麻醉；Ⅲb：需要全身麻醉。

Ⅳ级：威胁生命的并发症（包括中枢神经系统并发症）需要间断监护或重症监护处理。Ⅳa：一个器官功能不全（包括透析）；Ⅳb：多器官功能不全。

Ⅴ级：死亡。

附录五　肝功能 Child-Pugh 评分

Child-Pugh 评分是临床上最常用的肝功能分级标准。

该评分由白蛋白、胆红素、凝血酶原时间、腹腔积液和肝性脑病等指标构成，按不同评分分为 A、B、C 三个等级，能有效地预测肝硬化患者肝衰竭的死亡风险。其具体分级标准见附录表 5。

附录表 5　肝功能 Child-Pugh 评分

临床生化指标	1分	2分	3分
肝性脑病(期)	无	1～2	3～4
腹水	无	轻度	中、重度
总胆红素(μmol/L)	<34	34～51	>51
白蛋白(g/L)	>35	28～35	<28
凝血酶原时间延长(秒)	<4	4～6	>6

注：A 级，5～6 分，手术危险度小，预后最好；B 级，7～9 分，手术危险度中等；C 级，≥10 分，手术危险度较大，预后最差。

附录六　Karnofsky 功能状态评分标准(KPS 评分)

KPS 评分是机体功能状态评分标准。得分越高，健康状况越好，越能忍受治疗给身体带来的副作用，因而也就有可能接受彻底的治疗。一般认为，KPS 评分 80 分以上为非依赖级，即生活自理级。50～70 分为半依赖级，即生活半自理。50 分以下为依赖级，即生活需要别人帮助。大于 80 分者术后状态较好，存活期较长，见附录表 6。

附录表 6　KPS 评分

体力状况	评分
正常，无症状和体征	100 分
能进行正常活动，有轻微症状和体征	90 分
勉强进行正常活动，有一些症状或体征	80 分
生活能自理，但不能维持正常生活和工作	70 分

（续表）

体力状况	评分
生活能大部分自理，但偶尔需要别人帮助	60 分
常需要人照料	50 分
生活不能自理，需要特别照顾和帮助	40 分
生活严重不能自理	30 分
病重，需要住院和积极的支持治疗	20 分
重危，临近死亡	10 分
死亡	0 分

附录七 甲状腺结节 TI-RADS 分级

甲状腺结节可以根据甲状腺超声的检查结果进行 TI-RADS 分级，分为 0～6 级（附录表 7）。

附录表 7 甲状腺结节 TI-RADS 分级

级别	超声的检查结果
0 级	甲状腺弥漫性病变无结节，需要实验室等检查进一步诊断，如桥本甲状腺炎和亚急性甲状腺炎等
1 级	正常甲状腺，无结节，或手术全切除的甲状腺复查（无异常发现者）
2 级	典型而明确的良性结节，如以腺瘤和囊性为主的结节
3 级	不太典型的良性结节，如表现复杂的结节性甲状腺肿，恶性风险小于 5%
4 级	可疑恶性结节，4 级再分成 4a、4b 和 4c 亚型，恶性风险分别为 5%～10%、10%～50%和 50%～85%
5 级	是典型的甲状腺癌，恶性风险为 85%～100%，怀疑甲状腺恶性结节伴颈部淋巴结转移，归为 5 级
6 级	是经细胞学和组织学病理证实的甲状腺恶性病变，未经手术、放疗及化疗

附录八　颈椎 JOA 评分

颈椎 JOA 评分(Japanese Orthopaedic Association Scores)是日本骨科协会推荐的颈脊髓功能评分法，包括上肢运动功能、下肢运动功能、感觉和膀胱功能四部分，总分 17 分，见附录表 8。分数越低，表明脊髓功能障碍越严重。

附录表 8　颈椎 JOA 评分

1. 运动(8分)		评分	
	A. 上肢运动功能(4 分)		
	自己不能持筷或勺进餐	0	
	能持勺，但不能持筷	1	
	虽手不灵活，但能持筷	2	
	能持筷及一般家务劳动，但手笨拙	3	
	正常	4	
	B. 下肢运动功能(4 分)		
	不能行走	0	
	即使在平地行走也需用支持物	1	
	在平地行走可不用支持物，但上楼时需用	2	
	平地或上楼行走不用支持物，但下肢不灵活	3	
	正常	4	
2. 感觉(6分)			
	A. 上肢		
	有明显感觉障碍	0	
	有轻度感觉障碍或麻木	1	
	正常	2	
	B. 下肢		
	有明显感觉障碍	0	
	有轻度感觉障碍或麻木	1	
	正常	2	
	C. 躯干		
	有明显感觉障碍	0	
	有轻度感觉障碍或麻木	1	
	正常	2	

（续表）

3. 膀胱功能（3 分）			
	尿潴留 高度排尿困难、尿费力、尿失禁或淋漓 轻度排尿困难、尿频、尿踌躇 正常	0 1 2 3	
总分			

注：术后改善率＝[（术后平分－术前评分）/（17－术前评分）]×100%。

改善率还可对应于通常采用的疗效判定标准：改善率为 100%时为治愈，改善率大于 60%为显效，25%～60%为有效，小于 25%为无效。

附录九　Tomita 脊柱原发肿瘤的分期系统

解剖学分类为五区：椎体区（1 区），椎弓根区（2 区），椎板、横突和棘突区（3 区），椎管内硬膜外区（4 区），椎旁区（5 区）；进而按照病灶受累的顺序及范围进行外科分类为三类七型（根据 Enneking 外科分期系统改进）：Ⅰ～Ⅲ型属间室内，Ⅳ～Ⅵ型属间室外，Ⅶ型为多发或跳跃性病灶。

一、病变局限在椎骨质内

Ⅰ型：单纯前部或后部的原位病灶（1 区或 2 区或 3 区）。

Ⅱ型：前部或后部病灶累及椎弓根（1 区＋2 区或 3 区＋2 区）。

Ⅲ型：前部、后部及椎弓根均受累（1 区＋2 区＋3 区）。

二、病变累及椎骨外

Ⅳ型：累及蛛网膜下腔（任何部位＋4 区）。

Ⅴ型：累及椎旁（任何部位＋5 区）。

Ⅵ型：累及相邻脊椎。

M－Ⅶ型：多发或跳跃性病灶。

附录十　格拉斯哥昏迷量表(GCS)评分

GCS评分由睁眼、言语、非偏瘫侧运动反应三部分组成。总分15分，最低3分。按得分多少，评定其意识障碍程度。13～14分为轻度障碍，9～12分为中度障碍，3～8分为重度障碍(多呈昏迷状态)，见附录表9。

附录表9　GCS评分

检查项目	患者反应	评分
睁眼反应	任何刺激不睁眼	1□
	疼痛刺激时睁眼	2□
	语言刺激时睁眼	3□
	自己睁眼	4□
言语反应	无语言	1□
	难以理解	2□
	能理解，不连贯	3□
	对话含糊	4□
	正常	5□
非偏瘫侧运动反应	对任何疼痛无运动反应	1□
	疼痛刺激时有伸展反应	2□
	疼痛刺激时有屈曲反应	3□
	疼痛刺激有逃避反应	4□
	疼痛刺激时能拨开医师的手	5□
	正常(执行指令)	6□
评分时间		评分分数	
评分时间		评分分数	
评分时间		评分分数	
评分时间		评分分数	

附录十一　急性生理学和慢性健康状况评价Ⅱ(APACHE-Ⅱ评分)

APACHE-Ⅱ评分系统由急性生理学评分(APS)、年龄评分、慢性健康状况评分三部分组成，最后得分为三者之和。理论最高分71分，分值越高病情越重，见附录表10。

附录表 10　APACHE－Ⅱ评分

姓名		性别		科室		住院号		评分日期	

A. 年龄(岁)	≥75□6　65～74□5　55～64□3　45～54□2　≤44□0	A 记分：
B. 有严重器官系统功能不全或免疫损害	有慢性病(不能手术),择期手术后　□2 有慢性病(不能手术),非手术或急诊手术后　□5 无上述情况　□0	B 记分：

GCS 评分	6	5	4	3	2	1
1. 睁眼反应			□自动睁眼	□呼唤睁眼	□刺痛睁眼	□不能睁眼
2. 语言反应		□回答切题	□回答不切题	□答非所问	□只能发音	□不能言语
3. 运动反应	□按吩咐动作	□刺痛能定位	□刺痛能躲避	□刺痛肢体屈曲	□刺痛肢体伸展	□不能活动
GCS 评分＝1＋2＋3		C. 记分＝15－GCS 评分				C 记分：

D. 急性生理指标	分值									D 记分:
	＋4	＋3	＋2	＋1	0	＋1	＋2	＋3	＋4	
1. 体温(腋下℃)	≥41	39～40.9	—	38.5～38.9	36～38.4	34～35.9	32～33.9	30～31.9	≤29.9	
2. 平均血压(mmHg)	≥160	130～159	110～129	—	70～109	—	50～69	—	≤49	
3. 心率(次/分)	≥180	140～179	110～139	—	70～109	—	55～69	40～54	≤39	
4. 呼吸频率(次/分)	≥50	35～49	—	25～34	12～24	10～11	6～9	—	≤5	

(续表)

D. 急性生理指标	分值									D记分:
	+4	+3	+2	+1	0	+1	+2	+3	+4	
5. PaO_2(mmHg)(FiO_2<50%)	≥500	350~499	200~349	—	>70	61~70	—	55~60	<55	
A-aDO_2(FiO_2>50%)					<200					
6. 动脉血 pH	≥7.7	7.6~7.69	—	7.5~7.59	7.33~7.49	—	7.25~7.32	7.15~7.24	<7.15	
或血清 HCO_3^-(mmol/L)(无血气时用)	≥52	41~51.9	—	32~40.9	23~31.9	—	18~21.9	15~17.9	<15	
7. 血清 Na^+(mmol/L)	≥180	160~179	155~159	150~154	130~149	—	120~129	111~119	≤110	
8. 血清 K^+(mmol/L)	≥7	6~6.9	—	5.5~5.9	3.5~5.4	3~3.4	2.5~2.9	—	<2.5	
9. 血清肌酐(μmol/L)	≥305	172~304	128~171	—	53~127	—	<53	—	—	
10. 血细胞比容(%)	≥60	—	50~59.9	46~49.9	30~45.9	—	20~29.9	—	<20	
11. 白细胞($\times 10^9$)	≥40	—	20~39.9	15~19.9	3~14.9	—	1~2.9	—	<1	
APACHE-Ⅱ总分=A+B+C+D		APACHE-Ⅱ总分:			评分时间:____小时			评分人:____		

注:①数据采集应为患者入 ICU 或抢救开始后 24 小时内最差值,并注明具体评分时间。②B 项中“不能手术”应理解为由于患者病情危重而不能

接受手术。B项中“慢性病”指住院前患者具有严重器官功能障碍或免疫功能受损病史，判定标准如下，具备一项即可。a.肝：肝硬化及门静脉高压；上消化道出血史；或有肝功能衰竭、肝性脑病、肝性昏迷史。b.心血管：纽约心脏病学会心功能分级Ⅳ级。c.肺（呼吸）：慢性缺氧、阻塞性或限制性通气障碍、运动耐力差。d.肾脏：正在接受慢性透析治疗。e.免疫损害：如接受放疗、化疗、长期或大量激素治疗，有白血病、淋巴瘤、获得性免疫缺陷综合征（艾滋病）等。③D项中的血压值应为平均动脉压＝（收缩压＋2×舒张压）/3，若有直接动脉压监测则记直接动脉压。④呼吸频率应记录患者的自主呼吸频率。⑤如果患者是急性肾衰竭，则血清肌酐一项分值应在原基础上加倍（×2）。⑥血清肌酐的单位是 μmol/L 时，与 mg/dL 的对应值如下。

mg/dL	3.5	2～3.4	1.5～1.9	0.6～1.4	0.6
μmol/L	305	172～304	128～171	53～127	53

附录十二　序贯器官衰竭评分(SOFA 评分)

SOFA 评分采用了 6 个标准来反映器官系统的功能(呼吸系统、血液系统、肝脏系统、心血管系统、神经系统和肾脏系统),并将每项设定为 0～4 分。其目的是描述多器官功能障碍的发生、发展并预测病死率,它所采用的变量均为持续变量,具有客观、简单、容易获得及可靠的特点,对所评估的器官功能有特异性,每个医疗机构都能以常规的方法每天检测,并避免了有创性操作,见附录表 11。

附录表 11　SOFA 评分

系统	变量	0分	1分	2分	3分	4分
呼吸	PaO_2/FiO_2(mmHg)	≥400	<400	<300	<200	<100
	呼吸机支持	—	—	—	是	是
血液	血小板(10^9/L)	≥150	<150	<100	<50	<20
肝	胆红素(μmol/L)	≤20	≤32	≤101	≤204	>204
循环	平均动脉压(mmHg)	≥70	<70	—	—	—
	多巴胺[μg/(kg·min)]	—	—	≤5	>5	>15
	多巴酚丁胺[μg/(kg·min)]	—	—	任何剂量	—	—
	肾上腺素[μg/(kg·min)]	—	—	—	≤0.1	>0.1
	去甲肾上腺素[μg/(kg·min)]	—	—	—	≤0.1	>0.1
神经	GCS 评分(分)	15	13～14	10～12	6～9	<6
肾脏	肌酐(μmol/L)	≤106	≤176	≤308	≤442	>442
	尿量(mL/d)	—	—	—	≤500	≤200

注:①每日评估应采取每日最差值;②评分越高,预后越差。

附录十三　多器官功能障碍评分(MODS 评分)

MODS 评分系统用于评估多器官功能衰竭的严重程度,以 6 个脏器系统的客观生化指标衡量,每个系统得分有 0～4 五级。MODS 评分越高,ICU 患者死亡率越高。0 分,无死亡发生；9～12 分，死亡率小于 25%；13～16 分，死亡率 50%；17～20 分，死亡率 75%；>20 分，死亡率 100%，见附录表 12。

附录表 12　MODS 评分

器官系统	评分				
	0	1	2	3	4
呼吸：PaO_2/FiO_2(mmHg)	>300	226～300	151～225	76～150	≤75
肾：血清肌酐(μmol/L)	≤100	101～200	201～350	351～500	>500
肝：血清胆红素(μmol/L)	≤20	21～60	61～120	121～240	>240
心血管(PAR)	≤10	10.1～15	15.1～20	20.1～30	>30
血小板计数(10^9/L)	>120	81～120	51～80	21～50	≤20
GCS 评分(分)	15	13～14	10～12	7～9	≤6

注：PaO_2/FiO_2 的计算，无论用呼吸机或用 PEEP 与否；血清肌酐计算，是指无血液透析的状态；PAR(pressure-adjusted heart rate，压力-调整心率)＝心率×(中心静脉压/平均动脉压)。

附录十四　急性脓毒症病死率评分(MEDS 评分)

MEDS 评分对于符合全身性炎症反应综合征(SIRS)、脓毒症及严重脓毒症的急诊患者 28 日死亡都有很好的预测能力，并且可预测急诊感染患者 1 年的远期病死率(附录表 13 和附录表 14)。

附录表 13　MEDS 评分

项目	定义	得分
终末期疾病	转移癌或 1 个月内>50%死亡可能的慢性病	6
呼吸困难	呼吸频率>20 次/分、SpO_2<90%或 $PaCO_2$<4.3 kPa	3
感染性休克	脓毒症＋收缩压<90 mmHg(20～30 mL/kg，液体复苏后)	3
血小板	<150×10^9/L	3

(续表)

项目	定义	得分
杆状核中性粒细胞	>0.05	3
年龄	>65 岁	3
下呼吸道感染	体格检查或影像学结果	2
居住在疗养院	是	2
意识改变	GCS<15 分	2

附录表 14　MEDS 风险评分的危险分层及病死率

MEDS 评分	危险分层	分层病死率(%)
≤4 分	极低危	1.1
5～7 分	低危	4.4
8～12 分	中危	9.3
13～15 分	高危	16.1
>15 分	极高危	39

(吴国豪)